中医执业（助理）医师资格考试
实践技能300题学练一本通

懒人医考教研组　编

全国百佳图书出版单位
中国中医药出版社
·北　京·

图书在版编目（CIP）数据

中医执业（助理）医师资格考试实践技能300题学练一本通 / 懒人医考教研组编 .—北京：中国中医药出版社，2023.1

ISBN 978-7-5132-8020-4

Ⅰ.①中… Ⅱ.①懒… Ⅲ.①中医师–资格考试–习题集 Ⅳ.① R2-44

中国国家版本馆CIP数据核字（2023）第004172号

中国中医药出版社出版

北京经济技术开发区科创十三街31号院二区8号楼

邮政编码 100176

传真 010-64405721

河北品睿印刷有限公司印刷

各地新华书店经销

开本 889×1194 1/16 印张 22 字数 722 千字

2023年1月第1版 2023年1月第1次印刷

书号 ISBN 978-7-5132-8020-4

定价 118.00元

网址 www.cptcm.com

服务热线 010-64405510

购书热线 010-89535836

维权打假 010-64405753

微信服务号 zgzyycbs

微商城网址 https://kdt.im/LIdUGr

官方微博 http://e.weibo.com/cptcm

天猫旗舰店网址 https://zgzyycbs.tmall.com

如有印装质量问题请与本社出版部联系（010-64405510）

前 言

你学医的初衷是什么？

是“上以疗君亲之疾，下以救贫贱之厄，中以保身长全，以养其生”，还是“寻一事业，赖以谋生”？

你热爱中医吗？

是“盼一日能杏林春暖，橘井泉香”，还是“现在流的泪，都是当初报志愿时脑子里进的水”？

你有决心通过考试吗？

是“势在必得，如探囊取物”，还是“战战兢兢，如履薄冰”？

不管是哪一样，是相同的目标让我们相聚在这里：通过考试，取得中医执业（助理）医师证书！只有这样，才能给我们几年的学医生涯交出一份完美的答卷；才能让我们成为法律承认、患者信赖的医生；才能让我们的临床工作如虎添翼！

本书专为中医执业（助理）医师实践技能考试编写，特点如下：

1.知识点重点突出，条理清晰。

2.加入很多应试技巧。

3.以大量习题带你认识考试形式，押中考试原题。

我相信，只要认真学练，本书定助你扭转乾坤，蟾宫折桂！

答疑邮箱：2119671350@qq.com

答疑电话：13046018017（同微信）

免费领取线上习题集，扫码回复“习题”领取。

更多考试相关内容及本书勘误，请持续关注胖大海医考微信订阅号。

懒人医考教研组

2022年12月

目录

实践技能考试概况

一、各站考试内容及方式

	考试内容	考试范围	分数	考查方式	时间
第一站	病案分析1	中医内科	20分	纸笔作答	50分钟
	病案分析2	中医外、妇、儿科	20分		
第二站	中医操作1	中医望诊、舌诊、闻诊、脉诊、按诊	10分	实际操作	20分钟
	中医操作2	腧穴定位、针灸技术、推拿技术	10分	实际操作	
	病史采集	中医问诊	10分	现场口述	
	中医临床答辩	腧穴主治、针灸异常情况处理、常见急症的针灸治疗、中医病证	5分	现场口述	
第三站	体格检查	体格检查	10分	实际操作	20分钟
	西医操作	基本操作	10分	实际操作	
	西医临床答辩（含辅助检查结果判读）	西医常见病、心电图、影像学及实验室检查	5分	现场口述	

二、实践考试特点及攻略

第一站

考查中医内、外、妇、儿辨证论治。执业要求60个病，助理要求51个病。这部分内容所有病的所有证型都是重点。必须扎实掌握“病－证－方”的对应。

本书题库第一站有303道题，并且每道题都有完整的参考答案，足够大家复习使用。在掌握好辨证论治知识点后，可以将答案盖上，看完一道题，快速说出它的“辨病”“辨证”和“选方”，如有疑问，再对照前面知识点理解记忆！

掌握好本书给出的答题模板，在考试时事半功倍！

中医疾病诊断	以教材为准，一字不差。 易混点：是哮病并非哮证；不孕症，全书只有这一个病名是“症”字，并非“证”
中医证型诊断	最好完全一致。做不到的话，注意核心要点，即病位和病性。 注意：有二级分类的，要都写上。比如常人感冒-风寒感冒
中医辨病辨证依据（含病因病机分析）	患者，女，×岁，以……为主症，辨病为……患者……（描述主症特点、兼症和舌脉），故辨证为……患者因……（病因）起病……（病机），从而发为本病
中医类证鉴别（助理不考）	记住书上的描述，或者分别描述两病的相同点和不同点
中医治法	可以根据证候类型和疾病类型推导。如咳嗽风寒袭肺证之治法：疏风散寒，宣肺止咳。 但也有不在此列，可重点记忆，如风寒感冒之治法为辛温解表
方剂名称	课本上“或”方，写一个就行；“合”方要两个都写。 后面都要写上“加减”二字
药物组成、剂量及煎服方法	药物组成：①不必和原方一模一样，但药物名称要写准确；②药味适宜。比如喘证表寒肺热证，麻杏石甘汤加减，只有四味药，最好写10～12味为宜，可以在记忆中搜索中药学中具有止咳化痰平喘功效的，桔梗、百部、紫菀、款冬花、桑白皮之类的。也可以想想止嗽散的方歌，加一些里面的药。 剂量：除补阳还五汤用大量黄芪这种特征明显的最好记住之外，还要知道有毒药物不要过量，其他一般写常规剂量10～20g就好。儿科病证注意减量。 煎服方法：有特殊煎法，比如附子先煎、五灵脂包煎等，不确定的不写也不要写错；最后剂数以3剂、5剂为宜，最多不要超过7剂。如：3剂，水煎服，每日1剂，早晚分2次温服。以上可以直接套用。另外，一行写四味药，以归脾汤举例，格式如下： 炒白术15g　党参20g　炙黄芪15g　当归15g 茯神10g　远志10g　酸枣仁15g　木香10g 龙眼肉15g　生姜10g　大枣10g　炙甘草6g 5剂　水煎服　每日1剂　早晚分2次温服

第一站时间为50分钟，时间较充足，大家仔细审题，确定病名、证名后再下笔！尽量拿到30+。

第二站

为了培养考生中医思维，考纲改革后，第二站只考中医内容，包括中医操作、病史采集（中医问诊）和中医临床答辩。

1.考生与考官直接面对面交流，考生给考官的第一印象是影响考官评分的一个因素，所以考生进入答题现场后，一定要注意礼节、言谈、举止等。鞠躬、谦逊礼貌的招呼必不可少。给考官留下较好的印象起码可以缓解紧张的气氛。

2.中医操作切记操作+口述，面对模特的沟通交流要体现人文关怀。中医望、闻、切诊要报告检查结果及临床意义。

3.病史采集的项目要掌握问诊要点，多加练习即可。

4.中医临床答辩考查项目较多，占分较少。大家复习时，根据每个项目的特点，各个击破。

第三站

主要考查西医项目。重点是体格检查和基本操作，大纲改革后提高了这两部分的占分比例，分别是10分。

1.还是和考官直接交流，所以注意礼节，来要问好，去要致谢，获取所谓的印象分；并且要沉着，回答时可以先思考下，语速慢点，争取时间回忆。

2.体格检查和基本操作，还是操作+口述，注意人文关怀。体格检查要报告检查结果，基本操作要注意无菌观念！

3.西医答辩（包含辅助检查结果判读），内容多，占分少，注意复习方法和复习时间！

本书由教研组精心编写半年有余而成，耗费大量人力、财力，但仍有些许错误和不足，望大家批评指正，发现错别字或者排版错误，请联系微信：zhongyiyikao123，谢谢。

第一站

考试大纲：执业60个病，助理51个病

（标红为助理不考内容）

考试科目	具体章节
中医内科疾病	肺系疾病：感冒、咳嗽、哮病、喘证、肺痨、肺胀
	心系疾病：心悸、胸痹、不寐、痫病
	脾系疾病：胃痛、呕吐、腹痛、泄泻、痢疾、便秘
	肝系疾病：胁痛、黄疸、鼓胀
	脑系疾病：头痛、眩晕、中风、颤证
	肾系疾病：水肿、淋证
	气血津液病：郁证、血证、消渴、瘿病、内伤发热、癌病
	肢体经络病：痹证、痿证、腰痛
中医外科疾病	痈、乳癖、湿疮、痔、脱疽、精癃、肠痈
中医妇科疾病	崩漏、闭经、痛经、绝经前后诸证、带下病、胎漏、胎动不安、产后发热、不孕症、癥瘕
中医儿科疾病	肺炎喘嗽、小儿泄泻、积滞、鹅口疮、水痘、痄腮、手足口病、麻疹、丹痧、紫癜

考生评分

中医疾病诊断	3分
中医证型诊断	3分
中医辨病辨证依据（含病因病机分析）	4分
中医类证鉴别（助理不考）	3分
中医治法	2分（助理3分）
方剂名称	2分
药物组成、剂量及煎服方法	3分（助理5分）

病案（例）分析试题（仿真）

考试级别：具有规定学历的\师承或确有专长的中医执业医师（140/340）试题编号：001

病案（例）摘要1 宋某，男，45岁，已婚，职员。2018年7月28日初诊。 患者昨晚露宿受寒，出现发热，恶风，咽痛，鼻塞，喷嚏。在家自服抗生素，效果不明显。现症：发热，微恶风，汗少，肢体酸重，咳嗽痰黏，鼻塞流浊涕，头昏重胀痛，胸闷脘痞、泛恶，心烦口渴，大便溏，小便短赤，舌苔黄腻，脉濡数。 请与时行感冒相鉴别
病案（例）摘要2 赵某，女，38岁，已婚，教师。2019年2月12日初诊。 患者乳房肿块伴疼痛半年。肿块与疼痛随喜怒消长，伴胸闷胁胀，善郁易怒，失眠多梦，心烦口苦。查体：双侧乳房外上象限触及片块样肿块，质地中等，表面光滑，活动度好，有压痛。舌苔薄黄，脉弦滑。 请与乳岩相鉴别
要求：根据上述摘要，在答题卡上完成书面分析
时间：50分钟

参考答案：

病案（例）摘要1
中医疾病诊断：感冒
中医证型诊断：常人感冒-暑湿感冒
中医辨病辨证依据（含病因病机分析）： 患者，男，45岁，以发热，恶风为主症，辨病为感冒；患者发热微恶风，肢体酸重，咳嗽痰黏，流浊涕，头昏重胀痛，胸闷脘痞，大便溏，小便短赤，舌苔黄腻，脉濡数，辨证为暑湿感冒。 患者因暑月露宿，感受寒湿之邪，暑湿遏表，湿热困中，表卫不和，肺气不清，故而发为本病
中医类证鉴别（助理不考）： 普通感冒病情较轻，全身症状不明显，少有传变，仅在气候异常情况下发病率可有升高趋势，临床无明显流行特点。 时行感冒病情较重，发病急，全身症状明显，可发生传变，具有广泛的传染性、流行性
中医治法：清暑祛湿解表
方剂名称：新加香薷饮加减
药物组成、剂量及煎服方法： 香薷10g　扁豆花10g　厚朴5g　金银花10g 连翘10g　苍术10g　陈皮10g　姜半夏10g 炙甘草6g 3剂　水煎服　每日1剂　早晚分2次温服

病案（例）摘要2
中医疾病诊断：乳癖
中医证型诊断：肝郁痰凝证
中医辨病辨证依据（含病因病机分析）： 患者，女，38岁，以患者乳房肿块伴疼痛半年为主症，辨病为肝郁痰凝证；患者乳房肿块伴疼痛，肿块与乳痛随喜怒消长，伴胸闷胁胀，善郁易怒，失眠多梦，心烦口苦。舌苔薄黄，脉弦滑，辨证属于肝郁痰凝证。 患者情志不遂，郁怒伤肝，肝郁气滞，气血凝结乳络；思虑伤脾，脾失健运，痰湿内生，气滞痰凝，瘀血结聚形成肿块，从而发为本病
中医类证鉴别（助理不考）： 乳岩表现为乳房肿块，多无疼痛，逐渐长大，肿块质地坚硬，表面高低不平，边界不整齐，常与皮肤粘连，活动度差，患侧淋巴结可肿大，后期溃破呈菜花样。好发年龄在40～60岁。 而乳癖表现为乳房疼痛并出现肿块，与月经周期及情绪变化密切相关。肿块大小不等，形态不一，边界不清，质地不硬，活动度好。好发于25～45岁中青年妇女
中医治法：疏肝解郁，化痰散结
方剂名称：逍遥蒌贝散加减
药物组成、剂量及煎服方法： 柴胡15g　香附12g　白术18g　茯苓12g 白芍15g　当归15g　瓜蒌15g　浙贝母15g 法半夏10g　夏枯草10g 3剂　水煎服　每日1剂　早晚分服

一、中医内科疾病

肺系疾病

1. 感冒（以恶寒发热同时并见、鼻塞流涕为主症，舌苔薄，脉浮）

	分型		证型要点	治法	选方
辨证论治	常人感冒	风寒感冒	恶寒重，发热轻，无汗，头痛，肢节酸疼，鼻塞声重，或鼻痒喷嚏，时流清涕，咽痒，咳嗽，咳痰稀薄色白，口不渴或渴喜热饮，舌苔薄白而润，脉浮或浮紧	辛温解表	荆防达表汤或荆防败毒散加减
		风热感冒	身热较著，微恶风，汗泄不畅，头胀痛，面赤，咳嗽，痰黏或黄，咽燥，或咽喉乳蛾红肿疼痛，鼻塞，流黄浊涕，口干欲饮，舌苔薄白微黄，舌边尖红，脉浮数	辛凉解表	银翘散或葱豉桔梗汤加减
		暑湿感冒	身热，微恶风，汗少，肢体酸重或疼痛，头昏重胀痛，咳嗽痰黏，鼻流浊涕，心烦口渴，或口中黏腻，渴不多饮，胸闷脘痞，泛恶，腹胀，大便或溏，小便短赤，舌苔黄腻或白腻，脉濡数	清暑祛湿解表	新加香薷饮加减
	虚体感冒	气虚感冒	恶寒较甚，发热，无汗，头痛身楚，咳嗽，痰白，咳痰无力，平素神疲体弱，气短懒言，反复易感，舌淡苔白，脉浮而无力	益气解表	参苏饮加减
		阴虚感冒	身热，微恶风寒，少汗，头昏，心烦，口干咽燥，干咳少痰，舌红少苔，脉细数	滋阴解表	加减葳蕤汤化裁

	感冒和时行感冒	感冒和风温早期
鉴别诊断	普通感冒病情较轻，全身症状不明显，少有传变，仅在气候变化时发病率可以升高，临床无明显流行特点。 时行感冒病情较重，发病急，全身症状明显，可发生传变，具有广泛的传染性、流行性	风温病势急骤，寒战高热，汗出脉不静，身热旋即复起，咳嗽胸痛，头痛剧烈，甚至出现神昏、惊厥、谵妄等传变入里证候。 感冒发热一般不高或不发热，病势轻，不传变，服解表药后多能汗出热退，脉静身凉，病程短，预后良好

2. 咳嗽（以咳嗽为主症）

	分型		证型要点	治法	选方
辨证论治	外感咳嗽	风寒袭肺证	咳嗽声重，气急，咽痒，咳痰稀薄色白，常伴鼻塞，流清涕，头痛，肢体酸楚，或见恶寒、发热、无汗等风寒表证，舌苔薄白，脉浮或浮紧	疏风散寒，宣肺止咳	三拗汤合止嗽散加减
		风热犯肺证	咳嗽频剧，气粗或咳声嘶哑，喉燥咽痛，咳痰不爽，痰黏稠或黄，咳时汗出，常伴鼻流黄涕，口渴，头痛，身楚，或见恶风、身热等风热表证，舌苔薄黄，脉浮数或浮滑	疏风清热，宣肺止咳	桑菊饮加减
		风燥伤肺证	干咳，连声作呛，喉痒，咽喉干痛，唇鼻干燥，无痰或痰少而黏，不易咳出，或痰中带有血丝，口干，初起或伴鼻塞、头痛、微寒、身热等表证，舌质红干而少津，苔薄白或薄黄，脉浮数或小数	疏风清肺，润燥止咳	桑杏汤加减

辨证论治	内伤咳嗽	痰湿蕴肺证	咳嗽反复发作，咳声重浊，痰多，因痰而嗽，痰出咳平，痰黏腻或稠厚成块，色白或带灰色，每于早晨或食后则咳甚痰多，进甘甜油腻食物加重，胸闷脘痞，呕恶食少，体倦，大便时溏，舌苔白腻，脉濡滑	燥湿化痰，理气止咳	二陈平胃散合三子养亲汤加减
		痰热郁肺证	咳嗽，气息粗促，或喉中有痰声，痰多质黏厚或稠黄，咳吐不爽，或咳血痰，胸胁胀满，咳时引痛，面赤，或有身热，口干而黏，欲饮水，舌质红，舌苔薄黄腻，脉滑数	清热肃肺，豁痰止咳	清金化痰汤加减
		肝火犯肺证	咳嗽呈阵发性，表现为上气咳逆阵作，咳时面赤，咽干口苦，常感痰滞咽喉而咳之难出，量少质黏，或如絮条，胸胁胀痛，咳时引痛，症状可随情绪波动而增减，舌红或舌边红，舌苔薄黄少津，脉弦数	清肺泻肝，顺气降火	黛蛤散合黄芩泻白散加减
		肺阴亏耗证	干咳，咳声短促，痰少黏白，或痰中带血丝，或声音逐渐嘶哑，口干咽燥，或午后潮热，颧红，盗汗，日渐消瘦，神疲，舌质红少苔，脉细数	滋阴清热，润肺止咳	沙参麦冬汤加减

鉴别诊断	咳嗽与喘证	咳嗽与肺痨
	两者均属肺气上逆之病证，临床上常见咳喘并见。 但咳嗽以气逆有声、咳吐痰液为主。 喘证以呼吸困难，甚至张口抬肩，鼻翼扇动，不能平卧为临床表现	两者均可见咳嗽、咳痰症状。 但肺痨为感染“痨虫”所致，有传染性，同时兼见潮热、盗汗、咯血、消瘦等症

3. 哮病（以喉中哮鸣有声、呼吸困难为主症。有反复发作病史，发作前有先兆）

	分型		证型要点	治法	选方
辨证论治	发作期	冷哮证	喉中哮鸣如水鸡声，呼吸急促，喘憋气逆，胸膈满闷如塞，咳不甚，痰少咳吐不爽，色白而多泡沫，口不渴或渴喜热饮，形寒怕冷，天冷或受寒易发，面色青晦，舌苔白滑，脉弦紧或浮紧	宣肺散寒，化痰平喘	射干麻黄汤或小青龙汤加减
		热哮证	喉中痰鸣如吼，喘而气粗息涌，胸高胁胀，咳呛阵作，咳痰色黄或白，黏浊稠厚，排吐不利，口苦，口渴喜饮，汗出，面赤，或有身热，甚至有好发于夏季者，舌苔黄腻，质红，脉滑数或弦滑	清热宣肺，化痰定喘	定喘汤或越婢加半夏汤加减
		寒包热哮证	喉中哮鸣有声，胸膈烦闷，呼吸急促，喘咳气逆，咳痰不爽，痰黏色黄或黄白相兼，烦躁，发热，恶寒，无汗，身痛，口干欲饮，大便偏干，舌苔白腻，舌尖边红，脉弦紧	解表散寒，清化痰热	小青龙加石膏汤或厚朴麻黄汤加减
		风痰哮证	喉中痰涎壅盛，声如拽锯，或鸣声如吹哨笛，喘急胸满，但坐不得卧，咳痰黏腻难出，或为白色泡沫痰液，无明显寒热倾向，面色青暗，起病多急，常倏忽来去，发前自觉鼻、咽、眼、耳发痒，喷嚏，鼻塞，流涕，胸部憋塞，随之迅即发作，舌苔厚浊，脉滑实	祛风涤痰，降气平喘	三子养亲汤加味
		虚哮证（发作期唯一虚证）	喉中哮鸣如鼾，声低，气短息促，动则喘甚，发作频繁，甚则持续喘哮，口唇、爪甲青紫，咳痰无力，痰涎清稀或质黏起沫，面色苍白或颧红唇紫，口不渴或咽干口渴，形寒肢冷或烦热，舌质淡或偏红，或紫暗，脉沉细或细数	补肺纳肾，降气化痰	平喘固本汤加减
	缓解期	肺脾气虚证	有哮喘反复发作史。气短声低，自汗，怕风，常易感冒，倦怠无力，食少便溏，或可有喉中时有轻度哮鸣，痰多质稀色白，舌质淡，苔白，脉细弱	健脾益气，补土生金	六君子汤加减
		肺肾两虚证	有哮喘发作史。短气息促，动则为甚，吸气不利，咳痰质黏起沫，脑转耳鸣，腰酸腿软，心慌，不耐劳累。或五心烦热，颧红，口干，舌质红少苔，脉细数；或畏寒肢冷，面色苍白，舌苔淡白，质胖，脉沉细	补肺益肾	生脉地黄汤合金水六君煎加减

鉴别诊断	哮病与喘证
	两者都有呼吸困难，难以平卧的表现，哮必兼喘，但喘未必兼哮。 哮以声响言，喉中哮鸣有声，以宿痰伏肺为“夙根”，是一种反复发作的独立疾病，难以除根。 喘以气息言，是指呼吸困难，甚至张口抬肩，摇身撷肚，因肺气不降所致，是多种肺系疾病的一个症状，预后情况视原发病而定

4.喘证（以气喘为主症）

	分型		证型要点	治法	选方
辨证论治	实喘	风寒壅肺证	喘息咳逆，呼吸急促，胸部胀闷，痰多稀薄而带泡沫，色白质黏，常有头痛，恶寒，或有发热，口不渴，无汗，舌苔薄白而滑，脉浮紧	宣肺散寒	麻黄汤合华盖散加减
		表寒肺热证	喘逆上气，胸胀或痛，息粗，鼻扇，咳而不爽，吐痰稠黏，伴形寒，身热，烦闷，身痛，有汗或无汗，口渴，舌苔薄白或罩黄，舌边红，脉浮数或滑	解表清里，化痰平喘	麻杏石甘汤加味
		痰热郁肺证	喘促气涌，胸部胀痛，咳嗽痰多，质黏色黄，或兼有血色，伴胸中烦闷，身热，有汗，口渴而喜冷饮，面赤，咽干，小便赤涩，大便或秘，舌质红，舌苔薄黄或腻，脉滑数	清热化痰，宣肺平喘	桑白皮汤加减
		痰浊阻肺证	喘而胸满闷塞，甚则胸盈仰息，咳嗽，痰多黏腻色白，咳吐不利，兼有呕恶，食少，口黏不渴，舌苔白腻，脉滑或濡	祛痰降逆，宣肺平喘	二陈汤合三子养亲汤加减
		肺气郁痹证（特殊证）	喘促症状每遇情志刺激而诱发，发时突然呼吸短促，息粗气憋，胸闷胸痛，咽中如窒，但喉中痰鸣不著，或无痰声。平素常多忧思抑郁，失眠，心悸，苔薄，脉弦	开郁降气平喘	五磨饮子加减
	虚喘	肺气虚耗证	喘促短气，气怯声低，喉有鼾声，咳声低弱，痰吐稀薄，自汗畏风，或见咳呛，痰少质黏，烦热而渴，咽喉不利，面颧潮红，舌质淡红或有苔剥，脉软弱或细数 （注意：虽有阴虚症状，但为肺气虚耗证）	补肺益气养阴	生脉散合补肺汤加减
		肾虚不纳证	喘促日久，动则喘甚，呼多吸少，气不得续，形瘦神惫，跗肿，汗出肢冷，面青唇紫，舌淡苔白或黑而润滑，脉微细或沉弱；或见喘咳，面红烦躁，口咽干燥，足冷，汗出如油，舌红少津，脉细数（或为肾阳虚或为肾阴虚）	补肾纳气	金匮肾气丸合参蛤散加减
		正虚喘脱证	喘逆剧甚，张口抬肩，鼻扇气促，端坐不能平卧，稍动则咳喘欲绝，或有痰鸣，心慌动悸，烦躁不安，面青唇紫，汗出如珠，肢冷，脉浮大无根，或见歇止，或模糊不清	扶阳固脱，镇摄肾气	参附汤送服黑锡丹，配合蛤蚧粉
鉴别诊断	喘证和哮病				
	两者都有呼吸困难，难以平卧的表现，哮必兼喘，但喘未必兼哮。 哮以声响言，喉中哮鸣有声，以宿痰伏肺为“夙根”，是一种反复发作的独立疾病，难以除根。 喘以气息言，是指呼吸困难，甚至张口抬肩，摇身撷肚，因肺气不降所致，是多种肺系疾病的一个症状，预后情况视原发病而定				

5.肺痨（包含咳嗽，咯血，潮热，盗汗四大主症）

	分型	证型要点	治法	选方
辨证论治	肺阴亏损证	干咳，咳声短促，或咳少量黏痰，或痰中带有血丝，色鲜红，胸部隐隐闷痛，午后自觉手足心热，或见少量盗汗，皮肤干灼，口干咽燥。近期曾有与肺痨病人接触史。舌苔薄白，舌边尖红，脉细数	滋阴润肺	月华丸加减

辨证论治	虚火灼肺证	呛咳气急，痰少质黏，或吐痰黄稠量多，时时咯血，血色鲜红，混有泡沫痰涎，午后潮热，骨蒸颧红，五心烦热，盗汗量多，口渴心烦，失眠，性情急躁易怒，或胸胁掣痛，男子可见遗精，女子月经不调，形体日益消瘦。有与肺痨病人接触史。舌干而红，苔薄黄而剥，脉细数	滋阴降火	百合固金汤合秦艽鳖甲散加减
	气阴耗伤证	咳嗽无力，气短声低，咳痰清稀色白，量较多，偶或夹血，或咯血，血色淡红，午后潮热，或伴有畏风，怕冷，自汗与盗汗可并见，纳少神疲，便溏，面白颧红。近期曾有与肺痨病人接触史。舌质光淡，边有齿印，苔薄，脉细弱而数	益气养阴	保真汤或参苓白术散加减
	阴阳两虚证	肺痨病日久，咳逆喘息，少气，咳痰色白有沫，或夹血丝，血色暗淡，潮热，自汗，盗汗，声嘶或失音，面浮肢肿，心慌，唇紫，肢冷形寒，或见五更泄泻，口舌生糜，大肉尽脱，男子遗精阳痿，女子经闭，苔黄而剥，舌质光淡隐紫，少津，脉微细而数，或虚大无力	滋阴补阳	补天大造丸加减

	肺痨与虚劳	肺痨与肺痿
鉴别诊断	两者均属慢性虚损性疾患。 肺痨由感受痨虫而起，主要病位在肺，病理性质以阴虚为主，是独立的慢性传染性疾患。 而虚劳为内伤七情，饮食劳倦所致，病位是五脏并重，以肾为主，阴阳并重，是多种慢性虚损证候的总称	两者病位都在肺，都属于慢性虚损性疾患。 肺痨由感受痨虫而起，以咳嗽，咯血，潮热，盗汗为主症。 而肺痿是肺部多种慢性疾患后期转归而成，以咳吐浊唾涎沫为主症。 若肺痨晚期出现干咳，咳吐涎沫等症者，即已转成肺痿，但必须明确两者因果轻重的不同

注意：题目中病因病机分析时，“患者因感受痨虫，致……”

6. 肺胀（以胸部膨满、喘咳为主症）

	分型	证型要点	治法	选方
辨证论治	外寒里饮证	咳逆喘满不得卧，气短气急，咳痰白稀量多，呈泡沫状，胸部膨满，口干不欲饮，面色青暗，周身酸楚，头痛，恶寒，无汗，舌质暗淡，苔白滑，脉浮紧	温肺散寒，化痰降逆	小青龙汤加减
	痰浊壅肺证	胸部膨满，短气喘息，稍劳即著，咳嗽痰多，色白黏腻或呈泡沫，畏风易汗，脘痞纳少，倦怠乏力，舌暗，苔白腻或浊腻，脉滑 （注意：痰浊壅肺证有气虚症状，区分肺肾气虚证）	化痰降气，健脾益肺	苏子降气汤合三子养亲汤加减
	痰热郁肺证	咳逆，喘息气粗，胸部膨满，烦躁，目胀睛突，痰黄或白，黏稠难咳，或伴身热，微恶寒，有汗不多，口渴欲饮，溲黄赤，便干，舌边尖红，苔黄或黄腻，脉数或滑数	清肺化痰，降逆平喘	越婢加半夏汤或桑白皮汤加减
	痰蒙神窍证	胸部膨满，神志恍惚，表情淡漠，谵妄，烦躁不安，撮空理线，嗜睡，甚则昏迷，或伴肢体瞤动，抽搐，咳逆喘促，咳痰不爽，舌质暗红或淡紫，苔白腻或黄腻，脉细滑数	涤痰，开窍，息风	涤痰汤加减
	阳虚水泛证	胸部膨满，喘咳不能平卧，咳痰清稀，心悸，面浮，下肢浮肿，甚则一身悉肿，腹部胀满有水，脘痞，纳差，尿少，怕冷，面唇青紫，舌苔白滑，舌体胖质暗，脉沉细或结代	温肾健脾，化饮利水	真武汤合五苓散加减
	肺肾气虚证	胸部膨满，呼吸浅短难续，声低气怯，甚则张口抬肩，倚息不能平卧，咳嗽，痰白如沫，咳吐不利，胸闷心悸，形寒汗出。或腰膝酸软，小便清长，或尿有余沥，舌淡或暗紫，脉沉细数无力，或有结代	补肺纳肾，降气平喘	平喘固本汤合补肺汤加减

<table>
<tr><td rowspan="2">鉴别诊断</td><td>肺胀与哮病、喘证</td></tr>
<tr><td>三者均以咳而上气，喘满为主症。
肺胀是多种慢性肺系疾病日久积渐而成，除喘咳外，尚有胸部膨满，心悸，唇甲发绀，腹胀肢肿等症状。
哮病是呈反复发作性疾病，以喉中哮鸣有声为特征。
喘证是多种急慢性疾病的一个症状，以呼吸气促困难为主要表现。
肺胀可以隶属于喘证范畴，哮病和喘证经久不愈又可发展为肺胀</td></tr>
</table>

总结：

（1）肺系四个痰热证（苔黄腻，脉滑数）

咳嗽	痰热郁肺证	清金化痰汤加减
哮病	热哮证	定喘汤加减
喘证	痰热郁肺证	桑白皮汤加减
肺胀	痰热郁肺证	桑白皮汤加减

（2）两个表有寒、里有热的证候

哮病	寒包热哮证	小青龙加石膏汤加减
喘证	表寒肺热证	麻杏石甘汤加味

心系疾病

7. 心悸（以心悸为主症）

	分型	证型要点	治法	选方
辨证论治	心虚胆怯证	心悸不宁，善惊易恐，坐卧不安，不寐多梦而易惊醒，恶闻声响，食少纳呆，苔薄白，脉细略数或细弦	镇惊定志，养心安神	安神定志丸加减
	心血不足证	心悸气短，头晕目眩，失眠健忘，面色无华，倦怠乏力，纳呆食少，舌淡红，苔薄白，脉细弱	补血养心，益气安神	归脾汤加减
	心阳不振证	心悸不安，胸闷气短，动则尤甚，面色苍白，形寒肢冷，舌淡苔白，脉虚弱或沉细无力	温补心阳，安神定悸	桂枝甘草龙骨牡蛎汤合参附汤加减
	水饮凌心证	心悸，眩晕气急，胸闷痞满，渴不欲饮，小便短少，或下肢浮肿，形寒肢冷，伴恶心、欲吐、流涎，舌淡胖，苔白滑，脉弦滑或沉细而滑	振奋心阳，化气行水，宁心安神	苓桂术甘汤加减
	阴虚火旺证	心悸易惊，心烦失眠，五心烦热，口干，盗汗，思虑劳心则症状加重，伴耳鸣腰酸，头晕目眩，急躁易怒，舌红少津，苔少或无，脉细数	滋阴清火，养心安神	天王补心丹合朱砂安神丸加减
	瘀阻心脉证	心悸不安，胸闷不舒，心痛时作，痛如针刺，唇甲青紫，舌质紫暗或有瘀斑，脉涩或结或代	活血化瘀，理气通络	桃仁红花煎加减
	痰火扰心证	心悸时发时止，受惊易作，胸闷烦躁，失眠多梦，口干苦，大便秘结，小便短赤，舌红，苔黄腻，脉弦滑	清热化痰，宁心安神	黄连温胆汤加减

	惊悸与怔忡	心悸与奔豚
鉴别诊断	惊悸发病，多与情绪因素有关，可由骤遇惊恐、忧思恼怒、悲哀过极或过度紧张而诱发，多为阵发性，病来虽速，病情较轻，实证居多，病势轻浅，可自行缓解，不发时如常人。怔忡多由久病体虚，心脏受损所致，无精神等因素亦可发生，常持续心悸，心中惕惕，不能自控，活动后加重，多属虚证，或虚中夹实，病来虽渐，病情较重，不发时亦可兼见脏腑虚损症状。惊悸日久不愈，亦可形成怔忡	奔豚发作之时，亦觉心胸躁动不安。 心悸为心中剧烈跳动，发自于心。 奔豚乃上下冲逆，发自少腹

注意：1. 心悸的病机总体概括：气血阴阳亏虚，心失所养；或邪扰心神，心神不宁。病因病机分析时可据此总结。

2. 鉴别诊断多考心悸与奔豚的鉴别，本病内部分类的鉴别出题概率小。

8. 胸痹（以胸闷心痛为主症）

	分型	证型要点	治法	选方
辨证论治	心血瘀阻证	心胸疼痛，如刺如绞，痛有定处，入夜为甚，甚则心痛彻背，背痛彻心，或痛引肩背，伴有胸闷，日久不愈，可因暴怒、劳累而加重，舌质紫暗，有瘀斑，苔薄，脉弦涩	活血化瘀，通脉止痛	血府逐瘀汤加减
	气滞心胸证	心胸满闷，隐痛阵发，痛有定处，时欲太息，遇情志不遂时容易诱发或加重，或兼有胃脘胀闷，得嗳气或矢气则舒，苔薄或薄腻，脉细弦	疏肝理气，活血通络	柴胡疏肝散加减
	痰浊闭阻证	胸闷重而心痛微，痰多气短，肢体沉重，形体肥胖，遇阴雨天而易发作或加重，伴有倦怠乏力，纳呆便溏，咳吐痰涎，舌体胖大且边有齿痕，苔浊腻或白滑，脉滑	通阳泄浊，豁痰宣痹	瓜蒌薤白半夏汤合涤痰汤加减
	寒凝心脉证	猝然心痛如绞，心痛彻背，喘不得卧，多因气候骤冷或骤感风寒而发病或加重，伴形寒，甚则手足不温，冷汗自出，胸闷气短，心悸，面色苍白，苔薄白，脉沉紧或沉细	辛温散寒，宣通心阳	枳实薤白桂枝汤合当归四逆汤加减

辨证论治	气阴两虚证	心胸隐痛，时作时休，心悸气短，动则益甚，伴倦怠乏力，声息低微，易汗出，舌质淡红，舌体胖且边有齿痕，苔薄白，脉虚细缓或结代 （注意：本证名为气阴两虚证，但阴虚症状不明显）	益气养阴，活血通脉	生脉散合人参养荣汤加减
	心肾阴虚证	心痛憋闷，心悸盗汗，虚烦不寐，腰酸膝软，头晕耳鸣，口干便秘，舌红少津，苔薄或剥，脉细数或促代	滋阴清火，养心和络	天王补心丹合炙甘草汤加减
	心肾阳虚证	心悸而痛，胸闷气短，动则更甚，自汗，面色㿠白，神倦怯寒，四肢欠温或肿胀，舌质淡胖，边有齿痕，苔白或腻，脉沉细迟 （注意："心悸而痛"，辨病为胸痹）	温补阳气，振奋心阳	参附汤合右归饮加减

鉴别诊断	胸痹与悬饮	胸痹与胃脘痛	胸痹与真心痛
	二者均有胸痛。 但胸痹是当胸闷痛，并可向左肩或左臂内侧等部位放射，常因受寒、饱餐、情绪激动、劳累而突然发作。历时短暂，休息或用药后得以缓解。 而悬饮是胸胁胀痛，持续不解，多伴有咳唾，转侧、呼吸时疼痛加重，肋间饱满，并有咳嗽、咳痰等肺系证候	心在胃上，胃在心下，其部位相近。胸痹之不典型者，其疼痛可在胃脘部，易于混淆。 但胸痹以闷痛为主，为时短暂，虽与饮食有关，但休息、服药常可缓解。 而胃脘痛与饮食有关，以胀痛为主，局部有压痛，持续时间较长，常伴有泛酸、嘈杂、嗳气、呃逆等胃部症状	真心痛为胸痹的进一步发展。 症见心痛剧烈，甚则持续不解，伴有汗出、肢冷、面白、唇紫、手足青至节，脉微或结代等危重证候

9. 不寐（以不寐为主症）

	分型	证型要点	治法	选方
辨证论治	肝火扰心证	不寐多梦，甚则彻夜不眠，急躁易怒，伴头晕头胀，目赤耳鸣，口干而苦，不思饮食，便秘溲赤，舌红苔黄，脉弦而数	疏肝泻火，镇心安神	龙胆泻肝汤加减
	痰热扰心证	心烦不寐，胸闷脘痞，泛恶嗳气，伴口苦，头重，目眩，舌偏红，苔黄腻，脉滑数	清化痰热，和中安神	黄连温胆汤加减
	心脾两虚证	不易入睡，多梦易醒，心悸健忘，神疲食少，伴头晕目眩，四肢倦怠，腹胀便溏，面色少华，舌淡苔薄，脉细无力	补益心脾，养血安神	归脾汤加减
	心肾不交证	心烦不寐，入睡困难，心悸多梦，伴头晕耳鸣，腰膝酸软，潮热盗汗，五心烦热，咽干少津，男子遗精，女子月经不调，舌红少苔，脉细数	滋阴降火，交通心肾	交泰丸合六味地黄丸加减
	心胆气虚证	虚烦不寐，触事易惊，终日惕惕，胆怯心悸，伴气短自汗，倦怠乏力，舌淡，脉弦细	益气镇惊，安神定志	安神定志丸合酸枣仁汤加减
鉴别诊断	不寐与一时性失眠、生理性早寐、他病痛苦引起失眠			
	不寐是指单纯以失眠为主症，表现为持续的、严重的睡眠困难。 若因一时性情志影响或生活环境改变引起的暂时性失眠不属病态。 老年人少寐多醒，多属生理状态。 若因其他疾病痛苦引起失眠者，则应以祛除有关病因为主			

10. 痫病（以突然昏倒，不省人事，四肢抽搐，两目上视，醒后如常为主症）

	分型	证型要点	治法	选方
辨证论治	风痰闭阻证	发病前常有眩晕，头昏，胸闷乏力，痰多，心情不悦。发作呈多样性，或见突然跌倒，神志不清，抽搐吐涎，或伴尖叫与二便失禁，或短暂神志不清，双目发呆，茫然所失，谈话中断，持物落地，或精神恍惚而无抽搐，舌质红，苔白腻，脉多弦滑有力	涤痰息风，开窍定痫	定痫丸加减

辨证论治	痰火扰神证	发作时昏仆抽搐，吐涎，或有吼叫，平时急躁易怒，心烦失眠，咳痰不爽，口苦咽干，便秘溲黄，病发后，症情加重，彻夜难眠，目赤，舌红，苔黄腻，脉弦滑而数	清热泻火，化痰开窍	龙胆泻肝汤合涤痰汤加减
	瘀阻脑络证	平素头晕头痛，痛有定处，常伴单侧肢体抽搐，或一侧面部抽动，颜面口唇青紫，舌质暗红或有瘀斑，舌苔薄白，脉涩或弦。多继发于颅脑外伤、产伤、颅内感染性疾患后，或先天脑发育不全	活血化瘀，息风通络	通窍活血汤加减
	心脾两虚证	反复发痫不愈，神疲乏力，心悸气短，失眠多梦，面色苍白，体瘦纳呆，大便溏薄，舌质淡，苔白腻，脉沉细而弱	补益气血，健脾宁心	六君子汤合归脾汤加减
	心肾亏虚证	痫病频发，神思恍惚，心悸，健忘失眠，头晕目眩，两目干涩，面色晦暗，耳轮焦枯不泽，腰膝酸软，大便干燥，舌质淡红，脉沉细而数	补益心肾，潜阳安神	左归丸合天王补心丹加减
鉴别诊断	痫病与中风	痫病与厥证	痫病与痉证	
	典型痫病与中风均有突然昏倒，昏不知人。但痫病有反复发作史，以口吐涎沫，两目上视，四肢抽搐，或作怪叫声，可自行苏醒，醒后无半身不遂、口舌㖞斜。而中风则仆倒无声，昏迷持续时间长，醒后常有半身不遂等后遗症	两者均有突然昏倒，不省人事。但厥证尚有面色苍白，四肢厥冷，或见口噤、握拳，手指拘挛。而无痫病的口吐涎沫，两目上视，四肢抽搐和口中怪叫等症	两者均有四肢抽搐。但痫病仅见于发作时，兼有口吐涎沫，口中怪叫，醒后如常人。而痉证多见持续发作，伴有角弓反张，身体强直，经治疗恢复后，或仍有原发病的存在	

总结：

（1）特殊证

心悸	心虚胆怯证	安神定志丸加减
不寐	心胆气虚证	安神定志丸合酸枣仁汤加减

（2）心系三个阴虚证

心悸	阴虚火旺证	天王补心丹合朱砂安神丸加减
胸痹	心肾阴虚证	天王补心丹合炙甘草汤加减
不寐	心肾不交证	六味地黄丸合交泰丸加减

（3）心系三个痰热证

心悸	痰火扰心证	黄连温胆汤加减
不寐	痰热扰心证	黄连温胆汤加减
痫病	痰火扰神证	龙胆泻肝汤合涤痰汤加减

（4）部分方剂药物组成（一）

银翘散	银翘散主上焦疴，竹叶荆蒡豉薄荷，甘桔芦根凉解法，风温初感此方宜
三拗汤	麻杏草（麻黄、杏仁、甘草）

三子养亲汤	白芥子、莱菔子、紫苏子
百合固金汤	百合固金二地黄，玄参贝母甘桔藏，麦冬芍药当归配，喘咳痰血肺家伤
归脾汤	归脾汤用术参芪，归草茯神远志随，酸枣木香龙眼肉，煎加姜枣益心脾
血府逐瘀汤	血府逐瘀归地桃，红花枳壳膝芎饶，柴胡赤芍甘桔梗，血化下行不作痨
柴胡疏肝散	柴胡疏肝芍川芎，枳壳陈皮草香附
龙胆泻肝汤	龙胆泻肝栀芩柴，生地车前泽泻偕，木通甘草当归合，肝经湿热力能排
天王补心丹	天王补心柏枣仁，二冬生地当归身，三参桔梗朱砂味，远志茯苓共养神

注意：有自己的记忆方法即可，或方歌，或趣味记法。

脾系疾病

11. 胃痛（以胃脘部疼痛为主症）

	分型	证型要点	治法	选方
辨证论治	寒邪客胃证	胃痛暴作，恶寒喜暖，得温痛减，遇寒加重，口淡不渴，或喜热饮，舌淡苔薄白，脉弦紧	温胃散寒，行气止痛	香苏散合良附丸加减
	饮食伤胃证	胃脘疼痛，胀满拒按，嗳腐吞酸，或呕吐不消化食物，其味腐臭，吐后痛减，不思饮食，大便不爽，得矢气及便后稍舒，舌苔厚腻，脉滑	消食导滞，和胃止痛	保和丸加减
	肝气犯胃证	胃脘胀痛，痛连两胁，遇烦恼则痛作或痛甚，嗳气、矢气则痛舒，胸闷嗳气，喜长叹息，大便不畅，舌苔多薄白，脉弦	疏肝解郁，理气止痛	柴胡疏肝散加减
	湿热中阻证	胃脘疼痛，痛势急迫，脘闷灼热，口干口苦，口渴而不欲饮，纳呆恶心，小便色黄，大便不畅，舌红，苔黄腻，脉滑数	清化湿热，理气和胃	清中汤加减
	瘀血停胃证	胃脘疼痛，如针刺，似刀割，痛有定处，按之痛甚，痛时持久，食后加剧，入夜尤甚，或见吐血黑便，舌质紫暗或有瘀斑，脉涩	化瘀通络，理气和胃	失笑散合丹参饮加减
	胃阴亏耗证	胃脘隐隐灼痛，似饥而不欲食，口燥咽干，五心烦热，消瘦乏力，口渴思饮，大便干结，舌红少津，脉细数	养阴益胃，和中止痛	一贯煎合芍药甘草汤加减
	脾胃虚寒证	胃痛隐隐，绵绵不休，喜温喜按，空腹痛甚，得食则缓，劳累或受凉后发作或加重，泛吐清水，神疲纳呆，四肢倦怠，手足不温，大便溏薄，舌淡苔白，脉虚弱或迟缓	温中健脾，和胃止痛	黄芪建中汤加减

	胃痛与真心痛	胃痛与胁痛	胃痛与腹痛
鉴别诊断	两者因病位相近，在临床上容易混淆。但真心痛多见于老年人，为当胸而痛，多绞痛、闷痛，动则加重，痛引肩臂，常伴心悸气短，汗出肢冷，病情危急。胃痛见胃脘疼痛，多胀痛，刺痛，隐痛，有胃部病史和反复发作史，一般无放射痛，伴嗳气，泛酸，嘈杂等脾胃证候	胁痛以胁肋部疼痛为主症，可伴发热恶寒，或面目肌肤发黄，或胸闷善太息，少有嘈杂泛酸、嗳气吐腐。胃痛肝气犯胃也可攻痛连胁，但以胃脘部疼痛为主症	腹痛是以胃脘以下，耻骨毛际以上整个部位疼痛为主症；胃痛以上腹胃脘近心窝处疼痛为主症。两者疼痛部位不同。但胃在腹中，与肠相连，因而胃痛可以影响及腹，而腹痛亦可牵连于胃

注意：所有痛证，如胃痛、腹痛、胁痛、痛经等，回答病因病机分析的题目时，都可以落脚在“不通则痛，或不荣则痛”上。

12. 呕吐（以呕吐为主症）

	分型	证型要点	治法	选方
辨证论治	外邪犯胃证	突然呕吐，胸脘满闷，发热恶寒，头身疼痛，舌苔白腻，脉濡缓	疏邪解表，化浊和中	藿香正气散加减
	食滞内停证	呕吐酸腐，脘腹胀满，嗳气厌食，大便或溏或结，舌苔厚腻，脉滑实	消食化滞，和胃降逆	保和丸加减
	痰饮中阻证	呕吐清水痰涎，脘闷不食，头眩心悸，舌苔白腻，脉滑	温中化饮，和胃降逆	小半夏汤合苓桂术甘汤加减
	肝气犯胃证	呕吐吞酸，嗳气频繁，胸胁胀痛，舌淡红，苔薄，脉弦	疏肝理气，和胃降逆	四七汤加减

辨证论治	脾胃气虚证	恶心呕吐，食欲不振，食入难化，胸脘痞闷，大便不畅，舌淡胖，苔薄，脉细	健脾益气，和胃降逆	香砂六君子汤加减
	脾胃阳虚证	饮食稍多即吐，时作时止，面色㿠白，倦怠乏力，喜暖恶寒，四肢不温，大便溏薄，舌质淡，脉濡弱	温中健脾，和胃降逆	理中汤加减
	胃阴不足证	呕吐反复发作，或时作干呕，似饥而不欲食，口燥咽干，舌红少津，脉细数	滋养胃阴，降逆止呕	麦门冬汤加减

鉴别诊断	呕吐与反胃	呕吐与噎膈
	两者均属于胃部病变，病机都是胃失和降，气逆于上，都有呕吐的表现。 但反胃属脾胃虚寒，胃中无火，难以腐熟水谷，朝食暮吐，暮食朝吐，吐出未消化之宿食，呕吐量较多，吐后舒适。 而呕吐有感受外邪、饮食不节、情志失调和胃虚失和的不同。主要表现为有声有物之呕吐，但吐无定时，或轻或重，吐出物为食物或痰涎清水，呕吐量或多或少	两者皆有呕吐的症状。 噎膈之病，进食哽噎不顺或食不得入，或食入即吐，甚至因噎废食。多内伤所致，病情重，预后欠佳。 而呕吐，进食顺畅，吐无定时，大多病情轻，病程短，预后尚好

13.腹痛（以腹部疼痛为主症）

	分型	证型要点	治法	选方
辨证论治	寒邪内阻证	腹痛拘急，遇寒痛甚，得温痛减，口淡不渴，形寒肢冷，小便清长，大便清稀或秘结，舌质淡，苔白腻，脉沉紧	散寒温里，理气止痛	良附丸合正气天香散加减
	湿热壅滞证	腹痛拒按，烦渴引饮，大便秘结，或溏滞不爽，潮热汗出，小便短黄，舌质红，苔黄燥或黄腻，脉滑数	泄热通腑，行气导滞	大承气汤加减
	饮食积滞证	脘腹胀满疼痛，拒按，嗳腐吞酸，厌食呕恶，痛而欲泻，泻后痛减，或大便秘结，舌苔厚腻，脉滑实	消食导滞，理气止痛	枳实导滞丸加减
	肝郁气滞证	腹痛胀闷，痛无定处，痛引少腹，或兼痛窜两胁，时作时止，得嗳气或矢气则舒，遇忧思恼怒则剧，舌淡红，苔薄白，脉弦	疏肝解郁，理气止痛	柴胡疏肝散加减
	瘀血内停证	腹痛较剧，痛如针刺，痛处固定，经久不愈，舌质紫暗，脉细涩	活血化瘀，和络止痛	少腹逐瘀汤加减
	中虚脏寒证	腹痛绵绵，时作时止，喜温喜按，形寒肢冷，神疲乏力，气短懒言，胃纳不佳，面色无华，大便溏薄，舌质淡，苔薄白，脉沉细	温中补虚，缓急止痛	小建中汤加减

鉴别诊断	腹痛与胃痛	腹痛与其他内科疾病中的腹痛症状	腹痛与外科、妇科腹痛
	腹痛是以胃脘以下，耻骨毛际以上整个部位疼痛为主症。 胃痛以上腹胃脘近心窝处疼痛为主症。两者疼痛部位不同。 但胃在腹中，与肠相连，因而胃痛可以影响及腹，而腹痛亦可牵连于胃	许多内科疾病常见腹痛的表现，此时腹痛只是该病的症状。如痢疾之腹痛伴有里急后重，下利赤白脓血；积聚之腹痛，以腹中包块为特征。 而腹痛病，当以腹部疼痛为主要表现	内科腹痛常先发热后腹痛，疼痛一般不剧，痛无定处，压痛不显。 外科腹痛多后发热，疼痛剧烈，痛有定处，压痛明显，见腹痛拒按，腹肌紧张等。 妇科腹痛多在小腹，与经、带、胎、产有关，如痛经，先兆流产，宫外孕、输卵管破裂等，应及时进行妇科检查，以明确诊断

注意：同样有寒象，都会出现形寒肢冷等临床表现，可根据“拒按还是喜按”来区分实寒和虚寒。

14. 泄泻（以泄泻为主症）

	分型	证型要点	治法	选方
辨证论治	寒湿内盛证	泄泻清稀，甚则如水样，脘闷食少，腹痛肠鸣，或兼外感风寒，则恶寒，发热，头痛，肢体酸痛，舌苔白或白腻，脉濡缓	芳香化湿，解表散寒	藿香正气散加减
	湿热伤中证	泄泻腹痛，泻下急迫，或泻而不爽，粪色黄褐，气味臭秽，肛门灼热，烦热口渴，小便短黄，舌质红，苔黄腻，脉滑数或濡数	清热利湿，分利止泻	葛根芩连汤加减
	食滞肠胃证	腹痛肠鸣，泻下粪便臭如败卵，泻后痛减，脘腹胀满，嗳腐酸臭，不思饮食，舌苔垢浊或厚腻，脉滑实	消食导滞，和中止泻	保和丸加减
	肝气乘脾证	腹痛泄泻，泄后痛减，腹中雷鸣，攻窜作痛，矢气频作，每因抑郁恼怒，或情绪紧张之时而作，素有胸胁胀闷，嗳气食少，舌淡红，脉弦	抑肝扶脾	痛泻要方加减
	脾胃虚弱证	大便时溏时泻，迁延反复，食少，食后脘闷不舒，稍进油腻食物，则大便次数增加，面色萎黄，神疲倦怠，舌质淡，苔白，脉细弱	健脾益气，化湿止泻	参苓白术散加减
	肾阳虚衰证	黎明前脐腹作痛，肠鸣即泻，完谷不化，腹部喜暖，泻后则安，形寒肢冷，腰膝酸软，舌淡苔白，脉沉细	温肾健脾，固涩止泻	四神丸加减

	泄泻与痢疾	泄泻与霍乱
鉴别诊断	两者均为大便次数增多，粪质稀薄。 泄泻以大便次数增加，粪质稀溏，甚则如水样，或完谷不化为主症，大便不带脓血，也无里急后重。 痢疾则以腹痛、里急后重、便下赤白脓血为特征	两者均有大便稀溏，便次增多。 霍乱来势急骤，变化迅速，病情凶险，吐泻交作，有挥霍撩乱之势，常见腹中绞痛，转筋，面色苍白，目眶凹陷，汗出肢冷等津竭阳衰之危象。 而泄泻以大便稀溏，次数增多为特征，无剧烈呕吐，传变较少，预后好

15. 痢疾（以腹痛，里急后重，泻下赤白脓血为主症）

	分型	证型要点	治法	选方
辨证论治	湿热痢	腹部疼痛，里急后重，痢下赤白脓血，黏稠如胶冻，腥臭，腹部疼痛，里急后重，肛门灼热，小便短赤，舌苔黄腻，脉滑数	清肠化湿，调气和血	芍药汤加减
	疫毒痢	起病急骤，痢下鲜紫脓血，腹痛剧烈，后重感特著，壮热口渴，头痛烦躁，恶心呕吐，甚者神昏惊厥，舌质红绛，舌苔黄燥，脉滑数或微欲绝	清热解毒，凉血除积	白头翁汤加减
	寒湿痢	腹痛拘急，里急后重，痢下赤白黏冻，白多赤少，或为纯白冻，口淡乏味，脘胀腹满，头身困重，舌质或淡，苔白腻，脉濡缓	温中燥湿，调气和血	不换金正气散加减
	阴虚痢	痢下赤白，日久不愈，脓血黏稠，或下鲜血，脐下灼痛，虚坐努责，食少，心烦口干，至夜转剧，舌红绛少津，苔少或花剥，脉细数	养阴和营，清肠化湿	驻车丸加减
	虚寒痢	痢下赤白清稀，无腥臭，或为白冻，甚则滑脱不禁，肛门坠胀，便后更甚，腹部隐痛，缠绵不已，喜按喜温，形寒畏冷，四肢不温，食少神疲，腰膝酸软，舌淡苔薄白，脉沉细而弱	温补脾肾，收涩固脱	桃花汤合真人养脏汤加减
	休息痢	下痢时发时止，迁延不愈，常因饮食不当、受凉、劳累而发，发时大便次数增多，夹有赤白黏冻，腹胀食少，倦怠嗜卧，舌质淡苔腻，脉濡软或虚数	温中清肠，调气化滞	连理汤加减

	痢疾与泄泻
鉴别诊断	两者均为大便次数增多，粪质稀薄。 泄泻以大便次数增加，粪质稀溏，甚则如水样，或完谷不化为主证，大便不带脓血，也无里急后重。 痢疾则以腹痛、里急后重、便下赤白脓血为特征

16. 便秘（以大便秘结为主症）

	分型	证型要点	治法	选方
辨证论治	热秘	大便干结，腹胀腹痛，口干口臭，面红心烦，或有身热，小便短赤，舌红，苔黄燥，脉滑数	泄热导滞，润肠通便	麻子仁丸加减
	气秘	大便干结，或不甚干结，欲便不得出，或便而不爽，肠鸣矢气，腹中胀痛，嗳气频作，纳食减少，胸胁痞满，舌苔薄腻，脉弦	顺气导滞	六磨汤加减
	冷秘	大便艰涩，腹痛拘急，胀满拒按，胁下偏痛，手足不温，呃逆呕吐，舌苔白腻，脉弦紧	温里散寒，通便止痛	温脾汤加减
	气虚秘	大便并不干硬，虽有便意，但排便困难，用力努挣则汗出短气，便后乏力，面白神疲，肢倦懒言，舌淡苔白，脉弱	益气润肠	黄芪汤加减
	血虚秘	大便干结，面色无华，皮肤干燥，头晕目眩，心悸气短，健忘少寐，口唇色淡，舌淡苔少，脉细	养血润燥	润肠丸加减
	阴虚秘	大便干结，如羊屎状，形体消瘦，头晕耳鸣，两颧红赤，心烦少眠，潮热盗汗，腰膝酸软，舌红少苔，脉细数	滋阴通便	增液汤加减
	阳虚秘	大便干或不干，排出困难，小便清长，面色㿠白，四肢不温，腹中冷痛，或腰膝酸冷，舌淡苔白，脉沉迟	温阳通便	济川煎加减
鉴别诊断	便秘与肠结（肠结即肠梗阻）			
	两者皆为大便秘结不通。 但肠结多为急病，因大肠通降受阻所致，表现为腹部疼痛拒按，大便完全不通，且无矢气和肠鸣音，严重者可吐出粪便。 便秘多为慢性久病，因大肠传导失常所致，表现为腹部胀满，大便干结艰行，可有矢气和肠鸣音，或有恶心欲吐，食纳减少			

总结：

（1）特殊证（饮邪）

心悸	水饮凌心证	苓桂术甘汤加减
呕吐	痰饮中阻证	小半夏汤合苓桂术甘汤加减

（2）脾系四个与肝经相关证候

肝经：情志相关。循行部位：颠顶，两目，乳房，胸胁，少腹，会阴。

胃痛	肝气犯胃证	柴胡疏肝散加减
呕吐	肝气犯胃证	四七汤加减
腹痛	肝郁气滞证	柴胡疏肝散加减
泄泻	肝气乘脾证	痛泻要方加减

（3）脾系几个食积证

胃痛	饮食伤胃证	保和丸加减
呕吐	食滞内停证	保和丸加减
腹痛	饮食积滞证	枳实导滞丸加减
泄泻	食滞肠胃证	保和丸加减

（4）部分方剂药物组成（二）

良附丸	高良姜、香附
保和丸	保和神曲与山楂，苓夏陈翘菔子加
藿香正气散	藿香正气大腹苏，甘桔陈苓术朴俱，夏曲白芷加姜枣，感伤岚瘴并能祛
麦门冬汤	麦门冬汤用人参，枣草粳米半夏存
小建中汤	小建中汤芍药多，桂枝甘草姜枣和。（黄芪建中汤为小建中汤加黄芪）
一贯煎	一贯煎中用地黄，沙参枸杞麦冬襄，当归川楝水煎服，阴虚肝郁是妙方
参苓白术散	参苓白术扁豆陈，山药甘莲砂薏仁，桔梗上浮兼保肺，枣汤调服益脾神
六磨汤	五磨饮子：乌（乌药）郎（槟榔）只是（枳实）木（木香）沉香（沉香）+大黄

肝系疾病

17. 胁痛（以胁肋部疼痛为主症）

	分型	证型要点	治法	选方
辨证论治	肝郁气滞证	胁肋胀痛，走窜不定，甚则引及胸背肩臂，疼痛每因情志变化而增减，胸闷腹胀，嗳气频作，得嗳气而胀痛稍舒，纳少口苦，舌苔薄白，脉弦	疏肝理气	柴胡疏肝散加减
	肝胆湿热证	胁肋胀痛或灼热疼痛。痛有定处，触痛明显。口苦口黏，胸闷纳呆，恶心呕吐，小便黄赤，大便不爽，或兼有身热恶寒，身目发黄，舌红苔黄腻，脉弦滑数	清热利湿	龙胆泻肝汤加减
	瘀血阻络证	胁肋刺痛，痛有定处，痛处拒按，入夜痛甚，胁肋下或见有癥块，舌质紫暗，脉沉涩	祛瘀通络	血府逐瘀汤或复元活血汤加减
	肝络失养证	胁肋隐痛，悠悠不休，遇劳加重，口干咽燥，心中烦热，头晕目眩，舌红少苔，脉细弦而数	养阴柔肝	一贯煎加减

	胁痛与胃脘痛	胁痛与悬饮
鉴别诊断	胁痛与胃脘痛的病证中皆有肝郁的病机。 胃脘痛：病位在胃脘，兼有嗳气频作、吞酸嘈杂等胃失和降的症状。 胁痛：病位在胁肋部，伴有目眩、口苦、胸闷、喜太息的症状	胁痛发病与情志不遂、过食肥甘、劳欲过度、跌仆损伤有关，主要表现为一侧或两侧胁肋部疼痛。 悬饮多因素体虚弱，时邪外袭，肺失宣通，饮停胸胁所致，其表现为咳唾引痛胸胁，呼吸或转侧加重，患侧肋间饱满，叩呈浊音，或见发热

18. 黄疸（以目黄，身黄，小便黄为主症）

	分型		证型要点	治法	选方
辨证论治	阳黄	热重于湿证	身目俱黄，黄色鲜明，发热口渴，或见心中懊憹，腹部胀闷，口干而苦，恶心呕吐，小便短少黄赤，大便秘结，舌苔黄腻，脉象弦数	清热通腑，利湿退黄	茵陈蒿汤加减
		湿重于热证	身目俱黄，黄色不及前者鲜明，头重身困，胸脘痞满，食欲减退，恶心呕吐，腹胀或大便溏垢，舌苔厚腻微黄，脉濡数或濡缓	利湿化浊运脾，佐以清热	茵陈五苓散合甘露消毒丹加减
		胆腑郁热证（特殊证）	身目发黄，黄色鲜明，上腹、右胁胀闷疼痛，牵引肩背，身热不退，或寒热往来，口苦咽干，呕吐呃逆，尿黄赤，大便秘，苔黄舌红，脉弦滑数	疏肝泄热，利胆退黄	大柴胡汤加减
		疫毒炽盛证（急黄）	发病急骤，黄疸迅速加深，其色如金，皮肤瘙痒，高热口渴，胁痛腹满，神昏谵语，烦躁抽搐，或见衄血、便血，或肌肤瘀斑，舌质红绛，苔黄而燥，脉弦滑或数	清热解毒，凉血开窍	千金犀角散加味
	阴黄	寒湿阻遏证	身目俱黄，黄色晦暗，或如烟熏，脘腹痞胀，纳谷减少，大便不实，神疲畏寒，口淡不渴，舌淡苔腻，脉濡缓或沉迟	温中化湿，健脾和胃	茵陈术附汤加减
		脾虚湿滞证	面目及肌肤淡黄，甚则晦暗不泽，肢软乏力，心悸气短，大便溏薄，舌质淡苔薄，脉濡细	健脾养血，利湿退黄	黄芪建中汤加减
	黄疸消退后	湿热留恋证	黄疸消退后，脘痞腹胀，胁肋隐痛，饮食减少，口中干苦，小便黄赤，苔腻，脉濡数	清热利湿	茵陈四苓散加减
		肝脾不调证	黄疸消退后，脘腹痞闷，肢倦乏力，胁肋隐痛不适，饮食欠香，大便不调，舌苔薄白，脉细弦	调和肝脾，理气助运	柴胡疏肝散或归芍六君子汤加减
		气滞血瘀证	黄疸消退后，胁下结块，隐痛、刺痛不适，胸胁胀闷，面颈部见有赤丝红纹，舌有紫斑或紫点，脉涩	疏肝理气，活血化瘀	逍遥散合鳖甲煎丸加减

	黄疸与萎黄
鉴别诊断	两者均可出现身黄。 但黄疸发病与感受外邪、饮食劳倦或病后有关，其病机为湿滞脾胃，肝胆失疏，胆汁外溢，其主症为目黄、身黄、小便黄。 萎黄之病因与饥饱劳倦、食滞虫积或病后失血有关，其病机为脾胃虚弱，气血不足，肌肤失养，其主症为肌肤萎黄不泽，目睛及小便不黄，常伴头昏倦怠，心悸少寐，纳少便溏等症状

注意：①胆腑郁热证，“口干苦”不能作为辨证依据，其他证型都有这个症状。“右胁胀痛、寒热往来”才是题眼。②黄疸消退后三个证型出题概率比较小。

19. 鼓胀（以腹大胀满为主症）

<table>
<tr><th rowspan="1"></th><th colspan="3">分型</th><th>证型要点</th><th>治法</th><th>选方</th></tr>
<tr><td rowspan="10">辨证论治</td><td colspan="3">气滞湿阻证</td><td>腹胀按之不坚，胁下胀满或疼痛，饮食减少，食后胀甚，得嗳气、矢气稍减，小便短少，舌苔薄白腻，脉弦</td><td>疏肝理气，运脾利湿</td><td>柴胡疏肝散合胃苓汤加减</td></tr>
<tr><td colspan="3">水湿困脾证</td><td>腹大胀满，按之如囊裹水，甚则颜面微浮，下肢浮肿，脘腹痞胀，得热则舒，精神困倦，怯寒懒动，小便少，大便溏，舌苔白腻，脉缓</td><td>温中健脾，行气利水</td><td>实脾饮加减</td></tr>
<tr><td colspan="3">水热蕴结证</td><td>腹大坚满，脘腹胀急，烦热口苦，渴不欲饮，或有面目皮肤发黄，小便赤涩，大便秘结或溏垢，舌边尖红，苔黄腻或兼灰黑，脉象弦数</td><td>清热利湿，攻下逐水</td><td>中满分消丸合茵陈蒿汤加减</td></tr>
<tr><td colspan="3">瘀结水留证</td><td>脘腹坚满，青筋显露，胁下癥结痛如针刺，面色晦暗黧黑，或见赤丝血缕，面颈胸臂出现血痣或蟹爪纹，口干不欲饮水，或见大便色黑，舌质紫暗，或有紫斑，脉细涩</td><td>活血化瘀，行气利水</td><td>调营饮加减</td></tr>
<tr><td colspan="3">阳虚水盛证</td><td>腹大胀满，形似蛙腹，朝宽暮急，面色苍黄，或呈㿠白，脘闷纳呆，神倦怯寒，肢冷浮肿，小便短少不利，舌体胖，质紫，苔白滑，脉沉细无力</td><td>温补脾肾，化气利水</td><td>附子理苓汤或济生肾气丸加减</td></tr>
<tr><td colspan="3">阴虚水停证</td><td>腹大胀满，或见青筋暴露，面色晦滞，唇紫，口干而燥，心烦失眠，时或鼻衄，牙龈出血，小便短少，舌质红绛少津，苔少或光剥，脉弦细数</td><td>滋肾柔肝，养阴利水</td><td>六味地黄丸合一贯煎加减</td></tr>
<tr><td rowspan="4">鼓胀变证</td><td rowspan="2">大出血</td><td>瘀热互结</td><td>骤然大量呕血，血色鲜红，大便下血，暗红或油黑</td><td>清热凉血，活血止血</td><td>犀角地黄汤加减</td></tr>
<tr><td>气随血脱</td><td>汗出如油，四肢厥冷，呼吸低弱，脉细微欲绝</td><td>扶正固脱，益气摄血</td><td>独参汤加山萸肉</td></tr>
<tr><td rowspan="2">昏迷</td><td>痰热蒙心</td><td>神识昏迷，烦躁不安，怒目狂叫，四肢抽搐颤动，口臭便秘，溲赤尿少，舌红苔黄，脉弦滑数</td><td>清热豁痰，开窍息风</td><td>安宫牛黄丸合龙胆泻肝汤</td></tr>
<tr><td>痰浊蒙心</td><td>静卧嗜睡，语无伦次，神情淡漠，舌苔厚腻</td><td>化痰泄浊开窍</td><td>苏合香丸合菖蒲郁金汤</td></tr>
</table>

	鼓胀与水肿	鼓胀与痞满
鉴别诊断	鼓胀主要为肝、脾、肾受损，气血水互结于腹中。以腹部胀大为主，四肢肿不甚明显。晚期方伴肢体浮肿，每兼见面色青晦，面颈部有血痣赤缕，胁下癥积坚硬，腹皮青筋显露等。 水肿主要为肺、脾、肾功能失调，水湿泛溢肌肤。其浮肿多从眼睑开始，继则延及头面及肢体。或下肢先肿，后及全身，每见面色㿠白、腰酸倦怠等。水肿较甚者亦可伴见腹水	两者均有腹部胀满的症状。 痞满胀满见于上腹部，外观无胀形可见，按之柔软。 鼓胀胀及全腹，皮色苍黄，脉络显露，按之腹皮绷紧

脑系疾病

20. 头痛（以头痛为主症）

	分型		证型要点	治法	选方
辨证论治	外感头痛	风寒头痛	头痛连及项背，常有拘急收紧感，或伴恶风畏寒，遇风尤剧，口不渴，苔薄白，脉浮紧	疏风散寒止痛	川芎茶调散加减
		风热头痛	头痛而胀，甚则头胀如裂，发热或恶风，面红目赤，口渴喜饮，大便不畅，或便秘，溲赤，舌尖红，苔薄黄，脉浮数	疏风清热和络	芎芷石膏汤加减
		风湿头痛	头痛如裹，肢体困重，胸闷纳呆，大便或溏，苔白腻，脉濡	祛风胜湿通窍	羌活胜湿汤加减
	内伤头痛	肝阳头痛	头昏胀痛，两侧为重，心烦易怒，夜寐不宁，口苦面红，或兼胁痛，舌红苔黄，脉弦数	平肝潜阳息风	天麻钩藤饮加减
		血虚头痛	头痛隐隐，时时昏晕，心悸失眠，面色少华，神疲乏力，遇劳加重，舌质淡，苔薄白，脉细弱	养血滋阴，和络止痛	加味四物汤加减
		痰浊头痛	头痛昏蒙，胸脘满闷，纳呆呕恶，舌苔白腻，脉滑或弦滑	健脾燥湿，化痰降逆	半夏白术天麻汤加减
		肾虚头痛	头痛且空，眩晕耳鸣，腰膝酸软，神疲乏力，滑精或带下，舌红少苔，脉细无力	养阴补肾，填精生髓	大补元煎加减
		瘀血头痛	头痛经久不愈，痛处固定不移，痛如锥刺，日轻夜重，或有头部外伤史，舌紫暗，或有瘀斑、瘀点，苔薄白，脉细或细涩	活血化瘀，通窍止痛	通窍活血汤加减
		气虚头痛（助理不考）	头痛隐隐，时发时止，遇劳加重，纳食减少，神疲乏力，气短懒言，舌质淡，苔薄白，脉细弱	健脾益气升清	益气聪明汤加减

	头痛与眩晕	头痛与真头痛
鉴别诊断	头痛与眩晕可单独出现，也可同时出现。 二者对比，头痛之病因有外感与内伤两方面，且症状以疼痛为主，实证较多。 眩晕病因则以内伤为主。临床表现以昏眩为主，虚证较多	真头痛为头痛的特殊重症，起病急骤，多表现为突发的剧烈头痛，持续不解，手足逆冷至肘膝，甚至喷射性呕吐伴抽搐，本病凶险，应与一般头痛区别

注意：区分风湿头痛和痰浊头痛，前者为“头痛如裹”，后者为“头痛昏蒙”。

21. 眩晕（以眩晕为主症）

	分型	证型要点	治法	选方
辨证论治	肝阳上亢证	眩晕，耳鸣，头目胀痛，口苦，失眠多梦，遇烦劳郁怒而加重，甚则仆倒，颜面潮红，急躁易怒，肢麻震颤，舌红苔黄，脉弦或数	平肝潜阳，清火息风	天麻钩藤饮加减
	气血亏虚证	眩晕动则加剧，劳累即发，面色㿠白，神疲乏力，倦怠懒言，唇甲不华，发色不泽，心悸少寐，纳少腹胀，舌淡苔薄白，脉细弱	补益气血，调养心脾	归脾汤加减
	肾精不足证	眩晕日久不愈，精神萎靡，腰酸膝软，少寐多梦，健忘，两目干涩，视力减退，或遗精滑泄，耳鸣齿摇。或颧红咽干，五心烦热，舌红少苔，脉细数；或面色㿠白，形寒肢冷，舌淡嫩，苔白，脉弱尺甚	滋养肝肾，益精填髓	左归丸加减
	痰浊上蒙证	眩晕，头重昏蒙，或伴视物旋转，胸闷恶心，呕吐痰涎，食少多寐，舌苔白腻，脉濡滑	化痰祛湿，健脾和胃	半夏白术天麻汤加减
	瘀血阻窍证	眩晕时作，头痛如刺，兼见健忘，失眠，心悸，精神不振，耳鸣耳聋，面唇紫暗，舌暗有瘀斑，脉涩或细涩	活血化瘀，通窍活络	通窍活血汤加减

鉴别诊断	眩晕与中风	眩晕与厥证
	中风以猝然昏仆，不省人事，伴有口舌㖞斜，半身不遂，失语；或不经昏仆，以口舌㖞斜和半身不遂为特征。 中风昏仆与眩晕之仆倒相似，且眩晕多为中风先兆，但眩晕患者无半身不遂、不省人事、口舌㖞斜等表现	厥证以突然昏仆，不省人事，或伴有四肢厥冷为特点，发作后一般在短时间逐渐苏醒，醒后无偏瘫、失语、口舌㖞斜等后遗症，严重者也可一厥不复而死亡。 眩晕发作重者也有欲仆或晕旋仆倒表现，与厥证相似，但一般无昏迷不省人事的表现

22. 中风（以突然昏仆，不省人事，半身不遂，口舌㖞斜，言语不利为主症；轻者可无昏仆而仅见半身不遂及口舌㖞斜等症状）

辨证论治	分型			证型要点	治法	选方
	急性期	中经络	风痰瘀阻证	头晕头痛，手足麻木，突然发生口舌㖞斜，口角流涎，舌强语謇，甚则半身不遂，或兼见手足拘挛，舌质紫暗，或有瘀斑，舌苔薄白，脉弦涩或小滑	息风化痰，活血通络	半夏白术天麻汤合桃仁红花煎加减
	急性期	中经络	风阳上扰证	常感头晕头痛，耳鸣目眩，突然发生口舌㖞斜，舌强语謇，或手足重滞，甚则半身不遂等症，舌质红苔黄，脉弦	平肝潜阳，活血通络	天麻钩藤饮加减
	急性期	中经络	阴虚风动证	平素头晕耳鸣，腰膝酸软，突然发生口舌㖞斜，言语不利，手指瞤动，甚或半身不遂，舌质红，苔腻，脉弦细数	滋阴潜阳，息风通络	镇肝息风汤加减
	急性期	中脏腑·闭证	阳闭证（痰火）	突然昏仆，不省人事，牙关紧闭，口噤不开，两手握固，大小便闭，肢体偏瘫，拘急、抽搐，肢体强痉，面红身热，气粗口臭，躁动不安，痰多而黏，舌质红，苔黄腻，脉弦滑有力	清肝息风，豁痰开窍	羚羊角汤合安宫牛黄丸加减
	急性期	中脏腑·闭证	阴闭证（痰浊）	突然昏仆，不省人事，牙关紧闭，口噤不开，两手握固，肢体强痉，大小便闭，肢体偏瘫，拘急、抽搐，面白唇暗，静卧不烦，四肢不温，痰涎壅盛，苔白腻，脉沉滑	豁痰息风，辛温开窍	涤痰汤合苏合香丸加减
	急性期	中脏腑·脱证	阴竭阳亡	突然昏仆，不省人事，面色苍白，目合口张，鼻鼾息微，手撒肢冷，汗多，大小便自遗，肢体软瘫，舌痿，脉细弱或脉微欲绝	回阳救阴，益气固脱	参附汤合生脉散加味
	恢复期和后遗症期		风痰瘀阻证	口舌㖞斜，舌强语謇或失语，半身不遂，肢体麻木，苔滑腻，舌暗紫，脉弦滑	搜风化痰，行瘀通络	解语丹加减
	恢复期和后遗症期		气虚络瘀证	肢体偏枯不用，肢软无力，面色萎黄，舌质淡紫或有瘀斑，苔薄白，脉细涩或细弱	益气养血，化瘀通络	补阳还五汤加减
	恢复期和后遗症期		肝肾亏虚证	半身不遂，患肢僵硬，拘挛变形，舌强不语，或偏瘫，肢体肌肉萎缩，舌红脉细，或舌淡红，脉沉细	滋养肝肾	左归丸合地黄饮子加减

鉴别诊断：

中风与口僻	口僻俗称吊线风，主要症状是口舌㖞斜，但常伴耳后疼痛，口角流涎，言语不清，而无半身不遂或神志障碍等表现，多因正气不足，风邪入脉络，气血痹阻所致，不同年龄均可罹患
中风与厥证	厥证也有突然昏仆、不省人事之表现，一般而言，厥证神昏时间短暂，发作时常伴有四肢逆冷，移时多可自行苏醒，醒后无半身不遂、口舌㖞斜、言语不利等表现

中风与痉证	痉证以四肢抽搐、项背强直，甚至角弓反张为主症，发病时也可伴有神昏，需与中风闭证相鉴别。 但痉证之神昏多出现在抽搐之后，而中风患者多在起病时即有神昏，而后可以出现抽搐。 痉证抽搐时间长，中风抽搐时间短。 痉证患者无半身不遂、口舌㖞斜等症状
中风与痿证	痿证可以有肢体瘫痪、活动无力等类似中风之表现；中风后半身不遂日久不能恢复者，亦可见肌肉瘦削，筋脉弛缓，两者应予以区别。 但痿证一般起病缓慢，以双下肢瘫痪或四肢瘫痪，或肌肉萎缩，筋惕肉瞤为多见，且无神昏。 中风的肢体瘫痪起病多急骤，且以偏瘫不遂为主，常有不同程度的神昏
中风与痫证	典型痫病与中风均有突然昏倒，昏不知人。 但痫病有反复发作史，以口吐涎沫，两目上视，四肢抽搐，或作怪叫声，可自行苏醒，醒后无半身不遂、口舌㖞斜。 而中风则仆倒无声，昏迷持续时间长，醒后常有半身不遂等后遗症

中风辨证思路：

①根据发病时间，先判断是中风急性期还是恢复期和后遗症期。

②急性期：根据意识是否清楚，判别是中经络还是中脏腑。

③中经络者，风痰瘀阻证有瘀血征象，可见舌质紫暗，或有瘀斑；风阳上扰证可见脉弦；阴虚风动证可见耳鸣腰酸、手指瞤动等肝肾阴虚症状。

④中脏腑者，先分清闭证和脱证。牙关紧闭，口噤不开，两手握固，大小便闭则为闭证；目合口张，手撒肢冷，汗多，大小便自遗则为脱证。

⑤闭证中分阳闭和阴闭。一派热象见苔黄腻为阳闭证，即痰火内闭；没有热象见苔白腻为阴闭证，即痰浊内闭。

⑥中风恢复期和后遗症期，以舌强语謇或失语为主症，为风痰瘀阻证；以肢体偏枯不用为主症，是气虚络瘀证；以患肢僵硬拘挛变形，肌肉萎缩为主症，是肝肾亏虚证。

23. 颤证（助理不考）（以头部、肢体颤动为主症）

	分型	证型要点	治法	选方
辨证论治	风阳内动证	肢体颤动粗大，程度较重，不能自制，眩晕耳鸣，面赤烦躁，易激动，心情紧张时颤动加重，伴有肢体麻木，口苦而干，语言迟缓不清，流涎，尿赤，大便干。舌质红，苔黄，脉弦	镇肝息风，舒筋止颤	天麻钩藤饮合镇肝息风汤加减
	痰热风动证	头摇不止，肢麻震颤，重则手不能持物，头晕目眩，胸脘痞闷，口苦口黏，甚则口吐痰涎。舌体胖大，有齿痕，舌质红，舌苔黄腻，脉弦滑数	清热化痰，平肝息风	导痰汤合羚角钩藤汤加减
	气血亏虚证	头摇肢颤，面色淡白，表情淡漠，神疲乏力，动则气短，心悸健忘，眩晕，纳呆。舌体胖大，舌质淡红，舌苔薄白滑，脉沉濡无力或沉细弱	益气养血，濡养筋脉	人参养荣汤加减
	髓海不足证	头摇肢颤，持物不稳，腰膝酸软，失眠心烦，头晕，耳鸣，善忘，老年患者常兼有神呆、痴傻。舌质红，舌苔薄白，或红绛无苔，脉象细数	填精补髓，育阴息风	龟鹿二仙膏合大定风珠加减
	阳气虚衰证	头摇肢颤，筋脉拘挛，面色㿠白，畏寒肢冷，四肢麻木，心悸懒言，动则气短，自汗，小便清长或自遗，大便溏。舌质淡，舌苔薄白，脉沉迟无力	补肾助阳，温煦筋脉	地黄饮子加减
鉴别诊断	颤证与瘛疭			
	瘛疭多见于急性热病或某些慢性疾病急性发作，抽搐多呈持续性，有时伴短阵性间歇，手足屈伸牵引，弛纵交替，部分病人可有发热，两目上视，神昏等症状。 颤证是一种慢性疾病过程，以头颈、手足不自主颤动、振摇为主要症状，手足颤抖动作幅度小，频率较快，而无肢体抽搐牵引和发热、神昏等症状			

总结：

（1）脑系四个天麻钩藤饮证

<table>
<tr><td>头痛</td><td>内伤头痛-肝阳头痛</td><td rowspan="3">天麻钩藤饮加减</td></tr>
<tr><td>眩晕</td><td>肝阳上亢证</td></tr>
<tr><td>中风-急性期</td><td>中经络-风阳上扰证</td></tr>
<tr><td>颤证</td><td>风阳内动证</td><td>天麻钩藤饮合镇肝息风汤加减</td></tr>
</table>

（2）部分方剂药物组成（三）

茵陈蒿汤	茵陈、栀子、大黄
天麻钩藤饮	天麻钩藤益母桑，栀芩清热决潜阳，杜仲牛膝益肾损，茯神夜交安服良
镇肝息风汤	张氏镇肝息风汤，龙牡归牛制亢阳，代赭天冬元芍草，茵陈川楝麦芽襄
羚角钩藤汤	俞氏羚角钩藤汤，桑叶菊花鲜地黄，芍草茯神川贝茹，凉肝增液定风方
通窍活血汤	通窍全凭好麝香，桃红大枣老葱姜，川芎黄酒赤芍药，表里痛经第一方
补阳还五汤	补阳还五赤芍芎，归尾通经佐地龙，四两黄芪为主药，血中瘀滞用桃红
左归丸	地（熟地黄）山（山药）山（山茱萸）菟（菟丝子）鹿（鹿角胶）枸（枸杞子）牛（川牛膝）龟（龟甲胶）
右归丸	地（熟地黄）山（山药）山（山茱萸）菟（菟丝子）鹿（鹿角胶）枸（枸杞子）肉（肉桂）杜（杜仲）附（附子）归（当归）

肾系疾病

24. 水肿（以头面眼睑、四肢或全身浮肿为主症）

	分型		证型要点	治法	选方
辨证论治	阳水	风水相搏证	眼睑浮肿，继则四肢及全身皆肿，来势迅速，多有恶寒，发热，肢节酸楚，小便不利等症。偏于风热者，伴咽喉红肿疼痛，舌质红，脉浮滑数。偏于风寒者，兼恶寒，咳喘，舌苔薄白，脉浮滑或浮紧	疏风清热，宣肺行水	越婢加术汤加减
		湿毒浸淫证	眼睑浮肿，延及全身，皮肤光亮，尿少色赤，身发疮痍，甚则溃烂，恶风发热，舌质红，苔薄黄，脉浮数或滑数	宣肺解毒，利湿消肿	麻黄连翘赤小豆汤合五味消毒饮加减
		水湿浸渍证	起病缓慢，病程较长，全身水肿，下肢明显，按之没指，小便短少，身体困重，胸闷，纳呆，泛恶，苔白腻，脉沉缓	运脾化湿，通阳利水	五皮饮合胃苓汤加减
		湿热壅盛证	遍体浮肿，皮肤绷急光亮，胸脘痞闷，烦热口渴，小便短赤，或大便干结，舌红，苔黄腻，脉沉数或濡数	分利湿热	疏凿饮子加减
	阴水	脾阳虚衰证	身肿日久，腰以下为甚，按之凹陷不易恢复，脘腹胀闷，纳减便溏，面色不华，神疲乏力，四肢倦怠，小便短少，舌质淡，苔白腻或白滑，脉沉缓或沉弱	健脾温阳利水	实脾饮加减
		肾阳衰微证	水肿反复消长不已，面浮身肿，腰以下甚，按之凹陷不起，尿量减少或反多，腰酸冷痛，四肢厥冷，怯寒神疲，面色㿠白，甚者心悸胸闷，喘促难卧，腹大胀满，舌质淡胖，苔白，脉沉细或沉迟无力	温肾助阳，化气行水	济生肾气丸合真武汤加减
		瘀水互结证	水肿延久不退，肿势轻重不一，四肢或全身浮肿，以下肢为主，皮肤瘀斑，腰部刺痛，或伴血尿，舌紫暗，苔白，脉沉细涩	活血祛瘀，化气行水	桃红四物汤合五苓散加减

鉴别诊断	水肿与鼓胀
	二病均可见肢体水肿，腹部膨隆。 鼓胀的主症是单腹胀大，面色苍黄，腹壁青筋暴露，四肢多不肿，反见瘦削，后期或可伴见轻度肢体浮肿。其病机是由于肝、脾、肾功能失调，导致气滞、血瘀、水湿聚于腹中。 而水肿则头面或下肢先肿，继及全身，面色㿠白，腹壁亦无青筋暴露。病机是肺、脾、肾三脏气化失调，而导致水液泛滥肌肤

注意：区分水湿浸渍证和脾阳虚衰证，后者为阴水，主症有“按之凹陷不易恢复”。

25. 淋证（以小便频数短涩，淋沥涩痛，小腹拘急引痛为主症）

	分型	证型要点	治法	选方
辨证论治	热淋	小便频数短涩，灼热刺痛，溺色黄赤，少腹拘急胀痛，或有寒热，口苦，呕恶，或有腰痛拒按，或有大便秘结，苔黄腻，脉滑数	清热利湿通淋	八正散加减
	石淋	尿中夹砂石，排尿涩痛，或排尿时突然中断，尿道窘迫疼痛，少腹拘急，往往突发，一侧腰腹绞痛难忍，甚则牵及外阴，尿中带血，舌红，苔薄黄，脉弦或带数	清热利湿，排石通淋	石韦散加减
	血淋	小便热涩刺痛，尿色深红，或夹有血块，疼痛满急加剧，或见心烦，舌尖红，苔黄，脉滑数	清热通淋，凉血止血	小蓟饮子加减
	气淋	郁怒之后，小便涩滞，淋沥不宣，少腹胀满疼痛，苔薄白，脉弦	理气疏导，通淋利尿	沉香散加减

辨证论治	膏淋	小便浑浊，乳白或如米泔水，上有浮油，置之沉淀，或伴有絮状凝块物，或混有血液、血块，尿道热涩疼痛，尿时阻塞不畅，口干，苔黄腻，舌质红，脉濡数	清热利湿，分清泄浊	程氏萆薢分清饮加减
	劳淋	小便不甚赤涩，溺痛不甚，但淋沥不已，时作时止，遇劳即发，腰膝酸软，神疲乏力，病程缠绵，舌质淡，脉细弱	补脾益肾	无比山药丸加减

	淋证与癃闭	血淋与尿血	膏淋与尿浊
鉴别诊断	二者都有小便量少，排尿困难之症状。 但淋证尿频而尿痛，且每日排尿总量多为正常。 癃闭则无尿痛，每日排尿量少于正常，严重时甚至无尿。 且癃闭复感湿热，常可并发淋证，而淋证日久不愈，亦可发展成癃闭	血淋和尿血都以小便出血、尿色红赤，甚至溺出纯血为共有的症状。 其鉴别的要点是尿痛的有无，尿血多无疼痛之感，虽亦兼有轻微的胀痛或热痛，但终不若血淋的小便滴沥而疼痛难忍。故一般以痛者为血淋，不痛者为尿血	膏淋与尿浊在小便浑浊症状上相似，但后者在排尿时无疼痛滞涩感，可资鉴别

气血津液病

26. 郁证（以忧郁不畅，情绪不宁，胸胁胀满疼痛为主症）

	分型	证型要点	治法	选方
辨证论治	肝气郁结证	精神抑郁，情绪不宁，胸部满闷，胁肋胀痛，痛无定处，脘闷嗳气，不思饮食，大便不畅，女子月经不调，舌质淡红，苔薄腻，脉弦	疏肝解郁，理气畅中	柴胡疏肝散加减
	气郁化火证	情绪不宁，急躁易怒，胸胁胀满，口苦而干，或头痛，目赤，耳鸣，或嘈杂吞酸，大便秘结，舌质红，苔黄，脉弦数	疏肝解郁，清肝泻火	丹栀逍遥散加减
	痰气郁结证	精神抑郁，胸部闷塞，胁肋胀满，咽中如有物梗塞，吞之不下，咳之不出，苔白腻，脉弦滑	行气开郁，化痰散结	半夏厚朴汤加减
	心神失养证	精神恍惚，心神不宁，多疑易惊，悲忧善哭，喜怒无常，或时时欠伸，或手舞足蹈，骂詈喊叫等，舌质淡，苔薄白，脉弦细	甘润缓急，养心安神	甘麦大枣汤加减
	心脾两虚证	情绪不宁、多思善疑，头晕神疲，心悸胆怯，失眠健忘，纳差，面色不华，舌质淡，苔薄白，脉细	健脾养心，补益气血	归脾汤加减
	心肾阴虚证	虚烦少寐，惊悸多梦，头晕耳鸣，健忘，腰膝酸软，五心烦热，盗汗，口咽干燥，男子遗精，女子月经不调，舌质红，少苔或无苔，脉细数	滋养心肾	天王补心丹合六味地黄丸加减

注意：痰气郁结证即梅核气，心神失养证即脏躁。但作答时，辨病为郁证，辨证为痰气郁结证或心神失养证。可以在证型后面括号里写上梅核气或脏躁，也可以不写。

鉴别诊断：

梅核气与虚火喉痹	两者皆有咽部异物感。 梅核气多见于青中年女性，因情志抑郁而起病，自觉咽中有物梗塞，但无咽痛及吞咽困难，咽中梗塞的感觉与情绪波动有关，在心情愉快、工作繁忙时，症状可减轻或消失，而当心情抑郁或注意力集中于咽部时，则梗塞感觉加重。 虚火喉痹则以青中年男性发病较多，多因感冒，长期吸烟饮酒及嗜食辛辣食物而引发，咽部除有异物感外，尚觉咽干、灼热、咽痒，咽部症状与情绪无关，但过度辛劳或感受外邪则易加剧
梅核气与噎膈	两者皆有咽中有物梗塞感觉。 梅核气多见于青中年女性，因情志抑郁而起病，自觉咽中有物梗塞，但无咽痛及吞咽困难，咽中梗塞的感觉与情绪波动有关，在心情愉快、工作繁忙时，症状可减轻或消失，而当心情抑郁或注意力集中于咽部时，则梗塞感觉加重。 噎膈多见于中老年人，男性居多，梗塞的感觉主要在胸骨后的部位，吞咽困难的程度日渐加重，做食管检查常有异常发现
脏躁与癫证	脏躁多发于青中年妇女，在精神因素的刺激下呈间歇性发作，在不发作时可如常人。 而癫证则多发于青壮年，男女发病率无显著差别，病程迁延，主要表现为精神错乱，失去自控能力，心神失常的症状，极少自行缓解

27. 血证

鼻衄（以鼻道出血为主症）

	分型	证型要点	治法	选方
辨证论治	热邪犯肺证	鼻燥衄血，口干咽燥，或兼有身热，恶风，头痛，咳嗽，痰少等症，舌质红，苔薄，脉数	清泄肺热，凉血止血	桑菊饮加减
	胃热炽盛证	鼻衄，或兼齿衄，血色鲜红，口渴欲饮，鼻干，口干臭秽，烦躁，便秘，舌红，苔黄，脉数	清胃泻火，凉血止血	玉女煎加减

<table>
<tr><td rowspan="2">辨证论治</td><td>肝火上炎证</td><td colspan="2">鼻衄，头痛，目眩，耳鸣，烦躁易怒，两目红赤，口苦，舌红苔黄，脉弦数</td><td>清肝泻火，凉血止血</td><td>龙胆泻肝汤加减</td></tr>
<tr><td>气血亏虚证</td><td colspan="2">鼻衄，血色淡红，或兼齿衄、肌衄，神疲乏力，面色㿠白，头晕，耳鸣，心悸，夜寐不宁，舌质淡，脉细无力</td><td>补气摄血</td><td>归脾汤加减</td></tr>
<tr><td rowspan="2">鉴别诊断</td><td colspan="2">内科鼻衄与外伤鼻衄</td><td colspan="3">内科鼻衄与经行衄血</td></tr>
<tr><td colspan="2">碰伤、挖鼻等引起血管破裂而致鼻衄者，出血多出现在损伤的一侧，且局部止血治疗不再出血，没有全身症状，以此区别于内科鼻衄</td><td colspan="3">经行衄血又称倒经、逆经，其发生与月经周期有密切关系。多于经行前期或经期出现，与内科鼻衄的机理是不同的</td></tr>
</table>

齿衄（以齿龈或齿缝出血为主症）

<table>
<tr><td rowspan="3">辨证论治</td><td>分型</td><td>证型要点</td><td>治法</td><td>选方</td></tr>
<tr><td>胃火炽盛证</td><td>齿衄，血色鲜红，齿龈红肿疼痛，头痛，口臭口渴，舌红，苔黄，脉洪数</td><td>清胃泻火，凉血止血</td><td>加味清胃散合泻心汤加减</td></tr>
<tr><td>阴虚火旺证</td><td>齿衄，血色淡红，起病较缓，常因受热及烦劳而诱发，齿摇不坚，舌质红，苔少，脉细数</td><td>滋阴降火，凉血止血</td><td>六味地黄丸合茜根散加减</td></tr>
<tr><td rowspan="2">鉴别诊断</td><td colspan="4">齿衄与舌衄</td></tr>
<tr><td colspan="4">齿衄为血自齿缝、牙龈溢出；而舌衄之血出自舌面，舌面常有如针眼样出血点，两者出血部位不同</td></tr>
</table>

咳血（以咳血，或痰中带血为主症）

<table>
<tr><td rowspan="4">辨证论治</td><td>分型</td><td>证型要点</td><td>治法</td><td>选方</td></tr>
<tr><td>燥热伤肺证</td><td>喉痒咳嗽，痰中带血，口干鼻燥，或有身热，舌质红，少津，苔薄黄，脉数</td><td>清热润肺，宁络止血</td><td>桑杏汤加减</td></tr>
<tr><td>肝火犯肺证</td><td>咳嗽阵作，痰中带血或纯血鲜红，胸胁胀痛，烦躁易怒，口苦，舌质红，苔薄黄，脉弦数</td><td>清肝泻肺，凉血止血</td><td>泻白散合黛蛤散加减</td></tr>
<tr><td>阴虚肺热证</td><td>咳嗽痰少，痰中带血，或反复咳血，血色鲜红，口干咽燥，颧红，潮热盗汗，舌质红，脉细数</td><td>滋阴润肺，宁络止血</td><td>百合固金汤加减</td></tr>
<tr><td rowspan="2">鉴别诊断</td><td colspan="2">咳血与吐血</td><td colspan="2">咳血与鼻咽、齿龈、口腔出血</td></tr>
<tr><td colspan="2">咳血与吐血血液均经口出，但两者截然不同。
咳血是血由肺来，经气道随咳嗽而出，血色多为鲜红，常混有痰液，咳血之前多有咳嗽、胸闷、喉痒等症状，大量咳血后，可见痰中带血数天，大便一般不呈黑色。
吐血是血自胃而来，经呕吐而出，血色紫暗，常夹有食物残渣，吐血之前多有胃脘不适或胃痛、恶心等症状，吐血之后无痰中带血，但大便多呈黑色</td><td colspan="2">鼻咽部、齿龈及口腔其他部位出血的患者，常为纯血或随唾液而出，血量少，并有口腔、鼻咽部病变的相应症状可寻</td></tr>
</table>

吐血（以吐血为主症）

<table>
<tr><td rowspan="4">辨证论治</td><td>分型</td><td>证型要点</td><td>治法</td><td>选方</td></tr>
<tr><td>胃热壅盛证</td><td>脘腹胀闷，嘈杂不适，甚则作痛，吐血色红或紫暗，常夹有食物残渣，口臭，便秘，大便色黑，舌质红，苔黄腻，脉滑数</td><td>清胃泻火，化瘀止血</td><td>泻心汤合十灰散加减</td></tr>
<tr><td>肝火犯胃证</td><td>吐血色红或紫暗，口苦胁痛，心烦易怒，寐少梦多，舌质红绛，脉弦数</td><td>泻肝清胃，凉血止血</td><td>龙胆泻肝汤加减</td></tr>
<tr><td>气虚血溢证</td><td>吐血缠绵不止，时轻时重，血色暗淡，神疲乏力，心悸气短，面色苍白，舌质淡，脉细弱</td><td>健脾益气摄血</td><td>归脾汤加减</td></tr>
</table>

鉴别诊断	吐血与鼻腔、口腔及咽喉出血
	吐血经呕吐而出，血色紫暗，夹有食物残渣，常有胃病史。 鼻腔、口腔及咽喉出血，血色鲜红，不夹食物残渣，在五官科做相关检查即可明确具体部位

便血（以大便色鲜红、暗红或紫暗，甚至黑如柏油样为主症）

	分型	证型要点	治法	选方
辨证论治	肠道湿热证	便血色红黏稠，大便不畅或稀溏，或有腹痛，口苦，舌质红，苔黄腻，脉濡数	清化湿热，凉血止血	地榆散合槐角丸加减
	气虚不摄证	便血色红或紫暗，食少，体倦，面色萎黄，心悸，少寐，舌质淡，脉细	益气摄血	归脾汤加减
	脾胃虚寒证	便血紫暗，甚则黑色，腹部隐痛，喜热饮，面色不华，神倦懒言，便溏，舌质淡，脉细	健脾温中，养血止血	黄土汤加减

鉴别诊断	便血与痢疾	便血与痔疮
	痢疾初起有发热、恶寒等症，其便血为脓血相兼，且有腹痛、里急后重，肛门灼热等症。 便血无里急后重，无脓血相兼，与痢疾不同	痔疮属外科疾病，其大便下血特点为便时或便后出血，常伴有肛门异物感或疼痛，做肛肠检查时，可发现内痔或外痔，与内科所论之便血不难鉴别

尿血（以尿血或小便混有血液、夹有血丝为主症，排尿时无疼痛）

	分型	证型要点	治法	选方
辨证论治	下焦湿热证	小便黄赤灼热，尿血鲜红，心烦口渴，面赤口疮，夜寐不安，舌质红，脉数	清热利湿，凉血止血	小蓟饮子加减
	肾虚火旺证	小便短赤带血，头晕耳鸣，神疲，颧红潮热，腰膝酸软，舌质红，苔少，脉细数	滋阴降火，凉血止血	知柏地黄丸加减
	脾不统血证	久病尿血，甚或兼见齿衄、肌衄，食少，体倦乏力，气短声低，面色不华，舌质淡，脉细弱	补中健脾，益气摄血	归脾汤加减
	肾气不固证	久病尿血，血色淡红，头晕耳鸣，精神困惫，腰脊酸痛，舌质淡，脉沉弱	补益肾气，固摄止血	无比山药丸加减

鉴别诊断	尿血与血淋	尿血与石淋
	血淋和尿血都以小便出血、尿色红赤，甚至溺出纯血为共有的症状。 其鉴别的要点是尿痛的有无，尿血多无疼痛之感，虽亦兼有轻微的胀痛或热痛，但终不若血淋的小便滴沥而疼痛难忍。故一般以痛者为血淋，不痛者为尿血	两者均有血随尿出。 但石淋尿中有砂石夹杂，小便涩滞不畅，时有小便中断，或伴腰腹绞痛等症，若砂石从小便排出则痛止，此与尿血不同

紫斑（以皮肤出现青紫色斑点或斑块为主症）

	分型	证型要点	治法	选方
辨证论治	血热妄行证	皮肤出现青紫斑点或斑块，或伴有鼻衄、齿衄、便血、尿血，或有发热，口渴，便秘，舌质红，苔黄，脉弦数	清热解毒，凉血止血	十灰散加减
	阴虚火旺证	皮肤出现青紫斑点或斑块，时发时止，常伴鼻衄、齿衄或月经过多，颧红，心烦，口渴，手足心热，或有潮热，盗汗，舌质红，苔少，脉细数	滋阴降火，宁络止血	茜根散加减
	气不摄血证	反复发生肌衄，久病不愈，神疲乏力，头晕目眩，面色苍白或萎黄，食欲不振，舌质淡，脉细弱	补气摄血	归脾汤加减

	紫斑与出疹	紫斑与温病发斑	紫斑与丹毒
鉴别诊断	紫斑与出疹均有局部肤色的改变，紫斑呈点状者需与出疹的疹点区别。 紫斑隐于皮内，压之不退色，触之不碍手。 疹高出于皮肤，压之退色，摸之碍手。 且二者成因，病位均有不同	紫斑与温病发斑，有时虽可类似，但两者病情、病势、预后迥然有别。 温病发斑发病急骤，常伴有高热烦躁，头痛如劈、昏狂谵语、四肢抽搐、鼻衄、齿衄、便血、尿血、舌质红绛等，病情险恶多变。 杂病发斑（紫斑）一般不如温病发斑急骤，常有反复发作史，也有突然发生者，虽时有热毒亢盛表现，但一般舌不红绛，不具有温病传变急速的特点	丹毒属外科皮肤病，以皮肤色红如红丹得名，轻者压之退色，重者压之不退色，但其局部皮肤灼热肿痛，与紫斑有别

28. 消渴（以多饮、多食、多尿、乏力、消瘦为主症）

	分型		证型要点	治法	选方
辨证论治	上消	肺热津伤证	口渴多饮，口舌干燥，尿频量多，烦热多汗，舌边尖红，苔薄黄，脉洪数	清热润肺，生津止渴	消渴方加减
	中消	胃热炽盛证	多食易饥，口渴，尿多，形体消瘦，大便干燥，苔黄，脉滑实有力	清胃泻火，养阴增液	玉女煎加减
		气阴亏虚证	口渴引饮，能食与便溏并见，或饮食减少，精神不振，四肢乏力，体瘦，舌质淡红，苔白而干，脉弱	益气健脾，生津止渴	七味白术散加减
	下消	肾阴亏虚证	尿频量多，浑浊如脂膏，或尿甜，腰膝酸软，乏力，头晕耳鸣，口干唇燥，皮肤干燥，瘙痒，舌红苔少，脉细数	滋阴固肾	六味地黄丸加减
		阴阳两虚证	小便频数，浑浊如膏，甚至饮一溲一，面容憔悴，耳轮干枯，腰膝酸软，四肢欠温，畏寒肢冷，阳痿或月经不调，舌苔淡白而干，脉沉细无力	滋阴温阳，补肾固涩	金匮肾气丸加减

	消渴与口渴症	消渴与瘿病
鉴别诊断	两者都可出现口干多饮症状。 口渴症是指口渴饮水的一个临床症状，可出现于多种疾病过程中，尤以外感热病为多见。 但这类口渴各随其所患病证的不同而出现相应的临床症状，不伴多食、多尿、消瘦等消渴的特点	两者都可见多食易饥，消瘦等症状。 瘿病中气郁化火、阴虚火旺的类型，以情绪激动，多食易饥，形体日渐消瘦，颈部一侧或两侧肿大为特征。 其中的多食易饥、消瘦，类似消渴病的中消，但眼球突出，颈前瘿肿有形则与消渴有别，且无消渴病的多饮、多尿等症

注意：以“口渴多饮”为主症，是上消；以“多食易饥”为主症，是中消的表现，其中“能食与便溏并见”是气阴两虚的特征性表现；以“多尿，小便频数”为主症，是下消。

29. 瘿病（助理不考）（以颈前喉结两旁结块肿大为主症）

	分型	证型要点	治法	选方
辨证论治	气郁痰阻证	颈前喉结两旁结块肿大，质软不痛，颈部觉胀，胸闷，喜太息，或兼胸胁窜痛，病情常随情志波动，苔薄白，脉弦	理气舒郁，化痰消瘿	四海舒郁丸加减
	痰结血瘀证	颈前喉结两旁结块肿大，按之较硬或有结节，肿块经久未消，胸闷，纳差，舌质暗或紫，苔薄白或白腻，脉弦或涩	理气活血，化痰消瘿	海藻玉壶汤加减
	肝火旺盛证	颈前喉结两旁轻度或中度肿大，一般柔软光滑，烦热，容易出汗，性情急躁易怒，眼球突出，手指颤抖，面部烘热，口苦，舌质红，苔薄黄，脉弦数	清肝泻火，消瘿散结	栀子清肝汤合消瘰丸加减
	心肝阴虚证	颈前喉结两旁结块或大或小，质软，病起较缓，心悸不宁，心烦少寐，易出汗，手指颤动，眼干，目眩，倦怠乏力，舌质红，苔少或无苔，舌体颤动，脉弦细数	滋阴降火，宁心柔肝	天王补心丹或一贯煎加减

	瘿病与瘰疬	瘿病与消渴
鉴别诊断	瘿病与瘰疬均可在颈项部出现肿块，但二者的具体部位及肿块的性状不同。 瘿病肿块在颈部正前方，肿块一般较大。 瘰疬的病变部位在颈项的两侧或颌下，肿块一般较小，每个约黄豆大，个数多少不等	瘿病中的阴虚火旺证型，应注意与消渴病鉴别。 消渴病以多饮、多食、多尿为主要临床表现，三消的症状常同时并见，尿中常有甜味，而颈部无瘿肿。 瘿病中的阴虚火旺证虽有多食，但无多饮、多尿等症，而以颈前有瘿肿为主要特征，并伴有烦热心悸，急躁易怒，眼突，脉数等症

30. 内伤发热（以发热为主症——多为潮热或低热）

	分型	证型要点	治法	选方
辨证论治	阴虚发热证	午后潮热，或夜间发热，不欲近衣，手足心热，烦躁，少寐多梦，盗汗，口干咽燥，舌质红，或有裂纹，苔少甚至无苔，脉细数	滋阴清热	清骨散或知柏地黄丸加减
	血虚发热证	发热，热势多为低热，头晕眼花，身倦乏力，心悸不宁，面白少华，唇甲色淡，舌质淡，脉细弱	益气养血	归脾汤加减
	气虚发热证	发热，热势或低或高，常在劳累后发作或加剧，倦怠乏力，气短懒言，自汗，易于感冒，食少便溏，舌质淡，苔白薄，脉细弱	益气健脾，甘温除热	补中益气汤加减
	阳虚发热证	发热而欲近衣，形寒怯冷，四肢不温，少气懒言，头晕嗜卧，腰膝酸软，纳少便溏，面色皖白，舌质淡胖，或有齿痕，苔白润，脉沉细无力	温补阳气，引火归原	金匮肾气丸加减
	气郁发热证	发热多为低热或潮热，热势常随情绪波动而起伏，精神抑郁，胁肋胀满，烦躁易怒，口干而苦，纳食减少，舌红苔黄，脉弦数	疏肝理气，解郁泄热	丹栀逍遥散加减
	痰湿郁热证	低热，午后热甚，心内烦热，胸闷脘痞，不思饮食，渴不欲饮，呕恶，大便稀薄或黏滞不爽，舌苔白腻或黄腻，脉濡数	燥湿化痰，清热和中	黄连温胆汤合中和汤或三仁汤加减
	血瘀发热证	午后或夜晚发热，或自觉身体某些部位发热，口燥咽干，但不多饮，肢体或躯干有固定痛处或肿块，面色萎黄或晦暗，舌质青紫或有瘀点、瘀斑，脉弦或涩	活血化瘀	血府逐瘀汤加减

	内伤发热与外感发热
鉴别诊断	病史及起病特点：内伤发热由内因引起，起病徐缓，一般病程较长或有反复发作的病史。 而外感发热由感受外邪所致，起病较急，病程较短。 临床表现：内伤发热以表现为低热者较多，或仅自觉发热。其热时作时止，或发无定时，且多感手足心热，大多发热而不恶寒，或虽感怯冷但得衣被则减，通常伴有头晕、神倦、自汗盗汗、脉弱无力等症。 而外感发热则多表现为高热，外邪不除则发热不退。发热初期常伴恶寒，其寒虽得衣被而不减，常兼见头身疼痛、鼻塞、流涕、咳嗽、脉浮等症

31. 癌病（助理不考）

	分型	证型要点	治法	选方
辨证论治	气郁痰瘀证	胸膈痞闷，脘腹胀满，或胀痛不适，或隐痛或刺痛，善太息，神疲乏力，纳呆食少，便溏呕血、黑便，或咳嗽咳痰，痰质稠黏，痰白或黄白相间，舌苔薄腻，质暗隐紫，脉弦或细涩	行气解郁，化痰祛瘀	越鞠丸合化积丸加减
	热毒炽盛证	局部肿块灼热疼痛，发热，口咽干燥，心烦寐差，或热势壮盛，久稽不退。咳嗽无痰或少痰，或痰中带血，甚则咯血不止，胸痛或腰酸背痛，小便短赤，大便秘结或便溏泄泻。舌质红，舌苔黄腻或薄黄少津，脉细数或弦细数	清热凉血，解毒散结	犀角地黄汤合犀黄丸加减

辨证论治	湿热郁毒证	时有发热，恶心，胸闷，口干口苦，心烦易怒，胁痛或腹部阵痛，身黄，目黄，尿黄，便中带血或黏液脓血便，里急后重，或大便干稀不调，肛门灼热，舌质红，苔黄腻，脉弦滑或滑数	清热利湿，解毒散结	龙胆泻肝汤合五味消毒饮加减
	瘀毒内阻证	面色晦暗，或肌肤甲错，胸痛或腰腹疼痛，痛有定处，如锥如刺，痰中带血或尿血，血色暗红，口唇紫暗；舌质暗或有瘀点，瘀斑，苔薄或薄白，脉涩或细弦或细涩	活血化瘀，理气散结	血府逐瘀汤加减
	气阴两虚证	神疲乏力，口咽干燥，盗汗，头晕耳鸣，视物昏花，五心烦热，腰膝酸软，纳差，大便秘结或溏烂；舌质淡红少苔，脉细或细数	益气养阴，扶正抗癌	生脉地黄汤加减
	气血双亏证	形体消瘦，面色无华，唇甲色淡，气短乏力，动辄尤甚，伴头晕心悸，目眩眼花，动则多汗，口干舌燥，纳呆食少；舌质红或淡，脉细或细弱	益气养血，扶正抗癌	十全大补丸加减
鉴别诊断	癌病与良性肿瘤			
	良性肿瘤生长缓慢，皮肤无改变，除皮脂腺囊肿外，与皮肤无粘连，肿块表面光滑，与周围不粘连，边界清，活动度好，一般质地较软，多无症状。肿瘤体积较大或发生于特殊部位，可产生压迫症状。 癌病生长较快，常与皮肤粘连，凹陷或形成溃疡，肿块表面粗糙，无包膜，常与周围皮肤粘连，活动度差，质硬，无弹性，早期症状隐匿，有不明原因的消瘦、发热、出血，或发病部位的相应症状			

总结：

（1）特殊证

咳嗽	肝火犯肺证	黛蛤散合黄芩泻白散加减
血证-咳血	肝火犯肺证	黛蛤散合泻白散加减

（2）部分方剂药物组成（四）

八正散	八正木通与车前，萹蓄大黄滑石研，草梢瞿麦兼栀子，煎加灯草痛淋蠲
半夏厚朴汤	半夏厚朴与紫苏，茯苓生姜共煎服
玉女煎	玉女煎中地膝兼，石膏知母麦冬全
泻心汤	大黄、黄芩、黄连
黄土汤	黄土汤将远血医，胶芩地术附甘齐
小蓟饮子	小蓟饮子藕蒲黄，木通滑石生地襄，归草黑栀淡竹叶，血淋热结服之良
消渴方	芩（黄芩）连（黄连）生（生地黄）母（知母）麦（麦冬）葛（葛根）花（天花粉）
七味白术散	四君木藿葛（四君子汤加木香、藿香、葛根）
补中益气汤	补中益气芪术陈，升柴参草当归身
丹栀逍遥散	逍遥散用归芍柴，苓术甘草姜薄偕，疏肝养血兼理脾，丹栀加入热能排
温胆汤	温胆夏茹枳陈助，佐以茯草姜枣煮。 温胆汤=二陈汤+竹茹和枳实；黄连温胆汤=温胆汤+黄连。 导痰汤=二陈汤+胆南星和枳实；涤痰汤=导痰汤+石菖蒲和人参。 注意：以上祛痰方剂都可由二陈汤加减变化而来

肢体经络病

32. 痹证（以关节、肌肉疼痛，屈伸不利，甚至关节肿大变形为主症）

	分型		证型要点	治法	选方
辨证论治	风寒湿痹证	行痹	肢体关节、肌肉疼痛酸楚，屈伸不利，可涉及肢体多个关节，疼痛呈游走性，初起可见有恶风，发热等表证。舌苔薄白，脉浮或浮缓	祛风通络，散寒除湿	防风汤加减
		痛痹	肢体关节疼痛，痛势较剧，部位固定，遇寒则痛甚，得热则痛缓，关节屈伸不利，局部皮肤或有寒冷感，舌质淡，舌苔薄白，脉弦紧	散寒通络，祛风除湿	乌头汤加减
		着痹	肢体关节、肌肉酸楚、重着、疼痛，肿胀散漫，关节活动不利，肌肤麻木不仁，舌质淡，舌苔白腻，脉濡缓	除湿通络，祛风散寒	薏苡仁汤加减
	风湿热痹证		游走性关节疼痛，可涉及一个或多个关节，活动不便，局部灼热红肿，痛不可触，得冷则舒，可有皮下结节或红斑，常伴有发热、恶风、汗出、口渴、烦躁不安等全身症状。舌质红，舌苔黄或黄腻，脉滑数或浮数	清热通络，祛风除湿	白虎加桂枝汤或宣痹汤加减
	痰瘀痹阻证		痹证日久，肌肉关节刺痛，固定不移，或关节肌肤紫暗、肿胀，按之较硬，肢体顽麻或重着，或关节僵硬变形，屈伸不利，有硬结、瘀斑，面色暗黧，眼睑浮肿，或胸闷痰多。舌质紫暗或有瘀斑，舌苔白腻，脉弦涩	化痰行瘀，蠲痹通络	双合汤加减
	肝肾亏虚证		痹证日久不愈，关节屈伸不利，肌肉瘦削，腰膝酸软，或畏寒肢冷，阳痿，遗精，或骨蒸劳热，心烦口干。舌质淡红，舌苔薄白或少津，脉沉细弱或细数	培补肝肾，舒筋止痛	独活寄生汤加减

鉴别诊断	痹证与痿证
	痹证是由风、寒、湿、热之邪流注肌腠经络，痹阻筋脉关节而致。 鉴别要点首先在于痛与不痛，痹证以关节疼痛为主，而痿证则为肢体力弱，无疼痛症状。 其次要观察肢体的活动障碍，痿证是无力运动，痹证是因痛而影响活动。 再者，部分痿证病初即有肌肉萎缩，而痹证则是由于疼痛甚或关节僵直不能活动，日久废而不用导致肌肉萎缩

注意：风寒湿痹三个证型治法的规律：行痹以祛风在先，痛痹以散寒在先，着痹以除湿在先，然后兼顾其他两个。

33. 痿证（以肢体痿软无力为主症）

	分型	证型要点	治法	选方
辨证论治	肺热津伤证	发病急，病起发热，或热后突然出现肢体软弱无力，可较快发生肌肉瘦削，皮肤干燥，心烦口渴，咳呛少痰，咽干不利，小便黄赤或热痛，大便干燥，舌质红，苔黄，脉细数	清热润燥，养阴生津	清燥救肺汤加减
	湿热浸淫证	起病较缓，逐渐出现肢体困重，痿软无力，尤以下肢或两足痿弱为甚，兼见微肿，手足麻木，扪及微热，喜凉恶热，或有发热，胸脘痞闷，小便赤涩热痛。舌质红，舌苔黄腻，脉濡数或滑数	清热利湿，通利经脉	加味二妙散加减
	脾胃虚弱证	起病缓慢，肢体软弱无力逐渐加重，神疲肢倦，肌肉萎缩，少气懒言，纳呆便溏，面色㿠白或萎黄无华，面浮，舌淡苔薄白，脉细弱	补中益气，健脾升清	参苓白术散合补中益气汤加减
	肝肾亏损证	起病缓慢，渐见肢体痿软无力，尤以下肢明显，腰膝酸软，不能久立，甚至步履全废，腿胫大肉渐脱，或伴有眩晕耳鸣，舌咽干燥，遗精或遗尿，或妇女月经不调。舌红少苔，脉细数	补益肝肾，滋阴清热	虎潜丸加减
	脉络瘀阻证	久病体虚，四肢痿弱，肌肉瘦削，手足麻木不仁，四肢青筋显露，可伴有肌肉活动时隐痛不适，舌痿不能伸缩，舌质暗淡或有瘀点、瘀斑，脉细涩	益气养营，活血行瘀	圣愈汤合补阳还五汤加减

鉴别诊断	痿证与偏枯	痿证与痹证
	偏枯亦称半身不遂，久则患肢肌肉枯瘦，是中风症状。病见一侧上下肢偏废不用，常伴有语言謇涩、口舌㖞斜，其瘫痪是由于中风而致，二者临床不难鉴别	痹证后期，由于肢体关节疼痛，不能运动，肢体长期废用，亦有类似痿证之瘦削枯萎者。 但痿证肢体关节一般不痛，痹证则均有疼痛，其病因病机，治法也不相同，应予鉴别

34. 腰痛（以腰部疼痛为主症）

	分型	证型要点	治法	选方
辨证论治	寒湿腰痛	腰部冷痛重着，转侧不利，逐渐加重，静卧病痛不减，寒冷和阴雨天则加重。舌质淡，苔白腻，脉沉而迟缓	散寒行湿，温经通络	甘姜苓术汤加减
	湿热腰痛	腰部疼痛，重着而热，暑湿阴雨天气症状加重，活动后或可减轻，身体困重，小便短赤。苔黄腻，脉濡数或弦数	清热利湿，舒筋止痛	四妙丸加减
	瘀血腰痛	腰痛如刺，痛有定处，痛处拒按，日轻夜重，轻者俯仰不便，重则不能转侧。舌质暗紫，或有瘀斑，脉涩。部分病人有跌仆闪挫病史	活血化瘀，通络止痛	身痛逐瘀汤加减
	肾虚腰痛：肾阴虚证	腰部隐隐作痛，酸软无力，缠绵不愈，心烦少寐，口燥咽干，面色潮红，手足心热，舌红少苔，脉弦细数	滋补肾阴，濡养筋脉	左归丸加减
	肾虚腰痛：肾阳虚证	腰部隐隐作痛，酸软无力，缠绵不愈，局部发凉，喜温喜按，遇劳更甚，卧则减轻，常反复发作，少腹拘急，面色㿠白，肢冷畏寒，舌质淡，脉沉细无力	补肾壮阳，温煦经脉	右归丸加减

鉴别诊断	腰痛与肾痹	腰痛与背痛、尻痛、胯痛
	腰痛是以腰部疼痛为主。 肾痹是指腰背强直弯曲，不能屈伸，行动困难而言，多由骨痹日久发展而成	腰痛是指腰背及其两侧部位的疼痛。 背痛为背膂以上部位疼痛。 尻痛是尻骶部位的疼痛。 胯痛是指尻尾以下及两侧胯部的疼痛，疼痛部位不同，应予区别

总结：

（1）中医内科瘀血证候小结

病证	证型	选方
心悸	瘀阻心脉证	桃仁红花煎加减
胸痹	心血瘀阻证	血府逐瘀汤加减
胁痛	瘀血阻络证	
癌病	瘀毒内阻证	
痫病	瘀阻脑络证	通窍活血汤加减
头痛	内伤头痛-瘀血头痛	
眩晕	瘀血阻窍证	
胃痛	瘀血停胃证	失笑散合丹参饮加减
腹痛	瘀血内停证	少腹逐瘀汤加减
腰痛	瘀血腰痛	身痛逐瘀汤加减

（2）部分方剂药物组成（五）

独活寄生汤	独活寄生艽防辛，芎归地芍桂苓均，杜仲牛膝人参草，冷风顽痹屈能伸
四妙丸	二妙散（苍术、厚朴）+川牛膝=三妙丸+薏苡仁=四妙丸
白虎加桂枝汤	白虎汤用石膏偎，知母甘草粳米陪。+桂枝
清营汤	清营汤治热传营，脉数舌绛辨分明，犀地银翘玄连竹，丹麦清热更护阴
双合汤	二陈汤+桃红四物汤+白芥子

二、中医外科疾病

1. 痈

<table>
<tr><td>辨病</td><td colspan="4">以局部皮肤红肿热痛，溃后出脓为主症，结块范围多为6～9cm</td></tr>
<tr><td rowspan="4">辨证论治</td><td>分型</td><td>证型要点</td><td>治法</td><td>选方</td></tr>
<tr><td>火毒凝结证</td><td>局部突然肿胀，光软无头，迅速结块，皮肤焮红，灼热疼痛。日后逐渐扩大，变成高肿发硬。重者可有恶寒发热，头痛，泛恶，口渴，舌苔黄腻，脉弦滑或洪数</td><td>清热解毒，行瘀活血</td><td>仙方活命饮加减</td></tr>
<tr><td>热胜肉腐证</td><td>红热明显，肿势高突，疼痛剧烈，痛如鸡啄，溃后脓出则肿痛消退。舌红，苔黄，脉数</td><td>和营清热，透脓托毒</td><td>仙方活命饮合五味消毒饮加减</td></tr>
<tr><td>气血两虚证</td><td>脓水稀薄，疮面新肉不生，色淡红而不鲜或暗红，愈合缓慢。伴面色无华，神疲乏力，纳少。舌质淡胖，苔少，脉沉细无力</td><td>益气养血，托毒生肌</td><td>托里消毒散加减</td></tr>
<tr><td rowspan="2">鉴别诊断</td><td colspan="2">痈与脂瘤染毒</td><td>有头疽</td><td>发</td></tr>
<tr><td colspan="2">脂瘤染毒患处平时已有结块，与表皮粘连，但基底部推之可动，其中心皮肤常可见粗大黑色毛孔，挤之有粉刺样物溢出，且有臭味。染毒后红肿较局限，10天左右化脓，脓出夹有粉渣样物，愈合较为缓慢，全身症状较轻</td><td>有头疽多发于项背部肌肉丰厚处。初起有一粟米样疮头，而后肿势逐渐扩大，形成多个脓头，红肿范围往往超过9～12cm，溃后如蜂窝状，全身症状明显，病程较长</td><td>发在皮肤疏松部位突然红肿蔓延成片，灼热疼痛，红肿以中心明显，四周较淡，边界不清，范围较痈大，3～5日皮肤湿烂，随即腐溃、色黑，或中软而不溃，并伴有明显的全身症状</td></tr>
</table>

2. 乳癖

<table>
<tr><td>辨病</td><td colspan="4">以乳房疼痛伴肿块为主症</td></tr>
<tr><td rowspan="3">辨证论治</td><td>分型</td><td>证型要点</td><td>治法</td><td>选方</td></tr>
<tr><td>肝郁痰凝证（实证）</td><td>多见于青壮年妇女，乳房肿块随喜怒消长，伴有胸闷胁胀，善郁易怒，失眠多梦，心烦口苦。苔薄黄，脉弦滑</td><td>疏肝解郁，化痰散结</td><td>逍遥蒌贝散加减</td></tr>
<tr><td>冲任失调证（虚证）</td><td>多见于中年妇女，乳房肿块月经前加重，经后缓减，伴有腰酸乏力，神疲倦怠，月经失调，量少色淡，或闭经，舌淡，苔白，脉沉细</td><td>调摄冲任</td><td>二仙汤合四物汤加减</td></tr>
<tr><td rowspan="2">鉴别诊断</td><td colspan="2">乳癖与乳岩</td><td colspan="2">乳癖与乳核</td></tr>
<tr><td colspan="2">乳岩表现为乳房肿块，多无疼痛，逐渐长大，肿块质地坚硬，表面高低不平，边界不整齐，常与皮肤粘连，活动度差，患侧淋巴结可肿大，后期溃破呈菜花样。好发年龄在40～60岁。
而乳癖表现为乳房疼痛并出现肿块，与月经周期及情绪变化密切相关。肿块大小不等，形态不一，边界不清，质地不硬，活动度好。好发于25～45岁中青年妇女</td><td colspan="2">乳核表现为乳房肿块形如丸卵，质地坚实，表面光滑，边界清楚，活动度好，病情进展缓慢。好发于20～25岁年轻女性。
而乳癖表现为乳房疼痛并出现肿块，与月经周期及情绪变化密切相关。肿块大小不等，形态不一，边界不清，质地不硬，活动度好。好发于25～45岁中青年妇女</td></tr>
</table>

3. 湿疮

辨病	皮损呈对称分布，多形损害，伴剧烈瘙痒，易反复发作			
辨证论治	分型	证型要点	治法	选方
	湿热蕴肤证	发病快，病程短，皮损潮红、丘疱疹，灼热瘙痒无休，抓破渗液流脂水；伴心烦口渴，身热不扬，大便干，小便短赤；舌红，苔薄白或黄，脉滑或数	清热利湿止痒	龙胆泻肝汤合萆薢渗湿汤加减
	脾虚湿蕴证	发病较缓，皮损潮红，丘疹，或丘疱疹少，瘙痒，抓后糜烂渗出，可见鳞屑；伴纳少，腹胀便溏，易疲乏；舌淡胖，苔白腻，脉濡缓	健脾利湿止痒	除湿胃苓汤加减
	血虚风燥证	病程久，反复发作，皮损色暗或色素沉着，或皮损粗糙肥厚，剧痒难忍，遇热或肥皂水烫洗后瘙痒加重；伴有口干不欲饮，纳差，腹胀；舌淡，苔白，脉弦细	养血润肤，祛风止痒	当归饮子或四物消风饮加减
鉴别诊断	急性湿疮与接触性皮炎		慢性湿疮与牛皮癣	
	接触性皮炎有接触过敏物的病史；常见于暴露部位和接触部位；皮疹较单一，有水肿、水疱，边界清楚；自觉瘙痒或灼热感；去除病因后易痊愈，不再接触即不复发。 湿疮病因复杂，常不明确；可见于任何部位，常对称发生；皮疹呈多形性损害，包括丘疹、水疱等，边界不清；瘙痒剧烈；常有复发倾向		慢性湿疮对称分布，多形损害，倾向湿润，以苔藓样变为主，易反复发作。 牛皮癣好发于颈侧、肘、尾骶部，常不对称，有典型的苔藓样变，皮损倾向干燥，无多形性损害	

注意：辨病是湿疮，不要误写为湿疹！

湿疮证型与分期相对应：湿热蕴肤证相当于急性湿疮；脾虚湿蕴证相当于亚急性湿疮；血虚风燥证相当于慢性湿疮。可以结合皮损特点和病程长短，共同作为辨证依据。

4. 痔－内痔

辨病	病例分析只考内痔辨证选方，内痔以便血、痔核脱出为主症			
辨证论治	分型	证型要点	治法	选方
	风热肠燥证	大便带血、滴血或喷射状出血，血色鲜红，大便秘结或有肛门瘙痒，舌质红，苔薄黄，脉数	清热凉血祛风	凉血地黄汤加减
	湿热下注证	便血色鲜红，量较多，肛内肿物外脱，可自行回纳，肛门灼热，重坠不适，苔黄腻，脉弦数	清热利湿止血	脏连丸加减
	气滞血瘀证	肛内肿物脱出，甚或嵌顿，肛管紧缩，坠胀疼痛，甚则内有血栓形成，肛缘水肿，触痛明显，舌质红，苔白，脉弦细涩	清热利湿，行气活血	止痛如神汤加减
	脾虚气陷证	肛门松弛，内痔脱出不能自行回纳，需用手还纳，便血色鲜或淡。伴头晕气短，面色少华，神疲自汗，纳少便溏等，舌淡，苔薄白，脉细弱	补中益气，升阳举陷	补中益气汤加减

鉴别诊断	痔与直肠息肉	痔与脱肛	痔与直肠癌
	两者的共同点是肿物脱出及便血。 直肠息肉多见于儿童，脱出息肉一般为单个，头圆而有长蒂，表面光滑，质较痔核稍硬，活动度大，容易出血，但多无射血、滴血现象。 而内痔好发于20岁以上的成年人，痔核脱出为柔软静脉团，呈暗紫色或深红色，可单个也可多发，伴有便血，肛门不适感	两者的共同点是肛内有物脱出，质地柔软。 脱肛为直肠黏膜或直肠环状脱出，有螺旋状皱褶，表面光滑，无静脉曲张，一般不出血，脱出后有黏液分泌。 而痔核脱出为柔软静脉团，呈暗紫色或深红色，伴有便血，肛门不适感，如果形成嵌顿，可有剧烈疼痛	两者的共同点是便血。 直肠癌多见于中、老年人，粪便中混有脓血、黏液、腐臭的分泌物，便意频数，里急后重，晚期大便变细。指检常可触及菜花状肿物，或凹凸不平的溃疡，质地坚硬，不能推动，触之易出血。 而内痔好发于20岁以上的成年人，早期多为无痛性便血，并伴有痔核脱出和肛门不适感，如发生痔核嵌顿，可有剧烈疼痛。指诊可触及柔软、表面光滑、无压痛的黏膜隆起，肛门镜下可见齿线上黏膜隆起，呈暗紫色或深红色，表面可有糜烂或出血点

	痔与肛裂	痔与下消化道出血	痔与肛乳头肥大
鉴别诊断	两者的共同点是便血。 但肛裂为便鲜血，量较少，肛疼痛剧烈，呈周期性，多伴有便秘，局部检查可见6点或12点处肛管有梭形裂口。 而内痔之便血，早期多为无痛性便血，并伴有痔核脱出和肛门不适感，如发生痔核嵌顿，可有剧烈疼痛。肛门指诊3、7、11点处可触及柔软静脉丛	溃疡性结肠炎、克罗恩病、大肠血管瘤、憩室病、家族性息肉病等常有不同程度的便血，需做乙状结肠镜、纤维结肠镜检查或X线钡剂灌肠造影等检查才能鉴别	两者的共同点是肿物脱出。 但肛乳头肥大的肿物呈锥形或鼓槌状，灰白色，表面为上皮，一般无便血，常有疼痛或肛门坠胀，过度肥大者，便后可脱出肛门外。 而痔核为柔软静脉团，呈暗紫色或深红色，伴有便血，肛门不适感，如果形成嵌顿，可有剧烈疼痛

5. 脱疽（助理不考）

辨病	患者患肢出现发凉、怕冷、麻木、疼痛、间歇性跛行、静息痛等症状，甚至足趾溃烂坏死或发黑干瘪。查体可有趺阳脉搏动消失			
辨证论治	分型	证型要点	治法	选方
	寒湿阻络证	患趾（指）喜暖怕冷，麻木，酸胀疼痛，多走则疼痛加剧，稍歇痛减，皮肤苍白，触之发凉，趺阳脉搏动减弱，舌淡，苔白腻，脉沉细	温阳散寒，活血通络	阳和汤加减
	血脉瘀阻证	患趾（指）酸胀疼痛加重，夜难入寐，步履艰难，患趾（指）皮色暗红或紫暗，下垂更甚，皮肤发凉干燥，肌肉萎缩，趺阳脉搏动消失，舌暗红或有瘀斑，苔薄白，脉弦涩	活血化瘀，通络止痛	桃红四物汤加减
	湿热毒盛证	患肢剧痛，日轻夜重，局部肿胀，皮肤紫暗，浸淫蔓延，溃破腐烂，肉色不鲜，身热口干，便秘溲赤，舌红，苔黄腻，脉弦数	清热利湿，活血化瘀	四妙勇安汤加减
	热毒伤阴证	皮肤干燥，毫毛脱落，趾（指）甲增厚变形，肌肉萎缩，趾（指）呈干性坏疽，口干欲饮，便秘溲赤，舌红，苔黄，脉弦细数	清热解毒，养阴活血	顾步汤加减
	气阴两虚证	病程日久，坏死组织脱落后疮面久不愈合，肉芽暗红或淡而不鲜，倦怠乏力，口渴不欲饮，面色无华，形体消瘦，五心烦热，舌淡尖红，少苔，脉细无力	益气养阴	黄芪鳖甲汤加减
鉴别诊断	脱疽与雷诺氏病相鉴别			
	雷诺氏病多见于青年女性。上肢较下肢多见，好发于双手，每因寒冷和精神刺激双手出现发凉苍白，继而发绀、潮红，最后恢复正常的三色变化（雷诺现象），患肢动脉搏动正常，一般不出现肢体坏疽。 而脱疽多见于20~40岁男性，或者老年人。好发于四肢末端，患者以患肢末端发凉、怕冷、麻木、间歇性跛行、静息痛为临床表现，严重时趾（指）节坏疽脱落，查体可见趺阳脉搏动减弱			

6. 精癃（助理不考）

辨病	以尿频、夜尿增多、排尿困难、尿线变细为主症			
辨证论治	分型	证型要点	治法	选方
	湿热下注证	小便频数黄赤，尿道灼热或涩痛，排尿不畅，甚或点滴不通，小腹胀满，或大便干燥，口苦口黏。舌暗红，苔黄腻，脉滑数或弦数	清热利湿，消癃通闭	八正散加减
	脾肾气虚证	尿频，滴沥不畅，尿线细甚或夜间遗尿或尿闭不通，神疲乏力，纳谷不香，面色无华，便溏脱肛。舌淡，苔白，脉细无力	补脾益气，温肾利尿	补中益气汤加减
	气滞血瘀证	小便不畅，尿线变细或点滴而下，或尿道涩痛，闭塞不通，或小腹胀满隐痛，偶有血尿。舌质暗或有瘀点瘀斑，苔白或薄黄，脉弦或涩	行气活血，通窍利尿	沉香散加减

辨证论治	肾阴亏虚证	小便频数不爽，尿少热赤，或闭塞不通，头晕耳鸣，腰膝酸软，五心烦热，大便秘结。舌红少津，苔少或黄，脉细数	滋补肾阴，通窍利尿	知柏地黄丸加减
	肾阳不足证	小便频数，夜间尤甚，尿线变细，余沥不尽，尿程缩短，或点滴不爽，甚则尿闭不通，精神萎靡，面色无华，畏寒肢冷。舌质淡润，苔薄白，脉沉细	温补肾阳，通窍利尿	济生肾气丸加减

	精癃与前列腺癌	精癃与神经源性膀胱功能障碍
鉴别诊断	两者发病年龄相似，可同时存在。 但前列腺癌早期出现肺和骨骼转移的特点，肛门直肠指检：前列腺多不对称，表面不光滑，可触及不规则、无弹性硬结。PSA（前列腺特异抗原）和酸性磷酸酶增高。盆腔部B超、CT和MRI有助于鉴别。或前列腺穿刺活体组织检查可确定诊断。 而精癃直肠指诊见前列腺增大，表面光滑，中等硬度，富有弹性，中央沟变浅或消失	部分脑神经系统疾病、糖尿病患者可发生排尿困难、尿潴留或尿失禁等，且多见于老年人，需注意与前列腺增生症鉴别。神经系统检查常有会阴部感觉异常或肛门括约肌松弛等。此外，尿流动力学、膀胱镜检查可协助鉴别

7.肠痈

辨病	以发热、转移性右下腹痛为主症，可扩展至全腹疼痛。 查体可有压痛、反跳痛、腹肌紧张			
辨证论治	分型	证型要点	治法	选方
	瘀滞证	转移性右下腹痛，呈持续性，进行性加剧，右下腹局限性压痛或拒按，伴恶心纳差，可有轻度发热，苔白腻，脉弦滑或弦紧	行气活血，通腑泄热	大黄牡丹汤合红藤煎剂加减
	湿热证	腹痛加剧，右下腹或全腹压痛、反跳痛，腹皮挛急，右下腹可摸及包块，壮热，纳呆，恶心呕吐，便秘或腹泻，舌红，苔黄腻，脉弦数或滑数	通腑泄热，解毒利湿透脓	复方大柴胡汤加减
	热毒证	腹痛剧烈，全腹压痛、反跳痛，腹皮挛急，高热不退或恶寒发热，时时汗出，烦渴，恶心呕吐，腹胀，便秘或似痢不爽，舌红绛而干，苔黄厚干燥或黄糙，脉洪数或细数	通腑排脓，养阴清热	大黄牡丹汤合透脓散加减

	肠痈与胃、十二指肠溃疡穿孔	肠痈与宫外孕破裂	肠痈与右侧输尿管结石
鉴别诊断	胃、十二指肠溃疡穿孔后溢液可沿升结肠旁沟流至右下腹部，似急性阑尾炎的转移性腹痛。但病人多有溃疡病史，突发上腹剧痛，迅速蔓延至全腹，除右下腹压痛外，上腹仍具疼痛和压痛，腹肌板状强直，肠鸣音消失，可出现休克。多有肝浊音界消失，X线透视或摄片可有腹腔游离气体。如诊断有困难，可行诊断性腹腔穿刺	宫外孕破裂常有急性失血症状和下腹疼痛症状，有停经史，妇科检查阴道内有血液，阴道后穹隆穿刺有血等。 而肠痈以转移性右下腹疼痛为特征性表现，伴恶心、呕吐、发热，月经史无异常，查体可见右下腹局限性压痛，血常规示患者白细胞计数及中性粒细胞比例增高	两者均有右下腹痛。 但肠痈多表现为转移性右下腹痛，右下腹麦氏点有压痛，甚或有反跳痛和肌紧张。血常规白细胞计数和中性粒细胞升高，尿常规多正常。 右侧输尿管结石多为突发性绞痛，并向外生殖器部放射，腹痛剧烈但体征不明显。肾区叩痛，尿液检查有较多红细胞。B超检查表现为特殊结石声影和肾积水等。X线摄片约90%在输尿管走行部位可显示结石影

注意：肠痈辨证小技巧，舌苔最重要！瘀滞证对应初期，苔白腻；湿热证对应酿脓期，苔黄腻；热毒证对应溃脓期，苔黄厚干燥或黄糙。

总结：

（1）部分方剂药物组成（六）

仙方活命饮	仙方活命金银花，防芷归陈草芍加，贝母天花兼乳没，穿山皂刺酒煎佳
五味消毒饮	五味消毒疗诸疔，银花野菊蒲公英，紫花地丁天葵子，煎加酒服效非轻

二仙汤	仙茅、淫羊藿、当归、巴戟天、黄柏、知母
除湿胃苓汤	为平胃散和五苓散加减化裁而来
四物消风饮	根据四物汤和消风散加减变化即可
阳和汤	阳和汤法解寒凝，贴骨流注鹤膝风，熟地鹿胶姜炭桂，麻黄白芥甘草从
大黄牡丹汤	《金匮》大黄牡丹汤，桃仁瓜子芒硝襄

（2）沉香散总结（涉及下焦气滞相关证候）

淋证	气淋	沉香散加减
精癃	气滞血瘀证	

三、中医妇科疾病

8. 崩漏

辨病	以经血非时暴下不止或淋漓不尽为主症					
辨证论治		分型		证型要点	治法	选方
	出血期	血热证	虚热证	经血非时而下，量少淋漓，血色鲜红而质稠，心烦潮热，小便黄少，或大便干燥，舌质红，少苔，脉细数	养阴清热，固冲止血	保阴煎加减
			实热证	经血非时暴下，或淋漓不净又时而增多，血色深红或鲜红，质稠，或有血块，唇红目赤，烦热口渴，或大便干结，小便黄，舌红，苔黄，脉滑数	清热凉血，止血调经	清热固经汤加减
		肾虚证	肾阴虚证	经乱无期，出血淋漓不净或量多，色鲜红，质稠，头晕耳鸣，腰膝酸软，或心烦，舌质偏红，苔少，脉细数	滋肾益阴，止血调经	左归丸合二至丸加减
			肾阳虚证	经来无期，出血量多或淋漓不尽，色淡质清，畏寒肢冷，面色晦暗，腰腿酸软，小便清长，舌质淡，苔薄白，脉沉细	温肾固冲，止血调经	右归丸加减
			肾气虚证	青春期少女或围绝经期妇女，出血量多势急如崩，或淋漓日久，色淡红或暗红，质清稀，面色晦暗，眼眶暗，小腹空坠，腰膝酸软，舌淡暗，苔白润，脉沉细	补肾益气，固冲止血	加减苁蓉菟丝子丸化裁
		脾虚证		经血非时而至，崩中暴下继而淋漓，血色淡而质薄，气短神疲，面色㿠白，或面浮肢肿，手足不温，舌质淡，苔薄白，脉弱或沉细	补气升阳，止血调经	固本止崩汤加减
		血瘀证		经血非时而下，时下时止，或淋漓不净，色紫黑有块，或有小腹疼痛，舌质紫暗，苔薄白，脉涩或细弦	活血化瘀，止血调经	桃红四物汤加减
	血止后	促排卵		调整月经周期、促进卵泡发育成熟并排卵	调补肝肾，理气和血	大补元煎合寿胎丸、二至丸加减
		已排卵后		维持黄体功能	温肾暖宫，调肝养血	加减苁蓉菟丝子丸化裁

鉴别诊断	崩漏与月经先期及月经先后无定期	崩漏与经期延长	崩漏与月经过多
	月经先期及月经先后无定期仅为月经周期异常，经期和经量无明显异常表现。而崩漏为经期，周期和经量同时出现异常	经期延长仅为经期的延长，月经周期和经量无明显异常表现。而崩漏为经期，周期和经量同时出现异常	月经过多仅为月经量明显增多，能自行停止，周期和经期无异常。而崩漏为经期，周期和经量同时出现异常

9. 闭经（助理不考）

辨病	以年逾16周岁尚未行经，或月经周期中断6个月以上为主症			
辨证论治	分型	证型要点	治法	选方
	肾气亏虚证	年逾十八尚未行经，或由月经后期量少逐渐发展至闭经，体质虚弱，腰酸腿软，头晕耳鸣，舌淡红，苔少，脉沉弱或细涩	补肾益气调经	加减苁蓉菟丝子丸化裁

辨证论治	气血虚弱证	月经逐渐延后，量少，经色淡而质薄，继而停闭不行，或头晕眼花，或心悸气短，神疲肢软，或食欲不振，毛发不泽易脱落，羸瘦萎黄，脉沉缓或虚数，舌淡苔少或薄白	补气养血调经	人参养营汤或圣愈汤或八珍汤加减
	阴虚血燥证	经血由少而渐至停闭，五心烦热，两颧潮红，交睫盗汗，或骨蒸劳热，或咳嗽唾血，舌红苔少，脉细数	养阴清热调经	加减一阴煎或补肾地黄丸加减
	气滞血瘀证	月经数月不行，精神抑郁，烦躁易怒，胸胁胀满，少腹胀痛或拒按，舌边紫暗或有瘀点，脉沉弦或沉涩	理气活血，祛瘀通经	血府逐瘀汤加减
	痰湿阻滞证	月经停闭，形体肥胖，胸胁满闷，呕恶多痰，神疲倦怠，或面浮足肿，或带下量多色白，苔腻，脉滑	豁痰除湿，调气活血通经	苍附导痰丸加减

	闭经与妊娠	闭经与胎死不下	闭经与暗经
鉴别诊断	妊娠者月经多由正常而突然停止，早期妊娠一般会伴有厌食、择食、恶心呕吐等妊娠早期反应。妊娠试验阳性，子宫增大与停经月份相符，B超检查宫腔内可见孕囊、胚胎、胎体及胎心搏动。 闭经者停经前大多有月经紊乱，继而闭经，停经后无妊娠反应和其他妊娠变化	胎死腹中者，除月经停闭外，子宫增大多小于停经月份。B超检查宫腔内可见孕囊、胚芽或胎体，但无胎心搏动。 闭经者，停经前大多有月经紊乱，停经后无妊娠征象	暗经者极罕见，是指终身不行经，但能生育者。 而女子年逾16周岁，月经尚未来潮，或月经周期已建立后又中断6个月以上者，称闭经。 二者通过月经史、妊娠史、B超检查等可资鉴别

10. 痛经

辨病	以经期或经行前后出现周期性小腹疼痛为主症			
	分型	证型要点	治法	选方
辨证论治	气滞血瘀证	每于经前一二日或月经期小腹胀痛，拒按，或伴胸胁、乳房作胀，或经量小，或经行不畅，经色紫暗有块，血块排除后痛减，经净疼痛消失，舌紫暗或有瘀点，脉弦或弦涩	理气化瘀止痛	膈下逐瘀汤加减
	寒凝血瘀证	经期或经后小腹冷痛拒按，得热则舒，经量少，经色暗而有瘀块，面色青白，肢冷畏寒，舌暗，苔白，脉沉紧	温经暖宫，化瘀止痛	少腹逐瘀汤加减
	湿热瘀阻证	经前小腹疼痛拒按，有灼热感，或伴腰骶胀痛，或平时少腹时痛，经来疼痛加剧，低热起伏，经色暗红，质稠有块，带下黄稠，小便短黄，舌红苔黄而腻，脉弦数或濡数	清热除湿，化瘀止痛	清热调血汤加减
	气血虚弱证	经后一两日或经期小腹隐隐作痛，或小腹及阴部空坠，喜揉按，月经量少色淡质薄，或神疲乏力，或面色不华，或纳少便溏，舌质淡，脉细弱	益气补血止痛	圣愈汤加减
	肾气亏虚证	经行后一二日内小腹绵绵作痛，腰部酸胀，经色暗淡，量少，质稀薄，或有潮热，或耳鸣，苔薄白或薄黄，脉细弱	补肾益气止痛	益肾调经汤加减

	痛经与异位妊娠破裂	痛经与胎动不安
鉴别诊断	异位妊娠破裂多有停经史和早孕反应，妊娠试验阳性；妇科检查时，宫颈有抬举痛，腹腔内出血较多时，子宫有漂浮感；盆腔B超检查常可见子宫腔以外有孕囊或包块存在；后穹隆穿刺或腹腔穿刺阳性；内出血严重时，患者可出现休克表现，血红蛋白下降。 痛经虽可出现剧烈的小腹痛，但无上述妊娠征象	胎动不安有停经史或早孕反应，妊娠试验阳性；在少量阴道流血和轻微小腹疼痛的同时，可伴有腰酸和小腹下坠感；妇科检查时，子宫体增大如停经月份，宫体变软，盆腔B超可见宫腔内有孕囊和胚芽，或见胎心搏动。 痛经无停经史和妊娠反应，妇科检查及盆腔B超检查也无妊娠现象

11. 绝经前后诸证

辨病	妇女绝经前后，出现月经紊乱，伴随烘热汗出、烦躁易怒、潮热面红、眩晕耳鸣、心悸失眠等症状			
辨证论治	分型	证型要点	治法	选方
	肾阴虚证	头晕耳鸣，头部面颊阵发性烘热、汗出，五心烦热，腰膝酸痛，或月经先期或先后不定，经色鲜红，量或多或少，或皮肤干燥瘙痒，口干，大便干结，尿少色黄，舌红少苔，脉细数	滋养肾阴，佐以潜阳	左归丸加减
	肾阳虚证	面色晦暗，精神萎靡，形寒肢冷，腰膝酸冷，纳呆腹胀，大便溏薄，或经行量多，或崩中暴下，色淡或暗，有块，面浮肢肿，夜尿多或尿频失禁，或带下清稀，舌淡或胖嫩，边有齿印，苔薄白，脉沉细无力	温肾扶阳，佐以温中健脾	右归丸加减
	肾阴阳俱虚证	绝经前后，乍寒乍热，烘热汗出，月经紊乱，量少或多，头晕耳鸣，健忘，腰背冷痛，五心烦热，舌淡，苔薄，脉沉弱	补肾扶阳，滋肾养血	二仙汤加减
鉴别诊断	绝经前后诸证与癥瘕			
	经断前后的年龄为癥瘕好发之期，如出现月经过多或经断复来，或有下腹疼痛，浮肿，或带下五色，气味臭秽，或身体骤然明显消瘦等症状者，应详加诊察，必要时结合西医学的辅助检查，明确诊断。 而绝经前后诸证为妇女在绝经期前后，围绕月经紊乱或绝经出现如烘热汗出、烦躁易怒、潮热面红、眩晕耳鸣、心悸失眠、腰背酸楚、面浮肢肿、皮肤蚁行样感、情志不宁等症状，无器质性病变			

12. 带下病

带下过多

辨病	以带下量增多，色、质、气味异常为主症			
辨证论治	分型	证型要点	治法	选方
	脾虚证	带下色白或淡黄，质稀薄、如涕如唾，无臭气，绵绵不断，面色㿠白或萎黄，四肢不温，精神疲惫，纳少便溏，两足浮肿，舌淡苔白或腻，脉缓弱	健脾益气，升阳除湿	完带汤加减
	肾虚证	白带清冷，量多，质稀薄，终日淋漓不断，腰痛如折，小腹有冷感，小便频数清长，夜间尤甚，大便溏薄，舌质淡，苔薄白，脉沉迟	温肾培元，固涩止带	内补丸加减
	阴虚夹湿证	带下色黄或赤白相兼，质稍黏，有臭味，阴部灼热，头目昏眩，或面部烘热，五心烦热，失眠多梦，便艰尿黄，舌红少苔，脉细略数	益肾滋阴，清热止带	知柏地黄汤加减
	湿热下注证	带下量多，色黄或黄白，质黏稠，有臭气，胸闷口腻，纳食较差，或小腹作痛，或带下色白质黏，如豆腐渣状，阴痒，小便黄少，舌苔黄腻或厚，脉濡略数	清利湿热	止带方加减
	热毒蕴结证	带下量多，或赤白相兼，或五色杂下，质黏腻，或如脓样，有臭气，或腐臭难闻，小腹作痛，烦热口干，大便干结或臭秽，小便黄少，舌红，苔黄干，脉数	清热解毒	五味消毒饮加减
鉴别诊断	带下过多与白浊		带下过多（赤带）与漏下	
	白浊是指尿道流出浑浊如脓之物的一种疾患，多随小便排出，可伴有小便淋沥涩痛。 而带下过多，出自阴道		漏下是经血非时而下，淋漓不尽，无正常月经周期可言。 而赤带者，月经周期正常，时而从阴道中流出一种赤色黏液，似血非血，绵绵不断	

带下过少

辨病	以白带过少，几乎全无，阴部干涩灼痛为主症			
	分型	证型要点	治法	选方
辨证论治	肝肾亏损证	带下过少，甚至全无，阴部干涩灼痛，或伴阴痒，阴部萎缩，性交疼痛，头晕耳鸣，腰膝酸软，烘热汗出，烦热胸闷，夜寐不安，小便黄，大便干结，舌红少苔，脉细数或沉弦细	滋补肝肾，养精益血	左归丸加减
	血枯瘀阻证	带下过少甚至全无，阴中干涩，阴痒，或面色无华，头晕眼花，神疲乏力，或经行腹痛，经色紫暗，有血块，肌肤甲错，或下腹有包块，舌质暗，边有齿痕、瘀斑，脉细涩	补血益精，活血化瘀	小营煎加减

鉴别诊断	带下过少与产后虚劳	带下过少与脏躁
	产后虚劳由于产后大出血、休克造成垂体前叶急性坏死，正常分泌功能受损而引起。临床表现为产后体质虚弱，面色苍白，无乳汁分泌，闭经，阴部萎缩，性欲减退，并有畏寒、头昏、贫血、毛发脱落等症状。FSH、LH明显降低，甲状腺功能降低，尿-17羟、17-酮皮质类固醇低于正常。 带下过少是指带下量明显减少，导致阴中干涩痒痛，甚至阴部萎缩者	脏躁为妇女精神忧郁，烦躁不宁，无故悲泣，哭笑无常，喜怒无定，呵欠频作，不能自控者，常伴有绝经期症状。实验室检查可有E_2下降，FSH、LH升高，可有卵巢功能下降而出现带下过少，少数出现阴道干涩不适等症状。 带下过少是指带下量明显减少，导致阴中干涩痒痛，甚至阴部萎缩者

13. 胎漏、胎动不安

辨病	胎漏以妊娠期少量阴道出血为主症。 胎动不安以妊娠期腰酸腹痛，或伴有少量阴道出血为主症 （两者在中医辨病中要区分开）			
	分型	证型要点	治法	选方
辨证论治	肾虚证	妊娠期，阴道少量下血，色淡暗，腰酸腹坠痛，或伴头晕耳鸣，小便频数，夜尿多甚至失禁，或曾屡次堕胎，舌淡苔白，脉沉滑尺弱	固肾安胎，佐以益气	寿胎丸加减
	气血虚弱证	妊娠期，阴道少量流血，色淡红，质稀薄，或腰腹胀痛或坠胀，伴神疲肢倦，面色㿠白，心悸气短，舌质淡，苔薄白，脉细滑	补气养血，固肾安胎	胎元饮加减
	血热证	妊娠期，阴道下血，色鲜红，或腰腹坠胀作痛，伴心烦不安，手心烦热，口干咽燥，或有潮热，小便短黄，大便秘结，舌质红，苔黄而干，脉滑数	滋阴清热，养血安胎	保阴煎加减
	跌仆伤胎证	妊娠外伤，腰酸，腹胀坠，或阴道下血，舌象正常，脉滑无力	补气和血，安胎	圣愈汤合寿胎丸加减
	癥瘕伤胎证	宿有癥瘕，孕后阴道不时少量下血，色红或暗红，胸腹胀满，少腹拘急，甚则腰酸下坠，皮肤粗糙，口干不欲饮，舌暗红或边尖有瘀斑，苔白，脉沉弦或沉涩	祛瘀消癥，固冲安胎	桂枝茯苓丸合寿胎丸加减

鉴别诊断：

胎漏	胎漏以妊娠期阴道少量出血，时下时止为主症，无腰酸背痛，是堕胎、小产的先兆	
	激经	激经的出血是有规律的，孕后在相当于月经期时，有少量阴道流血，至孕3个月后自行停止，无损于胎儿的生长发育，属于正常的生理现象
	胎死不下	胎死不下可伴阴道流血，孕中期不见小腹增大，胎动消失。妇科检查子宫小于妊娠月份，B超检查无胎心胎动，或胎头不规则变形

胎动不安	胎动不安是指妊娠期间，出现腰酸腹痛或下腹坠胀，或伴有少量阴道出血者	
	妊娠腹痛	妊娠期发生小腹疼痛，并无腰酸，也无阴道流血
	胎殒难留	阴道流血增多，腹痛加重，妇科检查子宫颈口已扩张，有时胚胎组织堵塞于子宫颈口，子宫与停经月份相符或略小。B超检查孕囊变形，或子宫壁与胎膜之间的暗区不断增大，胎囊进入宫颈管内，无胎心搏动
	异位妊娠	可有少量不规则阴道流血、下腹隐痛等症，其破裂时即伴有剧烈的下腹部撕裂样疼痛，多限于一侧，或伴有晕厥或休克。妇科检查、后穹隆穿刺术及B超检查有助于诊断
	鬼胎	常有不规则阴道流血，有时可大量出血，偶尔在血中发现水泡状物。子宫多大于正常妊娠子宫、B超检查可协助诊断

14. 产后发热（助理不考）

辨病	以产后发热（或低热不退、或高热寒战、或发热恶寒、或寒热时作）为主症			
辨证论治	分型	证型要点	治法	选方
	感染邪毒证	高热寒战，小腹疼痛拒按，恶露量多或少，色紫暗如败酱，有臭气，烦躁口渴，尿少色黄，大便燥结，舌红苔黄，脉数有力	清热解毒，凉血化瘀	五味消毒饮合失笑散或解毒活血汤加减
	外感证	产后恶寒发热，头痛肢体疼痛，无汗或咳嗽流涕，舌苔薄白，脉浮	养血祛风	荆防四物汤加减
	血瘀证	寒热时作，恶露不下，或下亦甚少，色暗有块，小腹疼痛拒按，口干不欲饮，舌紫暗有瘀点，脉弦涩	活血化瘀	生化汤加减
	血虚证	产后失血过多，身有微热，自汗，头晕目眩，心悸少寐，腹痛绵绵，手足麻木，舌淡红，苔薄，脉虚微数	补益气血	八珍汤加减

鉴别诊断	产后发热与蒸乳发热	产后发热与乳痈发热	产后发热与产后小便淋痛
	蒸乳发热为产后3～4天泌乳期见低热，可自然消失。 而产后发热是指产褥期内，出现发热持续不退，或突然高热寒战，伴有其他症状者	乳痈好发于产后1个月内的哺乳期妇女，表现为发热并伴有乳房胀硬、红肿、热痛，甚则溃腐化脓。 而产后发热是指产褥期内，出现发热持续不退，或突然高热寒战，伴有其他症状者，并无相关乳房局部表现	产后小便淋痛为发热并伴有尿频、尿急、淋沥涩痛、尿黄或赤，尿常规检查见红细胞、白细胞，尿常规可见致病菌。 而产后发热是指产褥期内，出现发热持续不退，或突然高热寒战，伴有其他症状者，并无相关泌尿系表现

15. 不孕症

辨病	以女子婚后有正常性生活1年以上，未避孕而不孕为主症				
辨证论治	分型		证型要点	治法	选方
	肾虚证	肾气虚证	婚久不孕，月经不调或停闭，经量或多或少，色暗；头晕耳鸣，腰膝酸软，精神疲倦，小便清长；舌淡，苔薄，脉沉细	补肾益气，温养冲任	毓麟珠加减
		肾阳虚证	婚后不孕，月经后期，量少色淡，或月经稀发、闭经，面色晦暗，腰膝酸软，性欲淡漠，小便清长，大便不实，舌淡苔白，脉沉细或沉弱	温肾补气养血，调补冲任	温胞饮或右归丸加减
		肾阴虚证	婚后不孕，月经先期，量少色红，无血块，或月经尚正常，但形体消瘦，腰膝酸软，头晕眼花，心悸失眠，口干，五心烦热，午后低热，舌质偏红，苔少，脉细弱	滋阴养血，调冲益精	养精种玉汤加减

辨证论治	肝气郁结证	多年不孕，经期先后不定，经来腹痛，行而不畅，量少色暗，有小血块，经前乳房胀痛，精神抑郁，烦躁易怒，舌质正常或暗红，苔薄白，脉弦	疏肝解郁，理血调经	开郁种玉汤加减
	瘀滞胞宫证	婚后久不孕，月经后期量少，色紫暗，有血块，或痛经，平时少腹作痛，痛时拒按，舌质紫暗或边有紫点，脉细弦	逐瘀荡胞，调经助孕	少腹逐瘀汤加减
	痰湿内阻证	婚后久不受孕，形体肥胖，经行延后，甚或闭经，带下量多，质黏稠，面色㿠白，头晕心悸，胸闷泛恶，苔白腻，脉滑	燥湿化痰，理气调经	苍附导痰丸加减
鉴别诊断	不孕症与暗产			
	暗产是指早早孕期，胚胎初结而自然流产者。此时孕妇尚未有明显的妊娠反应，一般不易觉察而误认为不孕。通过基础体温监测、早孕试验及病理学检查可明确			

16. 癥瘕（助理不考）

辨病	以妇人下腹部包块，伴有或胀，或痛，或满，或异常出血为主症			
辨证论治	分型	证型要点	治法	选方
	气滞血瘀证	下腹部结块，触之有形，按之痛或无痛，小腹胀满，月经先后不定，经血量多有块，经行难净，经色暗；精神抑郁，胸闷不舒，面色晦暗，肌肤甲错；舌质紫暗，或有瘀斑，脉沉弦涩	行气活血，化瘀消癥	香棱丸或大黄䗪虫丸加减
	痰湿瘀结证	下腹结块，触之不坚，固定难移，经行量多，淋漓难净，经间带下增多；胸脘痞闷，腰腹疼痛，舌体胖大，紫暗，有瘀斑、瘀点，苔白厚腻，脉弦滑或沉涩	化痰除湿，活血消癥	苍附导痰丸合桂枝茯苓丸加减
	湿热瘀阻证	下腹部肿块，热痛起伏，触之痛剧，痛连腰骶，经行量多，经期延长，带下量多，色黄如脓，或赤白兼杂；兼见身热口渴，心烦不宁，大便秘结，小便黄赤；舌暗红，有瘀斑，苔黄，脉弦滑数	清热利湿，化瘀消癥	大黄牡丹汤加减
	肾虚血瘀证	下腹部结块，触痛，月经量多或少，经行腹痛较剧，经色紫暗有块，婚久不孕或曾反复流产；腰酸膝软，头晕耳鸣，舌暗，脉弦细	补肾活血，消癥散结	补肾祛瘀方或益肾调经汤加减

鉴别诊断	癥瘕与妊娠	癥瘕与癃闭
	妇人妊娠有停经史、早孕反应，子宫增大与停经月份相符，质软囊性感。 而癥瘕为妇女下腹部胞中有结块，按之或柔软不坚，或坚硬固定不移，伴有或痛或胀或满甚或出血。辅助检查可明确诊断	癃闭为尿液在膀胱内积聚，不能溺出的疾病，虽有小腹膨隆、胀、满、痛等症，但导尿后诸症便可消失。 而癥瘕为妇女下腹部胞中有结块，伴有或痛或胀或满甚或出血者。B超检查两者显示不同声像

总结：

（1）妇科辨证要结合月经和带下特点：

根据月经特点辨证	气虚	经量多，色淡红，质稀
	血虚	经量少，色淡红，质稀
	肾虚	经量少，色暗淡，质稀
	血热	经量多，色深红，质稠
	阴虚血热	量不多，色鲜红，质稠
	血瘀	经色紫暗，有血块
	气郁	经量时多时少

根据带下特点辨证	脾虚、肾虚	带下量多，色白质清
	津液不足	带下量少失润
	湿热	带下色黄，量多，质黏稠
	热毒	带下赤白相间、五色杂陈或黏稠如脓

（2）部分方剂药物组成（七）

二至丸	女贞子、墨旱莲
膈下逐瘀汤	活血化瘀药+元胡、香附、枳壳等理气药，所以用于痛经之气滞血瘀证
少腹逐瘀汤	活血化瘀药+小茴香、干姜、肉桂等温里药，所以用于痛经之寒凝血瘀证
五味消毒饮	五味消毒疗诸疔，银花野菊蒲公英，紫花地丁天葵子，煎加酒服效非轻
桂枝茯苓丸	金匮桂枝茯苓丸，芍药桃仁和牡丹
生化汤	生化汤宜产后尝，归芎桃草酒炮姜

四、中医儿科疾病

17. 肺炎喘嗽

辨病	以小儿发热（热）咳嗽（咳）痰鸣（痰）气喘（喘）鼻扇（扇）为主症				
辨证论治	分型		证型要点	治法	选方
	常证	风寒闭肺证	恶寒发热，无汗，鼻塞流清涕，咳嗽气促，痰稀色白，舌淡红，苔薄白，脉浮紧，指纹浮红	辛温宣肺，化痰止咳	华盖散加味
		风热闭肺证	发热恶风，鼻塞流浊涕，咳嗽气促，痰稠色黄，咽红，舌质红，苔薄黄，脉浮数，指纹浮紫	辛凉宣肺，化痰止咳	麻杏石甘汤加减
		痰热闭肺证	壮热烦躁，咳嗽喘憋，气促鼻扇，喉间痰鸣，痰稠色黄，口唇紫绀，咽红肿，舌质红，苔黄，脉滑数，指纹紫滞、显于气关	清热涤痰，开肺定喘	麻杏石甘汤合葶苈大枣泻肺汤加减
		毒热闭肺证	壮热不退，咳嗽剧烈，气急喘憋，鼻翼扇动，鼻孔干燥，面赤唇红，烦躁口渴，或嗜睡，便秘，小便黄少，舌红少津，苔黄燥，脉滑数，指纹紫滞	清热解毒，泻肺开闭	黄连解毒汤合麻杏石甘汤加减
		阴虚肺热证	病程较长，低热盗汗，干咳少痰，面色潮红，手足心热，口干便秘，舌质红，苔少或花剥，脉细数，指纹淡紫	养阴清肺，润肺止咳	沙参麦冬汤加减
		肺脾气虚证	久咳，咳痰无力，痰多，面白少华，神疲乏力，动则汗出，易感冒，纳呆便溏，舌质淡红，苔薄白，脉细无力，指纹淡红	补肺益气，健脾化痰	人参五味子汤加减
	变证（助理不考）	心阳虚衰证	呼吸急促，烦躁不安，面色苍白，口唇发绀，四肢厥冷，胁下痞块，小便减少，舌质紫暗，苔白，脉细弱疾数，指纹紫滞，可达命关	温补心阳，救逆固脱	参附龙牡救逆汤加减
		邪陷厥阴证	壮热不退，四肢抽搐，神昏谵语，口唇发绀，气促痰鸣，双目上视，舌红，苔黄，脉数，指纹青紫，可达命关	平肝息风，清心开窍	羚角钩藤汤合牛黄清心丸加减

鉴别诊断	肺炎喘嗽与咳嗽变异性哮喘	肺炎喘嗽与儿童哮喘
	咳嗽变异性哮喘以咳嗽为主症，咳嗽持续1个月以上，常在夜间和（或）清晨及运动后发作或加重，以干咳为主。肺部听诊无啰音。抗生素治疗无效。 而肺炎喘嗽起病急，以发热、咳嗽、气喘、鼻扇、痰鸣为主症，相当于西医学中的小儿肺炎。肺部听诊可闻及中、细湿啰音，抗生素治疗有效	儿童哮喘呈反复发作的咳嗽喘息，胸闷气短，喉间痰鸣，发作时双肺可闻及以呼气相为主的哮鸣音，呼气延长，支气管舒张剂有显著疗效。 而肺炎喘嗽起病急，以发热、咳嗽、气喘、鼻扇、痰鸣为主症，相当于西医学中的小儿肺炎。肺部听诊可闻及中、细湿啰音，抗生素治疗有效

18. 小儿泄泻

辨病	以小儿泄泻（包括大便次数增多、粪质稀薄或如水样）为主症				
辨证论治	分型		证型要点	治法	选方
	常证	风寒泻证	大便清稀，夹有泡沫，臭气不甚，肠鸣腹痛，或伴恶寒发热，鼻流清涕，舌质淡，苔薄白，脉浮紧，指纹淡红	疏风散寒，化湿和中	藿香正气散加减

辨证论治	常证	湿热泻证	大便水样，泻下急迫，量多次频，气味秽臭，或见少许黏液，肛周红赤，发热，烦躁口渴，恶心呕吐，小便短黄，舌质红，苔黄腻，脉滑数，指纹紫	清肠解热，化湿止泻	葛根黄芩黄连汤加味
		伤食泻证	大便稀溏，夹有乳凝块或未消化食物残渣，大便酸臭或如败卵，脘腹胀满，腹痛欲泻，泻后痛减，嗳气酸馊，或有呕吐，不思乳食，夜卧不安，舌苔厚腻，脉滑数，指纹滞	运脾和胃，消食化滞	保和丸加减
		脾虚泻证	大便稀溏，色淡不臭，多于食后作泻，时轻时重，面色萎黄，食欲不振，神疲倦怠，舌淡苔白，脉细弱，指纹淡	健脾益气，助运止泻	参苓白术散加减
		脾肾阳虚泻证	久泻不愈，大便清稀，澄澈清冷，完谷不化，或伴脱肛，形寒肢冷，面白无华，精神萎靡，舌淡苔白，脉细弱，指纹色淡	温补脾肾，固涩止泻	附子理中汤合四神丸加减
		肝郁脾虚证（助理不考）	大便稀溏或水样，情绪紧张或抑郁恼怒时加重，泻后痛减	疏肝理气，运脾化湿	痛泻要方合四逆散加减
	变证（助理不考）	气阴两伤证	泻下过度，质稀如水，精神萎靡，目眶及囟门凹陷，皮肤干燥，啼哭无泪，口渴引饮，小便短少，甚至无尿，唇红而干，舌红少津，苔少或无苔，脉细数	益气养阴	人参乌梅汤加减
		阴竭阳脱证	泻下不止，次频量多，精神萎靡，表情淡漠，哭声微弱，面色青灰或苍白，四肢厥冷，尿少无泪，舌淡无津，脉沉细欲绝	回阳固脱	生脉散合参附龙牡救逆汤加减
鉴别诊断	小儿泄泻与痢疾（细菌性痢疾）				
	细菌性痢疾急性起病，大便为黏液脓血便，腹痛，里急后重。大便常规检查有脓细胞、红细胞和吞噬细胞，大便培养有痢疾杆菌生长。 而泄泻是以大便次数增多，粪质稀薄或如水样为特征的一种小儿常见病。大便常规可有脂肪细胞或少量白细胞、红细胞。大便病原学检查可有轮状病毒，或致病性大肠杆菌等阳性				

注意：小儿泄泻与泄泻对比记忆。

泄泻	寒湿内盛证 藿香正气散	湿热伤中证 葛根芩连汤	食滞肠胃证 保和丸	肝气乘脾证 痛泻要方	脾胃虚弱证 参苓白术散	肾阳虚衰证 四神丸
小儿泄泻	风寒泄证 藿香正气散	湿热泻证 葛根芩连汤	伤食泻证 保和丸	肝郁脾虚证 痛泻要方合四逆散	脾虚泻证 参苓白术散	脾肾阳虚泻证 附子理中汤合四神丸

19. 积滞

辨病	以不思乳食、食而不化、脘腹胀满为主症，有伤乳、伤食史			
辨证论治	分型	证型要点	治法	选方
	乳食内积	不思乳食，嗳腐酸馊，或呕吐食物、乳片，脘腹胀满，疼痛拒按，烦躁哭闹，夜寐不安，大便酸臭，舌质红，苔厚，脉弦滑，指纹紫滞	消乳化食，和中导滞	乳食积滞，消乳丸加减；食积者，保和丸加减
	脾虚夹积	不思乳食，稍食即饱，腹满喜按或喜伏卧，大便酸臭或夹有不消化食物残渣，面黄神疲，形体偏瘦，舌质淡，苔白，脉细弱，指纹滞	健脾助运，消食化滞	健脾丸加减
鉴别诊断	积滞和厌食	积滞与疳证		
	厌食是长期食欲不振为特征，除不思乳食外，精神尚好，一般无脘腹胀满、嗳气酸馊等症。 积滞症见不思乳食，食而不化，脘腹胀满，嗳气酸腐，大便不调	疳证是以形体消瘦为主要特征，同时伴有明显的脾胃症状和精神症状。 积滞以不思乳食，食而不化，脘腹胀满，嗳气酸腐，大便不调为特征		

20. 鹅口疮

辨病	以口腔、舌上满布白屑为主症			
辨证论治	分型	证型要点	治法	选方
	心脾积热	口腔舌面满布白屑，周围焮红较甚，面赤，唇红，烦躁不宁，吮乳多啼，口干或渴，或伴发热，大便干结，小便黄赤，舌质红，苔黄厚，脉滑数，指纹紫滞	清心泻脾	清热泻脾散加减
	虚火上浮	口腔舌上白屑稀散，周围焮红不甚，形体怯弱，颧红盗汗，手足心热，可伴低热，虚烦不安，舌质嫩红，苔少，脉细数，指纹淡紫	滋阴降火	知柏地黄丸加减
鉴别诊断	口疮和鹅口疮	白喉与鹅口疮		
	口疮为口舌黏膜上出现黄白色溃疡，周围红赤，不能拭去，拭去后出血，局部灼热疼痛。 鹅口疮多发生于新生儿或久病体弱儿，口腔及舌上布满白屑，周围有红晕，其疼痛、流涎一般较轻	白喉是由白喉杆菌引起的急性传染病。咽、扁桃体甚则鼻腔、喉部可见灰白色的假膜，坚韧，不易擦去，若强力剥离则易出血。多伴有发热、咽痛、进行性喉梗阻、呼吸困难、疲乏等全身症状，病情较重。 鹅口疮多发生于新生儿或久病体弱儿，口腔及舌上布满白屑，可融合成片，严重者向咽喉等处蔓延，不具有传染性		

21. 水痘

辨病	以发热、皮疹为主症，且丘疹，疱疹，结痂等多种疹形同时存在，呈向心性分布				
辨证论治	分型		证型要点	治法	选方
	常证	邪伤肺卫证	发热轻微，或无热，鼻塞流涕，咳嗽，起病后1～2天出皮疹，疹色红润，疱浆清亮，根盘红晕，皮疹瘙痒，分布稀疏，此起彼伏，以躯干为多，舌苔薄白，脉浮数或指纹淡紫	疏风清热，利湿解毒	银翘散加减
		邪炽气营证	壮热不退，烦躁不安，口渴欲饮，面红目赤，皮疹分布较密，疹色紫暗，疱浆浑浊，大便干结，小便短黄，舌红或绛，苔黄糙而干，脉数有力	清气凉营，解毒化湿	清胃解毒汤加减
	变证（助理不考）	邪陷心肝证	高热不退，头痛呕吐，烦躁不安，或昏迷抽搐，疱稠液浊，疹色紫暗，舌质红绛，舌苔黄厚，脉数有力	清热解毒，镇惊息风	清瘟败毒饮加减
		邪毒闭肺证	高热不退，咳嗽气急，喘促鼻扇，喉间痰鸣，张口抬肩，口唇青紫，皮疹稠密，疹色紫暗，口渴喜饮，舌质红，苔黄腻，脉滑数，指纹紫滞	清热解毒，开肺化痰	麻杏石甘汤加减
鉴别诊断	水痘与脓疱疮		水痘与手足口病		
	脓疱疮好发于炎热夏季，一般无发热等全身症状，皮疹多见于头面部及肢体暴露部位，病初为疱疹，很快成为脓疱，疱液浑浊，经搔抓脓液流溢蔓延而传播。 而水痘因感受水痘时邪所致，好发于冬春季节，以躯干部较多，四肢部位较少，皮疹初为红色斑丘疹，很快变为疱疹，内含水液，皮薄易破，常丘疹，疱疹，结痂等多种疹形同时存在		手足口病由感受手足口病时邪所致，多发生于夏秋季节，以5岁以下小儿多见，口腔黏膜出现散在疱疹，手、足和臀部出现斑丘疹、疱疹，呈离心性分布。 而水痘因感受水痘时邪所致，好发于冬春季节，皮疹以躯干部较多，四肢部位较少，常丘疹，疱疹，结痂等多种疹形同时存在，呈向心性分布		

注意：水痘变证，邪毒闭肺证即水痘合并肺炎喘嗽（热、咳、痰、喘、扇）的症状。

22. 痄腮（助理不考）

辨病	以发热、腮部肿痛为主症				
辨证论治	分型		证型要点	治法	选方
	常证	邪犯少阳证	轻微发热恶寒，一侧或两侧耳下腮部漫肿疼痛，咀嚼不便，或有头痛，咽红，纳少，舌质红，苔薄白或薄黄，脉浮数	疏风清热，散结消肿	柴胡葛根汤加减

辨证论治	常证	热毒蕴结证	高热，一侧或两侧耳下腮部肿胀疼痛，坚硬拒按，张口咀嚼困难，或有烦躁不安，口渴欲饮，头痛，咽红肿痛，颌下肿块胀痛，纳少，大0便秘结，尿少而黄，舌质红，舌苔黄，脉滑数	清热解毒，软坚散结	普济消毒饮加减
	变证	邪陷心肝证	高热，耳下腮部肿痛，坚硬拒按，神昏，嗜睡，项强，反复抽搐，头痛，呕吐，舌红，苔黄，脉弦数	清热解毒，息风开窍	清瘟败毒饮加减
		毒窜睾腹证	腮部肿胀消退后，一侧或双侧睾丸肿胀疼痛，或脘腹、少腹疼痛，痛时拒按，舌红，苔黄，脉数	清肝泻火，活血止痛	龙胆泻肝汤加减
鉴别诊断	痄腮与发颐				
	发颐，即化脓性腮腺炎，腮腺肿大多为一侧，表皮泛红，疼痛剧烈，拒按，按压腮部可见口腔内腮腺管口有脓液溢出。无传染性，血白细胞总数及中性粒细胞增高。 而痄腮，即流行性腮腺炎，以耳垂为中心的腮部肿痛，常一侧先肿大，2～3天后对侧亦可肿大。腮腺管口红肿。有传染性，血白细胞总数正常或稍降低，淋巴细胞可相对增加				

注意：痄腮变证，邪陷心肝证即痄腮合并脑膜炎；毒窜睾腹证即痄腮合并睾丸炎。

23. 手足口病

辨病	以口腔及手足部发生疱疹为主症，呈离心性分布			
辨证论治	分型	证型要点	治法	选方
	邪犯肺脾	发热轻微，或无发热，或流涕咳嗽、纳差恶心、呕吐泄泻，1～2天后或同时出现口腔内疱疹，破溃后形成小的溃疡，疼痛流涎，不欲进食。随病情进展，手掌、足跖部出现米粒至豌豆大斑丘疹，并迅速转为疱疹，分布稀疏，疹色红润，根盘红晕不著，疱液清亮，舌质红，苔薄黄腻，脉浮数	宣肺解表，清热化湿	甘露消毒丹加减
	湿热蒸盛	身热持续，烦躁口渴，小便黄赤，大便秘结，手、足、口部及四肢、臀部疱疹，痛痒剧烈，甚或拒食，疱疹色泽紫暗，分布稠密，或成簇出现，根盘红晕显著，疱液浑浊，舌质红绛，苔黄厚腻或黄燥，脉滑数	清热凉营，解毒祛湿	清瘟败毒饮加减

鉴别诊断	手足口病与水痘	手足口病与疱疹性咽峡炎
	水痘好发于冬春季节，皮疹以躯干部较多，四肢部位较少，疱疹多呈椭圆形，其长轴与躯体的纵轴垂直。且丘疹，疱疹，结痂等多种疹形常同时存在，呈向心性分布。而手足口病夏秋季节多见，为口腔黏膜出现散在疱疹，手、足和臀部出现斑丘疹、疱疹，呈离心性分布	疱疹性咽峡炎多见于5岁以下小儿，起病较急，常突发高热、流涕、口腔疼痛甚或拒食，体检可见软腭、悬雍垂、舌腭弓、扁桃体、咽后壁等部位出现灰白色小疱疹，1～2天内疱疹破溃形成溃疡，颌下淋巴结可肿大，但很少累及颊黏膜、舌、龈以及口腔以外部位皮肤，可资鉴别

24. 麻疹

辨病	以发热，全身布发红色斑丘疹为主症，早期口腔两颊黏膜出现麻疹黏膜斑				
辨证论治	分型		证型要点	治法	选方
	顺证	邪犯肺卫证（初热期）	发热咳嗽，微恶风寒，喷嚏流涕，咽喉肿痛，两眼红赤，泪水汪汪，畏光羞明，神烦哭闹，纳减口干，小便短少，大便不调。发热第2～3天，口腔两颊黏膜红赤，贴近臼齿处见麻疹黏膜斑，周围红晕。舌质偏红，苔薄白或薄黄，脉浮数	辛凉透表，清宣肺卫	宣毒发表汤加减
		邪入肺胃证（出疹期）	壮热持续，起伏如潮，肤有微汗，烦躁不安，目赤眵多，咳嗽阵作，皮疹布发，疹点由细小稀少而逐渐稠密，疹色先红后暗，皮疹凸起，触之碍手，压之退色，大便干结，小便短少，舌质红赤，苔黄腻，脉数有力	清凉解毒，透疹达邪	清解透表汤加减
		阴津耗伤证收没期）	麻疹出齐，发热渐退，咳嗽减轻，胃纳增加，疹点依起发顺序渐回，皮肤可见糠麸样脱屑，并有色素沉着，舌红少津，苔薄净，脉细无力或细数	养阴益气，清解余邪	沙参麦冬汤加减

辨证论治	逆证	邪毒闭肺证	高热烦躁，咳嗽气促，鼻翼扇动，喉间痰鸣，疹点紫暗或隐没，甚则面色青灰，口唇紫绀，舌质红，苔黄腻，脉数	宣肺开闭，清热解毒	麻杏石甘汤加减
		邪毒攻喉证	咽喉肿痛，声音嘶哑，咳声重浊，声如犬吠，喉间痰鸣，甚则吸气困难，胸高胁陷，面唇紫绀，烦躁不安，舌质红，苔黄腻，脉滑数	清热解毒，利咽消肿	清咽下痰汤加减
		邪陷心肝证	高热不退，烦躁谵妄，皮肤疹点密集成片，色泽紫暗，甚则神昏、抽搐，舌质红绛起刺，苔黄糙，脉数	平肝息风，清营解毒	羚角钩藤汤加减

注意：逆证“邪毒闭肺证”可以理解为麻疹并发肺炎；“邪毒攻喉证”可以理解为麻疹并发喉炎；“邪陷心肝证”理解为麻疹并发脑炎。

根据“麻不厌透”“麻喜清凉”的原则，理解治法“透”和“清凉”的应用。

鉴别诊断：

麻疹与感冒	感冒一般无明显目赤胞肿、畏光羞明、眼泪汪汪等眼部症状，无麻疹黏膜斑
麻疹与风疹	风疹发热1天左右，皮肤出现淡红色斑丘疹，可伴耳后枕部淋巴结肿大。皮疹初起于头面部，迅速向下蔓延，1天内布满躯干和四肢。出疹2~3天后，发热渐退，皮疹逐渐隐没，皮疹消退后，可有皮肤脱屑，但无色素沉着。无畏光、泪水汪汪和麻疹黏膜斑
麻疹与奶麻	奶麻多见于2岁以下婴幼儿，突然高热，持续3~5天，身热始退或热退稍后即出现玫瑰红色皮疹，以躯干、腰部、臀部为主，面部及肘、膝关节等处较少。全身症状轻微，皮疹出现1~2天后即消退，疹退后无脱屑及色素沉着斑
麻疹与丹痧	丹痧多见于3~15岁儿童，起病急骤，发热数小时到1天内皮肤猩红，伴细小红色丘疹，自颈、胸、腋下、腹股沟处开始，2~3天遍布全身。在出疹时可伴见口周苍白圈、皮肤线状疹，草莓舌等典型症状

25. 丹痧

辨病	以发热，咽喉肿痛，全身布发猩红色皮疹为主症			
辨证论治	分型	证型要点	治法	选方
	邪侵肺卫证	发热骤起，头痛畏寒，肌肤无汗，咽喉红肿疼痛，常影响吞咽，皮肤潮红，痧疹隐隐，舌质红，苔薄白或薄黄，脉浮数有力	辛凉宣透，清热利咽	解肌透痧汤加减
	毒炽气营证	壮热不解，烦躁口渴，咽喉肿痛，伴有糜烂白腐，皮疹密布，色红如丹，甚则色紫如瘀点。疹由颈、胸开始，继而弥漫全身，压之退色，见疹后的1~2天舌苔黄糙、舌质起红刺，3~4天后舌苔剥脱，舌面光红起刺，状如草莓，脉数有力	清气凉营，泻火解毒	凉营清气汤加减
	疹后阴伤证	丹痧布齐后1~2天，身热渐退，咽部糜烂疼痛减轻，或见低热，唇干口燥，或伴有干咳，食欲不振，舌红少津，苔剥脱，脉细数，约2周后可见皮肤脱屑、脱皮	养阴生津，清热润喉	沙参麦冬汤加减

鉴别诊断	丹痧与金黄色葡萄球菌感染	丹痧与皮肤黏膜淋巴结综合征（川崎病）
	金黄色葡萄球菌可产生红疹毒素，引起猩红热样皮疹。其皮疹比猩红热皮疹消退快，而且退疹后无脱皮现象，皮疹消退后全身症状不减轻。咽拭子、血培养可见金黄色葡萄球菌	川崎病也有草莓舌，猩红热样皮疹或多形性红斑皮疹。 两者不同点是川崎病婴儿多见持续性高热1~3周。表现为眼结膜充血，唇红皲裂。手足出现硬性水肿，掌、跖及指趾端潮红，持续10天左右始退，于甲床皮肤交界处出现特征性指、趾端薄片状或膜状脱皮。有时可引起冠状动脉病变，青霉素治疗无效

注意：丹痧相当于西医学“猩红热”。

26. 紫癜

辨病	以皮肤出现瘀点、瘀斑为主症			
辨证论治	分型	证型要点	治法	选方
	风热伤络证	起病较急，全身皮肤紫癜散发，尤以下肢及臀部居多，呈对称分布，色泽鲜红，大小不一，或伴痒感，可有发热、腹痛、关节肿痛、尿血等，舌质红，苔薄黄，脉浮数	疏风清热，凉血安络	银翘散加减
	血热妄行证	起病较急，皮肤出现瘀点瘀斑，色泽鲜红，或伴鼻衄、齿衄、呕血、便血、尿血，血色鲜红或紫红，同时并见心烦、口渴、便秘，或伴腹痛，或有发热，舌红，脉数有力	清热解毒，凉血止血	犀角地黄汤加减
	气不摄血证	发病缓慢，病程迁延，紫癜反复出现，瘀斑、瘀点颜色淡紫，常有鼻衄、齿衄，面色苍黄，神疲乏力，食欲不振，头晕心慌，舌淡苔薄，脉细无力	健脾养心，益气摄血	归脾汤加减
	阴虚火旺证	紫癜时发时止，鼻衄齿衄，血色鲜红，低热盗汗，心烦少寐，大便干燥，小便黄赤，舌光红，苔少，脉细数	滋阴降火，凉血止血	知柏地黄丸加减
鉴别诊断	紫癜与急腹症			
	急腹症：紫癜患者出现严重腹痛者，应警惕合并急腹症的可能。同时儿童期出现急性腹痛者，应注意排除过敏性紫癜的可能，可仔细寻找皮肤紫癜，了解腹部情况，必要时考虑胃肠镜检查			

总结：

（1）中医儿科学变证总结（麻疹称“逆证”）

病名	变证	方剂
肺炎喘嗽	心阳虚衰证	参附龙牡救逆汤加减①
	邪陷厥阴证	羚角钩藤汤合牛黄清心丸加减④
小儿泄泻	气阴两伤证	**人参乌梅汤加减**
	阴竭阳脱证	生脉散合参附龙牡救逆汤加减①
水痘	邪陷心肝证	清瘟败毒饮加减③
	邪毒闭肺证	麻杏石甘汤加减②
痄腮	邪陷心肝证	清瘟败毒饮加减③
	毒窜睾腹证	**龙胆泻肝汤加减**
麻疹	邪毒闭肺证	麻杏石甘汤加减②
	邪毒攻喉证	**清咽下痰汤加减**
	邪陷心肝证	羚角钩藤汤加减④

注意：注意掌握方证异同。

（2）以下病属于传染病范畴：水痘、痄腮、手足口病、麻疹、丹痧。病因病机分析时，统一都是：感受水痘时邪……，感受痄腮时邪……，感受手足口病时邪……，感受麻疹时邪……，感受痧毒疫疠之邪……。

（3）部分方剂药物组成（八）

华盖散	麻杏石甘汤去石膏，变化而来
黄连解毒汤	黄连解毒汤四味，黄芩黄柏栀子备
沙参麦冬汤	沙参麦冬扁豆桑，玉竹花粉甘草襄
清瘟败毒饮	清瘟败毒地连芩，丹石栀甘竹叶寻，犀角玄翘知芍桔，温邪泻毒亦滋阴
普济消毒饮	普济消毒芩连鼠，玄参甘桔兰根侣，升柴马勃连翘陈，薄荷僵蚕为末咀
犀角地黄汤	犀角地黄芍药丹，血升胃热火邪干，斑黄阳毒皆堪治，或益柴芩总伐肝

练一练

中医技能病例分析满分答题技巧视频讲解：关注公众号“胖大海医考”并回复关键字“病例分析”免费领取。

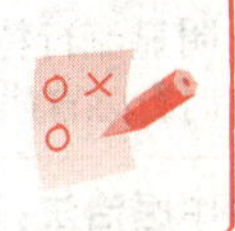

一、中医内科试题

1号题

李某，男，75岁，已婚，工人。2019年3月2日初诊。

患者罹患多种疾病，平时常觉乏力，易感冒，1周前因着凉，出现恶寒，发热，鼻塞，流清涕，咳嗽。在家自服维C银翘片，效果不明显。现症：恶寒，发热，无汗，鼻塞，稍咳，痰白，咳痰无力，气短懒言，神疲乏力，舌淡，苔白，脉浮无力。

请与时行感冒相鉴别。

评分标准	总分20分
中医疾病诊断：感冒	3分
中医证型诊断：虚体感冒-气虚感冒	3分
中医辨病辨证依据（含病因病机分析）： 患者，男，75岁，以恶寒发热，鼻塞流涕为主症，辨病为感冒；老年患者，罹患多种疾病，伴咳痰无力，气短懒言，神疲乏力，舌淡苔白，脉浮无力，辨证为气虚感冒。 患者素体虚弱，外出受凉，气虚卫表不固，风寒乘袭，气虚无力达邪，故发为本病	4分
中医类证鉴别（助理不考）： 普通感冒病情较轻，全身症状不明显，少有传变，仅在气候异常情况下发病率可有升高趋势，临床无明显流行特点。 时行感冒病情较重，发病急，全身症状明显，可发生传变，具有广泛的传染性、流行性	3分
中医治法：益气解表	2分/3分
方剂名称：参苏饮加减	2分
药物组成、剂量及煎服方法： 党参10g　紫苏叶10g　陈皮15g　枳壳10g 前胡10g　半夏6g　葛根10g　木香15g 桔梗15g　生姜10g　炙甘草6g 5剂　水煎服　每日1剂　早晚分2次温服	3分/5分

2号题

宋某，男，45岁，已婚，职员。2018年7月28日初诊。

患者昨晚露宿受寒，出现发热，微恶风，汗少，肢体酸重，咳嗽痰黏，鼻塞流浊涕，头昏重胀痛，胸闷脘痞、泛恶，心烦口渴，大便溏，小便短赤，舌苔黄腻，脉濡数。

请与时行感冒相鉴别。

评分标准	总分20分
中医疾病诊断：感冒	3分
中医证型诊断：常人感冒-暑湿感冒	3分
中医辨病辨证依据（含病因病机分析）： 患者，男，45岁，以发热，恶风为主症，辨病为感冒；患者发热微恶风，肢体酸重，咳嗽痰黏，流浊涕，头昏重胀痛，胸闷脘痞，大便溏，小便短赤，舌苔黄腻，脉濡数，辨证为暑湿感冒。 患者因暑月露宿，感受寒湿之邪，暑湿遏表，湿热困中，表卫不和，肺气不清，故而发为本病	4分

中医类证鉴别（助理不考）： 普通感冒病情较轻，全身症状不明显，少有传变，仅在气候异常情况下发病率可有升高趋势，临床无明显流行特点。 时行感冒病情较重，发病急，全身症状明显，可发生传变，具有广泛的传染性、流行性	3分
中医治法：清暑祛湿解表	2分/3分
方剂名称：新加香薷饮加减	2分
药物组成、剂量及煎服方法： 香薷10g　扁豆花10g　厚朴5g　金银花10g 连翘10g　苍术10g　陈皮10g　姜半夏10g 炙甘草6g 3剂　水煎服　每日1剂　早晚分2次温服	3分/5分

3号题

马某，女，45岁，已婚，教师。2018年4月29日初诊。

患者1周前患感冒，出现发热，恶风，鼻塞，流涕，咳嗽等症。经药物治疗后病情好转，但于3天前咳嗽加剧。现症：咳嗽气促，喉中有痰声，痰质黏厚，咳吐不爽，伴胸胁胀满，咳时引痛，面赤身热，口干而黏，欲饮水，舌质红，苔黄腻，脉滑数。

请与喘证相鉴别。

评分标准	总分20分
中医疾病诊断：咳嗽	3分
中医证型诊断：内伤咳嗽-痰热郁肺证	3分
中医辨病辨证依据（含病因病机分析）： 患者，女，45岁，以咳嗽为主症，辨病为咳嗽；患者咳嗽气促，痰质黏厚，伴面赤身热，口干，舌质红，苔黄腻，脉滑数，辨证为内伤咳嗽之痰热郁肺证。 患者因脏腑功能失调，痰热壅肺，肺失肃降，从而发为本病	4分
中医类证鉴别（助理不考）： 两者均属肺气上逆之病证，临床上常以咳喘并见。 但咳嗽以气逆有声、咳吐痰液为主；喘证以呼吸困难，甚至张口抬肩，鼻翼扇动，不能平卧为临床特征	3分
中医治法：清热肃肺，豁痰止咳	2分/3分
方剂名称：清金化痰汤加减	2分
药物组成、剂量及煎服方法： 黄芩6g　栀子6g　桔梗9g　麦冬10g 浙贝母10g　橘红10g　茯苓10g　桑白皮6g 知母10g　瓜蒌仁10g　甘草6g 3剂　水煎服　每日1剂　早晚分2次温服	3分/5分

4号题

沈某，男，72岁，已婚，工人。2018年12月8日初诊。

患者20年来每逢冬春季，则发咳嗽，咳痰，每年咳嗽持续时间3个多月。3个月前，又见咳嗽，咳痰，在当地医院治疗，症状至今缓解不明显。现症：干咳，咳声短促，痰少黏白，声音嘶哑，口干咽燥，颧红盗汗，日渐消瘦，神疲，舌质红少苔，脉细数。

请与喘证相鉴别。

评分标准	总分20分
中医疾病诊断：咳嗽	3分
中医证型诊断：内伤咳嗽-肺阴亏耗证	3分

中医辨病辨证依据（含病因病机分析）： 患者，男，72岁，以咳嗽为主症，辨病为咳嗽；患者干咳，痰少黏白，伴口干咽燥，颧红盗汗，消瘦神疲，舌红少苔，脉细数，辨证为内伤咳嗽之肺阴亏耗证。 患者因脏腑功能失调，肺阴亏虚，虚热内灼，肺失润降，从而发为本病	4分
中医类证鉴别（助理不考）： 两者均属肺气上逆之病证，临床上常以咳喘并见。 但咳嗽以气逆有声、咳吐痰液为主；喘证以呼吸困难，甚至张口抬肩，鼻翼扇动，不能平卧为临床特征	3分
中医治法：滋阴清热，润肺止咳	2分/3分
方剂名称：沙参麦冬汤加减	2分
药物组成、剂量及煎服方法： 沙参15g　玉竹10g　桑叶10g　天花粉10g 麦冬15g　百合10g　贝母10g　白扁豆10g 地骨皮10g　生甘草6g 5剂　水煎服　每日1剂　早晚分2次温服	3分/5分

5号题

赵某，女，32岁，已婚，农民。2019年6月22日初诊。

患者3天前因外出淋雨，出现发热恶风，鼻塞，流黄涕，咳嗽，自行服用感冒药、止咳化痰药物，症状不减。现症：咳嗽频剧，气粗，痰多黄稠，咳吐不爽，口干，伴恶风，鼻塞，流黄涕，头痛身楚，舌苔薄黄，脉浮滑。

请与喘证相鉴别。

评分标准	总分20分
中医疾病诊断：咳嗽	3分
中医证型诊断：外感咳嗽-风热犯肺证	3分
中医辨病辨证依据（含病因病机分析）： 患者，女，32岁，以咳嗽为主症，辨病为咳嗽；患者咳嗽频剧，气粗，痰多黄稠，口干，伴恶风，流黄涕，舌苔薄黄，脉浮滑，辨证为外感咳嗽之风热犯肺证。 患者因外出淋雨，寒温失宜，风热犯肺，肺失清肃，从而发为本病	4分
中医类证鉴别（助理不考）： 两者均属肺气上逆之病证，临床上常以咳喘并见。 但咳嗽以气逆有声、咳吐痰液为主；喘证以呼吸困难，甚至张口抬肩，鼻翼扇动，不能平卧为临床特征	3分
中医治法：疏风清热，宣肺止咳	2分/3分
方剂名称：桑菊饮加减	2分
药物组成、剂量及煎服方法： 桑叶15g　菊花10g　连翘10g　杏仁10g 浙贝母6g　牛蒡子10g　桔梗6g　芦根15g 甘草3g　薄荷6g 3剂　水煎服　每日1剂　早晚分2次温服	3分/5分

6号题

钱某，男，44岁，已婚，农民。2018年11月19日初诊。

患者幼年起反复出现发作性喉中痰鸣气喘，平素常易感冒，自汗，怕风。1个月前受凉后喉中哮鸣又作，伴咳嗽、呼吸困难，经治已有好转。现症：气短声低，喉中时有轻度哮鸣，痰多质稀，色白，倦怠无力，自汗，怕风，食少便溏，舌质淡，苔白，脉细弱。

请与喘证相鉴别。

评分标准	总分20分
中医疾病诊断：哮病-缓解期	3分
中医证型诊断：肺脾气虚证	3分
中医辨病辨证依据（含病因病机分析）： 患者，男，44岁，幼年起反复发作喉中痰鸣气喘，此次受凉后哮鸣又作，经治疗后好转，仍有气短，喉中轻度哮鸣音等症，辨病为哮病缓解期；患者气短声低，喉中时有轻度哮鸣，痰多质稀，色白，倦怠无力，自汗，怕风，食少便溏，舌质淡，苔白，脉细弱，辨证为肺脾气虚证。 患者起病日久，肺虚不能主气，脾虚健运无权，气不化津，痰饮蕴肺，肺气上逆，从而发为本病	4分
中医类证鉴别（助理不考）： 两者都有呼吸困难，难以平卧的表现，哮必兼喘，但喘未必兼哮。 哮以声响言，喉中哮鸣有声，以宿痰伏肺为"夙根"，是一种反复发作的独立疾病，难以除根。 喘以气息言，是指呼吸困难，甚至张口抬肩，摇身撷肚，因肺气不降所致，是多种肺系疾病的一个症状，预后情况视原发病而定	3分
中医治法：健脾益气，补土生金	2分/3分
方剂名称：六君子汤加减	2分
药物组成、剂量及煎服方法： 黄芪15g　防风15g　白术20g　山药15g 党参20g　茯苓10g　法半夏10g　陈皮15g 薏苡仁10g　炙甘草6g 5剂　水煎服　每日1剂　早晚分2次温服	3分/5分

7号题

王某，男，58岁，已婚，干部。2018年11月10日初诊。

患者有哮喘病史20年。3天前因受寒痰鸣气喘又作。现症：喉中哮鸣有声，胸膈烦闷，呼吸急促，喘咳气逆，咳痰不爽，痰黏色黄，烦躁，口干欲饮，大便偏干，发热，恶寒，无汗，身痛。舌边尖红，苔白腻微黄，脉弦紧。

请与喘证相鉴别。

评分标准	总分20分
中医疾病诊断：哮病-发作期	3分
中医证型诊断：寒包热哮证	3分
中医辨病辨证依据（含病因病机分析）： 患者有哮喘病史20年，3天前受凉再次发作，以喉中哮鸣有声为主症，诊断为哮病发作期；患者喉中哮鸣有声，胸膈烦闷，呼吸急促，喘咳气逆，咳痰不爽，痰黏色黄，烦躁，口干欲饮，大便偏干，发热，恶寒，无汗，身痛，舌边尖红，苔白腻微黄，脉弦紧，辨证为寒包热哮证。 患者哮病日久，痰热伏肺，复感风寒，客寒包火，肺失宣降，从而发为本病	4分
中医类证鉴别（助理不考）： 两者都有呼吸困难，难以平卧的表现，哮必兼喘，但喘未必兼哮。 哮以声响言，喉中哮鸣有声，以宿痰伏肺为"夙根"，是一种反复发作的独立疾病，难以除根。 喘以气息言，是指呼吸困难，甚至张口抬肩，摇身撷肚，因肺气不降所致，是多种肺系疾病的一个症状，预后情况视原发病而定	3分
中医治法：解表散寒，清化痰热	2分/3分
方剂名称：小青龙加石膏汤加减	2分
药物组成、剂量及煎服方法： 桂枝15g　麻黄9g　干姜15g　细辛3g 白芍15g　法半夏10g　五味子10g　杏仁10g 大枣15g　甘草6g　生石膏20g（先煎） 5剂　水煎服　每日1剂　早晚分2次温服	3分/5分

8号题

方某，男，68岁，已婚，退休。2019年11月12日初诊。

患者平素体虚，近2年来出现胸部膨满，气短喘息。1天前因劳累后症状加重，伴咳嗽痰多，色白黏腻，怕风，自汗出，食欲减退，倦怠乏力。舌暗，苔白腻，脉滑。

请与喘证相鉴别。

评分标准	总分20分
中医疾病诊断： 肺胀	3分
中医证型诊断： 痰浊壅肺证	3分
中医辨病辨证依据（含病因病机分析）： 患者，男，68岁，以胸部膨满、气短喘息为主症，辨病为肺胀；患者胸部膨满，气短喘息，咳嗽痰多，色白黏腻，怕风自汗，纳少乏力，舌暗，苔白腻，脉滑，辨证为痰浊壅肺证。 患者因肺虚脾弱，痰浊内蕴，肺失宣降，从而发为本病	4分
中医类证鉴别（助理不考）： 两者均以咳而上气，喘满为主症。 肺胀是多种慢性肺系疾病日久积渐而成，除喘咳外，尚有胸部膨满，心悸，唇甲紫绀、腹胀肢肿等症。 喘是多种急慢性疾病的一个症状，以呼吸气促困难为主要表现。 肺胀可以隶属于喘证范畴，喘病经久不愈又可发展为肺胀	3分
中医治法： 化痰降气，健脾益肺	2分/3分
方剂名称： 苏子降气汤合三子养亲汤加减	2分
药物组成、剂量及煎服方法： 法半夏15g 当归18g 茯苓15g 紫苏子12g 莱菔子12g 白芥子9g 黄芪15g 前胡12g 桔梗12g 陈皮12g 厚朴9g 炙甘草6g 3剂 水煎服 每日1剂 早晚分服	3分/5分

9号题

康某，女，19岁，未婚，学生。2018年8月9日初诊。

患者3天前受凉后，出现恶寒、发热、咳嗽，1天前出现气喘。现症：喘息咳逆，呼吸急促，胸部胀闷，痰多稀薄色白，恶寒，发热，头痛，无汗，口不渴，舌淡，苔薄白而滑，脉浮紧。

请与哮病相鉴别。

评分标准	总分20分
中医疾病诊断： 喘证	3分
中医证型诊断： 实喘-风寒壅肺证	3分
中医辨病辨证依据（含病因病机分析）： 患者，女，19岁，以气喘为主症，诊断为喘证；患者喘息咳逆，呼吸急促，胸部胀闷，痰稀薄色白，恶寒发热，头痛无汗，舌淡，苔薄白而滑，脉浮紧，辨证为实喘之风寒壅肺证。 患者因受凉后，风寒上受，内舍于肺，邪实气壅，肺气不宣，从而发为本病	4分
中医类证鉴别（助理不考）： 两者都有呼吸困难，难以平卧的表现，哮必兼喘，但喘未必兼哮。 哮以声响言，喉中哮鸣有声，以宿痰伏肺为“夙根”，是一种反复发作的独立疾病，难以除根。 喘以气息言，是指呼吸困难，甚至张口抬肩，摇身撷肚，因肺气不降所致，是多种肺系疾病的一个症状，预后情况视原发病而定	3分
中医治法： 宣肺散寒	2分/3分
方剂名称： 麻黄汤合华盖散加减	2分

药物组成、剂量及煎服方法： 麻黄9g　杏仁15g　桂枝10g　紫苏子10g 法半夏15g　陈皮10g　紫菀15g　白前10g 炙甘草6g 3剂　水煎服　日1剂　早晚分服	3分/5分

10号题

朱某，男，37岁，已婚，干部。2018年7月21日初诊。

患者咳嗽1个月，在某院诊断为肺结核。现症：患者呛咳气急，痰少质黏，时时咯血，血色鲜红，午后骨蒸潮热，五心烦热，急躁易怒，夜寐盗汗，口渴，心烦失眠，舌干而红，苔薄黄而剥，脉细数。

请与肺痿相鉴别。

评分标准	总分20分
中医疾病诊断：肺痨	3分
中医证型诊断：虚火灼肺证	3分
中医辨病辨证依据（含病因病机分析）： 患者，男，37岁，以咳嗽，咯血，潮热，盗汗为主症，四诊合参，诊断为肺痨；患者呛咳气急，痰少质黏，时时咯血，血色鲜红，午后骨蒸潮热，五心烦热，急躁易怒，夜寐盗汗，口渴，心烦失眠，舌干而红，苔薄黄而剥，脉细数，辨证为虚火灼肺证。 患者因感受痨虫，肺肾阴伤，水亏火旺，燥热内灼，络损血溢，而引发本病	4分
中医类证鉴别（助理不考）： 两者病位都在肺，都属于慢性虚损性疾患。 肺痨由感受痨虫而起，以咳嗽，咯血，潮热，盗汗为主症；而肺痿是肺部多种慢性疾患后期转归而成，以咳吐浊唾涎沫为主症。 若肺痨晚期出现干咳，咳吐涎沫等症者，即已转成肺痿，但必须明确两者因果轻重的不同	3分
中医治法：滋阴降火	2分/3分
方剂名称：百合固金汤合秦艽鳖甲散加减	2分
药物组成、剂量及煎服方法： 百合10g　生地黄15g　熟地黄10g　川贝母10g 芍药10g　玄参15g　百部15g　秦艽10g 玉竹10g　白及10g　麦冬15g　丹皮10g 五味子10g　鳖甲30g（先煎） 3剂　水煎服　每日1剂　早晚分服	3分/5分

11号题

龚某，男，43岁，已婚，商人。2018年6月7日初诊。

患者平素嗜食肥甘厚味，常饮烈酒，2周前与朋友饮酒后出现心悸阵作。现症：心悸时发时止，受惊易作，胸闷烦躁，失眠多梦，口干苦，大便秘结，小便短赤，舌红，苔黄腻，脉弦滑。

请与奔豚相鉴别。

评分标准	总分20分
中医疾病诊断：心悸	3分
中医证型诊断：痰火扰心证	3分
中医辨病辨证依据（含病因病机分析）： 患者，男，43岁，以心悸阵作为主症，诊断为心悸；患者心悸时发时止，受惊易作，胸闷烦躁，失眠多梦，口干苦，大便秘结，小便短赤，舌红，苔黄腻，脉弦滑，辨证为痰火扰心证。 患者因饮食不节，痰浊停聚，郁久化火，痰火扰心，心神不安，从而发为本病	4分
中医类证鉴别（助理不考）： 奔豚发作之时，亦觉心胸躁动不安。 心悸为心中剧烈跳动，发自于心；奔豚乃上下冲逆，发自少腹	3分

中医治法：清热化痰，宁心安神	2分/3分
方剂名称：黄连温胆汤加减	2分
药物组成、剂量及煎服方法： 黄连6g　竹茹12g　枳实10g　全瓜蒌10g 法半夏10g　陈皮15g　茯苓10g　生龙骨10g（先煎） 生牡蛎10g（先煎）　生姜10g　炙甘草6g 3剂　水煎服　每日1剂　早晚分服	3分/5分

12号题

蔡某，女，57岁，女，已婚，退休工人。2018年9月23日初诊。

患者平素胆小怕事，近2年来常反复出现心中悸动不安，常因受惊而起，近1个月来上述症状加重。现症：心悸不宁，善惊易恐，坐卧不安，常失眠多梦，有时寐而易醒，恶闻声响，食少纳呆，苔薄白，脉细弦。

请与奔豚相鉴别。

评分标准	总分20分
中医疾病诊断：心悸	3分
中医证型诊断：心虚胆怯证	3分
中医辨病辨证依据（含病因病机分析）： 患者，女，57岁，以心悸不宁为主症，诊断为心悸；患者平素胆小怕事，心悸，善惊易恐，坐卧不安，失眠多梦，有时寐而易醒，恶闻声响，食少纳呆，苔薄白，脉细弦，辨证为心虚胆怯证。 患者因平素气血亏损，心虚胆怯，心神失养，神摇不安，从而发为本病	4分
中医类证鉴别（助理不考）： 奔豚发作之时，亦觉心胸躁动不安。 心悸为心中剧烈跳动，发自于心；奔豚乃上下冲逆，发自少腹	3分
中医治法：镇惊定志，养心安神	2分/3分
方剂名称：安神定志丸加减	2分
药物组成、剂量及煎服方法： 人参15g　茯神30g　茯苓15g　远志20g 石菖蒲15g　龙齿15g　酸枣仁15g　山药15g 生地黄15g　山茱萸15g　甘草6g 5剂　水煎服　每日1剂　早晚分服	3分/5分

13号题

唐某，女，65岁，已婚，退休。2019年9月16日初诊。

患者反复咳嗽、咳痰、气喘3年，并逐渐出现胸部膨满，2天前因天气变化病情加重。现症：咳喘不得卧，气短，咳泡沫状痰，胸部膨满，口干不欲饮，面色青暗，周身酸楚，头痛，恶寒，无汗，舌暗淡，苔白滑，脉浮紧。

请与哮病相鉴别。

评分标准	总分20分
中医疾病诊断：肺胀	3分
中医证型诊断：外寒里饮证	3分
中医辨病辨证依据（含病因病机分析）： 患者，女，65岁，以胸部膨满、咳嗽咳痰、气喘为主症，辨病为肺胀；患者咳喘不得卧，气短，咳泡沫状痰，胸部膨满，口干不欲饮，面色青暗，周身酸楚，头痛，恶寒，无汗，舌暗淡，苔白滑，脉浮紧，辨证为外寒里饮证。 患者因寒邪束表，痰饮阻遏，气机壅滞，肺气上逆，从而发为本病	4分

中医类证鉴别（助理不考）： 两者均以咳而上气，喘满为主症。 肺胀是多种慢性肺系疾病日久积渐而成，除喘咳外，尚有胸部膨满，心悸，唇甲紫绀、腹胀肢肿等症。 哮病是呈反复发作性疾病，以喉中哮鸣有声为特征。 哮病经久不愈又可发展为肺胀	3分
中医治法：温肺散寒，化痰降逆	2分/3分
方剂名称：小青龙汤加减	2分
药物组成、剂量及煎服方法： 桂枝15g　麻黄9g　干姜15g　细辛3g 白芍15g　法半夏10g　五味子10g　杏仁10g 大枣15g　甘草6g 3剂　水煎服　每日1剂　早晚分服	3分/5分

14号题

吴某，女，54岁，已婚，干部。2019年4月19日初诊。

患者胸痛反复发作3年，多因气候骤冷或骤感风寒而发病或加重。现症：猝然心痛如绞，心痛彻背，喘不得卧，伴形寒，手足不温，冷汗自出，胸闷气短，心悸，面色苍白，苔薄白，脉沉细。

请与胃脘痛相鉴别。

评分标准	总分20分
中医疾病诊断：胸痹	3分
中医证型诊断：寒凝心脉证	3分
中医辨病辨证依据（含病因病机分析）： 患者，女，54岁，胸痛反复发作3年，再发加重为主症，辨病为胸痹；患者病情常因感寒而诱发或加重，见猝然心痛如绞，心痛彻背，喘不得卧，伴形寒，手足不温，冷汗自出，胸闷气短，心悸，面色苍白，苔薄白，脉沉细，辨证为寒凝心脉证。 患者因素体阳虚，阴寒凝滞，心脉痹阻，心阳不振，从而发为本病	4分
中医类证鉴别（助理不考）： 心在胃上，胃在心下，其部位相近。胸痹之不典型者，其疼痛可在胃脘部，易于混淆。 但胸痹以闷痛为主，为时短暂，虽与饮食有关，但休息、服药常可缓解。 而胃脘痛与饮食有关，以胀痛为主，局部有压痛，持续时间较长，常伴有泛酸、嘈杂、嗳气、呃逆等胃部症状	3分
中医治法：辛温散寒，宣通心阳	2分/3分
方剂名称：枳实薤白桂枝汤合当归四逆汤加减	2分
药物组成、剂量及煎服方法： 枳实12g　厚朴12g　薤白10g　桂枝10g 瓜蒌12g　当归15g　白芍10g　细辛3g 通草10g　炙甘草6g 5剂　水煎服　每日1剂　早晚分服	3分/5分

15号题

郑某，男，66岁，已婚，农民。2019年5月5日初诊。

患者吸烟史20年，血脂偏高史3年。半年来经常在劳累或者情绪激动时出现胸骨后疼痛，严重时向颈部或左肩放射，休息可缓解，一般持续5分钟左右。间断服用复方丹参片、麝香保心丸等，症状时轻时重。现症：心胸绞痛，痛有定处，有时可痛引肩背，伴有胸闷，舌质紫暗，有瘀斑，苔薄，脉弦涩。

请与真心痛相鉴别。

评分标准	总分20分
中医疾病诊断：胸痹	3分
中医证型诊断：心血瘀阻证	3分
中医辨病辨证依据（含病因病机分析）： 患者，男，66岁，以间发胸骨后疼痛，此次再发加重心胸绞痛为主症，诊断为胸痹；患者心胸绞痛，痛有定处，有时可痛引肩背，伴有胸闷，舌质紫暗，有瘀斑，苔薄，脉弦涩，辨证为心血瘀阻证。 老年患者，吸烟史20年，加之情志失节，劳倦内伤，导致血行瘀滞，胸阳痹阻，心脉不畅，从而发为本病	4分
中医类证鉴别（助理不考）： 真心痛为胸痹的进一步发展。 症见心痛剧烈，甚则持续不解，伴有汗出、肢冷、面白、唇紫、手足青至节，脉微或结代等危重证候	3分
中医治法：活血化瘀，通脉止痛	2分/3分
方剂名称：血府逐瘀汤加减	2分
药物组成、剂量及煎服方法： 桃仁15g　红花10g　当归10g　生地黄10g 牛膝10g　川芎9g　桔梗9g　赤芍6g 枳壳6g　郁金10g　甘草6g　柴胡15g 3剂　水煎服　每日1剂　早晚分服	3分/5分

16号题

刘某，女，42岁，已婚，公务员。2018年6月25日初诊。

患者工作压力较大，平素急躁易怒，近半年来经常入睡困难，有时甚则彻夜不眠。现症：不寐多梦，性情急躁易怒，伴头晕头胀，耳鸣目赤，口干苦。食欲不佳，便秘溲赤，舌红苔黄，脉弦数。

请与一时性失眠相鉴别。

评分标准	总分20分
中医疾病诊断：不寐	3分
中医证型诊断：肝火扰心证	3分
中医辨病辨证依据（含病因病机分析）： 患者，女，42岁，以不寐多梦为主症，诊断为不寐；患者不寐，性情急躁易怒，伴头晕头胀，耳鸣目赤，口干苦，食欲不佳，便秘溲赤，舌红苔黄，脉弦数，诊断为肝火扰心证。 患者因工作压力大，长期情志失常，致肝郁化火，上扰心神，阳盛阴衰，阴阳失交，从而发为本病	4分
中医类证鉴别（助理不考）： 不寐是指单纯以失眠为主症，表现为持续的、严重的睡眠困难。 若因一时性情志影响或生活环境改变引起的暂时性失眠不属病态	3分
中医治法：疏肝泻火，镇心安神	2分/3分
方剂名称：龙胆泻肝汤加减	2分
药物组成、剂量及煎服方法： 龙胆草6g　黄芩10g　山栀子10g　泽泻12g 木通10g　车前子10g（包煎）　当归10g　生地黄20g 柴胡10g　甘草6g 3剂　水煎服　每日1剂　早晚分服	3分/5分

17号题

宋某，女，51岁，已婚，退休工人。2018年12月30日初诊。

患者近3年常易潮热汗出，口干耳鸣。近半年出现入寐困难，醒后不寐，头晕腰酸。2个月前因家事劳神而失眠加重。现症：心烦不寐，入睡困难，心悸多梦，伴头晕耳鸣，腰膝酸软，潮热盗汗，五心烦热，咽干少津，舌红少苔，脉细数。

请与一时性失眠相鉴别。

评分标准	总分20分
中医疾病诊断：不寐	3分
中医证型诊断：心肾不交证	3分
中医辨病辨证依据（含病因病机分析）： 患者，女，51岁，以心烦不寐为主症，诊断为不寐；患者心烦不寐，入睡困难，心悸多梦，伴头晕耳鸣，腰膝酸软，潮热盗汗，五心烦热，咽干少津，舌红少苔，脉细数，辨证为心肾不交证。 患者因脏腑功能失调，致肾水亏虚，不能上济于心，心火炽盛，不能下交于肾，阳盛阴衰，阴阳失交，从而发为本病	4分
中医类证鉴别（助理不考）： 不寐是指单纯以失眠为主症，表现为持续的、严重的睡眠困难。 若因一时性情志影响或生活环境改变引起的暂时性失眠不属病态	3分
中医治法：滋阴降火，交通心肾	2分/3分
方剂名称：六味地黄丸合交泰丸加减	2分
药物组成、剂量及煎服方法： 熟地黄25g　山药15g　山茱萸15g　牡丹皮10g 泽泻10g　茯苓10g　黄连6g　肉桂10g 地骨皮10g　甘草6g 3剂　水煎服　每日1剂　早晚分服	3分/5分

18号题

黄某，男，23岁，未婚，农民。2018年3月30日初诊。

患者幼时左侧头部曾受外伤，平素头昏头痛，发作性右侧肢体抽搐2年，一直未规范治疗。现症：发作性右侧肢体抽搐，持续5分钟左右，发作间期肢体无明显不适，伴左侧头痛，颜面口唇色暗，舌暗红，苔薄白，脉弦。

请与痉证相鉴别。

评分标准	总分20分
中医疾病诊断：痫病	3分
中医证型诊断：瘀阻脑络证	3分
中医辨病辨证依据（含病因病机分析）： 患者，男，23岁，发作性右侧肢体抽搐为主症，诊断为痫病；患者幼时左侧头部曾受外伤，发作性右侧肢体抽搐，持续5分钟左右，发作间期肢体无明显不适，伴左侧头痛，颜面口唇色暗，舌暗红，苔薄白，脉弦，辨证为瘀阻脑络证。 患者因脑部外伤所致瘀血阻窍，脑络闭塞，脑神失养而风动，从而发为本病	4分
中医类证鉴别（助理不考）： 两者均有四肢抽搐等症状。 但痫病仅见于发作时，兼有口吐涎沫，口中怪叫，醒后如常人。 而痉证多见持续发作，伴有角弓反张，身体强直，经治疗恢复后，或仍有原发病的存在	3分
中医治法：活血化瘀，息风通络	2分/3分
方剂名称：通窍活血汤加减	2分

药物组成、剂量及煎服方法： 赤芍10g　川芎10g　桃仁15g　红枣15g 红花10g　生姜10g　僵蚕6g　全蝎5g 麝香0.1g(绢包，微煎) 5剂　水煎服　每日1剂　早晚分服	3分/5分

19号题

刘某，男，42岁，农民。2019年2月25日初诊。

患者因发作性昏仆抽搐就诊。发作时突然昏仆抽搐，吐涎，发出怪叫声。患者平时急躁易怒，心烦失眠，口苦咽干，咳痰不爽，便秘尿赤，目赤，舌红，苔黄腻，脉弦滑而数。

请与厥证相鉴别。

评分标准	总分20分
中医疾病诊断：痫病	3分
中医证型诊断：痰火扰神证	3分
中医辨病辨证依据(含病因病机分析)： 患者，男，42岁，以发作性昏仆抽搐，口中怪叫为主症，诊断为痫病；患者发作时突然昏仆抽搐，吐涎，发出怪叫声，平时急躁易怒，心烦失眠，口苦咽干，咳痰不爽，便秘尿赤，目赤，舌红，苔黄腻，脉弦滑而数，辨证为痰火扰神证。 患者因先天因素或七情失调，导致痰浊蕴结，气郁化火，痰火内盛，上扰脑神，从而发为本病	4分
中医类证鉴别(助理不考)： 两者均有突然昏倒，不省人事。 但厥证尚有面色苍白，四肢厥冷，或见口噤、握拳，手指拘挛。 而无痫病的口吐涎沫，两目上视，四肢抽搐和口中怪叫等症	3分
中医治法：清热泻火，化痰开窍	2分/3分
方剂名称：龙胆泻肝汤合涤痰汤加减	2分
药物组成、剂量及煎服方法： 龙胆草6g　栀子10g　黄芩10g　柴胡15g 生地黄15g　车前草10g　泽泻10g　木通10g 当归15g　姜半夏10g　胆南星10g　木香10g 石菖蒲10g　茯苓15g　炙甘草6g 5剂　水煎服　每日1剂　早晚分服	3分/5分

20号题

顾某，男，56岁，已婚，大学教授。2018年11月10日初诊。

患者3年来经常胃脘部隐隐作痛，劳累或受凉后加重。现症：胃痛隐隐，喜温喜按，泛吐清水，神疲纳呆，四肢倦怠，手足不温，大便溏薄，舌淡苔白，脉虚弱。

请与腹痛相鉴别。

评分标准	总分20分
中医疾病诊断：胃痛	3分
中医证型诊断：脾胃虚寒证	3分
中医辨病辨证依据(含病因病机分析)： 患者，男，56岁，以胃部隐痛为主症，诊断为胃痛；患者胃部隐痛反复发作3年，劳累或受凉后加重，喜温喜按，泛吐清水，神疲纳呆，四肢倦怠，手足不温，大便溏薄，舌淡苔白，脉虚弱，辨证为脾胃虚寒证。 患者久病，素体脾胃虚寒，失于温养，不荣则痛，从而发为本病	4分

中医类证鉴别（助理不考）： 腹痛是以胃脘以下，耻骨毛际以上整个部位疼痛为主症；胃痛以上腹胃脘近心窝处疼痛为主症。两者疼痛部位不同。 但胃在腹中，与肠相连，因而胃痛可以影响及腹，而腹痛亦可牵连与胃	3分
中医治法：温中健脾，和胃止痛	2分/3分
方剂名称：黄芪建中汤加减	2分
药物组成、剂量及煎服方法： 桂枝10g　芍药20g　黄芪20g　党参20g 白术15g　当归10g　生姜10g　大枣15g 甘草10g　饴糖15g（溶服） 5剂　水煎服　每日1剂　早晚分服	3分/5分

21号题

刘某，男，35岁，已婚，职员。2019年2月10日初诊。

患者因昨日聚餐进食较多，致胃脘胀痛，呕吐不消化食物1次，量少，吐后痛减。现症：胃脘疼痛，胀满拒按，嗳腐吞酸，不思饮食，大便不爽，得矢气后稍舒，舌苔厚腻，脉滑。

请与真心痛相鉴别。

评分标准	总分20分
中医疾病诊断：胃痛	3分
中医证型诊断：饮食伤胃证	3分
中医辨病辨证依据（含病因病机分析）： 患者，男，35岁，以胃脘疼痛为主症，诊断为胃痛；患者因昨日聚餐进食较多，致胃脘胀痛，胀满拒按，嗳腐吞酸，不思饮食，大便不爽，得矢气后稍舒，舌苔厚腻，脉滑，辨证为饮食伤胃证。 患者因暴饮暴食，导致饮食积滞，阻塞胃气，不通则痛，从而发为本病	4分
中医类证鉴别（助理不考）： 两者因病位相近，在临床上容易混淆。 但真心痛多见于老年人，为当胸而痛，多绞痛、闷痛，动则加重，痛引肩臂，常伴心悸气短，汗出肢冷，病情危急。 胃痛见胃脘疼痛，多胀痛、刺痛、隐痛，有胃部病史和反复发作史，一般无放射痛，伴嗳气，泛酸，嘈杂等脾胃证候	3分
中医治法：消食导滞，和胃止痛	2分/3分
方剂名称：保和丸加减	2分
药物组成、剂量及煎服方法： 神曲10g　山楂10g　茯苓15g　姜半夏12g 陈皮15g　连翘10g　莱菔子15g　砂仁10g（后下） 木香15g　延胡索10g　川楝子10g 3剂　水煎服　每日1剂　早晚分服	3分/5分

22号题

乔某，女，21岁，未婚，学生。2018年10月23日初诊。

患者1天前因贪食饮冷后，晚间突然出现呕吐。现症：呕吐频作，呕吐物清稀无臭，伴胸脘满闷，恶寒微热，头身疼痛，舌苔白腻，脉濡缓。

请与噎膈相鉴别。

评分标准	总分20分
中医疾病诊断：呕吐	3分
中医证型诊断：外邪犯胃证	3分
中医辨病辨证依据(含病因病机分析)： 患者，女，21岁，以呕吐频作为主症，诊断为呕吐；患者因贪食饮冷后，出现呕吐频作，呕吐物清稀无臭，伴胸脘满闷，恶寒微热，头身疼痛，舌苔白腻，脉濡缓，辨证为外邪犯胃证。 患者因过食生冷，外邪犯胃，中焦气滞，浊气上逆，从而发为呕吐	4分
中医类证鉴别(助理不考)： 两者皆有呕吐的症状。 噎膈之病，进食哽噎不顺或食不得入，或食入即吐，甚至因噎废食。多内伤所致，病情重，预后欠佳。 而呕吐，进食顺畅，吐无定时，大多病情轻，病程短，预后尚好	3分
中医治法：疏邪解表，化浊和中	2分/3分
方剂名称：藿香正气散加减	2分
药物组成、剂量及煎服方法： 大腹皮10g　白芷10g　紫苏15g　茯苓15g 姜半夏15g　白术15g　陈皮15g　厚朴20g 桔梗20g　炙甘草15g　藿香15g(后下) 3剂　水煎服　每日1剂　早晚分服	3分/5分

23号题

李某，女，54岁，已婚，工人。2019年2月13日初诊。

患者平素喜食生冷之品，胃脘时有不适。近3个月来常因饮食不慎而出现呕吐清水。2天前复因进食瓜果而呕吐又作。现症：呕吐清水痰涎，脘闷不食，头眩心悸，舌苔白腻，脉滑。

请与反胃相鉴别。

评分标准	总分20分
中医疾病诊断：呕吐	3分
中医证型诊断：痰饮中阻证	3分
中医辨病辨证依据(含病因病机分析)： 患者，女，54岁，以呕吐3个月，再发加重2天为主症，辨病为呕吐；患者呕吐为清水痰涎，伴有脘闷不食，头眩心悸，舌苔白，脉滑，故辨证为痰饮中阻证。 患者因素食生冷，导致痰饮内停，中阳不振，胃气上逆，从而发为本病	4分
中医类证鉴别(助理不考)： 两者均属于胃部病变，病机都是胃失和降，气逆于上，都有呕吐的表现。 但反胃属脾胃虚寒，胃中无火，难以腐熟水谷，临床表现为朝食暮吐，暮食朝吐，吐出宿谷不化，吐后舒适。 而呕吐有感受外邪、饮食不节、情志失调和胃虚失和的不同。主要表现为有声有物之呕吐，但吐无定时，或轻或重，吐出物为食物或痰涎清水，呕吐量或多或少	3分
中医治法：温中化饮，和胃降逆	2分/3分
方剂名称：小半夏汤合苓桂术甘汤加减	2分
药物组成、剂量及煎服方法： 姜半夏10g　生姜15g　茯苓15g　白术15g 陈皮15g　桂枝12g　党参20g　炙黄芪15g 甘草6g 3剂　水煎服　每日1剂　早晚分服	3分/5分

24号题

张某，男，32岁，未婚，农民。2019年3月2日初诊。

患者1天前因淋雨受凉而出现小腹疼痛，现症：小腹拘急疼痛，遇寒痛甚，得温痛减，口淡不渴，形寒肢冷，小便清长，大便清稀，舌质淡，苔白腻，脉沉紧。

请与胃痛相鉴别。

评分标准	总分20分
中医疾病诊断：腹痛	3分
中医证型诊断：寒邪内阻证	3分
中医辨病辨证依据（含病因病机分析）： 患者，男，32岁，以小腹疼痛1天为主症，诊断为腹痛；小腹拘急疼痛，遇寒痛甚，得温痛减，口淡不渴，形寒肢冷，小便清长，大便清稀，舌质淡，苔白腻，脉沉紧，辨证为寒邪内阻证。 患者淋雨受凉，导致寒邪凝滞，中阳被遏，脉络痹阻，从而发为腹痛	4分
中医类证鉴别（助理不考）： 腹痛是以胃脘以下，耻骨毛际以上整个部位疼痛为主症；胃痛以上腹胃脘近心窝处疼痛为主症。两者疼痛部位不同。 但胃在腹中，与肠相连，因而胃痛可以影响及腹，而腹痛亦可牵连与胃	3分
中医治法：散寒温里，理气止痛	2分/3分
方剂名称：良附丸合正气天香散加减	2分
药物组成、剂量及煎服方法： 高良姜15g　干姜20g　陈皮20g　香附15g 乌药10g　苏叶10g　川楝子10g　白芍10g 桂枝10g　炙甘草6g 3剂　水煎服　每日1剂　早晚分服	3分/5分

25号题

李某，女，65岁，已婚，农民。2019年4月1日初诊。

患者15年前曾行腹部手术，术后5年开始反复出现下腹部疼痛，近半年加重。现症：下腹部疼痛较剧，痛如针刺，痛处固定，经久不愈，舌质紫暗。

请与胃痛相鉴别。

评分标准	总分20分
中医疾病诊断：腹痛	3分
中医证型诊断：瘀血内停证	3分
中医辨病辨证依据（含病因病机分析）： 患者，女，65岁，以下腹部疼痛10年，再发加重半年为主症，辨病为腹痛；患者下腹部疼痛较剧，痛如针刺，痛处固定，经久不愈，舌质紫暗，辨证为瘀血内停证。 患者因行腹部手术，而致瘀血内停，气机阻滞，脉络不通，不通则痛，从而发为本病	4分
中医类证鉴别（助理不考）： 腹痛是以胃脘以下，耻骨毛际以上整个部位疼痛为主症；胃痛以上腹胃脘近心窝处疼痛为主症。两者疼痛部位不同。 但胃在腹中，与肠相连，因而胃痛可以影响及腹，而腹痛亦可牵连与胃	3分
中医治法：活血化瘀，和络止痛	2分/3分
方剂名称：少腹逐瘀汤加减	2分
药物组成、剂量及煎服方法： 桃仁10g　红花10g　小茴香15g　牛膝10g 川芎15g　当归15g　延胡索6g　肉桂6g 赤芍10g　蒲黄10g　五灵脂6g（包煎） 5剂　水煎服　每日1剂　早晚分服	3分/5分

26号题

陈某，女，58岁，已婚，工人。2018年11月4日初诊。

患者2年前因饮食不当而腹泻，呕吐，发热，经治症缓。但此后大便失调，时溏时泻，食后脘闷不舒，神疲倦怠，稍进油腻食物或饮食不慎，则大便次数明显增加，饮食减少，面色萎黄，舌质淡，苔白，脉细弱。

请与痢疾相鉴别。

评分标准	总分20分
中医疾病诊断：泄泻	3分
中医证型诊断：脾胃虚弱证	3分
中医辨病辨证依据（含病因病机分析）： 患者，女，58岁，以慢性腹泻2年为主症，辨病为泄泻；患者大便失调，时溏时泻，食后脘闷不舒，神疲倦怠，饮食不慎则大便次数明显增加，饮食减少，面色萎黄，舌质淡，苔白，脉细弱，辨证为脾胃虚弱证。 患者因饮食不节，久病而致脾虚失运，清浊不分，从而发为泄泻	4分
中医类证鉴别（助理不考）： 两者均为大便次数增多，粪质稀薄。 泄泻以大便次数增加，粪质稀溏，甚则如水样，或完谷不化为主症，大便不带脓血，也无里急后重。 痢疾则以腹痛、里急后重、便下赤白脓血为特征	3分
中医治法：健脾益气，化湿止泻	2分/3分
方剂名称：参苓白术散加减	2分
药物组成、剂量及煎服方法： 党参15g 茯苓15g 白术20g 白扁豆15g 陈皮15g 山药20g 芡实10g 砂仁10g（后下） 薏苡仁10g 桔梗10g 大枣15g 莲子肉15g 炙甘草6g 5剂 水煎服 每日1剂 早晚分服	3分/5分

27号题

闫某，男，46岁，干部。2018年7月20日初诊。

患者大便稀溏1年余，病情时轻时重，每因抑郁恼怒而加重。现症：泄泻，腹部攻窜作痛，大便稀溏，每日3次，伴见体倦乏力，胸胁胀闷，嗳气食少，脘腹胀满，舌淡红，苔薄白，脉弦。

请与霍乱相鉴别。

评分标准	总分20分
中医疾病诊断：泄泻	3分
中医证型诊断：肝气乘脾证	3分
中医辨病辨证依据（含病因病机分析）： 患者，男，46岁，以大便稀溏1年余为主症，辨病为泄泻；患者泄泻，腹部窜痛，大便稀溏，每因抑郁恼怒而加重，伴见体倦乏力，胸胁胀闷，嗳气食少，脘腹胀满，舌淡红，苔薄白，脉弦，辨证为肝气乘脾证。 患者因情志失调，致肝气不疏，横逆犯脾，脾失健运，从而发为泄泻	4分
中医类证鉴别（助理不考）： 两者均有大便稀溏，便次增多。 霍乱来势急骤，变化迅速，病情凶险，吐泻交作，有挥霍撩乱之势，常见腹中绞痛，转筋，面色苍白，目眶凹陷，汗出肢冷等津竭阳衰之危象。 而泄泻以大便稀溏，次数增多为特征，无剧烈呕吐，传变较少，预后好	3分

中医治法：抑肝扶脾	2分/3分
方剂名称：痛泻要方加减	2分
药物组成、剂量及煎服方法： 陈皮15g 白术20g 白芍15g 防风10g 柴胡15g 木香10g 香附10g 党参15g 黄芪15g 山药20g 甘草10g 3剂 水煎服 每日1剂 早晚分服	3分/5分

28号题

周某，女，54岁，已婚，工人。2019年3月15日初诊。

患者1年前因饮食不慎而出现发热腹痛，泻下脓血便，当时未及时诊治，后虽经治疗症状有所缓解，但仍时有反复。现症：痢下赤白，日久不愈，脓血黏稠，伴有脐下灼痛，食少，心烦口干，至夜转剧，舌红绛少津，苔花剥，脉细数。

请与泄泻相鉴别。

评分标准	总分20分
中医疾病诊断：痢疾	3分
中医证型诊断：阴虚痢	3分
中医辨病辨证依据（含病因病机分析）： 患者，女，54岁，以腹痛、痢下赤白为主症，辨病为痢疾；患者痢下赤白，日久不愈，脓血黏稠，伴有脐下灼痛，食少，心烦口干，至夜转剧，舌红绛少津，苔花剥，脉细数，辨证为阴虚痢。 患者因1年前痢疾失治，久病致阴虚湿热，气血壅滞，肠络受损，从而发为本病	4分
中医类证鉴别（助理不考）： 两者均为大便次数增多，粪质稀薄。 泄泻以大便次数增加，粪质稀溏，甚则如水样，或完谷不化为主症，大便不带脓血，也无里急后重。 痢疾则以腹痛、里急后重、便下赤白脓血为特征	3分
中医治法：养阴和营，清肠化湿	2分/3分
方剂名称：驻车丸加减	2分
药物组成、剂量及煎服方法： 黄连10g 当归15g 阿胶15g（烊化） 白芍15g 甘草10g 干姜10g 沙参15g 石斛20g 地榆15g 槐花10g 5剂 水煎服 每日1剂 早晚分服	3分/5分

29号题

黎某，男，9岁，未婚，学生。2019年3月15日初诊。

患者1天前因食用不洁食物后，突发腹痛，痢下脓血。现症：腹痛剧烈，痢下鲜紫脓血，后重感明显。伴有壮热，头痛烦躁，恶心呕吐，舌质红绛，舌苔黄燥，脉滑数。

请与泄泻相鉴别。

评分标准	总分20分
中医疾病诊断：痢疾	3分
中医证型诊断：疫毒痢	3分
中医辨病辨证依据（含病因病机分析）： 患者，男，9岁，以突发腹痛，痢下脓血，里急后重1天为主症，辨病为痢疾；患者腹痛剧烈，痢下鲜紫脓血，后重感明显，伴有壮热，头痛烦躁，恶心呕吐，舌质红绛，舌苔黄燥，脉滑数，辨证为疫毒痢。 患者因饮食不洁，致疫邪热毒，壅盛肠道，燔灼气血，脂络受伤，从而发为本病	4分

中医类证鉴别(助理不考): 两者均为大便次数增多，粪质稀薄。 泄泻以大便次数增加，粪质稀溏，甚则如水样，或完谷不化为主症，大便不带脓血，也无里急后重。 痢疾则以腹痛、里急后重、便下赤白脓血为特征	3分
中医治法：清热解毒，凉血除积	2分/3分
方剂名称：白头翁汤加减	2分
药物组成、剂量及煎服方法： 白头翁15g　黄连6g　黄柏12g　秦皮12g 金银花15g　牡丹皮15g　地榆15g　白芍10g 黄芩10g　甘草10g 3剂　水煎服　每日1剂　早晚分服	3分/5分

30号题

王某，男，68岁，已婚，退休。2019年5月8日初诊。

患者大便难解6年，常服用大黄、番泻叶等通便药。近2个月来大便困难加重，虽有便意，但排便困难，粪质并不干硬，用力努挣则汗出短气，便后乏力，面白神疲，肢倦懒言，舌淡苔白，脉弱。

请与肠结相鉴别。

评分标准	总分20分
中医疾病诊断：便秘	3分
中医证型诊断：气虚秘	3分
中医辨病辨证依据(含病因病机分析)： 患者，男，68岁，以大便困难6年，再发加重2个月为主症，辨病为便秘；患者大便困难加重，虽有便意，但排便困难，粪质并不干硬，用力努挣则汗出短气，便后乏力，面白神疲，肢倦懒言，舌淡苔白，脉弱，辨证为气虚秘。 患者年老体虚，长期服用泻药，导致脾肺气虚，传送无力，大肠传导失常，糟粕内停，从而发为本病	4分
中医类证鉴别(助理不考): 两者皆为大便秘结不通。 但肠结多为急病，因大肠通降受阻所致，表现为腹部疼痛拒按，大便完全不通，且无矢气和肠鸣音，严重者可吐出粪便。 便秘多为慢性久病，因大肠传导失常所致，表现为腹部胀满，大便干结艰行，可有矢气和肠鸣音，或有恶心欲吐，食纳减少	3分
中医治法：益气润肠	2分/3分
方剂名称：黄芪汤加减	2分
药物组成、剂量及煎服方法： 黄芪15g　火麻仁15g　当归15g　党参20g 白术20g　陈皮15g　桔梗10g　瓜蒌仁10g 炙甘草6g 5剂　水煎服　每日1剂　早晚分服	3分/5分

31号题

龚某，女，46岁，已婚，工程师。2014年12月2日初诊。

患者平素嗜食冷饮，近3个月来出现大便艰涩难解，2~3日一行，便前腹痛拘急，胀满拒按，伴有手足不温，呃逆呕吐，舌苔白腻，脉弦紧。

请与肠结相鉴别。

评分标准	总分20分
中医疾病诊断：便秘	3分

中医证型诊断：冷秘	3分
中医辨病辨证依据（含病因病机分析）： 患者，女，46岁，以大便艰涩难解3个月为主症，诊断为便秘；患者大便艰涩难解，2～3日一行，便前腹痛拘急，胀满拒按，伴有手足不温，呃逆呕吐，舌苔白腻，脉弦紧，辨证为冷秘。 患者因嗜食冷饮，导致阴寒内盛，凝滞胃肠，气机不畅，糟粕内停，从而发为本病	4分
中医类证鉴别（助理不考）： 两者皆为大便秘结不通。 但肠结多为急病，因大肠通降受阻所致，表现为腹部疼痛拒按，大便完全不通，且无矢气和肠鸣音，严重者可吐出粪便。 便秘多为慢性久病，因大肠传导失常所致，表现为腹部胀满，大便干结艰行，可有矢气和肠鸣音，或有恶心欲吐，食纳减少	3分
中医治法：温里散寒，通便止痛	2分/3分
方剂名称：温脾汤加减	2分
药物组成、剂量及煎服方法： 当归15g　干姜15g　附子10g（先煎）　党参15g 甘草10g　芒硝6g（溶服）　大黄15g（后下）　乌药10g 肉苁蓉10g 3剂　水煎服　每日1剂　早晚分服	3分/5分

32号题

徐某，男，48岁，已婚，职员。2019年5月15日初诊。

患者4年前患乙型病毒性肝炎，迁延不愈。4年来右胁肋区隐隐作痛，遇劳加重，口干咽燥，心中烦热，头晕目眩，舌红少苔，脉细弦而数。

请与胃脘痛相鉴别。

评分标准	总分20分
中医疾病诊断：胁痛	3分
中医证型诊断：肝络失养证	3分
中医辨病辨证依据（含病因病机分析）： 患者，男，48岁，以右胁肋区隐痛4年为主症，辨病为胁痛；患者右胁肋区隐隐作痛，遇劳加重，口干咽燥，心中烦热，头晕目眩，舌红少苔，脉细弦而数，辨证为肝络失养证。 患者因4年前患乙型病毒性肝炎，迁延不愈，致肝肾阴亏，精血耗伤，肝络失养，不荣则痛，从而发为本病	4分
中医类证鉴别（助理不考）： 胁痛与胃脘痛的病证中皆有肝郁的病机。 胃脘痛：病位在胃脘，兼有嗳气频作、吞酸嘈杂等胃失和降的症状。 胁痛：病位在胁肋部，伴有目眩、口苦、胸闷、喜太息的症状	3分
中医治法：养阴柔肝	2分/3分
方剂名称：一贯煎加减	2分
药物组成、剂量及煎服方法： 北沙参10g　麦冬10g　当归15g　生地黄20g 枸杞子15g　川楝子6g　延胡索10g　白芍15g 黄精10g　炙甘草6g 3剂　水煎服　每日1剂　早晚分服	3分/5分

33号题

苏某，女，45岁，已婚，工人。2019年4月6日初诊。

患者近3年来反复发作右胁肋部疼痛，多与进食油腻有关，2天前吃火锅后右胁肋部胀痛又作。现症：右胁肋灼热疼痛，痛引右侧肩背，甚则恶心呕吐，胸闷纳呆，口苦口黏，小便黄赤，大便不爽，舌质红，苔黄腻，脉弦滑数。

请与胸痛相鉴别。

评分标准	总分20分
中医疾病诊断：胁痛	3分
中医证型诊断：肝胆湿热证	3分
中医辨病辨证依据（含病因病机分析）： 患者，女，45岁，以右胁肋部疼痛反复发作3年，再发加重2天为主症，辨病为胁痛；患者右胁肋灼热疼痛，痛引右侧肩背，多因进食油腻诱发或加重，伴恶心呕吐，胸闷纳呆，口苦口黏，小便黄赤，大便不爽，舌质红，苔黄腻，脉弦滑数，辨证为肝胆湿热证。 患者因饮食不节所致湿热蕴结，肝胆失疏，络脉失和，不通则痛，从而发为本病	4分
中医类证鉴别（助理不考）： 胸痛中的肝郁气滞证，与胁痛的肝气郁结证病机基本相同。 胁痛：以一侧或两侧胁肋部胀痛或窜痛为主，伴有口苦、目眩等症。 胸痛：是以胸部胀痛为主，可涉及胁肋部，伴有胸闷不舒，心悸少寐	3分
中医治法：清热利湿	2分/3分
方剂名称：龙胆泻肝汤加减	2分
药物组成、剂量及煎服方法： 龙胆草6g　黄芩9g　山栀子9g　泽泻12g 木通9g　车前子9g（包煎）　当归8g　生地黄20g 柴胡10g　生甘草6g　川楝子6g　延胡索10g 3剂　水煎服　每日1剂　早晚分服	3分/5分

34号题

姜某，男，46岁，已婚，工人。2019年6月11日初诊。

患者1周前曾出差外地，3天前突发高热，次日出现皮肤、目睛发黄。现症：身目俱黄，其色如金，皮肤瘙痒，高热口渴，胁痛腹满，烦躁抽搐，齿衄，肌肤瘀斑，舌质红绛，苔黄而燥，脉弦滑数。

请与萎黄相鉴别。

评分标准	总分20分
中医疾病诊断：黄疸	3分
中医证型诊断：阳黄-疫毒炽盛证（急黄）	3分
中医辨病辨证依据（含病因病机分析）： 患者，男，46岁，以皮肤、目睛发黄3天为主症，辨病为黄疸；患者身目俱黄，其色如金，皮肤瘙痒，高热口渴，胁痛腹满，烦躁抽搐，齿衄，肌肤瘀斑，舌质红绛，苔黄而燥，脉弦滑数，辨证为阳黄之疫毒炽盛证。 患者因出差外地，外感疫毒，深入营血，内陷心肝，从而发为本病	4分
中医类证鉴别（助理不考）： 两者均可出现身黄。 但黄疸发病与感受外邪、饮食劳倦或病后有关，其病机为湿滞脾胃，肝胆失疏，胆汁外溢，其主症为目黄、身黄、小便黄。 萎黄之病因与饥饱劳倦、食滞虫积或病后失血有关，其病机为脾胃虚弱，气血不足，肌肤失养，其主症为肌肤萎黄不泽，目睛及小便不黄，常伴头昏倦怠，心悸少寐，纳少便溏等症状	3分

中医治法：清热解毒，凉血开窍	2分/3分
方剂名称：千金犀角散加减	2分
药物组成、剂量及煎服方法： 水牛角20g（先煎） 黄连10g 栀子15g 大黄6g 板蓝根15g 生地黄15g 玄参15g 牡丹皮15g 茵陈18g 甘草10g 3剂 水煎服 每日1剂 早晚分服	3分/5分

35号题

蒋某，女，51岁，已婚，公务员。2018年11月6日初诊。

患者3年来反复皮肤、目睛发黄。2个月前皮肤、目睛发黄再次出现，且经久不退。现症：面目及肌肤淡黄，甚则晦暗不泽，肢软乏力，心悸气短，大便溏薄，舌质淡，苔薄，脉濡细。

请与萎黄相鉴别。

评分标准	总分20分
中医疾病诊断：黄疸	3分
中医证型诊断：阴黄-脾虚湿滞证	3分
中医辨病辨证依据（含病因病机分析）： 患者以反复皮肤、目睛发黄3年，再发加重2个月为主症，辨病为黄疸；患者面目及肌肤淡黄，甚则晦暗不泽，肢软乏力，心悸气短，大便溏薄，舌质淡，苔薄，脉濡细。辨证为阴黄之脾虚湿滞证。 患者黄疸日久，脾虚血亏，湿滞残留，从而发为本病	4分
中医类证鉴别（助理不考）： 两者均可出现身黄。 但黄疸发病与感受外邪、饮食劳倦或病后有关，其病机为湿滞脾胃，肝胆失疏，胆汁外溢，其主症为目黄、身黄、小便黄。 萎黄之病因与饥饱劳倦、食滞虫积或病后失血有关，其病机为脾胃虚弱，气血不足，肌肤失养，其主症为肌肤萎黄不泽，目睛及小便不黄，常伴头昏倦怠，心悸少寐，纳少便溏等症状	3分
中医治法：健脾养血，利湿退黄	2分/3分
方剂名称：黄芪建中汤加减	2分
药物组成、剂量及煎服方法： 桂枝10g 芍药20g 黄芪20g 党参20g 白术15g 当归10g 生姜10g 大枣15g 茵陈10g 茯苓15g 甘草10g 饴糖15g（溶服） 5剂 水煎服 每日1剂 早晚分服	3分/5分

36号题

傅某，男，48岁，已婚，工人。2019年3月19日初诊。

患者平素性情急躁易怒。3天前与家人吵架后，出现头部胀痛，无呕吐，无意识障碍，遂来就诊。现症：头昏胀痛，两侧为重，面红口苦，心烦易怒，夜寐不宁，舌红苔黄，脉弦数。

请与眩晕相鉴别。

评分标准	总分20分
中医疾病诊断：头痛	3分
中医证型诊断：内伤头痛-肝阳头痛	3分

中医辨病辨证依据(含病因病机分析): 患者，男，48岁，以头部胀痛3天为主症，辨病为头痛；患者平素性情急躁易怒，因与家人吵架后出现头昏胀痛，两侧为重，面红口苦，心烦易怒，夜寐不宁，舌红苔黄，脉弦数，辨证属肝阳头痛。 患者因情志失调致肝失条达，气郁化火，阳亢风动，不通则痛，从而发为本病	4分
中医类证鉴别(助理不考): 头痛与眩晕可单独出现，也可同时出现。 二者对比，头痛之病因有外感与内伤两方面，且症状以疼痛为主，实证较多。 眩晕病因则以内伤为主。临床表现以昏眩为主，虚证较多	3分
中医治法：平肝潜阳息风	2分/3分
方剂名称：天麻钩藤饮加减	2分
药物组成、剂量及煎服方法： 天麻9g　钩藤12g(后下)　石决明18g(先煎)　山栀子10g 黄芩10g　川牛膝12g　杜仲10g　益母草10g 桑寄生10g　夜交藤10g　茯神10g 3剂　水煎服　每日1剂　早晚分服	3分/5分

37号题

叶某，男，55岁，已婚，干部。2018年12月5日初诊。

患者平素时有头痛头晕。近2个月来因工作压力及家中琐事烦劳，头痛有所加重。现症：头痛且空，眩晕耳鸣，腰膝酸软，阳痿早泄，神疲乏力，舌红少苔，脉细无力。

请与眩晕相鉴别。

评分标准	总分20分
中医疾病诊断：头痛	3分
中医证型诊断：内伤头痛-肾虚头痛	3分
中医辨病辨证依据(含病因病机分析): 患者，男，55岁，以头痛2个月为主症，辨病为头痛；患者头痛且空，遇劳诱发或加重，眩晕耳鸣，腰膝酸软，阳痿早泄，神疲乏力，舌红少苔，脉细无力，辨证为肾虚头痛。 患者因体虚劳倦，肾精亏虚，髓海不足，脑窍失荣，不荣则痛，从而发为本病	4分
中医类证鉴别(助理不考): 头痛与眩晕可单独出现，也可同时出现。 二者对比，头痛之病因有外感与内伤两方面，且症状以疼痛为主，实证较多。 眩晕病因则以内伤为主。临床表现以昏眩为主，虚证较多	3分
中医治法：养阴补肾，填精生髓	2分/3分
方剂名称：大补元煎加减	2分
药物组成、剂量及煎服方法： 熟地黄20g　枸杞子15g　女贞子12g　杜仲15g 川断15g　龟甲20g(先煎)　山萸肉10g　山药10g 人参15g　当归15g　白芍10g　炙甘草6g 5剂　水煎服　每日1剂　早晚分服	3分/5分

38号题

殷某，女，43岁，已婚，教师。2019年5月12日初诊。

患者前天外出淋雨涉水，昨日出现头痛不适，无发热，无呕吐。现症：头痛如裹，肢体困重，胸闷纳呆，大便溏，舌苔白腻，脉濡。

请与眩晕相鉴别。

评分标准	总分20分
中医疾病诊断：头痛	3分
中医证型诊断：外感头痛-风湿头痛	3分
中医辨病辨证依据（含病因病机分析）： 患者，女，43岁，以头痛1天为主症，辨病为头痛；患者因外出淋雨涉水，出现头痛如裹，肢体困重，胸闷纳呆，大便溏，舌苔白腻，脉濡，辨证为风湿头痛。 患者因感受风湿之邪，上蒙清窍，困遏清阳，不通则痛，从而发为本病	4分
中医类证鉴别（助理不考）： 头痛与眩晕可单独出现，也可同时出现。 二者对比，头痛之病因有外感与内伤两方面，且症状以疼痛为主，实证较多。 眩晕病因则以内伤为主。临床表现以昏眩为主，虚证较多	3分
中医治法：祛风胜湿通窍	2分/3分
方剂名称：羌活胜湿汤加减	2分
药物组成、剂量及煎服方法： 羌活12g　独活12g　藁本10g　防风10g 蔓荆子10g　白芷10g　苍术6g　陈皮10g 厚朴6g　炙甘草6g 3剂　水煎服　每日1剂　早晚分服	3分/5分

39号题

周某，女，42岁，已婚，演员。2018年7月25日初诊。

患者平素演出繁忙，进食不定时。3天前过于劳累后出现头晕昏蒙，视物旋转，不敢睁眼，几次差点晕倒，胸闷恶心，嗜卧多寐，舌苔白腻，脉濡滑。

请与中风相鉴别。

评分标准	总分20分
中医疾病诊断：眩晕	3分
中医证型诊断：痰浊上蒙证	3分
中医辨病辨证依据（含病因病机分析）： 患者，女，以头晕3天为主症，辨病为眩晕；患者劳累后出现头晕昏蒙，视物旋转，胸闷恶心，嗜卧多寐，舌苔白腻，脉濡滑，辨证为痰浊上蒙证。 患者因劳倦，饮食不节，而致脾胃虚弱，痰浊中阻，上蒙清窍，清阳不升，从而发为本病	4分
中医类证鉴别（助理不考）： 中风以卒然昏仆，不省人事，伴有口舌㖞斜，半身不遂，失语；或不经昏仆，以口舌㖞斜和半身不遂为特征。 中风昏仆与眩晕之仆倒相似，且眩晕多为中风先兆，但眩晕患者无半身不遂、昏仆不省人事、口舌㖞斜及舌强语謇等表现	3分
中医治法：化痰祛湿，健脾和胃	2分/3分
方剂名称：半夏白术天麻汤加减	2分
药物组成、剂量及煎服方法： 姜半夏10g　天麻9g　茯苓9g　陈皮9g 白术20g　生姜6g　大枣6g　炙甘草6g 薏苡仁15g　木香6g 3剂　水煎服　每日1剂　早晚分服	3分/5分

40号题

李某，男，48岁，已婚，工人。2019年5月12日初诊。

患者长期素食，且饮食量少。近1个月来出现头晕眼花，动则加剧，劳累即发，心悸少寐，神疲乏力，倦怠懒言，纳少腹胀，舌质淡，苔薄白，脉细弱。

请与厥证相鉴别。

评分标准	总分20分
中医疾病诊断：眩晕	3分
中医证型诊断：气血亏虚证	3分
中医辨病辨证依据（含病因病机分析）： 患者，男，48岁，以头晕1个月为主症，辨病为眩晕；患者头晕眼花，动则加剧，劳累即发，心悸少寐，神疲乏力，倦怠懒言，纳少腹胀，舌质淡，苔薄白，脉细弱，辨证属于气血亏虚证。 患者因饮食摄入不足，致气血亏虚，清阳不展，脑失所养，从而发为本病	4分
中医类证鉴别（助理不考）： 厥证以突然昏仆，不省人事，或伴有四肢厥冷为特点，发作后一般在短时间逐渐苏醒，醒后无偏瘫、失语、口舌㖞斜等后遗症，严重者也可一厥不复而死亡。 眩晕发作重者也有欲仆或晕旋仆倒表现，与厥证相似，但一般无昏迷不省人事的表现	3分
中医治法：补益气血，调养心脾	2分/3分
方剂名称：归脾汤加减	2分
药物组成、剂量及煎服方法： 炒白术15g　党参20g　炙黄芪15g　当归15g 茯神10g　远志10g　酸枣仁15g　木香10g 龙眼肉15g　生姜10g　大枣10g　炙甘草6g 5剂　水煎服　每日1剂　早晚分2次温服	3分/5分

41号题

刘某，男，74岁，已婚，农民。2018年12月10日初诊。

患者6个月前晨起后发现左侧肢体活动不利，伴饮水呛咳，于当地医院治疗。现症：左侧半身不遂，肢软无力，面色萎黄，口舌㖞斜，口角流涎，舌质淡紫，有瘀斑，苔薄白，脉细涩。

请与口僻相鉴别。

评分标准	总分20分
中医疾病诊断：中风-恢复期和后遗症期	3分
中医证型诊断：气虚络瘀证	3分
中医辨病辨证依据（含病因病机分析）： 患者，男，74岁，以6个月前出现左侧肢体活动不利，现仍左侧半身不遂为主症，辨病为中风之恢复期和后遗症期；患者现症见左侧半身不遂，肢软无力，面色萎黄，口舌㖞斜，口角流涎，舌质淡紫，有瘀斑，苔薄白，脉细涩，辨证为气虚络瘀证。 患者处于中风恢复期和后遗症期，气虚血瘀，脉阻络痹，从而发为本病	4分
中医类证鉴别（助理不考）： 口僻俗称吊线风，主要症状是口舌㖞斜，但常伴耳后疼痛，口角流涎，言语不清，而无半身不遂或神志障碍等表现，多因正气不足，风邪入脉络，气血痹阻所致，不同年龄均可罹患	3分
中医治法：益气养血，化瘀通络	2分/3分
方剂名称：补阳还五汤加减	2分

药物组成、剂量及煎服方法： 黄芪60g　当归15g　赤芍20g　地龙6g 川芎10g　红花6g　桃仁10g　牛膝10g 炙甘草6g 5剂　水煎服　每日1剂　早晚分服	3分/5分

42号题

刘某，男，52岁，公务员。2018年8月5日初诊。

患者平素性情急躁，易怒，时有头痛眩晕，未系统诊治。今日晨起，突然跌仆神昏，来院就诊。现症：神识不清，牙关紧闭，口噤不开，两手握固，大小便闭，肢体强痉，面红身热，气粗口臭，躁动不安，痰多而黏，舌质红，苔黄腻，脉弦滑有力。

请与厥证相鉴别。

评分标准	总分20分
中医疾病诊断：中风-急性期	3分
中医证型诊断：中脏腑-闭证-阳闭证	3分
中医辨病辨证依据（含病因病机分析）： 患者，男，52岁，以突然昏仆，不省人事，半身不遂，口舌㖞斜为主症，辨病为中风急性期；患者现症见神识不清，牙关紧闭，口噤不开，两手握固，大小便闭，肢体强痉，面红身热，气粗口臭，躁动不安，痰多而黏，舌质红，苔黄腻，脉弦滑有力，辨证为中脏腑之阳闭证。 患者因肝阳暴张，气血上逆，痰火壅盛，清窍被扰，从而发为本病	4分
中医类证鉴别（助理不考）： 厥证也有突然昏仆、不省人事之表现，一般而言，厥证神昏时间短暂，发作时常伴有四肢逆冷，移时多可自行苏醒，醒后无半身不遂、口舌㖞斜，言语不利等表现	3分
中医治法：清肝息风，豁痰开窍	2分/3分
方剂名称：羚羊角汤合安宫牛黄丸加减	2分
药物组成、剂量及煎服方法： 菊花12g　夏枯草12g　生地黄20g　羚羊角粉9g（冲服） 牡丹皮15g　柴胡15g　石决明20g　龟甲15g（先煎） 白芍20g　蝉蜕6g 3剂　水煎服　每日1剂　早晚分服	3分/5分

43号题

汪某，男，65岁，已婚，退休。2018年8月7日初诊。

患者既往有高血压病史12年，平素头晕头痛，手足麻木。今晨起突然发生口舌㖞斜，口角流涎，舌强语謇，半身不遂，兼见手足拘挛，舌质紫暗，有瘀斑，舌苔薄白，脉弦涩。

请与痉证相鉴别。

评分标准	总分20分
中医疾病诊断：中风-急性期	3分
中医证型诊断：中经络-风痰瘀阻证	3分
中医辨病辨证依据（含病因病机分析）： 患者，男，65岁，以突然出现口舌㖞斜，半身不遂为主症，辨病为中风急性期；患者口舌㖞斜，口角流涎，舌强语謇，半身不遂，兼见手足拘挛，舌质紫暗，有瘀斑，舌苔薄白，脉弦涩，辨证为中经络之风痰瘀阻证。 患者高血压病史12年，肝阳化风，风痰上扰，经脉闭阻，从而发为本病	4分

中医类证鉴别（助理不考）： 痉证以四肢抽搐、项背强直，甚至角弓反张为主症，发病时也可伴有神昏，需与中风闭证相鉴别。 但痉证之神昏多出现在抽搐之后，而中风患者多在起病时即有神昏，而后可以出现抽搐。痉证抽搐时间长，中风抽搐时间短。痉证患者无半身不遂、口舌㖞斜等症状	3分
中医治法：息风化痰，活血通络	2分/3分
方剂名称：半夏白术天麻汤合桃仁红花煎加减	2分
药物组成、剂量及煎服方法： 法半夏10g　白术10g　茯苓15g　天麻12g 陈皮9g　桃仁15g　红花15g　延胡索12g 豨莶草10g　炙甘草6g 3剂　水煎服　每日1剂　早晚分服	3分/5分

44号题

赵某，女，18岁，未婚，学生。2018年3月10日初诊。

患者平素嗜食辛辣，1周前食辛辣之物后，大汗出，外出受风，随即出现颜面浮肿，遍体浮肿，皮肤绷紧光亮，胸脘痞闷，烦热口渴，小便短赤，大便干结，舌红，苔黄腻，脉濡数。

请与鼓胀相鉴别。

评分标准	总分20分
中医疾病诊断：水肿	3分
中医证型诊断：阳水-湿热壅盛证	3分
中医辨病辨证依据（含病因病机分析）： 患者，女，18岁，以遍身浮肿为主症，辨病为水肿；患者食辛辣之物，汗出受风后，出现颜面浮肿，遍体浮肿，皮肤绷紧光亮，胸脘痞闷，烦热口渴，小便短赤，大便干结，舌红，苔黄腻，脉濡数，辨证为阳水之湿热壅盛证。 患者因饮食不节，湿热内盛，三焦壅滞，气滞水停，从而发为本病	4分
中医类证鉴别（助理不考）： 二病均可见肢体水肿，腹部膨隆。 鼓胀的主症是单腹胀大，面色苍黄，腹壁青筋暴露，四肢多不肿，反见瘦削，后期或可伴见轻度肢体浮肿。鼓胀是由于肝、脾、肾功能失调，导致气滞、血瘀、水湿聚于腹中。 而水肿则头面或下肢先肿，继及全身，面色㿠白，腹壁亦无青筋暴露。水肿乃肺、脾、肾三脏气化失调，而导致水液泛滥肌肤	3分
中医治法：分利湿热	2分/3分
方剂名称：疏凿饮子加减	2分
药物组成、剂量及煎服方法： 泽泻12g　赤小豆15g　商陆6g　羌活9g 大腹皮15g　木通12g　秦艽9g　槟榔9g 茯苓皮30g　生姜皮10g　黄柏15g 3剂　水煎服　每日1剂　早晚分服	3分/5分

45号题

田某，男，73岁，退休职工。2019年3月2日初诊。

患者于5年前开始出现四肢浮肿，日久不退，经西医治疗后，肿势时轻时重，未见明显好转。现症：全身浮肿，以下肢为主，皮肤瘀斑，腰部刺痛，舌紫暗，苔白，脉细涩。

请与鼓胀相鉴别。

评分标准	总分20分
中医疾病诊断：水肿	3分
中医证型诊断：阴水-瘀水互结证	3分
中医辨病辨证依据（含病因病机分析）： 患者，男，73岁，以全身浮肿为主症，辨病为水肿；患者全身浮肿，以下肢为主，皮肤瘀斑，腰部刺痛，舌紫暗，苔白，脉细涩，辨证属于阴水之瘀水互结证。 患者久病，水停湿阻，气滞血瘀，三焦气化不利，从而发为本病	4分
中医类证鉴别（助理不考）： 二病均可见肢体水肿，腹部膨隆。 鼓胀的主症是单腹胀大，面色苍黄，腹壁青筋暴露，四肢多不肿，反见瘦削，后期或可伴见轻度肢体浮肿。鼓胀是由于肝、脾、肾功能失调，导致气滞、血瘀、水湿聚于腹中。 而水肿则头面或下肢先肿，继及全身，面色㿠白，腹壁亦无青筋暴露。水肿乃肺、脾、肾三脏气化失调，而导致水液泛滥肌肤	3分
中医治法：活血祛瘀，化气行水	2分/3分
方剂名称：桃红四物汤合五苓散加减	2分
药物组成、剂量及煎服方法： 桃仁15g　红花10g　当归15g　川芎15g 白术20g　泽泻15g　猪苓10g　茯苓15g 桂枝10g　丹参15g　益母草10g 5剂　水煎服　每日1剂　早晚分服	3分/5分

46号题

赵某，男，56岁，已婚，工人。2019年3月1日初诊。

患者右胁下胀痛不适2年，未予重视，1个月前出现脘腹胀大，青筋显露，胁下痛如针刺，面色黧黑，颈胸部出现血痣，口干但欲漱水不欲咽，大便色黑。舌质紫暗，有紫斑，脉细涩。

请与痞满相鉴别。

评分标准	总分20分
中医疾病诊断：鼓胀	3分
中医证型诊断：瘀结水留证	3分
中医辨病辨证依据（含病因病机分析）： 患者，男，56岁，以脘腹胀大为主症，辨病为鼓胀；患者脘腹胀大，青筋显露，胁下痛如针刺，面色黧黑，颈胸部出现血痣，口干但欲漱水不欲咽，大便色黑，舌质紫暗，有紫斑，脉细涩，辨证为瘀结水留证。 患者因肝脾瘀结，络脉滞涩，水气停留，从而发为本病	4分
中医类证鉴别（助理不考）： 两者均有腹部胀满的症状。 痞满胀满见于上腹部，外观无胀形可见，按之柔软。 鼓胀胀及全腹，皮色苍黄，脉络显露，按之腹皮绷紧	3分
中医治法：活血化瘀，行气利水	2分/3分
方剂名称：调营饮加减	2分
药物组成、剂量及煎服方法： 当归15g　赤芍12g　桃仁12g　三棱9g 莪术6g　益母草15g　泽兰15g　鳖甲12g（先煎） 茯苓18g　大腹皮12g 3剂　水煎服　每日1剂　早晚分服	3分/5分

47号题

朱某，男，61岁，已婚，农民。2018年7月1日初诊。

患者平素嗜食肥甘厚腻之品，近半个月来天气炎热潮湿，逐渐出现小便频数且浑浊，排尿不畅，尿道涩痛，今上述症状加重，遂来就诊。现症：小便浑浊如米泔水样，伴有絮状凝块物，小便频急，尿时阻塞不畅，尿道热涩疼痛，口干，舌质红，苔黄腻，脉濡数。

请与尿浊相鉴别。

评分标准	总分20分
中医疾病诊断：淋证	3分
中医证型诊断：膏淋	3分
中医辨病辨证依据（含病因病机分析）： 患者，男，61岁，以小便频数，淋沥刺痛为主症，辨病为淋证；患者小便浑浊如米泔水样，伴有絮状凝块物，小便频急，尿时阻塞不畅，尿道热涩疼痛，口干，舌质红，苔黄腻，脉濡数，辨证属于膏淋。 患者因饮食不节，湿热下注，阻滞络脉，脂汁外溢，从而发为本病	4分
中医类证鉴别（助理不考）： 膏淋与尿浊在小便浑浊症状上相似，但后者在排尿时无疼痛滞涩感，可资鉴别	3分
中医治法：清热利湿，分清泄浊	2分/3分
方剂名称：程氏萆解分清饮加减	2分
药物组成、剂量及煎服方法： 萆薢9g　石菖蒲9g　黄柏12g　车前子10g（包煎） 牡丹皮12g　灯心草9g　栀子10g　泽泻12g 木通9g　炙甘草6g 3剂　水煎服　每日1剂　早晚分服	3分/5分

48号题

曹某，女，61岁，已婚，农民。2018年12月1日初诊。

患者尿痛、尿频、尿急反复发作12年。现症：小便时稍有涩痛，淋沥不尽，时发时止，遇劳即发，伴有神疲乏力，腰膝酸软，舌质淡，脉细弱。

请与癃闭相鉴别。

评分标准	总分20分
中医疾病诊断：淋证	3分
中医证型诊断：劳淋	3分
中医辨病辨证依据（含病因病机分析）： 患者，女，61岁，以小便涩痛，淋沥不尽为主症，辨病为淋证；患者小便时稍有涩痛，淋沥不尽，时发时止，遇劳即发，伴有神疲乏力，腰膝酸软，舌质淡，脉细弱，辨证为劳淋。 患者病情反复发作12年，致湿热留恋，脾肾两虚，膀胱气化无权，从而发为本病	4分
中医类证鉴别（助理不考）： 二者都有小便量少，排尿困难之症状。 但淋证尿频而尿痛，且每日排尿总量多为正常。 癃闭则无尿痛，每日排尿量少于正常，严重时甚至无尿。 且癃闭复感湿热，常可并发淋证，而淋证日久不愈，亦可发展成癃闭	3分
中医治法：补脾益肾	2分/3分
方剂名称：无比山药丸加减	2分

药物组成、剂量及煎服方法： 党参15g　黄芪20g　山药20g　莲子肉15g 茯苓12g　薏苡仁12g　泽泻10g　白扁豆12g 芡实10g　山茱萸15g　金樱子10g　炙甘草6g 5剂　水煎服　每日1剂　早晚分服	3分/5分

49号题

李某，女，39岁，已婚，职员。2019年2月10日初诊。

患者2天前出现尿频，尿急，淋沥涩痛。现症：小便频数短涩，尿道口热灼疼痛，伴有溺色黄赤，小腹拘急胀痛，腰部疼痛不适，发热，口苦呕恶，大便秘结，苔黄腻，脉滑数。

请与癃闭相鉴别。

评分标准	总分20分
中医疾病诊断：淋证	3分
中医证型诊断：热淋	3分
中医辨病辨证依据（含病因病机分析）： 患者，女，39岁，以尿频，尿急，淋沥涩痛2天为主症，辨病为淋证；患者小便频数短涩，尿道口热灼疼痛，伴有溺色黄赤，小腹拘急胀痛，腰部疼痛不适，发热，口苦呕恶，大便秘结，苔黄腻，脉滑数，辨证属于热淋。 患者因湿热蕴结下焦，膀胱气化失司，从而发为本病	4分
中医类证鉴别（助理不考）： 二者都有小便量少，排尿困难之症状。 但淋证尿频而尿痛，且每日排尿总量多为正常。 癃闭则无尿痛，每日排尿量少于正常，严重时甚至无尿。 且癃闭复感湿热，常可并发淋证，而淋证日久不愈，亦可发展成癃闭	3分
中医治法：清热利湿通淋	2分/3分
方剂名称：八正散加减	2分
药物组成、剂量及煎服方法： 木通12g　车前草15g　萹蓄12g　大黄10g 瞿麦15g　滑石粉15g（包煎）　栀子15g　灯心草10g 黄柏10g　蒲公英10g　炙甘草6g 3剂　水煎服　每日1剂　早晚分服	3分/5分

50号题

张某，女，42岁，已婚，公务员。2018年9月10初诊。

患者平素体弱，近3个月来出现大便困难，数日一行。现症见：大便干结，面色无华，皮肤干燥，头晕目眩，心悸气短，健忘少寐，口唇色淡，舌淡苔少，脉细。

请与肠结相鉴别。

评分标准	总分20分
中医疾病诊断：便秘	3分
中医证型诊断：血虚秘	3分
中医辨病辨证依据（含病因病机分析）： 患者，女，42岁，以大便困难3个月为主症，辨病为便秘；患者大便干结，面色无华，皮肤干燥，头晕目眩，心悸气短，健忘少寐，口唇色淡，舌淡苔少，脉细，辨证为血虚秘。 患者血液素亏，肠道失荣，从而发为本病	4分

中医类证鉴别(助理不考): 两者皆为大便秘结不通。 但肠结多为急病，因大肠通降受阻所致，表现为腹部疼痛拒按，大便完全不通，且无矢气和肠鸣音，严重者可吐出粪便。 便秘多为慢性久病，因大肠传导失常所致，表现为腹部胀满，大便干结艰行，可有矢气和肠鸣音，或有恶心欲吐，食纳减少	3分
中医治法：养血润燥	2分/3分
方剂名称：润肠丸加减	2分
药物组成、剂量及煎服方法： 当归15g　生地黄12g　火麻仁12g　枳壳9g 黄芪12g　大枣15g　桃仁9g　柴胡10g 甘草6g 3剂　水煎服　每日1剂　早晚分服	3分/5分

51号题

王某，女，53岁，已婚，职员。2019年1月2日初诊。

患者平素工作压力较大，2个月前开始出现情绪不宁，胸部满闷。现症：精神恍惚，心神不宁，多疑易惊，悲忧善哭，喜怒无常，时有手舞足蹈，舌质淡，脉弦细。

请与癫证相鉴别。

评分标准	总分20分
中医疾病诊断：郁证	3分
中医证型诊断：心神失养证(脏躁)	3分
中医辨病辨证依据(含病因病机分析)： 患者，女，53岁，以情绪不宁，胸部满闷2个月为主症，辨病为郁证；患者精神恍惚，心神不宁，多疑易惊，悲忧善哭，喜怒无常，时有手舞足蹈，舌质淡，脉弦细，辨证为心神失养证。 患者因工作压力较大，思虑劳倦，营阴暗耗，心神失养，从而发为本病	4分
中医类证鉴别(助理不考): 脏躁多发于青中年妇女，在精神因素的刺激下呈间歇性发作，在不发作时可如常人。 而癫证则多发于青壮年，男女发病率无显著差别，病程迁延，心神失常的症状极少自行缓解	3分
中医治法：甘润缓急，养心安神	2分/3分
方剂名称：甘麦大枣汤加减	2分
药物组成、剂量及煎服方法： 甘草20g　麦冬15g　大枣15g　郁金12g 当归15g　合欢花10g　生地黄20g　酸枣仁15g 柏子仁12g　茯神15g 5剂　水煎服　每日1剂　早晚分服	3分/5分

52号题

张某，女，42岁，已婚，职员。2018年9月10初诊。

患者平素情绪多变。1个月前因工作压力大，逐渐出现精神抑郁，咽中如有物梗塞。现症：精神抑郁，胸部闷塞，胁肋胀满，自觉咽中如有物梗塞，吞之不下，咳之不出，舌苔白腻，脉弦滑。

请与虚火喉痹相鉴别。

评分标准	总分20分
中医疾病诊断：郁证	3分

中医证型诊断：痰气郁结证（梅核气）	3分
中医辨病辨证依据（含病因病机分析）： 患者，女，42岁，以精神抑郁，胸部闷塞为主症，辨病为郁证；患者精神抑郁，胸部闷塞，胁肋胀满，自觉咽中如有物梗塞，吞之不下，咳之不出，舌苔白腻，脉弦滑，辨证为痰气郁结证。 患者平素情绪多变，工作压力大，情志失调，气郁痰凝，阻滞胸咽，从而发为本病	4分
中医类证鉴别（助理不考）： 梅核气多见于青中年女性，因情志抑郁而起病，自觉咽中有物梗塞，但无咽痛及吞咽困难，咽中梗塞的感觉与情绪波动有关，在心情愉快，工作繁忙时，症状可减轻或消失，而当心情抑郁或注意力集中于咽部时，则梗塞感觉加重。 虚火喉痹则以青中年男性发病较多，多因感冒，长期吸烟饮酒及嗜食辛辣食物而引发，咽部除有异物感外，尚觉咽干、灼热、咽痒，咽部症状与情绪无关，但过度辛劳或感受外邪则易加剧	3分
中医治法：行气开郁，化痰散结	2分/3分
方剂名称：半夏厚朴汤加减	2分
药物组成、剂量及煎服方法： 法半夏12g　厚朴15g　紫苏叶12g　茯苓15g 生姜12g　陈皮15g　香附10g　全瓜蒌12g 苍术10g　甘草6g 3剂　水煎服　每日1剂　早晚分服	3分/5分

53号题

郑某，男，25岁，未婚，职员，2018年12月5日初诊。

患者10天前发热，3天后双膝及肘关节处出现紫红斑点。现症：全身皮肤出现青紫斑点及斑块，伴口渴，便秘，舌质红，苔黄，脉弦数。

请与出疹相鉴别。

评分标准	总分20分
中医疾病诊断：血证-紫斑	3分
中医证型诊断：血热妄行证	3分
中医辨病辨证依据（含病因病机分析）： 患者，男，25岁，以全身皮肤出现青紫斑点及斑块为主症，辨病为血证之紫斑；患者因10天前发热后，全身皮肤出现青紫斑点及斑块，伴口渴，便秘，舌质红，苔黄，脉弦数，辨证为血热妄行证。 患者因发热，而致热壅经络，迫血妄行，血溢肌腠，从而发为本病	4分
中医类证鉴别（助理不考）： 紫斑与出疹均有局部肤色的改变，紫斑呈点状者需与出疹的疹点区别。 紫斑隐于皮内，压之不退色，触之不碍手；疹高出于皮肤，压之退色，摸之碍手。且二者成因，病位均有不同	3分
中医治法：清热解毒，凉血止血	2分/3分
方剂名称：十灰散加减	2分
药物组成、剂量及煎服方法： 大蓟12g　小蓟12g　荷叶9g　侧柏叶12g 白茅根10g　茜草10g　山栀12g　牡丹皮12g 棕榈皮10g　黄芩10g　大黄10g　甘草6g 5剂　水煎服　每日1剂　早晚分服	3分/5分

54号题

许某，女，43岁，已婚，职员。2018年7月21日初诊。

患者胃痛病史5年，近3天出现大便色黑，便溏，伴腹部隐痛，喜热饮，面色不华，神倦懒言，气短，怕冷，头晕，舌质淡，脉细。

请与痔疾相鉴别。

评分标准	总分20分
中医疾病诊断： 血证-便血	3分
中医证型诊断： 脾胃虚寒证	3分
中医辨病辨证依据（含病因病机分析）： 患者，女，43岁，以大便色黑，便溏3天为主症，辨病为血证之便血；患者久病，大便色黑，便溏，伴腹部隐痛，喜热饮，面色不华，神倦懒言，气短，怕冷，头晕，舌质淡，脉细，辨证为脾胃虚寒证。 患者久病，中焦虚寒，统血无力，血溢胃肠，故发为本病	4分
中医类证鉴别（助理不考）： 痔疮属外科疾病，其大便下血特点为便时或便后出血，常伴有肛门异物感或疼痛，做肛肠检查时，可发现内痔或外痔，与内科所论之便血不难鉴别	3分
中医治法： 健脾温中，养血止血	2分/3分
方剂名称： 黄土汤加减	2分
药物组成、剂量及煎服方法： 灶心土20g（煎汤代水） 炮姜10g 白术15g 附子9g（先煎） 生地黄10g 阿胶10g（烊化） 白及12g 乌贼骨10g 三七10g 甘草6g 3剂 水煎服 每日1剂 早晚分服	3分/5分

55号题

许某，男，39岁，已婚，职员。2018年7月21日初诊。

患者既往有胃病史。2天前喝白酒200mL，1小时后出现吐血，色紫暗，夹有食物残渣。现症：吐血色紫暗，夹有食物残渣，脘腹胀闷，嘈杂不适，甚则作痛，口臭，便秘，大便色黑，舌质红，苔黄腻，脉滑数。

请与咳血相鉴别。

评分标准	总分20分
中医疾病诊断： 血证-吐血	3分
中医证型诊断： 胃热壅盛证	3分
中医辨病辨证依据（含病因病机分析）： 患者，男，39岁，以吐血为主症，辨病为吐血；患者有胃病史，酒后1小时出现吐血，色紫暗，夹有食物残渣，脘腹胀闷，嘈杂不适，甚则作痛，口臭，便秘，大便色黑，舌质红，苔黄腻，脉滑数，辨证为胃热壅盛证。 患者有胃病史，饮酒后胃热内郁，热伤胃络，迫血妄行，从而发为本病	4分
中医类证鉴别（助理不考）： 咳血与吐血血液均经口出，但两者截然不同。 咳血是血由肺来，经气道随咳嗽而出，血色多为鲜红，常混有痰液，咳血之前多有咳嗽、胸闷、喉痒等症状，大量咳血后，可见痰中带血数天，大便一般不呈黑色。 吐血是血自胃而来，经呕吐而出，血色紫暗，常夹有食物残渣，吐血之前多有胃脘不适或胃痛、恶心等症状，吐血之后无痰中带血，但大便多呈黑色	3分
中医治法： 清胃泻火，化瘀止血	2分/3分
方剂名称： 泻心汤合十灰散加减	2分
药物组成、剂量及煎服方法： 黄芩10g 大黄10g 黄连10g 大蓟12g 小蓟12g 荷叶9g 侧柏叶12g 白茅根10g 茜草10g 山栀12g 牡丹皮12g 甘草6g 3剂 水煎服 每日1剂 早晚分服	3分/5分

56号题

王某，男，47岁，已婚，个体户。2018年7月8日初诊。

患者咳嗽、咳血2年余。现症：咳嗽，咳血，血色鲜红，口干咽燥，颧红，潮热盗汗，舌质红，少苔，脉细数。

请与吐血相鉴别。

评分标准	总分20分
中医疾病诊断： 血证-咳血	3分
中医证型诊断： 阴虚肺热证	3分
中医辨病辨证依据（含病因病机分析）： 患者，男，47岁，以咳嗽、咳血为主症，辨病为血证之咳血；患者咳嗽，咳血，血色鲜红，口干咽燥，颧红，潮热盗汗，舌质红，少苔，脉细数，辨证为阴虚肺热证。 患者因虚火灼肺，肺失清肃，肺络受损，血溢脉外，经咳嗽而出，从而发为本病	4分
中医类证鉴别（助理不考）： 咳血与吐血血液均经口出，但两者截然不同。 咳血是血由肺来，经气道随咳嗽而出，血色多为鲜红，常混有痰液，咳血之前多有咳嗽、胸闷、喉痒等症状，大量咳血后，可见痰中带血数天，大便一般不呈黑色。 吐血是血自胃而来，经呕吐而出，血色紫暗，常夹有食物残渣，吐血之前多有胃脘不适或胃痛、恶心等症状，吐血之后无痰中带血，但大便多呈黑色	3分
中医治法： 滋阴润肺，宁络止血	2分/3分
方剂名称： 百合固金汤加减	2分
药物组成、剂量及煎服方法： 百合10g　生地黄15g　熟地黄10g　川贝母10g 芍药10g　玄参15g　百部15g　桔梗10g 玉竹10g　白及10g　麦冬15g　炙甘草6g 3剂　水煎服　每日1剂　早晚分服	3分/5分

57号题

刘某，女，46岁，已婚，教师。2018年6月9日初诊。

患者平素多食少动，工作紧张，性急易怒。3个月前开始出现口渴多饮，消瘦。现症：口舌干燥，烦渴多饮，尿频多，烦热多汗，舌边尖红，苔薄黄，脉洪数。

请与口渴症相鉴别。

评分标准	总分20分
中医疾病诊断： 消渴	3分
中医证型诊断： 上消-肺热津伤证	3分
中医辨病辨证依据（含病因病机分析）： 患者，女，46岁，以口渴多饮，尿频多，消瘦为主症，辨病为消渴；患者出现口渴多饮，尿频多，身体消瘦，烦热多汗，舌边尖红，苔薄黄，脉洪数，辨证为肺热津伤证。 患者平素多食少动，工作紧张，性急易怒，致肺脏燥热，津液失布，从而发为本病	4分
中医类证鉴别（助理不考）： 口渴症是指口渴饮水的一个临床症状，可出现于多种疾病过程中，尤以外感热病为多见。但这类口渴各随其所患病证的不同而出现相应的临床症状，不伴多食、多尿、尿甜、消瘦等消渴的特点	3分
中医治法： 清热润肺，生津止渴	2分/3分
方剂名称： 消渴方加减	2分

药物组成、剂量及煎服方法： 天花粉15g　葛根15g　麦冬18g　生地黄20g 黄连9g　黄芩9g　知母12g　栀子15g 浙贝母12g　玄参12g　甘草6g 3剂　水煎服　每日1剂　早晚分服	3分/5分

58号题

吴某，女，49岁，已婚，干部。2018年12月17日初诊。

患者近1年来，出现口渴多饮，身体逐渐消瘦，在西医院被诊断为“糖尿病”，予以口服二甲双胍治疗。现症：能食与便溏并见，口渴引饮，精神不振，四肢乏力，形体消瘦，舌质淡红，苔白而干，脉弱。

请与瘿病相鉴别。

评分标准	总分20分
中医疾病诊断：消渴	3分
中医证型诊断：中消-气阴亏虚证	3分
中医辨病辨证依据（含病因病机分析）： 患者，女，49岁，以口渴引饮，身体消瘦为主症，辨病为消渴；患者能食与便溏并见，口渴引饮，精神不振，四肢乏力，形体消瘦，舌质淡红，苔白而干，脉弱，辨证为中消之气阴亏虚证。 女性患者，劳倦内伤，气阴不足，脾失健运，从而发为本病	4分
中医类证鉴别（助理不考）： 瘿病中气郁化火、阴虚火旺的类型，以情绪激动，多食易饥，形体日渐消瘦，颈部一侧或两侧肿大为特征。其中的多食易饥、消瘦，类似消渴病的中消，颈前瘿肿有形则与消渴有别，且无消渴病的多饮、多尿，尿甜等症	3分
中医治法：益气健脾，生津止渴	2分/3分
方剂名称：七味白术散加减	2分
药物组成、剂量及煎服方法： 党参15g　茯苓12g　白术18g　炙甘草9g 木香10g　藿香12g（后下）　葛根15g　山药15g 黄芪15g　麦冬10g 5剂　水煎服　每日1剂　早晚分服	3分/5分

59号题

董某，男，49岁。已婚，干部。2018年9月2日初诊。

患者平素体质虚弱，腰酸乏力。3年前开始出现口渴多饮，体重下降。现症：尿频量多，浑浊如脂膏，面容憔悴，耳轮干枯，腰膝酸软，四肢欠温，畏寒肢冷，阳痿，舌质淡白而干，脉沉细无力。

请与瘿病相鉴别。

评分标准	总分20分
中医疾病诊断：消渴	3分
中医证型诊断：下消-阴阳两虚证	3分
中医辨病辨证依据（含病因病机分析）： 患者，男，49岁，以口渴多饮，尿频量多，体重下降为主症，辨病为消渴；患者口渴，尿频量多，浑浊如脂膏，面容憔悴，耳轮干枯，腰膝酸软，四肢欠温，畏寒肢冷，阳痿，舌质淡白而干，脉沉细无力，辨证为下消之阴阳两虚证。 患者平素体质虚弱，阴损及阳，肾阳衰微，肾失固摄，从而发为本病	4分

中医类证鉴别（助理不考）： 瘿病中气郁化火、阴虚火旺的类型，以情绪激动，多食易饥，形体日渐消瘦，颈部一侧或两侧肿大为特征。其中的多食易饥、消瘦，类似消渴病的中消，颈前瘿肿有形则与消渴有别，且无消渴病的多饮、多尿、尿甜等症	3分
中医治法：滋阴温阳，补肾固涩	2分/3分
方剂名称：金匮肾气丸加减	2分
药物组成、剂量及煎服方法： 熟地黄20g　山药12g　山茱萸12g　牡丹皮10g 泽泻10g　茯苓10g　附子10g（先煎）　肉桂15g 枸杞子15g　制何首乌15g 5剂　水煎服　每日1剂　早晚分服	3分/5分

60号题

于某，男，40岁，已婚，个体营业。2019年4月16日初诊。

患者平素嗜食肥甘，工作劳累。2个月前因过度饮酒后出现低热，反复发作，午后热甚，心内烦热。现症：低热，午后热甚，心内烦热，胸闷脘痞，不思饮食，渴不欲饮，呕恶，大便稀薄而黏滞不爽，舌苔黄腻，脉濡数。

请与外感发热相鉴别。

评分标准	总分20分
中医疾病诊断：内伤发热	3分
中医证型诊断：痰湿郁热证	3分
中医辨病辨证依据（含病因病机分析）： 患者，男，40岁，以反复低热2个月为主症，辨病为内伤发热；患者2个月前因过度饮酒后出现低热，反复发作，午后热甚，心内烦热，胸闷脘痞，不思饮食，渴不欲饮，呕恶，大便稀薄而黏滞不爽，舌苔黄腻，脉濡数，辨证为痰湿郁热。 患者平素嗜食肥甘，过度饮酒，导致痰湿内蕴，壅遏化热，从而发为本病	4分
中医类证鉴别（助理不考）： 病史及起病特点：内伤发热由内因引起，起病徐缓，一般病程较长或有反复发作的病史。而外感发热由感受外邪所致，起病较急，病程较短。 临床表现：内伤发热以表现为低热者较多，或仅自觉发热。其热时作时止，或发无定时，且多感手足心热，大多发热而不恶寒，或虽感怯冷但得衣被则减，通常伴有头晕、神倦、自汗盗汗、脉弱无力等症。而外感发热则多表现为高热，外邪不除则发热不退。发热初期常伴恶寒，其寒虽得衣被而不减，常兼见头身疼痛、鼻塞、流涕、咳嗽、脉浮等症	3分
中医治法：燥湿化痰，清热和中	2分/3分
方剂名称：黄连温胆汤合中和汤加减	2分
药物组成、剂量及煎服方法： 黄连6g　竹茹12g　枳实10g　全瓜蒌10g 法半夏10g　陈皮15g　茯苓10g　竹叶12g 通草10g　炙甘草6g 3剂　水煎服　每日1剂　早晚分服	3分/5分

61号题

冯某，男，32岁，个体营业。2019年6月21日初诊。

患者1年前发生胁肋部轻度外伤，后经治愈，现X线检查无异常。但自此出现反复低热，以午后和夜间为甚，温度最高不超过38℃。现症：反复低热，热势起伏，常自觉胸部和胁肋部发热，口燥咽干，渴不多饮，面色晦暗，舌质紫暗，脉弦涩。

请与外感发热相鉴别。

评分标准	总分20分
中医疾病诊断：内伤发热	3分
中医证型诊断：血瘀发热证	3分
中医辨病辨证依据（含病因病机分析）： 患者，男，32岁，以反复低热1年为主症，辨病为内伤发热；患者反复低热，热势起伏，以午后和夜间为甚，常自觉胸部和胁肋部发热，口燥咽干，渴不多饮，面色晦暗，舌质紫暗，脉弦涩，辨证为血瘀发热。 患者因发生胁肋部外伤，瘀血未清干净，瘀热内生，从而发为本病	4分
中医类证鉴别（助理不考）： 病史及起病特点：内伤发热由内因引起，起病徐缓，一般病程较长或有反复发作的病史。而外感发热由感受外邪所致，起病较急，病程较短。 临床表现：内伤发热以表现为低热者较多，或仅自觉发热。其热时作时止，或发无定时，且多感手足心热，大多发热而不恶寒，或虽感怯冷但得衣被则减，通常伴有头晕、神倦、自汗盗汗、脉弱无力等症。而外感发热则多表现为高热，外邪不除则发热不退。发热初期常伴恶寒，其寒虽得衣被而不减，常兼见头身疼痛、鼻塞、流涕、咳嗽、脉浮等症	3分
中医治法：活血化瘀	2分/3分
方剂名称：血府逐瘀汤加减	2分
药物组成、剂量及煎服方法： 生地黄18g　桃仁15g　红花15g　枳壳12g 牛膝15g　川芎15g　柴胡18g　赤芍15g 桔梗12g　当归10g　炙甘草6g 3剂　水煎服　每日1剂　早晚分服	3分/5分

62号题

任某，女，41岁，已婚，职员。2018年10月17日初诊。

患者平素体质较弱。3个月来出现低热，身倦乏力。现症：发热，热势低，常在劳累后发作或加剧，倦怠乏力，气短懒言，自汗，易于感冒，食少便溏，舌质淡，苔薄白，脉细弱。

请与外感发热相鉴别。

评分标准	总分20分
中医疾病诊断：内伤发热	3分
中医证型诊断：气虚发热证	3分
中医辨病辨证依据（含病因病机分析）： 患者，女，41岁，以低热3个月为主症，辨病为内伤发热；患者发热，热势低，常在劳累后发作或加剧，倦怠乏力，气短懒言，自汗，易于感冒，食少便溏，舌质淡，苔薄白，脉细弱，辨证为气虚发热。 患者因平素体质较弱，中气不足，阴火内生，从而发为本病	4分
中医类证鉴别（助理不考）： 病史及起病特点：内伤发热由内因引起，起病徐缓，一般病程较长或有反复发作的病史。而外感发热由感受外邪所致，起病较急，病程较短。 临床表现：内伤发热以表现为低热者较多，或仅自觉发热。其热时作时止，或发无定时，且多感手足心热，大多发热而不恶寒，或虽感怯冷但得衣被则减，通常伴有头晕、神倦、自汗盗汗、脉弱无力等症。而外感发热则多表现为高热，外邪不除则发热不退。发热初期常伴恶寒，其寒虽得衣被而不减，常兼见头身疼痛、鼻塞、流涕、咳嗽、脉浮等症	3分
中医治法：益气健脾，甘温除热	2分/3分
方剂名称：补中益气汤加减	2分

药物组成、剂量及煎服方法： 黄芪18g 白术20g 陈皮12g 升麻10g 柴胡15g 党参12g 当归15g 山药15g 炙甘草10g 3剂 水煎服 每日1剂 早晚分服	3分/5分

63号题

秦某，男，19岁，未婚，学生。2019年1月2日初诊。

患者自幼有发作性痰鸣气喘病史，此次受凉后发作。现症：喉中哮鸣如水鸡声，喘憋气急，胸膈满闷，咳痰色白而多泡沫，口不渴，形寒怕冷，面色青晦，苔白滑，脉弦紧。

请与喘证相鉴别。

评分标准	总分20分
中医疾病诊断：哮病-发作期	3分
中医证型诊断：冷哮证	3分
中医辨病辨证依据（含病因病机分析）： 患者，男，19岁，以发作性喉中哮鸣有声为主症，辨病为哮病发作期；患者喉中哮鸣如水鸡声，喘憋气急，胸膈满闷，咳痰色白而多泡沫，口不渴，形寒怕冷，面色青晦，苔白滑，脉弦紧，辨证为冷哮证。 患者因寒痰伏肺，遇感触发，痰升气阻，肺失宣畅，从而发为本病	4分
中医类证鉴别（助理不考）： 两者都有呼吸困难，难以平卧的表现，哮必兼喘，但喘未必兼哮。 哮以声响言，喉中哮鸣有声，以宿痰伏肺为“夙根”，是一种反复发作的独立疾病，难以除根。 喘以气息言，是指呼吸困难，甚至张口抬肩，摇身撷肚，因肺气不降所致，是多种肺系疾病的一个症状，预后情况视原发病而定	3分
中医治法：宣肺散寒，化痰平喘	2分/3分
方剂名称：小青龙汤加减	2分
药物组成、剂量及煎服方法： 桂枝15g 麻黄9g 干姜15g 细辛3g 白芍15g 法半夏10g 五味子10g 杏仁10g 大枣15g 甘草6g 3剂 水煎服 每日1剂 早晚分服	3分/5分

64号题

赵某，男，67岁，已婚，退休。2018年6月19日初诊。

患者2年前间发心悸，1周前加重伴胸闷不适。现症见：心悸不安，胸闷不舒，心痛时作，痛如针刺，唇甲青紫，舌质紫暗有瘀斑，脉结代。

请与奔豚相鉴别。

评分标准	总分20分
中医疾病诊断：心悸	3分
中医证型诊断：瘀阻心脉证	3分
中医辨病辨证依据（含病因病机分析）： 患者，男，67岁，以间发心悸为主症，辨病为心悸；患者症见心悸不安，胸闷不舒，心痛时作，痛如针刺，唇甲青紫，舌质紫暗有瘀斑，脉结代，辨证为瘀阻心脉证。 患者血瘀气滞，心脉瘀阻，心阳被遏，心失所养，从而发为本病	4分

中医类证鉴别(助理不考): 奔豚发作之时，亦觉心胸躁动不安。 心悸为心中剧烈跳动，发自于心。 奔豚乃上下冲逆，发自少腹	3分
中医治法：活血化瘀，理气通络	2分/3分
方剂名称：桃仁红花煎加减	2分
药物组成、剂量及煎服方法： 桃仁12g　红花15g　丹参15g　赤芍9g 川芎12g　香附12g　延胡索12g　生地黄15g 当归15g　桂枝10g　甘草12g 5剂　水煎服　每日1剂　早晚分服	3分/5分

65号题(助理不考)

林某，男，72岁，已婚，退休。2018年8月10日初诊。

患者近1年无明显原因体重减轻，乏力泄泻，腹部不适有结块，肠镜示“直肠癌”，手术后为求中医治疗来诊。现症见：形体消瘦，面色无华，唇甲色淡，气短乏力，动辄尤甚，伴头晕心悸，目眩眼花，动则多汗，口干舌燥，纳呆食少；舌质淡，脉细弱。

请与良性肿瘤相鉴别。

评分标准	总分20分
中医疾病诊断：癌病	3分
中医证型诊断：气血双亏证	3分
中医辨病辨证依据(含病因病机分析)： 患者，男，72岁，以“直肠癌”术后就诊，辨病为癌病；患者形体消瘦，面色无华，唇甲色淡，气短乏力，头晕心悸，目眩眼花，动则多汗，口干舌燥，纳呆食少，舌质淡，脉细弱，辨证为气血双亏证。 患者老年体弱，“直肠癌”术后，气虚血亏，从而发为本病	4分
中医类证鉴别： 良性肿瘤生长缓慢，皮肤无改变，除皮脂腺囊肿外，与皮肤无粘连，肿块表面光滑，与周围不粘连，边界清，活动度好，一般质地较软，多无症状。肿瘤体积较大或发生于特殊部位，可产生压迫症状。 癌病生长较快，常与皮肤粘连，凹陷或形成溃疡，肿块表面粗糙，无包膜，常与周围皮肤粘连，活动度差，质硬，无弹性，早期症状隐匿，有不明原因的消瘦、发热、出血，或发病部位的相应症状	3分
中医治法：益气养血，扶正抗癌	2分
方剂名称：十全大补丸加减	2分
药物组成、剂量及煎服方法： 人参10g　山药18g　黄芪18g　熟地黄20g 白术15g　茯苓15g　白芍12g　肉苁蓉12g 当归15g　川芎10g　炙甘草10g 5剂　水煎服　每日1剂　早晚分服	3分

66号题

韩某，男，34岁，已婚，干部。2018年6月15日就诊。

患者半年前出现四肢大小关节红肿疼痛，于当地医院服中西药物治疗后病情未见好转，遂来就诊。现症：四肢多个关节游走性关节疼痛，屈伸不利，活动不便，局部灼热红肿，痛不可触，疼痛遇冷减轻，伴有发热恶风、口渴、烦躁不安等症状。舌质红，舌苔黄，脉浮数。

请与痿证相鉴别。

评分标准	总分20分
中医疾病诊断：痹证	3分
中医证型诊断：风湿热痹	3分
中医辨病辨证依据（含病因病机分析）： 患者，男，34岁，以四肢关节疼痛，屈伸不利半年为主症，辨病为痹证；患者四肢多个关节游走性关节疼痛，屈伸不利，活动不便，局部灼热红肿，痛不可触，疼痛遇冷减轻，伴有发热恶风、口渴、烦躁不安，舌质红，舌苔黄，脉浮数，辨证为风湿热痹。 患者因风湿热邪壅滞经脉，气血闭阻不通，不通则痛，从而发为本病	4分
中医类证鉴别（助理不考）： 鉴别要点首先在于痛与不痛，痹证以关节疼痛为主，而痿证则为肢体力弱，无疼痛症状。 其次要观察肢体的活动障碍，痿证是无力运动，痹证是因痛而影响活动。 再者，部分痿证病初即有肌肉萎缩，而痹证则是由于疼痛甚或关节僵直不能活动，日久废而不用导致肌肉萎缩	3分
中医治法：清热通络，祛风除湿	2分/3分
方剂名称：白虎加桂枝汤加减	2分
药物组成、剂量及煎服方法： 知母15g　生石膏30g（先煎）　甘草10g　粳米10g 桂枝15g　黄柏12g　薏苡仁15g　苍术15g 赤小豆15g　防己9g 3剂　水煎服　每日1剂　早晚分服	3分/5分

67号题

王某，女，61岁，已婚，退休。2018年3月5日初诊。

患者双手指、双腕、双膝关节肿痛反复发作10余年，近2个月着凉后加重，出现肌肉关节刺痛，固定不移，关节肌肤紫暗、肿胀，按之较硬，关节僵硬变形，屈伸不利，伴胸闷痰多，舌质紫暗有瘀斑，舌苔白腻，脉弦涩。

请与痿证相鉴别。

评分标准	总分20分
中医疾病诊断：痹证	3分
中医证型诊断：痰瘀痹阻证	3分
中医辨病辨证依据（含病因病机分析）： 患者，女，61岁，以关节、肌肉疼痛10余年，再发加重2个月为主症，辨病为痹证；患者肌肉关节刺痛，固定不移，关节肌肤紫暗、肿胀，按之较硬，关节僵硬变形，屈伸不利，伴胸闷痰多，舌质紫暗有瘀斑，舌苔白腻，脉弦涩，辨证为痰瘀痹阻证。 患者久病，痰瘀互结，留滞肌肤，闭阻经脉，从而发为本病	4分
中医类证鉴别（助理不考）： 鉴别要点首先在于痛与不痛，痹证以关节疼痛为主，而痿证则为肢体力弱，无疼痛症状。 其次要观察肢体的活动障碍，痿证是无力运动，痹证是因痛而影响活动。 再者，部分痿证病初即有肌肉萎缩，而痹证则是由于疼痛甚或关节僵直不能活动，日久废而不用导致肌肉萎缩	3分
中医治法：化痰行瘀，蠲痹通络	2分/3分
方剂名称：双合汤加减	2分

药物组成、剂量及煎服方法： 桃仁15g　红花12g　当归18g　川芎18g 生地黄12g　白芍15g　法半夏12g　陈皮15g 茯苓15g　白芥子12g　甘草10g 5剂　水煎服　每日1剂　早晚分服	3分/5分

68号题

江某，男，55岁，已婚，工人。2019年2月12日初诊。

患者肢体关节重着、酸痛反复发作2年，每遇阴雨天病情加重。2个月前因在寒冷环境中工作时间过长，出现肢体及双手近端指间关节重着、肿胀、酸痛加重，关节活动不利，晨起尤甚，晨僵可达2小时，肌肤麻木不仁。舌质淡，苔白腻，脉濡缓。

请与痿证相鉴别。

评分标准	总分20分
中医疾病诊断：痹证	3分
中医证型诊断：风寒湿痹-着痹	3分
中医辨病辨证依据（含病因病机分析）： 患者，男，55岁，以肢体关节重着、酸痛反复发作2年，再发加重2个月为主症，辨病为痹证；患者肢体及双手近端指间关节重着、肿胀、酸痛，阴雨天病情加重，关节活动不利，晨起尤甚，晨僵可达2小时，肌肤麻木不仁。舌质淡，苔白腻，脉濡缓，辨证属于风寒湿痹之着痹。 患者因在寒冷环境中工作，致湿邪夹杂风寒邪气留滞经络，闭阻气血，从而发为本病	4分
中医类证鉴别（助理不考）： 鉴别要点首先在于痛与不痛，痹证以关节疼痛为主，而痿证则为肢体力弱，无疼痛症状。 其次要观察肢体的活动障碍，痿证是无力运动，痹证是因痛而影响活动。 再者，部分痿证病初即有肌肉萎缩，而痹证则是由于疼痛甚或关节僵直不能活动，日久废而不用导致肌肉萎缩	3分
中医治法：除湿通络，祛风散寒	2分/3分
方剂名称：薏苡仁汤加减	2分
药物组成、剂量及煎服方法： 薏苡仁15g　苍术20g　甘草10g　羌活12g 独活12g　防风15g　麻黄9g　桂枝15g 当归18g　川芎15g　制川乌9g（先煎） 3剂　水煎服　每日1剂　早晚分服	3分/5分

69号题（助理不考）

陈某，男，66岁，已婚，退休职工。2019年5月2日初诊。

患者主诉头摇，肢体震颤3年，呈进行性加重。现症：头摇肢颤，持物不稳，腰膝酸软，失眠心烦，头晕耳鸣，健忘，偶有神识不清。舌质红少苔，脉细数。

请与瘛疭相鉴别。

评分标准	总分20分
中医疾病诊断：颤证	3分
中医证型诊断：髓海不足证	3分
中医辨病辨证依据（含病因病机分析）： 患者，男，66岁，以头摇，肢体震颤为主症，辨病为颤证；患者头摇肢颤，持物不稳，腰膝酸软，失眠心烦，头晕耳鸣，健忘，偶有神识不清，舌质红少苔，脉细数，辨证为髓海不足证。 患者因年老体虚，肝风内动，筋脉失养，从而发为本病	4分

中医类证鉴别： 瘛疭多见于急性热病或某些慢性疾病急性发作，抽搐多呈持续性，有时伴短阵性间歇，手足屈伸牵引，弛纵交替，部分病人可有发热，两目上视，神昏等症状。 颤证是一种慢性疾病过程，以头颈、手足不自主颤动、振摇为主要症状，手足颤抖动作幅度小，频率较快，而无肢体抽搐牵引和发热、神昏等症状	3分
中医治法：填精补髓，育阴息风	2分
方剂名称：龟鹿二仙膏合大定风珠加减	2分
药物组成、剂量及煎服方法： 龟甲30g（先煎） 鳖甲30g（先煎） 牡蛎30g（先煎） 阿胶10g（烊化） 钩藤15g（后下） 天麻15g 枸杞子15g 熟地黄25g 白芍15g 麦冬15g 党参15g 山药24g 茯苓15g 火麻仁20g 甘草6g 3剂 水煎服 每日1剂 早晚分服	3分

70号题（助理不考）

吴某，女，29岁，已婚，职员。2019年7月17日初诊。

患者平素性情抑郁，3个月前发现颈前肿块。现症见：颈前喉结两旁结块肿大，质软，自觉稍胀，胸闷，喜太息，病情随情志波动。苔薄白，脉弦。

请与瘰疬相鉴别。

评分标准	总分20分
中医疾病诊断：瘿病	3分
中医证型诊断：气郁痰阻证	3分
中医辨病辨证依据（含病因病机分析）： 吴某，女，29岁，以颈前喉结两旁结块肿大为主症，辨病为瘿病；患者颈前喉结两旁结块肿大，质软，自觉稍胀，胸闷，喜太息，病情随情志波动，苔薄白，脉弦，故辨证为气郁痰阻证。 患者因气机郁滞，痰浊壅阻，凝结颈前，故而发病	4分
中医类证鉴别： 瘿病与瘰疬均可在颈项部出现肿块，但二者的具体部位及肿块的性状不同。 瘿病肿块在颈部正前方，肿块一般较大。 瘰疬的病变部位在颈项的两侧或颌下，肿块一般较小，每个约黄豆大，个数多少不等	3分
中医治法：理气舒郁，化痰消瘿	2分
方剂名称：四海舒郁丸加减	2分
药物组成、剂量及煎服方法： 昆布12g 海藻10g 海螵蛸6g 海蛤壳10g 郁金20g 木香20g 陈皮15g 桔梗20g 柴胡20g 法半夏15g 3剂 水煎服 每日1剂 早晚分服	3分

71号题

方某，男，65岁，农民。2019年1月8日初诊。

患者腰部跌仆外伤后卧床2年，下肢软弱无力，肌肉瘦削。现症：下肢痿弱，肌肉瘦削，麻木不仁，青筋暴露，肌肉活动时隐痛不适，舌质暗淡，有瘀斑，脉细涩。

请与偏枯相鉴别。

评分标准	总分20分
中医疾病诊断：痿证	3分
中医证型诊断：脉络瘀阻证	3分

中医辨病辨证依据（含病因病机分析）： 患者，男，65岁，以下肢痿弱为主症，辨病为痿证；患者下肢痿弱，肌肉瘦削，麻木不仁，青筋暴露，肌肉活动时隐痛不适，舌质暗淡，有瘀斑，脉细涩，辨证属于脉络瘀阻证。 患者腰部跌仆外伤后卧床2年，气虚血瘀，阻滞经络，筋脉失养，从而发为本病	4分
中医类证鉴别（助理不考）： 偏枯亦称半身不遂，是中风症状，病见一侧上下肢偏废不用，常伴有语言謇涩、口舌㖞斜，久则患肢肌肉枯瘦，其瘫痪是由于中风而致，二者临床不难鉴别	3分
中医治法： 益气养营，活血行瘀	2分/3分
方剂名称： 圣愈汤合补阳还五汤加减	2分
药物组成、剂量及煎服方法： 黄芪60g　赤芍15g　川芎12g　当归15g 地龙6g　党参18g　熟地黄15g　生地黄15g 白芍12g　白术15g　炙甘草6g 5剂　水煎服　每日1剂　早晚分服	3分/5分

72号题

李某，男，55岁，已婚，工人。2018年9月26日初诊。

患者长期负重劳动，腰膝酸楚，近2年逐渐加重，并出现双下肢明显肌肉萎缩，不能久立。现症：肢体痿软无力，尤以下肢明显，不能久立，腰膝酸软，腿胫大肉渐脱，眩晕耳鸣，舌咽干燥，遗精，舌红少苔，脉细数。

请与偏枯相鉴别。

评分标准	总分20分
中医疾病诊断： 痿证	3分
中医证型诊断： 肝肾亏损证	3分
中医辨病辨证依据（含病因病机分析）： 患者，男，55岁，以肢体痿软无力为主症，辨病为痿证；患者肢体痿软无力，尤以下肢明显，不能久立，腰膝酸软，腿胫大肉渐脱，眩晕耳鸣，舌咽干燥，遗精，舌红少苔，脉细数，辨证属于肝肾亏损证。 患者长期负重劳动，肝肾亏虚，阴精不足，筋脉失养，从而发为本病	4分
中医类证鉴别（助理不考）： 偏枯亦称半身不遂，是中风症状，病见一侧上下肢偏废不用，常伴有语言謇涩、口舌㖞斜，久则患肢肌肉枯瘦，其瘫痪是由于中风而致，二者临床不难鉴别	3分
中医治法： 补益肝肾，滋阴清热	2分/3分
方剂名称： 虎潜丸加减	2分
药物组成、剂量及煎服方法： 狗骨15g　牛膝12g　熟地黄18g　龟甲15g（先煎） 知母15g　黄柏10g　锁阳15g　当归18g 白芍15g　陈皮12g　炙甘草6g 5剂　水煎服　每日1剂　早晚分服	3分/5分

73号题

李某，男，38岁，已婚，工人。2018年8月16日初诊。

患者暑夏之时，劳作后突然出现腰部疼痛5天，遂来就诊。现症：腰部疼痛，重着而热，暑湿阴雨天气症状加重，活动后可减轻，身体困重，小便短赤，舌苔黄腻，脉濡数。

请与肾痹相鉴别。

评分标准	总分20分
中医疾病诊断：腰痛	3分
中医证型诊断：湿热腰痛	3分
中医辨病辨证依据（含病因病机分析）： 患者，男，38岁，以腰部疼痛5天为主症，辨病为腰痛；患者腰部疼痛，重着而热，暑湿阴雨天气症状加重，活动后可减轻，身体困重，小便短赤，舌苔黄腻，脉濡数，辨证属于湿热腰痛。 患者暑夏劳作，外邪侵袭，湿热邪气壅遏体内，经气不畅，筋脉失舒，从而发为本病	4分
中医类证鉴别（助理不考）： 腰痛是以腰部疼痛为主；肾痹是指腰背强直弯曲，不能屈伸，行动困难而言，多由骨痹日久发展而成	3分
中医治法：清热利湿，舒筋止痛	2分/3分
方剂名称：四妙丸加减	2分
药物组成、剂量及煎服方法： 苍术15g　黄柏12g　薏苡仁15g　川牛膝12g 木瓜10g　生地黄15g　络石藤12g　泽泻12g 栀子10g　甘草10g 3剂　水煎服　每日1剂　早晚分服	3分/5分

74号题

王某，男，25岁，已婚，农民。2019年3月5日初诊。

患者居处地较潮湿，7天前劳动后汗出当风，突然出现腰部疼痛，未重视，病情逐渐加重，遂来诊。现症：腰部冷痛重着，转侧不利，逐渐加重，静卧病痛不减，寒冷和阴天则加重，舌质淡，苔白腻，脉沉而迟缓。

请与肾痹相鉴别。

评分标准	总分20分
中医疾病诊断：腰痛	3分
中医证型诊断：寒湿腰痛	3分
中医辨病辨证依据（含病因病机分析）： 患者，男，25岁，以腰部疼痛7天为主症，辨病为腰痛；患者现症见腰部冷痛重着，转侧不利，逐渐加重，静卧病痛不减，寒冷和阴天则加重，舌质淡，苔白腻，脉沉而迟缓，辨证为寒湿腰痛。 患者居住地潮湿，汗出当风，感受外邪，寒湿闭阻，滞碍气血，经脉不利，从而发为本病	4分
中医类证鉴别（助理不考）： 腰痛是以腰部疼痛为主；肾痹是指腰背强直弯曲，不能屈伸，行动困难而言，多由骨痹日久发展而成	3分
中医治法：散寒行湿，温经通络	2分/3分
方剂名称：甘姜苓术汤加减	2分
药物组成、剂量及煎服方法： 干姜15g　桂枝18g　甘草12g　川牛膝12g 茯苓12g　白术10g　桑寄生12g　杜仲15g 苍术10g　独活12g 3剂　水煎服　每日1剂　早晚分服	3分/5分

75号题

史某，女，50岁，已婚，工人。2019年5月12日初诊。

患者近半年月经不调，时有五心烦热，口干咽燥，盗汗。3天前因劳作受风，出现发热、微恶风寒，鼻塞，流浊涕。在家自服感冒清热冲剂，效果不明显。现症：发热，微恶风寒，少汗，咽痛，鼻塞，干咳，少痰，头昏，心烦，口干，舌红少苔，脉数。

请与时行感冒相鉴别。

评分标准	总分20分
中医疾病诊断：感冒	3分
中医证型诊断：虚体感冒-阴虚感冒	3分
中医辨病辨证依据（含病因病机分析）： 患者，女，50岁，以发热、微恶风寒，鼻塞，流浊涕为主症，辨病为感冒；患者素体阴虚，现症见发热微恶风寒，咽痛鼻塞，干咳少痰，心烦口干，舌红少苔，脉数，辨证为阴虚感冒。 患者因阴亏津少，外受风热，表卫失和，津液不能作汗，从而发为本病	4分
中医类证鉴别（助理不考）： 普通感冒病情较轻，全身症状不明显，少有传变，仅在气候异常情况下发病率可有升高趋势，临床无明显流行特点。 时行感冒病情较重，发病急，全身症状明显，可发生传变，具有广泛的传染性、流行性	3分
中医治法：滋阴解表	2分/3分
方剂名称：加减葳蕤汤化裁	2分
药物组成、剂量及煎服方法： 玉竹12g 淡豆豉15g 薄荷9g 大枣12g 桔梗12g 白薇12g 葱白9g 防风9g 炙甘草6g 3剂 水煎服 每日1剂 早晚分服	3分/5分

76号题

韩某，女，30岁，已婚，职员。2018年10月9日初诊。

患者自幼有发作性痰鸣气喘病史，多在秋季发病。今晨突然出现鼻痒，咽痒，喷嚏，鼻塞，流涕，胸部憋塞，遂来就诊。现症：喉中痰涎壅盛，声如拽锯，喘急胸满，但坐不得卧，咳吐白色泡沫痰液，无恶寒发热，面色青暗，舌苔厚浊，脉滑实。

请与喘证相鉴别。

评分标准	总分20分
中医疾病诊断：哮病-发作期	3分
中医证型诊断：风痰哮证	3分
中医辨病辨证依据（含病因病机分析）： 患者，女，30岁，幼年起病，以发作性痰鸣气喘为主症，辨病为哮病；患者喉中痰涎壅盛，声如拽锯，喘急胸满，但坐不得卧，咳吐白色泡沫痰液，面色青暗，舌苔厚浊，脉滑实，辨证为风痰哮证。 患者因禀赋不足，痰浊伏肺，风邪引触，肺气郁闭，升降失司，从而发为本病	4分
中医类证鉴别（助理不考）： 两者都有呼吸困难，难以平卧的表现，哮必兼喘，但喘未必兼哮。 哮以声响言，喉中哮鸣有声，以宿痰伏肺为“夙根”，是一种反复发作的独立疾病，难以除根。 喘以气息言，是指呼吸困难，甚至张口抬肩，摇身撷肚，因肺气不降所致，是多种肺系疾病的一个症状，预后情况视原发病而定	3分
中医治法：祛风涤痰，降气平喘	2分/3分
方剂名称：三子养亲汤加味	2分
药物组成、剂量及煎服方法： 麻黄9g 杏仁12g 白芥子9g 苏子12g 莱菔子12g 厚朴10g 清半夏12g 陈皮15g 茯苓10g 炙甘草6g 3剂 水煎服 每日1剂 早晚分服	3分/5分

77号题

赵某，女，70岁，已婚，退休。2018年12月9日初诊。

患者反复咳嗽多年，冬季为重，平时体质较差，1周前受凉后，咳喘又作，自服咳嗽药未控制，遂来就诊。现症：喘而胸满闷窒，咳嗽，痰多黏腻色白，咳吐不利。恶心欲呕，纳呆，口黏不渴，舌苔白腻，脉滑。

请与哮病相鉴别。

评分标准	总分20分
中医疾病诊断：喘证	3分
中医证型诊断：实喘-痰浊阻肺证	3分
中医辨病辨证依据（含病因病机分析）： 患者，女，70岁，以气喘为主症，辨病为喘证；患者喘而胸满闷窒，咳嗽，痰多黏腻色白，咳吐不利，恶心欲呕，纳呆，口黏不渴，舌苔白腻，脉滑，辨证为痰浊阻肺证。 患者久病，中阳不运，积湿生痰，痰浊壅肺，肺失肃降，从而发为本病	4分
中医类证鉴别（助理不考）： 两者都有呼吸困难，难以平卧的表现，哮必兼喘，但喘未必兼哮。 哮以声响言，喉中哮鸣有声，以宿痰伏肺为"夙根"，是一种反复发作的独立疾病，难以除根。 喘以气息言，是指呼吸困难，甚至张口抬肩，摇身撷肚，因肺气不降所致，是多种肺系疾病的一个症状，预后情况视原发病而定	3分
中医治法：祛痰降逆，宣肺平喘	2分/3分
方剂名称：二陈汤合三子养亲汤加减	2分
药物组成、剂量及煎服方法： 法半夏15g　陈皮18g　茯苓15g　紫苏子12g 莱菔子12g　白芥子9g　百部9g　紫菀12g 桔梗12g　苍术12g　厚朴9g　炙甘草6g 3剂　水煎服　每日1剂　早晚分服	3分/5分

78号题

李某，男，55岁，已婚，教师。2018年11月15日初诊。

患者近1年来因工作劳累，睡眠较少，反复出现心慌不安，不能自主。近日因工作焦虑，心慌加重，有时持续1小时方能缓解。现症：心悸气短，不能自主，头晕目眩，失眠健忘，面色无华，倦怠乏力，纳呆食少。舌淡红，脉细弱。

请与奔豚相鉴别

评分标准	总分20分
中医疾病诊断：心悸	3分
中医证型诊断：心血不足证	3分
中医辨病辨证依据（含病因病机分析）： 患者，男，55岁，以心悸不安，不能自主为主症，辨病为心悸；患者心悸气短，不能自主，头晕目眩，失眠健忘，面色无华，倦怠乏力，纳呆食少，舌淡红，脉细弱，辨证为心血不足证。 患者因劳倦体虚，致心血亏耗，心失所养，心神不宁，从而发为本病	4分
中医类证鉴别（助理不考）： 奔豚发作之时，亦觉心胸躁动不安。 心悸为心中剧烈跳动，发自于心；奔豚乃上下冲逆，发自少腹	3分
中医治法：补血养心，益气安神	2分/3分
方剂名称：归脾汤加减	2分

药物组成、剂量及煎服方法： 炒白术15g 党参20g 炙黄芪15g 当归15g 茯神10g 远志10g 酸枣仁15g 木香10g 龙眼肉15g 生姜10g 大枣10g 炙甘草6g 5剂 水煎服 每日1剂 早晚分2次温服	3分/5分

79号题

李某，女，49岁，已婚，教师。2019年4月19日初诊。

患者胸闷胸痛反复发作3年。进食油腻之品及阴雨天症状加重。现症：胸闷重而心痛微，痰多气短，咳吐痰涎，纳呆，便溏，倦怠乏力，肢体沉重，形体肥胖。舌体胖大且边有齿痕，苔白浊腻，脉滑。

请与胃脘痛相鉴别。

评分标准	总分20分
中医疾病诊断：胸痹	3分
中医证型诊断：痰浊闭阻证	3分
中医辨病辨证依据（含病因病机分析）： 患者，女，49岁，以胸闷胸痛反复发作3年为主症，辨病为胸痹；患者胸闷重而心痛微，痰多气短，咳吐痰涎，纳呆，便溏，倦怠乏力，肢体沉重，形体肥胖，舌体胖大且边有齿痕，苔白浊腻，脉滑，辨证为痰浊闭阻证	4分
中医类证鉴别（助理不考）： 心在胃上，胃在心下，其部位相近。胸痹之不典型者，其疼痛可在胃脘部，易于混淆。 但胸痹以闷痛为主，为时短暂，虽与饮食有关，但休息、服药常可缓解。 而胃脘痛与饮食有关，以胀痛为主，局部有压痛，持续时间较长，常伴有泛酸、嘈杂、嗳气、呃逆等胃部症状	3分
中医治法：通阳泄浊，豁痰宣痹	2分/3分
方剂名称：瓜蒌薤白半夏汤合涤痰汤加减	2分
药物组成、剂量及煎服方法： 全瓜蒌15g 薤白12g 法半夏12g 胆南星12g 竹茹15g 枳实15g 党参15g 茯苓12g 石菖蒲12g 陈皮12g 炙甘草6g 3剂 水煎服 每日1剂 早晚分服	3分/5分

80号题

肖某，男，62岁，已婚，工程师。2019年5月5日初诊。

患者有烟酒史30余年。近1年来经常在劳累后出现胸骨后闷痛，休息或舌下含服硝酸甘油可缓解，一般持续5分钟左右。现症：心胸隐痛，时作时休，心悸气短，动则益甚，倦怠乏力，易汗出，舌体胖，质淡红，边有齿痕，苔薄白，脉虚细。

请与悬饮相鉴别。

评分标准	总分20分
中医疾病诊断：胸痹	3分
中医证型诊断：气阴两虚证	3分
中医辨病辨证依据（含病因病机分析）： 患者，男，62岁，以间发胸骨后闷痛1年为主症，辨病为胸痹；患者心胸隐痛，时作时休，心悸气短，动则益甚，倦怠乏力，易汗出，舌体胖，质淡红，边有齿痕，苔薄白，脉虚细，辨证为气阴两虚证。 患者因心气不足，阴血亏耗，血行瘀滞，从而发为本病	4分

中医类证鉴别（助理不考）： 二者均有胸痛。 但胸痹是当胸闷痛，并可向左肩或左臂内侧等部位放射，常因受寒、饱餐、情绪激动、劳累而突然发作。历时短暂，休息或用药后得以缓解。 而悬饮是胸胁胀痛，持续不解，多伴有咳唾，转侧、呼吸时疼痛加重，肋间饱满，并有咳嗽、咳痰等肺系证候	3分
中医治法：益气养阴，活血通脉	2分/3分
方剂名称：生脉散合人参养荣汤加减	2分
药物组成、剂量及煎服方法： 党参15g　白术12g　茯苓12g　炙甘草9g 熟地黄15g　白芍12g　当归18g　川芎6g 黄芪15g　五味子12g　陈皮12g 5剂　水煎服　每日1剂　早晚分服	3分/5分

81号题

刘某，男，25岁，未婚，工人。2019年2月25日初诊。

患者3小时前因饮酒过量，突发胃脘部疼痛，遂来就诊。现症：胃脘部疼痛，痛势急迫，脘闷灼热，口干口苦，纳呆恶心，舌红，苔黄腻，脉滑数。

请与胁痛相鉴别。

评分标准	总分20分
中医疾病诊断：胃痛	3分
中医证型诊断：湿热中阻证	3分
中医辨病辨证依据（含病因病机分析）： 患者，男，25岁，以胃脘部疼痛为主症，辨病为胃痛；患者3小时前因饮酒过量致胃脘部疼痛，痛势急迫，脘闷灼热，口干口苦，纳呆恶心，舌红，苔黄腻，脉滑数，辨证为湿热中阻证。 患者因饮酒过量，致湿热蕴结，胃气痞阻，不通则痛，从而发为本病	4分
中医类证鉴别（助理不考）： 胁痛以胁肋部疼痛为主症，可伴发热恶寒，或面目肌肤发黄，或胸闷善太息，少有嘈杂泛酸、嗳气吐腐。胃痛肝气犯胃也可攻痛连胁，但以胃脘部疼痛为主症	3分
中医治法：清化湿热，理气和胃	2分/3分
方剂名称：清中汤加减	2分
药物组成、剂量及煎服方法： 法半夏12g　茯苓9g　草豆蔻9g　陈皮12g 栀子9g　黄连9g　苍术12g　厚朴12g 延胡索9g　炙甘草6g 3剂　水煎服　每日1剂　早晚分服	3分/5分

82号题

刘某，女，30岁，已婚，职员。2019年4月12日初诊。

患者昨日中午外出就餐，当晚即出现腹部疼痛，胀满不适，大便2次，今日上午来诊。现症：脘腹胀满，疼痛拒按，嗳腐吞酸，厌食泛呕，腹痛欲泻，泻后痛稍减，舌苔厚腻，脉滑。

请与胃痛相鉴别。

评分标准	总分20分
中医疾病诊断：腹痛	3分

中医证型诊断：饮食积滞证	3分
中医辨病辨证依据（含病因病机分析）： 患者，女，30岁，以腹痛胀满为主症，辨病为腹痛；患者因暴饮暴食后出现脘腹胀满，疼痛拒按，嗳腐吞酸，厌食泛呕，腹痛欲泻，泻后痛稍减，舌苔厚腻，脉滑，辨证为饮食积滞证。 患者因食滞内停，运化失司，胃肠不和，不通则痛，从而发病	4分
中医类证鉴别（助理不考）： 腹痛是以胃脘以下，耻骨毛际以上整个部位疼痛为主症；胃痛以上腹胃脘近心窝处疼痛为主症。两者疼痛部位不同。 但胃在腹中，与肠相连，因而胃痛可以影响及腹，而腹痛亦可牵连于胃	3分
中医治法：消食导滞，理气止痛	2分/3分
方剂名称：枳实导滞丸加减	2分
药物组成、剂量及煎服方法： 大黄12g（后下） 黄芩12g 黄连9g 茯苓12g 泽泻12g 枳实15g 白术15g 神曲15g 莱菔子15g 炙甘草6g 3剂 水煎服 每日1剂 早晚分服	3分/5分

83号题

唐某，女，49岁，已婚，工人。2019年2月9日初诊。

患者反复腹泻10余年，近半年来症状加重。现症：每于黎明之前即感脐腹作痛，肠鸣即泻，腹泻5～6次，完谷不化，腹部喜暖，泻后则安，形寒肢冷，腰酸膝软，舌淡苔白，脉沉细。

请与痢疾相鉴别。

评分标准	总分20分
中医疾病诊断：泄泻	3分
中医证型诊断：肾阳虚衰证	3分
中医辨病辨证依据（含病因病机分析）： 患者，女，49岁，以反复腹泻10年为主症，辨病为泄泻；患者每于黎明之前即感脐腹作痛，肠鸣即泻，腹泻5～6次，完谷不化，腹部喜暖，泻后则安，形寒肢冷，腰酸膝软，舌淡苔白，脉沉细，辨证为肾阳虚衰证。 患者因命门火衰，脾失温煦，脾虚湿盛，致肠道功能失司而发生泄泻	4分
中医类证鉴别（助理不考）： 两者均为大便次数增多，粪质稀薄。 泄泻以大便次数增加，粪质稀溏，甚则如水样，或完谷不化为主症，大便不带脓血，也无里急后重。 痢疾则以腹痛、里急后重、便下赤白脓血为特征	3分
中医治法：温肾健脾，固涩止泻	2分/3分
方剂名称：四神丸加减	2分
药物组成、剂量及煎服方法： 补骨脂12g 肉豆蔻6g 五味子6g 吴茱萸5g 干姜15g 党参12g 白术12g 茯苓12g 炙甘草6g 3剂 水煎服 每日1剂 早晚分服	3分/5分

84号题

胡某，女，32岁，已婚，工人。2018年8月6日初诊。

患者5天前因饮食不洁，而出现腹痛阵作，里急后重，痢下赤白黏冻，经服用氟哌酸等药物治疗，效果不明显。现症：腹痛拘急，痢下赤白黏冻，白多赤少，里急后重，脘胀腹满，头身困重，舌质淡红，舌苔白腻，脉濡缓。

请与泄泻相鉴别。

评分标准	总分20分
中医疾病诊断：痢疾	3分
中医证型诊断：寒湿痢	3分
中医辨病辨证依据（含病因病机分析）： 患者，女，32岁，以腹痛，里急后重，痢下赤白黏冻为主症，辨病为痢疾；现症见患者腹痛拘急，痢下赤白黏冻，白多赤少，里急后重，脘胀腹满，头身困重，舌质淡红，舌苔白腻，脉濡缓，辨证为寒湿痢。 患者因饮食不节，寒湿客肠，气血凝滞，传导失司，从而发为本病	4分
中医类证鉴别（助理不考）： 两者均为大便次数增多，粪质稀薄。 泄泻以大便次数增加，粪质稀溏，甚则如水样，或完谷不化为主症，大便不带脓血，也无里急后重。 痢疾则以腹痛、里急后重、便下赤白脓血为特征	3分
中医治法：温中燥湿，调气和血	2分/3分
方剂名称：不换金正气散加减	2分
药物组成、剂量及煎服方法： 藿香12g（后下） 苍术15g 姜半夏12g 厚朴12g 炮姜12g 桂枝15g 陈皮15g 木香15g 枳实12g 炙甘草6g 3剂 水煎服 每日1剂 早晚分服	3分/5分

85号题

刘某，男，36岁，已婚，职员。2018年9月25日初诊。

患者发热3天，昨日起出现目黄身黄。现症：身目俱黄，黄色鲜明，伴腹部胀闷，口干而苦，恶心呕吐，口渴，便秘，尿少黄赤，舌苔黄腻，脉弦数。

请与萎黄相鉴别。

评分标准	总分20分
中医疾病诊断：黄疸	3分
中医证型诊断：阳黄-热重于湿证	3分
中医辨病辨证依据（含病因病机分析）： 患者，男，36岁，以发热伴目黄身黄为主症，辨病为黄疸；患者身目俱黄，黄色鲜明，伴腹部胀闷，口干而苦，恶心呕吐，口渴，便秘，尿少黄赤，舌苔黄腻，脉弦数，辨证为阳黄之热重于湿证。 患者因湿热熏蒸，困遏脾胃，壅滞肝胆，胆汁泛溢，从而发为本病	4分
中医类证鉴别（助理不考）： 两者均可出现身黄。 但黄疸发病与感受外邪、饮食劳倦或病后有关，其病机为湿滞脾胃，肝胆失疏，胆汁外溢，其主症为目黄、身黄、小便黄。 萎黄之病因与饥饱劳倦、食滞虫积或病后失血有关，其病机为脾胃虚弱，气血不足，肌肤失养，其主症为肌肤萎黄不泽，目睛及小便不黄，常伴头昏倦怠，心悸少寐，纳少便溏等症状	3分
中医治法：清热通腑，利湿退黄	2分/3分
方剂名称：茵陈蒿汤加减	2分
药物组成、剂量及煎服方法： 茵陈15g 栀子12g 大黄6g 黄柏12g 连翘12g 茯苓12g 车前草9g 蒲公英9g 甘草6g 3剂 水煎服 每日1剂 早晚分服	3分/5分

86号题

宋某，男，68岁，已婚，退休。2019年11月2日初诊。

患者间发腹大胀满2年，经治疗好转，1周前因过度劳累，病情恶化。现症见：脘腹胀大如鼓，形似蛙腹，傍晚加重，面色皖白，脘闷纳呆，畏寒怕冷，肢冷浮肿，小便不利。舌胖淡紫，苔滑，脉沉细弱。

请与水肿相鉴别。

评分标准	总分20分
中医疾病诊断：鼓胀	3分
中医证型诊断：阳虚水盛证	3分
中医辨病辨证依据（含病因病机分析）： 患者，男，68岁，以腹大胀满为主症，辨病为鼓胀；患者脘腹胀大如鼓，形似蛙腹，傍晚加重，面色皖白，脘闷纳呆，畏寒怕冷，肢冷浮肿，小便不利。舌胖淡紫，苔滑，脉沉细弱，辨证为阳虚水盛证。 患者因脾肾阳虚，不能温运，水湿内聚，从而发为本病	4分
中医类证鉴别（助理不考）： 鼓胀主要为肝、脾、肾受损，气、血、水互结于腹中。以腹部胀大为主，四肢肿不甚明显。晚期方伴肢体浮肿，每兼见面色青晦，面颈部有血痣赤缕，胁下癥积坚硬，腹皮青筋显露等。 水肿主要为肺、脾、肾功能失调，水湿泛溢肌肤。其浮肿多从眼睑开始，继则延及头面及肢体。或下肢先肿，后及全身，每见面色皖白、腰酸倦怠等，水肿较甚者亦可伴见腹水	3分
中医治法：温补脾肾，化气利水	2分/3分
方剂名称：济生肾气丸加减	2分
药物组成、剂量及煎服方法： 熟地黄20g　山药12g　山茱萸12g　牡丹皮10g 泽泻10g　茯苓10g　附子10g（先煎）　肉桂15g 车前子15g　牛膝12g 3剂　水煎服　每日1剂　早晚分服	3分/5分

87号题

顾某，女，39岁，已婚，职员。2018年11月3日初诊。

患者2年来反复出现头部隐隐疼痛，每于劳累后易作。现症：头痛隐隐，时时昏晕，心悸失眠，面色少华，神疲乏力，食欲较差，舌质淡，苔薄白，脉细弱。

请与眩晕相鉴别。

评分标准	总分20分
中医疾病诊断：头痛	3分
中医证型诊断：内伤头痛-血虚头痛	3分
中医辨病辨证依据（含病因病机分析）： 患者，女，39岁，以反复头痛2年为主症，辨病为头痛；现症见患者头痛隐隐，时时昏晕，心悸失眠，面色少华，神疲乏力，食欲较差，舌质淡，苔薄白，脉细弱，辨证为血虚头痛。 患者因体虚劳倦，气血不足，不能上荣，窍络失养，不荣则痛，故发为本病	4分
中医类证鉴别（助理不考）： 头痛与眩晕可单独出现，也可同时出现。 二者对比，头痛之病因有外感与内伤两方面，且症状以疼痛为主，实证较多。 眩晕病因则以内伤为主。临床表现以昏眩为主，虚证较多	3分
中医治法：养血滋阴，和络止痛	2分/3分
方剂名称：加味四物汤加减	2分

药物组成、剂量及煎服方法： 熟地黄15g　白芍12g　当归12g　川芎6g 蔓荆子9g　菊花12g　黄芩6g　五味子6g 炒枣仁12g　炙甘草6g 3剂　水煎服　每日1剂　早晚分服	3分/5分

88号题

郑某，男，86岁，已婚，退休工人。2018年12月29日初诊。

患者头晕反复出现10余年，未系统诊治。今日突然昏仆，不省人事，目合口张，鼻鼾息微，手撒肢冷，汗多，大小便自遗，肢体软瘫。急来就诊。舌痿，脉细弱。

请与痉证相鉴别。

评分标准	总分20分
中医疾病诊断：中风-急性期	3分
中医证型诊断：中脏腑-脱证（阴竭阳亡）	3分
中医辨病辨证依据（含病因病机分析）： 患者，男，86岁，以突然昏仆，不省人事，肢体软瘫为主症，辨病为中风急性期；患者症见突然昏仆，不省人事，目合口张，鼻鼾息微，手撒肢冷，汗多，大小便自遗，肢体软瘫，舌痿，脉细弱，辨证为中脏腑之脱证。 患者反复头晕失治，内伤积损，正不胜邪，元气衰微，阴阳欲绝，从而发为本病	4分
中医类证鉴别（助理不考）： 痉证以四肢抽搐、项背强直，甚至角弓反张为主症，发病时也可伴有神昏，需与中风闭证相鉴别。但痉证之神昏多出现在抽搐之后，而中风患者多在起病时即有神昏，而后可以出现抽搐。痉证抽搐时间长，中风抽搐时间短。痉证患者无半身不遂、口舌㖞斜等症状	3分
中医治法：回阳救阴，益气固脱	2分/3分
方剂名称：参附汤合生脉散加减	2分
药物组成、剂量及煎服方法： 人参15g　附子12g（先煎）　麦冬12g　五味子9g 山萸肉12g　黄芪12g　白术15g　炙甘草6g 3剂　水煎服　每日1剂　早晚分服	3分/5分

89号题

王某，女，48岁，已婚，公务员。2019年3月14日初诊。

患者身肿3年，腰以下为甚，按之凹陷不易恢复，脘腹胀闷，纳减便溏，面色不华，神疲乏力，四肢倦怠，小便短少，舌质淡，苔白腻，脉沉缓。

请与鼓胀相鉴别。

评分标准	总分20分
中医疾病诊断：水肿	3分
中医证型诊断：阴水-脾阳虚衰证	3分
中医辨病辨证依据（含病因病机分析）： 患者，女，48岁，以身肿3年为主症，辨病为水肿；患者身肿，腰以下为甚，按之凹陷不易恢复，脘腹胀闷，纳减便溏，面色不华，神疲乏力，四肢倦怠，小便短少，舌质淡，苔白腻，脉沉缓，辨证为阴水之脾阳虚衰证。 患者因脾阳不振，运化无权，土不制水，从而发为本病	4分

中医类证鉴别（助理不考）： 二病均可见肢体水肿，腹部膨隆。 鼓胀的主症是单腹胀大，面色苍黄，腹壁青筋暴露，四肢多不肿，反见瘦削，后期或可伴见轻度肢体浮肿；而水肿则头面或下肢先肿，继及全身，面色㿠白，腹壁亦无青筋暴露。 鼓胀是由于肝、脾、肾功能失调，导致气滞、血瘀、水湿聚于腹中。水肿乃肺、脾、肾三脏气化失调，而导致水液泛滥肌肤	3分
中医治法：健脾温阳利水	2分/3分
方剂名称：实脾饮加减	2分
药物组成、剂量及煎服方法： 干姜12g　制附子9g（先煎）　草果15g　桂枝12g 白术15g　茯苓12g　泽泻12g　冬瓜皮9g 木香12g　车前子12g（包煎）　大腹皮9g　炙甘草6g 5剂　水煎服　每日1剂　早晚分服	3分/5分

90号题

马某，女，33岁，已婚，工人。2019年5月4日初诊。

患者平素性情急躁。半小时前与人争吵，出现鼻中流血，血色鲜红，伴头痛，目眩，烦躁易怒，两目红赤，口苦，舌红，脉弦数。

请与经行衄血相鉴别。

评分标准	总分20分
中医疾病诊断：血证-鼻衄	3分
中医证型诊断：肝火上炎证	3分
中医辨病辨证依据（含病因病机分析）： 患者，女，以鼻中流血为主症，辨病为鼻衄；患者因与人争吵出现鼻中流血，血色鲜红，伴头痛，目眩，烦躁易怒，两目红赤，口苦，舌红，脉弦数，辨证为肝火上炎证。 患者因情志过极，肝火炽盛，火热上炎，迫血妄行，上溢清窍，从而发为本病	4分
中医类证鉴别（助理不考）： 经行衄血又称倒经、逆经，其发生与月经周期有密切关系。多于经行前期或经期出现，与内科鼻衄的机理是不同的	3分
中医治法：清肝泻火，凉血止血	2分/3分
方剂名称：龙胆泻肝汤加减	2分
药物组成、剂量及煎服方法： 龙胆草6g　黄芩9g　山栀子9g　泽泻12g 木通9g　车前子9g（包煎）　当归8g　生地黄20g 柴胡10g　土茯苓10g　香附12g　甘草6g 3剂　水煎服　每日1剂　早晚分服	3分/5分

91号题

梁某，女，32岁，已婚，职员。2019年9月15日初诊。

患者2天前出差，次日出现干咳，连声作呛，喉痒，咽喉干痛，唇鼻干燥，痰少而黏，不易咳出，口干，伴恶风、发热，舌质红干而少津，苔薄白，脉浮数。

请与喘证相鉴别。

评分标准	总分20分
中医疾病诊断：咳嗽	3分

中医证型诊断：风燥伤肺证	3分
中医辨病辨证依据（含病因病机分析）： 患者，女，32岁，以干咳为主症，辨病为咳嗽；患者干咳，连声作呛，喉痒，咽喉干痛，唇鼻干燥，痰少而黏，不易咳出，口干，伴恶风、发热，舌质红干而少津，苔薄白，脉浮数，辨证为风燥伤肺证。 患者因外感风燥，伤及肺脏，肺失清润，从而发为本病	4分
中医类证鉴别（助理不考）： 两者均属肺气上逆之病证，临床上常见咳喘并见。 但咳嗽以气逆有声、咳吐痰液为主。 喘证以呼吸困难，甚至张口抬肩，鼻翼扇动，不能平卧为临床表现	3分
中医治法：疏风清肺，润燥止咳	2分/3分
方剂名称：桑杏汤加减	2分
药物组成、剂量及煎服方法： 桑叶9g　薄荷12g（后下）　淡豆豉9g　杏仁6g 前胡12g　牛蒡子10g　南沙参15g　浙贝母9g 梨皮12g　芦根12g　天花粉12g　炙甘草6g 3剂　水煎服　每日1剂　早晚分服	3分/5分

92号题

宋某，女，65岁，退休干部。2018年11月20日初诊。

患者反复心胸憋闷疼痛3年，4天前因劳累、生气而心胸闷痛发作，同时伴有心悸，盗汗，心烦，不寐，腰膝酸软，头晕耳鸣，口干便秘，舌红少津，苔少，脉细数。

请与胃脘痛相鉴别。

评分标准	总分20分
中医疾病诊断：胸痹	3分
中医证型诊断：心肾阴虚证	3分
中医辨病辨证依据（含病因病机分析）： 患者，女，65岁，以心胸憋闷疼痛为主症，辨病为胸痹；患者有心悸，盗汗，心烦，不寐，腰膝酸软，头晕耳鸣，口干便秘，舌红少津，苔少，脉细数，辨证为心肾阴虚证。 患者因肾阴亏虚，水不济火，虚热内灼，心失所养，血脉不畅，从而发为本病	4分
中医类证鉴别（助理不考）： 心在胃上，胃在心下，其部位相近。胸痹之不典型者，其疼痛可在胃脘部，易于混淆。 但胸痹以闷痛为主，为时短暂，虽与饮食有关，但休息、服药常可缓解。 而胃脘痛与饮食有关，以胀痛为主，局部有压痛，持续时间较长，常伴有泛酸、嘈杂、嗳气、呃逆等胃部症状	3分
中医治法：滋阴清火，养心和络	2分/3分
方剂名称：天王补心丹合炙甘草汤加减	2分
药物组成、剂量及煎服方法： 柏子仁9g　酸枣仁9g　天冬9g　麦冬9g 生地黄12g　当归12g　玄参6g　丹参12g 党参12g　炙甘草12g　芍药6g　阿胶9g（烊化） 大枣15g 5剂　水煎服　每日1剂　早晚分服	3分/5分

93号题

庞某，男，28岁，已婚，职员。2019年5月18日初诊。

患者1年来时有右胁胀痛，走窜不定，时轻时重，与情志有关，胸闷腹胀，嗳气频作，舌苔薄白，脉弦。请与胃脘痛相鉴别。

评分标准	总分20分
中医疾病诊断：胁痛	3分
中医证型诊断：肝郁气滞证	3分
中医辨病辨证依据（含病因病机分析）： 患者，男，28岁，以右胁胀痛为主症，辨病为胁痛；患者胁痛走窜不定，时轻时重，与情志有关，胸闷腹胀，嗳气频作，舌苔薄白，脉弦，辨证为肝郁气滞证。 患者因情志不遂，肝失条达，气机郁滞，络脉失和，从而发为本病	4分
中医类证鉴别（助理不考）： 胁痛与胃脘痛的病证中皆有肝郁的病机。 胃脘痛：病位在胃脘，兼有嗳气频作、吞酸嘈杂等胃失和降的症状。 胁痛：病位在胁肋部，伴有目眩、口苦、胸闷、喜太息的症状	3分
中医治法：疏肝理气	2分/3分
方剂名称：柴胡疏肝散加减	2分
药物组成、剂量及煎服方法： 柴胡15g　枳壳10g　芍药10g　川芎9g 香附10g　郁金10g　川楝子6g　延胡索6g 甘草3g 3剂　水煎服　每日1剂　早晚分服	3分/5分

94号题

刘某，女，16岁，未婚，学生。2019年10月5日初诊。

患者2天前外出游玩，回来后出现发热恶寒，体温38.7℃，头身疼痛。自行服用板蓝根颗粒未见好转，遂来就诊。现症：发热恶寒，无汗，头痛身痛，时流清涕，咽痒，呛咳不爽，口不渴，舌苔薄白，脉浮紧。

请与风温相鉴别。

评分标准	总分20分
中医疾病诊断：感冒	3分
中医证型诊断：常人感冒-风寒感冒	3分
中医辨病辨证依据（含病因病机分析）： 患者，女，16岁，以发热恶寒，头身疼痛，流涕为主症，辨病为感冒；患者发热恶寒，无汗，头痛身痛，时流清涕，咽痒，呛咳不爽，口不渴，舌苔薄白，脉浮紧，辨证为常人感冒之风寒感冒。 患者因外感风寒，卫阳被郁，腠理闭塞，肺气不宣，从而发为本病	4分
中医类证鉴别（助理不考）： 风温病势急骤，寒战高热，汗出脉不静，身热旋即复起，咳嗽胸痛，头痛剧烈，甚至出现神昏、惊厥、谵妄等传变入里证候。 而感冒发热一般不高或不发热，病势轻，不传变，服解表药后多能汗出热退，脉静身凉，病程短，预后良好	3分
中医治法：辛温解表	2分/3分
方剂名称：荆防败毒散加减	2分
药物组成、剂量及煎服方法： 荆芥12g　防风9g　紫苏叶9g　茯苓9g 枳壳9g　桔梗12g　柴胡12g　前胡12g 薄荷3g　生姜12g　甘草6g 3剂　水煎服　每日1剂　早晚分服	3分/5分

95号题

何某，男，52岁，已婚，工人。2019年7月2日初诊。

患者有肾病史10年，2个月前自觉发热，体温并不高。现症：午后潮热和夜间发热，不欲近衣，手足心热，烦躁，少寐多梦，盗汗，口干咽燥，舌质红，有裂纹，苔少，脉细数。

请与外感发热相鉴别。

评分标准	总分20分
中医疾病诊断：内伤发热	3分
中医证型诊断：阴虚发热证	3分
中医辨病辨证依据（含病因病机分析）： 患者，男，52岁，以自觉发热2个月为主症，辨病为内伤发热；患者午后潮热和夜间发热，不欲近衣，手足心热，烦躁，少寐多梦，盗汗，口干咽燥，舌质红，有裂纹，苔少，脉细数，辨证为阴虚发热证。 患者有10年肾病病史，阴虚阳盛，虚火内炽，从而发为本病	4分
中医类证鉴别（助理不考）： 病史及起病特点：内伤发热由内因引起，起病徐缓，一般病程较长或有反复发作的病史。而外感发热由感受外邪所致，起病较急，病程较短。 临床表现：内伤发热以表现为低热者较多，或仅自觉发热。其热时作时止，或发无定时，且多感手足心热，大多发热而不恶寒，或虽感怯冷但得衣被则减，通常伴有头晕、神倦、自汗盗汗、脉弱无力等症。而外感发热则多表现为高热，外邪不除则发热不退。发热初期常伴恶寒，其寒虽得衣被而不减，常兼见头身疼痛、鼻塞、流涕、咳嗽、脉浮等症	3分
中医治法：滋阴清热	2分/3分
方剂名称：知柏地黄丸加减	2分
药物组成、剂量及煎服方法： 黄柏10g　知母15g　山茱萸10g　地骨皮15g 生地黄30g　山药15g　牡丹皮10g　泽泻10g 茯苓6g　甘草6g 3剂　水煎服　每日1剂　早晚分服	3分/5分

96号题

陈某，女，35岁，已婚，职员。2019年3月26日初诊。

患者近来脾气暴躁，易怒。1周前出现咳嗽、咳痰。现症：咳嗽呈阵发性，表现为上气咳逆阵作，咳时面赤，痰滞咽喉而咳之难出，量少质黏，胸胁胀痛，症状可随情绪波动而增减，舌红，舌苔薄黄少津，脉弦数。

请与喘证相鉴别。

评分标准	总分20分
中医疾病诊断：咳嗽	3分
中医证型诊断：肝火犯肺证	3分
中医辨病辨证依据（含病因病机分析）： 患者，女，35岁，以咳嗽咳痰为主症，辨病为咳嗽；患者阵发性咳嗽，上气咳逆阵作，咳时面赤，痰少质黏，胸胁胀痛，症状与情绪相关，舌红，舌苔薄黄少津，脉弦数，辨证为肝火犯肺证。 患者因情志不遂，肝郁化火，上逆侮肺，从而发为本病	4分
中医类证鉴别（助理不考）： 两者均属肺气上逆之病证，临床上常见咳喘并见。但咳嗽以气逆有声、咳吐痰液为主。 喘证以呼吸困难，甚至张口抬肩，鼻翼扇动，不能平卧为临床表现	3分
中医治法：清肺泻肝，顺气降火	2分/3分

方剂名称：黛蛤散合黄芩泻白散加减	2分
药物组成、剂量及煎服方法： 桑白皮18g　地骨皮18g　黄芩18g　栀子15g 牡丹皮12g　青黛3g（包煎）　苏子9g　海蛤壳18g（先煎） 竹茹9g　枇杷叶12g　甘草3g 3剂　水煎服　每日1剂　早晚分服	3分/5分

97号题

张某，女，54岁，已婚，干部。2019年8月12日初诊。

患者家族中有哮病史。患者于3天前受热后出现鼻痒、喷嚏，喉中有明显哮鸣声，呼吸困难，不能平卧。现症：喉中哮鸣如吼，喘而气粗，呼吸困难，不能平卧，舌红苔黄腻，脉弦滑。

请与喘证相鉴别。

评分标准	总分20分
中医疾病诊断：哮病-发作期	3分
中医证型诊断：热哮证	3分
中医辨病辨证依据（含病因病机分析）： 患者，女，54岁，以喉中有哮鸣声，呼吸困难为主症，辨病为哮病发作期；患者喉中哮鸣如吼，喘而气粗，呼吸困难，不能平卧，舌红苔黄腻，脉弦滑，辨证为热哮证。 患者痰热蕴肺，壅阻气道，肺失清肃，从而发病	4分
中医类证鉴别（助理不考）： 两者都有呼吸困难，难以平卧的表现，哮必兼喘，但喘未必兼哮。 哮以声响言，喉中哮鸣有声，以宿痰伏肺为“夙根”，是一种反复发作的独立疾病，难以除根。 喘以气息言，是指呼吸困难，甚至张口抬肩，摇身撷肚，因肺气不降所致，是多种肺系疾病的一个症状，预后情况视原发病而定	3分
中医治法：清热宣肺，化痰定喘	2分/3分
方剂名称：定喘汤加减	2分
药物组成、剂量及煎服方法： 麻黄9g　白果6g　款冬花12g　半夏9g 桑叶12g　苏子6g　桑白皮9g　黄芩6g 杏仁6g　炙甘草3g 3剂　水煎服　每日1剂　早晚分服	3分/5分

98号题

左某，女，40岁，已婚，农民。2019年9月26日初诊。

患者3天前同家人争吵后出现胸部闷痛，伴心悸、气短、自汗。现症：心胸满闷，隐痛阵发，痛有定处，时欲太息，胸闷遇情志不遂时加重，兼有胃脘胀闷，得嗳气则舒，苔薄腻，脉细弦。

请与胃脘痛相鉴别。

评分标准	总分20分
中医疾病诊断：胸痹	3分
中医证型诊断：气滞心胸证	3分
中医辨病辨证依据（含病因病机分析）： 患者，女，40岁，以胸部闷痛为主症，辨病为胸痹；患者心胸满闷，隐痛阵发，痛有定处，时欲太息，胸闷遇情志不遂时加重，兼有胃脘胀闷，得嗳气则舒，苔薄腻，脉细弦，辨证为气滞心胸证。 患者因情志不遂，肝失疏泄，气机郁滞，心脉不和，从而发为本病	4分

中医类证鉴别（助理不考）： 心在胃上，胃在心下，其部位相近。胸痹之不典型者，其疼痛可在胃脘部，易于混淆。 但胸痹以闷痛为主，为时短暂，虽与饮食有关，但休息、服药常可缓解。 而胃脘痛与饮食有关，以胀痛为主，局部有压痛，持续时间较长，常伴有泛酸、嘈杂、嗳气、呃逆等胃部症状	3分
中医治法：疏肝理气，活血通络	2分/3分
方剂名称：柴胡疏肝散加减	2分
药物组成、剂量及煎服方法： 柴胡15g　枳壳10g　芍药10g　川芎9g 香附10g　郁金10g　川楝子6g　延胡索6g 甘草3g 3剂　水煎服　每日1剂　早晚分服	3分/5分

99号题

宋某，女，29岁，已婚，职员。2019年8月22日初诊。

患者1天前于白天午后外出，当晚即出现头胀如裂，发热，口渴喜饮。现症：头痛而胀，恶风，面红目赤，大便不畅，溲赤，舌尖红，苔薄黄，脉浮数。

请与眩晕相鉴别。

评分标准	总分20分
中医疾病诊断：头痛	3分
中医证型诊断：风热头痛证	3分
中医辨病辨证依据（含病因病机分析）： 患者，女，29岁，以头胀痛为主症，辨病为头痛；患者头痛而胀，恶风，面红目赤，大便不畅，溲赤，舌尖红，苔薄黄，脉浮数，辨证为风热头痛。 患者因风热外袭，上扰清空，窍络失和，不通则痛，从而发为本病	4分
中医类证鉴别（助理不考）： 头痛与眩晕可单独出现，也可同时出现。 二者对比，头痛之病因有外感与内伤两方面，且症状以疼痛为主，实证较多。 眩晕病因则以内伤为主。临床表现以昏眩为主，虚证较多	3分
中医治法：疏风清热和络	2分/3分
方剂名称：芎芷石膏汤加减	2分
药物组成、剂量及煎服方法： 菊花9g　桑叶12g　薄荷10g（后下）　蔓荆子10g 川芎12g　白芷12g　羌活15g　生石膏15g（先煎） 黄芩10g　甘草6g 3剂　水煎服　每日1剂　早晚分服	3分/5分

100号题

李某，女，21岁，未婚，学生。2019年3月29日初诊。

患者平素性情急躁。2天前见忧郁不畅，情绪不宁，胸胁胀满疼痛。现症：情绪不宁，急躁易怒，胸胁胀满，口苦而干，目赤，耳鸣，大便秘结，舌质红，苔黄，脉弦数。

请与癫证相鉴别。

评分标准	总分20分
中医疾病诊断：郁证	3分

中医证型诊断：气郁化火证	3分
中医辨病辨证依据（含病因病机分析）： 患者，女，21岁，以忧郁不畅，情绪不宁，胸胁胀满疼痛为主症，辨病为郁证；患者情绪不宁，急躁易怒，胸胁胀满，口苦而干，目赤耳鸣，大便秘结，舌质红，苔黄，脉弦数，辨证为气郁化火证。 患者因情志不畅，肝郁化火，横逆犯胃，从而发为本病	4分
中医类证鉴别（助理不考）： 两者均与五志过极、七情内伤有关，临床上都有心神失常的症状。 郁证以心情抑郁、情绪不宁，胸部满闷，胁肋胀痛，或易怒喜哭，或咽中有异物梗塞等症为主要临床表现。 而癫证则多发于青壮年，男女发病率无显著差别，病程迁延，主要表现为精神错乱，失去自控能力，心神失常的症状，极少自行缓解	3分
中医治法：疏肝解郁，清肝泻火	2分/3分
方剂名称：丹栀逍遥散加减	2分
药物组成、剂量及煎服方法： 柴胡15g　薄荷9g　郁金6g　香附9g 当归12g　白芍12g　白术15g　牡丹皮12g 栀子9g　炙甘草6g 3剂　水煎服　每日1剂　早晚分服	3分/5分

101号题（助理不考）

梁某，女，37岁，已婚，干部。2019年10月17日初诊。

患者平素性情急躁易怒，1个月前因工作压力大出现颈前喉结两旁肿大。现症见：颈前肿块，柔软光滑，性情烦躁，容易出汗，眼球突出，手指颤抖，面部烘热，口苦，舌质红，苔薄黄，脉弦数。

请与消渴相鉴别。

评分标准	总分20分
中医疾病诊断：瘿病	3分
中医证型诊断：肝火旺盛证	3分
中医辨病辨证依据（含病因病机分析）： 患者，女，37岁，以颈前喉结两旁肿大为主症，辨病为瘿病；患者颈前肿块，柔软光滑，性情烦躁，容易出汗，眼球突出，手指颤抖，面部烘热，口苦，舌质红，苔薄黄，脉弦数，辨证为肝火旺盛证。 患者因痰气交阻，气郁化火，壅结颈前，故而发病	4分
中医类证鉴别： 瘿病中的阴虚火旺证型，应注意与消渴病鉴别。 消渴病以多饮、多食、多尿为主要临床表现，三消的症状常同时并见，尿中常有甜味，而颈部无瘿肿。 瘿病中的阴虚火旺证虽有多食，但无多饮、多尿等症，而以颈前有瘿肿为主要特征，并伴有烦热心悸，急躁易怒，眼突，脉数等症	3分
中医治法：清肝泻火，消瘿散结	2分
方剂名称：栀子清肝汤合消瘰丸加减	2分
药物组成、剂量及煎服方法： 柴胡18g　栀子15g　牡丹皮15g　当归12g 白芍12g　枳实9g　牛蒡子9g　生牡蛎12g（先煎） 玄参12g　生地黄15g 3剂　水煎服　每日1剂　早晚分服	3分

102号题

卢某，男，27岁，未婚，职员。2019年7月9日初诊。

患者2天前饮食不注意后出现大便次数增多、腹痛、里急后重等症。现症：痢下赤白脓血，黏稠如胶冻，气味腥臭，腹部疼痛，肛门灼热，小便短赤，舌苔黄腻，脉滑数。

请与泄泻相鉴别。

评分标准	总分20分
中医疾病诊断：痢疾	3分
中医证型诊断：湿热痢	3分
中医辨病辨证依据（含病因病机分析）： 患者，男，27岁，以大便次数增多、腹痛、里急后重为主症，辨病为痢疾；患者痢下赤白脓血，黏稠如胶冻，气味腥臭，腹部疼痛，肛门灼热，小便短赤，舌苔黄腻，脉滑数，辨证为湿热痢。 患者湿热蕴结，熏灼肠道，气血壅滞，脂络伤损，从而发病	4分
中医类证鉴别（助理不考）： 两者均为大便次数增多，粪质稀薄。 泄泻以大便次数增加，粪质稀溏，甚则如水样，或完谷不化为主症，大便不带脓血，也无里急后重。 痢疾则以腹痛、里急后重、便下赤白脓血为特征	3分
中医治法：清肠化湿，调气和血	2分/3分
方剂名称：芍药汤加减	2分
药物组成、剂量及煎服方法： 芍药30g　黄芩12g　黄连12g　大黄9g 当归15g　槟榔6g　木香9g　肉桂6g 枳壳9g　甘草6g 3剂　水煎服　每日1剂　早晚分服	3分/5分

103号题

李某，男，56岁，已婚，农民。2019年4月11日初诊。

患者平素嗜食肥甘之品。1天前出现小便频数短涩，淋沥刺痛伴小腹拘急引痛。今天排尿时多次突然中断，尿道窘迫疼痛，尿中夹砂石，尿中带血，少腹拘急，左侧腰腹绞痛难忍，舌红，苔薄黄，脉弦。

请与癃闭相鉴别。

评分标准	总分20分
中医疾病诊断：淋证	3分
中医证型诊断：石淋	3分
中医辨病辨证依据（含病因病机分析）： 患者，男，56岁，以小便频数短涩，淋沥刺痛伴小腹拘急引痛为主症，辨病为淋证；患者排尿时多次突然中断，尿道窘迫疼痛，尿中夹砂石，尿中带血，少腹拘急，左侧腰腹绞痛难忍，舌红，苔薄黄，脉弦，辨证为石淋。 患者湿热蕴结下焦，尿液煎熬成石，膀胱气化失司，从而发病	4分
中医类证鉴别（助理不考）： 二者都有小便量少，排尿困难之症状。 但淋证尿频而尿痛，且每日排尿总量多为正常。 癃闭则无尿痛，每日排尿量少于正常，严重时甚至无尿。 且癃闭复感湿热，常可并发淋证，而淋证日久不愈，亦可发展成癃闭	3分
中医治法：清热利湿，排石通淋	2分/3分
方剂名称：石韦散加减	2分

药物组成、剂量及煎服方法： 瞿麦 12g　萹蓄 12g　通草 9g　滑石粉 15g（包煎） 金钱草 15g　海金沙 15g　鸡内金 12g　石韦 20g 虎杖 12g　牛膝 10g　青皮 9g 3剂　水煎服　每日1剂　早晚分服	3分/5分

104号题

张某，女，65岁，已婚，农民。2019年1月2日初诊。

患者哮喘病史40余年，1个月前着凉发作。现症：喉中哮鸣如鼾，声低，气短息促，动则喘甚，发作频繁，甚至持续哮喘，口唇爪甲青紫，咳痰无力，痰涎清稀，面色苍白，咽干口渴，形寒肢冷，舌质淡，脉沉细。

请与喘证相鉴别。

评分标准	总分20分
中医疾病诊断：哮病-发作期	3分
中医证型诊断：虚哮证	3分
中医辨病辨证依据（含病因病机分析）： 患者，女，65岁，哮喘病史40年，以喉中哮鸣如鼾，气短息促为主症，辨病为哮病发作期；患者喉中哮鸣如鼾，声低，动则喘甚，发作频繁，口唇爪甲青紫，咳痰无力，痰涎清稀，面色苍白，形寒肢冷，舌质淡，脉沉细，辨证为虚哮证。 患者哮病久发，痰气瘀阻，肺肾两虚，摄纳失常，从而发病	4分
中医类证鉴别（助理不考）： 两者都有呼吸困难，难以平卧的表现，哮必兼喘，但喘未必兼哮。 哮以声响言，喉中哮鸣有声，以宿痰伏肺为"夙根"，是一种反复发作的独立疾病，难以除根。 喘以气息言，是指呼吸困难，甚至张口抬肩，摇身撷肚，因肺气不降所致，是多种肺系疾病的一个症状，预后情况视原发病而定	3分
中医治法：补肺纳肾，降气化痰	2分/3分
方剂名称：平喘固本汤加减	2分
药物组成、剂量及煎服方法： 党参 20g　黄芪 25g　款冬花 10g　法半夏 6g 陈皮 10g　沉香 3g（后下）　紫苏子 10g　冬虫夏草 10g（研末冲服） 胡桃肉 15g　五味子 6g 3剂　水煎服　每日1剂　早晚分服	3分/5分

105号题

马某，男，19岁，未婚，学生。2019年6月17日初诊。

1天前，患者于剧烈运动后饮用大量冰镇饮料，出现上腹部近心窝处疼痛。现症：胃痛暴作，恶寒喜暖，得温痛减，遇寒加重，口淡不渴，喜热饮，舌苔薄白，脉弦紧。

请与真心痛相鉴别。

评分标准	总分20分
中医疾病诊断：胃痛	3分
中医证型诊断：寒邪客胃证	3分
中医辨病辨证依据（含病因病机分析）： 患者，男，19岁，以上腹部近心窝处疼痛为主症，辨病为胃痛；患者饮冷后胃痛暴作，恶寒喜暖，得温痛减，遇寒加重，口淡不渴，喜热饮，舌苔薄白，脉弦紧，辨证为寒邪客胃证。 患者因饮食不节，致寒凝胃脘，阳气被遏，气机阻滞，从而发为本病	4分

中医类证鉴别（助理不考）： 两者因病位相近，在临床上容易混淆。 但真心痛多见于老年人，为当胸而痛，多绞痛、闷痛，动则加重，痛引肩臂，常伴心悸气短，汗出肢冷，病情危急。 胃痛见胃脘疼痛，多胀痛，刺痛，隐痛，有胃部病史和反复发作史，一般无放射痛，伴嗳气，泛酸，嘈杂等脾胃证候	3分
中医治法：温胃散寒，行气止痛	2分/3分
方剂名称：香苏散合良附丸加减	2分
药物组成、剂量及煎服方法： 高良姜9g　香附12g　吴茱萸5g　乌药9g 陈皮15g　苏叶12g　苍术6g　厚朴8g 防风12g　甘草6g 3剂　水煎服　每日1剂　早晚分服	3分/5分

106号题

王某，女，34岁，已婚，教师。2019年2月19日初诊。

患者反复呕吐2年余，伴神疲乏力，纳呆。现症：饮食稍多即欲呕吐，时发时止，面色皖白，倦怠乏力，喜暖恶寒，四肢不温，大便溏薄，舌质淡，脉濡弱。

请与噎膈相鉴别。

评分标准	总分20分
中医疾病诊断：呕吐	3分
中医证型诊断：脾胃阳虚证	3分
中医辨病辨证依据（含病因病机分析）： 患者，女，34岁，以反复呕吐2年余为主症，辨病为呕吐；患者饮食稍多即欲呕吐，时发时止，面色皖白，倦怠乏力，喜暖恶寒，四肢不温，大便溏薄，舌质淡，脉濡弱，辨证为脾胃阳虚证。 患者久病，脾胃虚寒，失于温煦，运化失职，从而发为本病	4分
中医类证鉴别（助理不考）： 两者皆有呕吐的症状。 噎膈之病，进食哽噎不顺或食不得入，或食入即吐，甚至因噎废食。多内伤所致，病情重，预后欠佳。而呕吐，进食顺畅，吐无定时，大多病情轻，病程短，预后尚好	3分
中医治法：温中健脾，和胃降逆	2分/3分
方剂名称：理中汤加减	2分
药物组成、剂量及煎服方法： 人参15g　陈皮12g　白术12g　干姜10g 茯苓9g　山药9g　黄芪12g　生姜9g 甘草6g 3剂　水煎服　每日1剂　早晚分服	3分/5分

107号题

石某，女，58岁，已婚，干部。2019年7月28日初诊。

患者2天前吃麻辣火锅，当晚即作腹痛泄泻，自服黄连素片效果不佳，遂来就诊。现症：腹痛腹泻，泻下急迫，泻而不爽，粪便色黄而臭，肛门灼热，大便日行7～8次，小便短黄，舌质红，苔黄腻，脉濡数。

请与霍乱相鉴别。

评分标准	总分20分
中医疾病诊断：泄泻	3分
中医证型诊断：湿热伤中证	3分
中医辨病辨证依据（含病因病机分析）： 患者，女，58岁，不节饮食后出现腹痛泄泻，辨病为泄泻；患者腹痛腹泻，泻下急迫，泻而不爽，粪便色黄而臭，肛门灼热，大便日行7～8次，小便短黄，舌质红，苔黄腻，脉濡数，辨证为湿热伤中证。 患者因饮食不节，湿热壅滞，损伤脾胃，传化失常，从而发病	4分
中医类证鉴别（助理不考）： 两者均有大便稀溏，便次增多。 霍乱来势急骤，变化迅速，病情凶险，吐泻交作，有挥霍撩乱之势，常见腹中绞痛，转筋，面色苍白，目眶凹陷，汗出肢冷等津竭阳衰之危象。 而泄泻以大便稀溏，次数增多为特征，无剧烈呕吐，传变较少，预后好	3分
中医治法：清热利湿，分利止泻	2分/3分
方剂名称：葛根芩连汤加减	2分
药物组成、剂量及煎服方法： 葛根15g　黄芩10g　黄连6g　甘草6g 木香12g　山药9g　茯苓12g　白豆蔻6g（后下） 薏苡仁9g 3剂　水煎服　每日1剂　早晚分服	3分/5分

108号题

武某，男，44岁，已婚，工人。2019年5月8日初诊。

患者久病多年，1天前劳累后出现血尿。现症：血尿，血色淡红，头晕耳鸣，精神疲惫，腰脊酸痛，舌质淡，脉沉弱。

请与血淋相鉴别。

评分标准	总分20分
中医疾病诊断：血证-尿血	3分
中医证型诊断：肾气不固证	3分
中医辨病辨证依据（含病因病机分析）： 患者，男，44岁，以劳累后出现血尿为主症，辨病为血证之尿血；患者血尿，血色淡红，头晕耳鸣，精神疲惫，腰脊酸痛，舌质淡，脉沉弱，辨证为肾气不固证。 患者久病，肾虚不固，血失藏摄，溢于脉外，从而发为本病	4分
中医类证鉴别（助理不考）： 血淋和尿血都以小便出血、尿色红赤，甚至溺出纯血为共有的症状。 其鉴别的要点是尿痛的有无，尿血多无疼痛之感，虽亦兼有轻微的胀痛或热痛，但终不若血淋的小便滴沥而疼痛难忍。故一般以痛者为血淋，不痛者为尿血	3分
中医治法：补益肾气，固摄止血	2分/3分
方剂名称：无比山药丸加减	2分
药物组成、剂量及煎服方法： 熟地黄20g　山药25g　山茱萸12g　怀牛膝15g 杜仲15g　巴戟天10g　肉苁蓉15g　菟丝子15g 泽泻20g　五味子15g　茯苓15g 5剂　水煎服　每日1剂　早晚分服	3分/5分

109号题

李某，男，69岁，已婚，干部。2019年9月7日初诊。

患者平素喜食辛辣肥甘厚味，3个月前无明显诱因出现多食易饥，口渴，多尿。现症：多食易饥，口渴，尿多，形体消瘦，大便干燥，苔黄，脉滑实有力。

请与瘿病相鉴别。

评分标准	总分20分
中医疾病诊断：消渴	3分
中医证型诊断：中消-胃热炽盛证	3分
中医辨病辨证依据（含病因病机分析）： 患者，男，69岁，以多食易饥，口渴，多尿，形体消瘦为主症，辨病为消渴；患者多食易饥，口渴，尿多，形体消瘦，大便干燥，苔黄，脉滑实有力，辨证为中消之胃热炽盛证。 患者饮食不节，喜食辛辣肥甘厚味，致胃火内炽，胃热消谷，耗伤津液，从而发病	4分
中医类证鉴别（助理不考）： 瘿病中气郁化火、阴虚火旺的类型，以情绪激动，多食易饥，形体日渐消瘦，颈部一侧或两侧肿大为特征。其中的多食易饥、消瘦，类似消渴病的中消，颈前瘿肿有形则与消渴有别，且无消渴病的多饮、多尿、尿甜等症	3分
中医治法：清胃泻火，养阴增液	2分/3分
方剂名称：玉女煎加减	2分
药物组成、剂量及煎服方法： 生地黄20g　川牛膝6g　生石膏15g（先煎）　知母12g 麦冬15g　黄连6g　栀子9g　牡丹皮9g 甘草6g 3剂　水煎服　每日1剂　早晚分服	3分/5分

110号题

吴某，女，53岁，已婚，职员。2019年10月9日初诊。

患者1天前受寒后出现关节疼痛，屈伸不利。现症：肢体关节疼痛，痛势较剧，部位固定，遇寒则痛甚，得热则痛减，关节屈伸不利，局部皮肤有寒冷感，舌质淡，舌苔薄白，脉弦紧。

请与痿证相鉴别。

评分标准	总分20分
中医疾病诊断：痹证	3分
中医证型诊断：风寒湿痹-痛痹	3分
中医辨病辨证依据（含病因病机分析）： 患者，女，53岁，以关节疼痛，屈伸不利为主症，辨病为痹证；患者肢体关节疼痛，痛势较剧，部位固定，遇寒痛甚，得热痛减，关节屈伸不利，局部皮肤有寒冷感，舌质淡苔薄白，脉弦紧，辨证为风寒湿痹之痛痹。 患者因外感寒邪兼夹风湿邪气，留滞经脉，闭阻气血，从而发为本病	4分
中医类证鉴别（助理不考）： 鉴别要点首先在于痛与不痛，痹证以关节疼痛为主，而痿证则为肢体力弱，无疼痛症状。 其次要观察肢体的活动障碍，痿证是无力运动，痹证是因痛而影响活动。 再者，部分痿证病初即有肌肉萎缩，而痹证则是由于疼痛甚或关节僵直不能活动，日久废而不用导致肌肉萎缩	3分
中医治法：散寒通络，祛风除湿	2分/3分
方剂名称：乌头汤加减	2分

药物组成、剂量及煎服方法：	
药物组成、剂量及煎服方法： 制川乌6g（先煎） 麻黄9g 芍药9g 甘草9g 黄芪9g 羌活12g 独活12g 桑寄生12g 桂枝12g 延胡索9g 香附9g 3剂 水煎服 每日1剂 早晚分服	3分/5分

111号题

曾某，男，26岁，未婚，无业。2019年3月3日初诊。

患者2天前醉酒，1天前出现小便频数，淋沥涩痛，尿色深红。现症：小便热涩刺痛，尿色深红，夹有血块，疼痛胀满加剧，舌尖红，苔黄，脉滑数。

请与癃闭相鉴别。

评分标准	总分20分
中医疾病诊断：淋证	3分
中医证型诊断：血淋	3分
中医辨病辨证依据（含病因病机分析）： 患者，男，26岁，以小便频数，淋沥涩痛为主症，辨病为淋证；患者小便热涩刺痛，尿色深红，夹有血块，疼痛胀满加剧，舌尖红，苔黄，脉滑数，辨证为血淋。 患者醉酒，湿热下注膀胱，热甚灼络，迫血妄行，从而发为本病	4分
中医类证鉴别（助理不考）： 二者都有小便量少，排尿困难之症状。 但淋证尿频而尿痛，且每日排尿总量多为正常。 癃闭则无尿痛，每日排尿量少于正常，严重时甚至无尿。 且癃闭复感湿热，常可并发淋证，而淋证日久不愈，亦可发展成癃闭	3分
中医治法：清热通淋，凉血止血	2分/3分
方剂名称：小蓟饮子加减	2分
药物组成、剂量及煎服方法： 小蓟15g 生地黄12g 藕节12g 蒲黄10g（包煎） 木通6g 当归12g 栀子10g 滑石粉15g（包煎） 白茅根15g 墨旱莲9g 甘草6g 3剂 水煎服 每日1剂 早晚分服	3分/5分

112号题

章某，男，57岁，已婚，农民。2019年1月4日出诊。

患者患胃病5年，近1个月胃部隐痛、嘈杂。现症：胃脘隐隐灼痛，似饥而不欲食，口燥咽干，五心烦热，消瘦乏力，口渴思饮，大便干结，舌红少津，脉细数。

请与真心痛相鉴别。

评分标准	总分20分
中医疾病诊断：胃痛	3分
中医证型诊断：胃阴亏耗证	3分
中医辨病辨证依据（含病因病机分析）： 患者，男，57岁，以胃部隐痛、嘈杂1个月为主症，辨病为胃痛；患者胃脘隐隐灼痛，似饥而不欲食，口燥咽干，五心烦热，消瘦乏力，口渴思饮，大便干结，舌红少津，脉细数，辨证为胃阴亏耗证。 患者胃病5年，胃阴亏耗，胃失濡养，不荣则痛，从而发为本病	4分

中医类证鉴别（助理不考）： 两者因病位相近，在临床上容易混淆。 但真心痛多见于老年人，为当胸而痛，多绞痛、闷痛，动则加重，痛引肩臂，常伴心悸气短，汗出肢冷，病情危急。 胃痛见胃脘疼痛，多胀痛，刺痛，隐痛，有胃部病史和反复发作史，一般无放射痛，伴嗳气，泛酸，嘈杂等脾胃证候	3分
中医治法：养阴益胃，和中止痛	2分/3分
方剂名称：一贯煎合芍药甘草汤加减	2分
药物组成、剂量及煎服方法： 生地黄15g　北沙参18g　枸杞子18g　麦冬15g 当归15g　川楝子9g　芍药20g　大枣12g 甘草6g 3剂　水煎服　每日1剂　早晚分服	3分/5分

113号题

孙某，男，80岁，已婚，退休工人。2019年5月10日初诊。

患者头晕10年，2小时前出现一侧肢体麻木，言謇语塞。现症：平素头晕耳鸣、腰酸，突然发生口舌㖞斜，言语不利，手指眴动，半身不遂，舌质红，苔腻，脉弦细数。

请与痉证相鉴别。

评分标准	总分20分
中医疾病诊断：中风-急性期	3分
中医证型诊断：中经络-阴虚风动证	3分
中医辨病辨证依据（含病因病机分析）： 患者，男，80岁，以突然发生半身不遂，言謇语塞为主症，辨病为中风急性期；患者平素头晕耳鸣，突然发生口舌㖞斜，言语不利，手指眴动，半身不遂，舌质红苔腻，脉弦细数，辨证为中经络之阴虚风动证。 患者肝肾阴虚，风阳内动，风痰瘀阻经络，从而发病	4分
中医类证鉴别（助理不考）： 痉证以四肢抽搐、项背强直，甚至角弓反张为主症，发病时也可伴有神昏，需与中风闭证相鉴别。 但痉证之神昏多出现在抽搐之后，而中风患者多在起病时即有神昏，而后可以出现抽搐。痉证抽搐时间长，中风抽搐时间短。痉证患者无半身不遂、口舌㖞斜等症状	3分
中医治法：滋阴潜阳，息风通络	2分/3分
方剂名称：镇肝息风汤加减	2分
药物组成、剂量及煎服方法： 龙骨20g（先煎）　牡蛎20g（先煎）　当归10g　牛膝15g 代赭石15g（先煎）　天冬10g　玄参15g　白芍10g 枸杞子15g　川楝子9g　天麻9g　甘草6g 3剂　水煎服　每日1剂　早晚分服	3分/5分

114号题

冯某，男，20岁，未婚，学生。2019年6月18日初诊。

患者1天前出现腹部胀痛，伴胃脘痞满。现症：腹部胀痛，烦渴引饮，大便秘结，潮热汗出，小便短黄，舌质红，苔黄燥，脉滑数。

请与胃痛相鉴别。

评分标准	总分20分
中医疾病诊断：腹痛	3分
中医证型诊断：湿热壅滞证	3分
中医辨病辨证依据（含病因病机分析）： 患者，男，20岁，以腹部胀痛为主症，辨病为腹痛；患者腹部胀痛，烦渴引饮，大便秘结，潮热汗出，小便短黄，舌质红，苔黄燥，脉滑数，辨证为湿热壅滞证。 患者湿热内结，气机壅滞，腑气不通，不通则痛，故而发为本病	4分
中医类证鉴别（助理不考）： 腹痛是以胃脘以下，耻骨毛际以上整个部位疼痛为主症；胃痛以上腹胃脘近心窝处疼痛为主症。两者疼痛部位不同。 但胃在腹中，与肠相连，因而胃痛可以影响及腹，而腹痛亦可牵连与胃	3分
中医治法：泄热通腑，行气导滞	2分/3分
方剂名称：大承气汤加减	2分
药物组成、剂量及煎服方法： 大黄15g（后下） 芒硝12g（溶服） 厚朴15g 枳实12g 黄芩12g 黄连9g 神曲12g 苍术12g 陈皮12g 炙甘草6g 3剂 水煎服 每日1剂 早晚分服	3分/5分

115号题（助理不考）

陈某，男，56岁，已婚，工人。2019年8月23日初诊。

患者有肝病史。2周前出现右胁疼痛，伴全身不适、胃纳减退、乏力。查体：右胁部肝脏进行性肿大，质地坚硬而拒按，表面有结节隆起。现症：面色晦暗，肌肤甲错，右胁刺痛，痛有定处，口唇紫暗；舌质暗有瘀斑，苔薄白，脉细涩。

请与良性肿瘤相鉴别。

评分标准	总分20分
中医疾病诊断：癌病	3分
中医证型诊断：瘀毒内阻证	3分
中医辨病辨证依据（含病因病机分析）： 患者，男，56岁，有肝病史，右胁疼痛，查体见肝脏进行性肿大，质地坚硬有结节隆起，辨病为癌病；患者面色晦暗，肌肤甲错，右胁刺痛，痛有定处，口唇紫暗；舌质暗有瘀斑，苔薄白，脉细涩，辨证为瘀毒内阻证。 患者瘀血蓄结，壅阻气机，结为癥块，从而发为本病	4分
中医类证鉴别： 良性肿瘤生长缓慢，皮肤无改变，除皮脂腺囊肿外，与皮肤无粘连，肿块表面光滑，与周围不粘连，边界清，活动度好，一般质地较软，多无症状。肿瘤体积较大或发生于特殊部位，可产生压迫症状。 癌病生长较快，常与皮肤粘连，凹陷或形成溃疡，肿块表面粗糙，无包膜，常与周围皮肤粘连，活动度差，质硬，无弹性，早期症状隐匿，有不明原因的消瘦、发热、出血，或发病部位的相应症状	3分
中医治法：活血化瘀，理气散结	2分
方剂名称：血府逐瘀汤加减	2分
药物组成、剂量及煎服方法： 生地黄18g 桃仁15g 红花15g 枳壳12g 牛膝15g 川芎15g 柴胡18g 赤芍15g 桔梗12g 当归10g 炙甘草6g 3剂 水煎服 每日1剂 早晚分服	3分

116号题

郑某，男，39岁，已婚，农民。2019年1月12日初诊。

患者1周前劳累后出现便血，伴少气乏力。现症：便血色紫暗，食少体倦，面色萎黄，心悸少寐，舌质淡，脉细。

请与痔疮相鉴别。

评分标准	总分20分
中医疾病诊断：血证-便血	3分
中医证型诊断：气虚不摄证	3分
中医辨病辨证依据（含病因病机分析）： 患者，男，39岁，以劳累后出现便血为主症，辨病为血证之便血；患者便血色紫暗，食少体倦，面色萎黄，心悸少寐，舌质淡，脉细，辨证为气虚不摄证。 患者因体虚劳倦，中气亏虚，气不摄血，血溢胃肠，故而发为本病	4分
中医类证鉴别（助理不考）： 痔疮属外科疾病，其大便下血特点为便时或便后出血，常伴有肛门异物感或疼痛，做肛肠检查时，可发现内痔或外痔，与内科所论之便血不难鉴别	3分
中医治法：益气摄血	2分/3分
方剂名称：归脾汤加减	2分
药物组成、剂量及煎服方法： 炒白术15g　党参20g　炙黄芪15g　当归15g 茯神10g　远志10g　酸枣仁15g　木香10g 龙眼肉15g　生姜10g　大枣10g　炙甘草6g 3剂　水煎服　每日1剂　早晚分服	3分/5分

117号题

梁某，男，29岁，已婚，司机。2019年4月5日初诊。

患者6个月前醉酒后出现皮肤、巩膜黄染，小便黄。现症：身目发黄，黄色鲜明，上腹、右胁胀闷疼痛，牵引肩背，寒热往来，口苦咽干，呕吐呃逆，尿黄赤，大便秘，舌红苔黄，脉弦滑数。

请与萎黄相鉴别。

评分标准	总分20分
中医疾病诊断：黄疸	3分
中医证型诊断：阳黄-胆腑郁热证	3分
中医辨病辨证依据（含病因病机分析）： 患者，男，29岁，以皮肤、巩膜黄染，小便黄为主症，辨病为黄疸；患者醉酒后出现身目发黄，黄色鲜明，上腹、右胁胀闷疼痛，牵引肩背，寒热往来，口苦咽干，呕吐呃逆，尿黄赤，大便秘，舌红苔黄，脉弦滑数，辨证为阳黄之胆腑郁热证。 患者湿热砂石郁滞，脾胃不和，肝胆失疏，从而发为本病	4分
中医类证鉴别（助理不考）： 两者均可出现身黄。 但黄疸发病与感受外邪、饮食劳倦或病后有关，其病机为湿滞脾胃，肝胆失疏，胆汁外溢，其主症为目黄、身黄、小便黄。 萎黄之病因与饥饱劳倦、食滞虫积或病后失血有关，其病机为脾胃虚弱，气血不足，肌肤失养，其主症为肌肤萎黄不泽，目睛及小便不黄，常伴头昏倦怠，心悸少寐，纳少便溏等症状	3分
中医治法：疏肝泄热，利胆退黄	2分/3分

方剂名称：大柴胡汤加减	2分
药物组成、剂量及煎服方法： 柴胡15g 黄芩10g 半夏9g 大黄10g 枳实9g 白芍10g 郁金10g 茵陈10g 栀子12g 生姜9g 大枣9g 3剂 水煎服 每日1剂 早晚分服	3分/5分

118号题（助理不考）

陈某，男，56岁，已婚，农民。2019年2月19日初诊。

患者吸烟史30余年，近期出现呛咳，胸疼，痰中带血。医院确诊为小细胞肺癌。现症：胸部灼热疼痛，发热，口咽干燥，心烦寐差。咳嗽少痰，痰中带血，小便短赤，大便秘结。舌质红，苔薄黄而干，脉细数。

请与良性肿瘤相鉴别。

评分标准	总分20分
中医疾病诊断：癌病	3分
中医证型诊断：热毒炽盛证	3分
中医辨病辨证依据（含病因病机分析）： 患者，男，56岁，吸烟史30余年，以呛咳，胸疼，痰中带血为主症，医院确诊为小细胞肺癌，辨病为癌病；患者胸部灼热疼痛，发热，口咽干燥，心烦寐差，咳嗽少痰，痰中带血，小便短赤，大便秘结，舌质红，苔薄黄而干，脉细数，辨证为热毒炽盛证。 患者热邪炽盛，热盛酿毒，从而发为本病	4分
中医类证鉴别： 良性肿瘤生长缓慢，皮肤无改变，除皮脂腺囊肿外，与皮肤无粘连，肿块表面光滑，与周围不粘连，边界清，活动度好，一般质地较软，多无症状。肿瘤体积较大或发生于特殊部位，可产生压迫症状。 癌病生长较快，常与皮肤粘连，凹陷或形成溃疡，肿块表面粗糙，无包膜，常与周围皮肤粘连，活动度差，质硬，无弹性，早期症状隐匿，有不明原因的消瘦、发热、出血，或发病部位的相应症状	3分
中医治法：清热凉血，解毒散结	2分
方剂名称：犀角地黄汤合犀黄丸加减	2分
药物组成、剂量及煎服方法： 水牛角20g（先煎） 黄连10g 栀子15g 生地黄18g 乳香15g 没药15g 玄参15g 牡丹皮15g 赤芍18g 甘草6g 3剂 水煎服 每日1剂 早晚分服	3分

119号题

于某，男，54岁，已婚，农民。2019年3月23日初诊。

患者10年前出现关节肌肉疼痛、酸楚游走不定，3天前因淋雨加重。现症：关节疼痛，屈伸不利，兼有恶风，发热，苔薄白，脉浮缓。

请与痿证相鉴别。

评分标准	总分20分
中医疾病诊断：痹证	3分
中医证型诊断：风寒湿痹-行痹	3分
中医辨病辨证依据（含病因病机分析）： 患者，男，54岁，以关节疼痛，屈伸不利为主症，辨病为痹证；患者关节肌肉疼痛、酸楚游走不定，兼有恶风，发热，苔薄白，脉浮缓，辨证为风寒湿痹之行痹。 患者因风邪兼夹寒湿邪气侵袭，留滞经脉，闭阻气血，从而发为本病	4分

中医类证鉴别（助理不考）： 痹证是由风、寒、湿、热之邪流注肌腠经络，痹阻筋脉关节而致。鉴别要点首先在于痛与不痛，痹证以关节疼痛为主，而痿证则为肢体力弱，无疼痛症状；其次要观察肢体的活动障碍，痿证是无力运动，痹证是因痛而影响活动；再者，部分痿证病初即有肌肉萎缩，而痹证则是由于疼痛甚或关节僵直不能活动，日久废而不用导致肌肉萎缩	3分
中医治法：祛风通络，散寒除湿	2分/3分
方剂名称：防风汤加减	2分
药物组成、剂量及煎服方法： 防风15g　麻黄6g　桂枝10g　葛根10g 当归10g　茯苓9g　生姜10g　大枣9g 甘草6g 3剂　水煎服　每日1剂　早晚分服	3分/5分

120号题

霍某，女，65岁，已婚，退休工人。2019年1月16日初诊。

患者半年前出现心悸而痛，胸闷气短，动则更甚。现症：自汗，面色㿠白，神倦怯寒，四肢欠温稍有肿胀，舌质淡胖，边有齿痕，脉沉细迟。

请与真心痛相鉴别。

评分标准	总分20分
中医疾病诊断：胸痹	3分
中医证型诊断：心肾阳虚证	3分
中医辨病辨证依据（含病因病机分析）： 患者，女，65岁，以心悸而痛，胸闷气短为主症，辨病为胸痹；患者心悸而痛，胸闷气短，动则更甚，自汗，面色㿠白，神倦怯寒，四肢欠温稍有肿胀，舌质淡胖，有齿痕，脉沉细迟，辨证为心肾阳虚证。患者因阳气虚衰，胸阳不振，气机痹阻，血行瘀滞，从而发为本病	4分
中医类证鉴别（助理不考）： 真心痛为胸痹的进一步发展。 症见心痛剧烈，甚则持续不解，伴有汗出、肢冷、面白、唇紫、手足青至节，脉微或结代等危重证候	3分
中医治法：温补阳气，振奋心阳	2分/3分
方剂名称：参附汤合右归饮加减	2分
药物组成、剂量及煎服方法： 人参15g　制附子9g（先煎）　熟地黄30g　山药15g 山茱萸15g　补骨脂15g　淫羊藿15g　肉桂3g 甘草3g 3剂　水煎服　每日1剂　早晚分服	3分/5分

121号题

余某，女，47岁，已婚，工人。2019年9月2日初诊。

患者反复发痫不愈。现症：神疲乏力，心悸气短，失眠多梦，面色苍白，体瘦纳呆，大便溏薄，舌质淡，苔白腻，脉沉细而弱。

请与厥证相鉴别。

评分标准	总分20分
中医疾病诊断：痫病	3分

中医证型诊断： 心脾两虚证	3分
中医辨病辨证依据（含病因病机分析）： 患者，女，47岁，以反复发痫不愈为主症，辨病为痫病；患者神疲乏力，心悸气短，失眠多梦，面色苍白，体瘦纳呆，大便溏薄，舌质淡，苔白腻，脉沉细而弱，辨证为心脾两虚证。 患者痫发日久，耗伤气血，心脾两伤，心神失养，从而发病	4分
中医类证鉴别（助理不考）： 两者均有突然昏倒，不省人事。 但厥证尚有面色苍白，四肢厥冷，或见口噤、握拳，手指拘挛。 而无痫病的口吐涎沫，两目上视，四肢抽搐和口中怪叫等症	3分
中医治法： 补益气血，健脾宁心	2分/3分
方剂名称： 六君子汤合归脾汤加减	2分
药物组成、剂量及煎服方法： 炒白术15g　党参20g　炙黄芪15g　当归15g 茯神10g　远志10g　酸枣仁15g　木香10g 龙眼肉15g　半夏9g　陈皮12g　炙甘草6g 3剂　水煎服　每日1剂　早晚分服	3分/5分

122号题

张某，男，47岁，已婚，工人。2018年12月2日初诊。

1周前，患者出现咳喘气急，胸部胀痛。现症：气喘咳嗽，痰多，质黏色黄，伴胸中烦闷，身热，有汗，口渴而喜冷饮，面赤，咽干，小便赤涩，大便秘结，舌质红，舌苔黄腻，脉滑数。

请与哮病相鉴别。

评分标准	总分20分
中医疾病诊断： 喘证	3分
中医证型诊断： 实喘-痰热郁肺证	3分
中医辨病辨证依据（含病因病机分析）： 患者，男，47岁，以咳喘气急，胸部胀痛为主症，辨病为喘证；患者气喘咳嗽，痰多，质黏色黄，伴胸中烦闷，身热，有汗，口渴而喜冷饮，面赤咽干，小便赤涩，大便秘结，舌质红苔黄腻，脉滑数，辨证为实喘之痰热郁肺证。 患者邪热蕴肺，蒸液成痰，痰热壅滞，肺失清肃，从而发病	4分
中医类证鉴别（助理不考）： 两者都有呼吸困难，难以平卧的表现，哮必兼喘，但喘未必兼哮。 哮以声响言，喉中哮鸣有声，以宿痰伏肺为“夙根”，是一种反复发作的独立疾病，难以除根。 喘以气息言，是指呼吸困难，甚至张口抬肩，摇身撷肚，因肺气不降所致，是多种肺系疾病的一个症状，预后情况视原发病而定	3分
中医治法： 清热化痰，宣肺平喘	2分/3分
方剂名称： 桑白皮汤加减	2分
药物组成、剂量及煎服方法： 桑白皮10g　黄芩9g　知母12g　贝母9g 射干12g　前胡12g　地龙9g　麻黄6g 款冬花12g　半夏12g　甘草6g 3剂　水煎服　每日1剂　早晚分服	3分/5分

123号题

曹某，女，65岁，已婚，农民。2019年1月9日初诊。

患者大便干结数年，近1个月大便干结难解，如羊屎。现症：大便干结如羊屎状，形体消瘦，头晕耳鸣，两颧红赤，心烦少眠，潮热盗汗，腰膝酸软，舌红少苔，脉细数。

请与肠结相鉴别。

评分标准	总分20分
中医疾病诊断：便秘	3分
中医证型诊断：阴虚秘	3分
中医辨病辨证依据（含病因病机分析）： 患者，女，65岁，以大便干结难解为主症，辨病为便秘；患者大便干结如羊屎状，形体消瘦，头晕耳鸣，两颧红赤，心烦少眠，潮热盗汗，腰膝酸软，舌红少苔，脉细数，辨证为阴虚秘。 患者阴津不足，肠失濡润，从而发为本病	4分
中医类证鉴别（助理不考）： 两者皆为大便秘结不通。 但肠结多为急病，因大肠通降受阻所致，表现为腹部疼痛拒按，大便完全不通，且无矢气和肠鸣音，严重者可吐出粪便。 便秘多为慢性久病，因大肠传导失常所致，表现为腹部胀满，大便干结艰行，可有矢气和肠鸣音，或有恶心欲吐，食纳减少	3分
中医治法：滋阴通便	2分/3分
方剂名称：增液汤加减	2分
药物组成、剂量及煎服方法： 玄参15g　麦冬15g　生地黄12g　当归12g 石斛12g　沙参12g　生白术15g　火麻仁9g 白芍9g　甘草6g 3剂　水煎服　每日1剂　早晚分服	3分/5分

124号题

陈某，女，24岁，未婚，教师。2019年5月10日初诊。

患者1天前于炎热天气外出归来后出现发热恶风，鼻塞流黄浊涕、喷嚏咽痒，周身酸楚不适，伴咳嗽痰黏，咽喉乳蛾红肿疼痛，口干欲饮，舌苔薄黄，舌边尖红，脉浮数。

请与风温相鉴别。

评分标准	总分20分
中医疾病诊断：感冒	3分
中医证型诊断：常人感冒-风热感冒	3分
中医辨病辨证依据（含病因病机分析）： 患者，女，24岁，以发热恶风，鼻塞流涕、喷嚏咽痒，周身酸楚不适为主症，辨病为感冒；患者发热恶风，咳嗽痰黏，咽喉乳蛾红肿疼痛，流黄浊涕，口干欲饮，舌苔薄黄，舌边尖红，脉浮数，辨证为常人感冒之风热感冒。 患者因风热犯表，热郁肌腠，卫表失和，肺失清肃，从而发病	4分
中医类证鉴别（助理不考）： 风温病势急骤，寒战高热，汗出脉不静，身热旋即复起，咳嗽胸痛，头痛剧烈，甚至出现神昏、惊厥、谵妄等传变入里证候。 而感冒发热一般不高或不发热，病势轻，不传变，服解表药后多能汗出热退，脉静身凉，病程短，预后良好	3分
中医治法：辛凉解表	2分/3分
方剂名称：银翘散加减	2分

药物组成、剂量及煎服方法： 金银花15g　连翘12g　竹叶12g　荆芥9g 牛蒡子6g　薄荷5g　桔梗9g　淡豆豉6g 芦根9g　甘草3g 3剂　水煎服　每日1剂　早晚分服	3分/5分

125号题

张某，女，50岁，已婚，农民。2019年10月1日初诊。

患者平素嗜食肥甘厚味，1个月前出现入寐困难，伴有头痛、头昏。现症：心烦不寐，胸闷脘痞，泛恶嗳气，伴口苦，头重，目眩，舌偏红，苔黄腻，脉滑数。

请与生理性少寐相鉴别。

评分标准	总分20分
中医疾病诊断：不寐	3分
中医证型诊断：痰热扰心证	3分
中医辨病辨证依据（含病因病机分析）： 患者，女，50岁，以入寐困难为主症，辨病为不寐；患者心烦不寐，头痛头昏，胸闷脘痞，泛恶嗳气，伴口苦，头重，目眩，舌偏红，苔黄腻，脉滑数，辨证为痰热扰心证。 患者因湿食生痰，郁痰生热，扰动心神，阳盛不得入阴，从而发为本病	4分
中医类证鉴别（助理不考）： 不寐是指单纯以失眠为主症，表现为持续的、严重的睡眠困难。 老年人少寐多醒，多属生理状态	3分
中医治法：清化痰热，和中安神	2分/3分
方剂名称：黄连温胆汤加减	2分
药物组成、剂量及煎服方法： 黄连6g　竹茹12g　枳实10g　全瓜蒌10g 法半夏10g　陈皮15g　茯苓10g　生龙骨10g（先煎） 生牡蛎10g（先煎）　生姜10g　炙甘草6g 3剂　水煎服　每日1剂　早晚分服	3分/5分

126号题

于某，男，54岁，已婚，农民。2019年1月6日初诊。

患者有慢性肺病史，咳逆喘息，咳痰，痰中夹血丝，血色暗淡，潮热，自汗，盗汗。面浮肢肿，心慌，唇紫，肢冷形寒，五更泄泻，大肉尽脱，遗精阳痿，舌红少津，脉微细。

请与虚劳相鉴别。

评分标准	总分20分
中医疾病诊断：肺痨	3分
中医证型诊断：阴阳两虚证	3分
中医辨病辨证依据（含病因病机分析）： 患者，男，54岁，以咳痰，痰中夹血丝，潮热，盗汗为主症，辨病为肺痨；患者久病，咳逆喘息，咳痰，痰中夹血丝，血色暗淡，潮热，自汗，盗汗，面浮肢肿，心慌，唇紫，肢冷形寒，五更泄泻，大肉尽脱，遗精阳痿，舌红少津，脉微细，辨证为阴阳两虚证。 患者因感受痨虫，久病阴伤及阳，精气虚竭，肺、脾、肾俱损，从而发为本病	4分

中医类证鉴别（助理不考）： 肺痨系正气不足而被痨虫侵袭所致，主要病位在肺，具有传染性，以阴虚火旺为其病理特点，以咳嗽、咳痰、咯血、潮热、盗汗、消瘦为主要临床症状。 而虚劳则由多种原因所导致，久虚不复，病程较长，无传染性，以脏腑气血阴阳亏虚为其基本病机，分别出现五脏气血阴阳亏虚的多种症状	3分
中医治法：滋阴补阳	2分/3分
方剂名称：补天大造丸加减	2分
药物组成、剂量及煎服方法： 人参15g 黄芪15g 白术20g 山药12g 麦冬12g 熟地黄15g 五味子9g 阿胶10g（烊化） 当归15g 山萸肉12g 龟甲12g（先煎） 鹿角胶15g（烊化） 5剂 水煎服 每日1剂 早晚分服	3分/5分

127号题

吴某，女，30岁，已婚，教师。2019年2月17日初诊。

患者性格内向，近来情绪抑郁，精神不宁，善太息。现症：精神抑郁，情绪不宁，胸部满闷，胁肋胀痛，痛无定处，脘闷嗳气，不思饮食，大便不调，苔薄腻，脉弦。

请与癫证相鉴别。

评分标准	总分20分
中医疾病诊断：郁证	3分
中医证型诊断：肝气郁结证	3分
中医辨病辨证依据（含病因病机分析）： 患者，女，30岁，以情绪抑郁，精神不宁，善太息为主症，辨病为郁证；患者精神抑郁，情绪不宁，胸部满闷，胁肋胀痛，痛无定处，脘闷嗳气，不思饮食，大便不调，苔薄腻，脉弦，辨证为肝气郁结证。 患者因情志不遂，肝郁气滞，脾胃失和，从而发为本病	4分
中医类证鉴别（助理不考）： 两者均与五志过极，七情内伤有关，临床上都有心神失常的症状。 郁证以心情抑郁、情绪不宁，胸部满闷，胁肋胀痛，或易怒喜哭，或咽中有异物梗塞等症为主要临床表现。 而癫证则多发于青壮年，男女发病率无显著差别，病程迁延，主要表现为精神错乱，失去自控能力，心神失常的症状，极少自行缓解	3分
中医治法：疏肝解郁，理气畅中	2分/3分
方剂名称：柴胡疏肝散加减	2分
药物组成、剂量及煎服方法： 柴胡15g 枳壳10g 芍药10g 川芎9g 香附10g 郁金10g 川楝子6g 延胡索6g 甘草3g 3剂 水煎服 每日1剂 早晚分服	3分/5分

128号题

黄某，女，37岁，已婚，教师。2019年4月3日初诊。

患者平素情志抑郁，失眠，心悸。近半年来出现喘息气憋，喘促症状每遇情志刺激而诱发，现症：呼吸短促，息粗气憋，胸闷胸痛，咽中如窒，但无痰声。苔薄，脉弦。

请与哮病相鉴别。

评分标准	总分20分
中医疾病诊断： 喘证	3分
中医证型诊断： 实喘-肺气郁痹证	3分
中医辨病辨证依据(含病因病机分析)： 患者，女，37岁，以喘息气憋为主症，辨病为喘证；患者呼吸短促，息粗气憋，胸闷胸痛，咽中如窒，但无痰声，症状与情绪相关。苔薄，脉弦，辨证为实喘之肺气郁痹证。 患者因情志不遂，肝郁气逆，上冲犯肺，肺气不降，从而发为本病	4分
中医类证鉴别(助理不考)： 两者都有呼吸困难，难以平卧的表现，哮必兼喘，但喘未必兼哮。 哮以声响言，喉中哮鸣有声，以宿痰伏肺为“夙根”，是一种反复发作的独立疾病，难以除根。 喘以气息言，是指呼吸困难，甚至张口抬肩，摇身撷肚，因肺气不降所致，是多种肺系疾病的一个症状，预后情况视原发病而定	3分
中医治法： 开郁降气平喘	2分/3分
方剂名称： 五磨饮子加减	2分
药物组成、剂量及煎服方法： 乌药10g　枳实12g　木香9g　沉香5g 槟榔12g　厚朴12g　苏子9g　杏仁12g 代赭石9g　甘草6g 3剂　水煎服　每日1剂　早晚分服	3分/5分

129号题

冯某，男，65岁，已婚，退休工人。2019年3月2日初诊。

患者半年前与家人生气后猝然昏仆，不省人事，于当地医院治疗后逐渐恢复，现症：右侧半身不遂，患肢僵硬，拘挛变形，舌强不语，肢体肌肉萎缩，舌淡红，脉沉细。

请与痫病相鉴别。

评分标准	总分20分
中医疾病诊断： 中风-恢复期和后遗症期	3分
中医证型诊断： 肝肾亏虚证	3分
中医辨病辨证依据(含病因病机分析)： 患者，男，65岁，半年前出现猝然昏仆，不省人事，现仍见半身不遂，辨病为中风恢复期和后遗症期；患者右侧半身不遂，患肢僵硬，拘挛变形，舌强不语，肢体肌肉萎缩，舌淡红，脉沉细，辨证为肝肾亏虚证。 患者久病，肝肾亏虚，阴血不足，筋脉失养，从而发病	4分
中医类证鉴别(助理不考)： 典型痫病与中风均有突然昏倒，昏不知人。 但痫病有反复发作史，见口吐涎沫，两目上视，四肢抽搐，或作怪叫声，可自行苏醒，醒后无半身不遂、口舌㖞斜。 而中风则仆倒无声，昏迷持续时间长，醒后常有半身不遂等后遗症	3分
中医治法： 滋养肝肾	2分/3分
方剂名称： 左归丸合地黄饮子加减	2分
药物组成、剂量及煎服方法： 熟地黄20g　山药12g　山茱萸12g　麦冬12g 菟丝子10g　枸杞子15g　牛膝10g　石斛15g 生地黄15g　当归12g　五味子9g　远志10g 炙甘草6g 5剂　水煎服　每日1剂　早晚分服	3分/5分

130号题

杨某，女，53岁，已婚，工人，2019年6月21日初诊。

患者反复咳嗽、咳痰，气短喘促5年，逐渐出现胸部膨满，近1周病情加重。现症：胸部膨满，呼吸浅短难续，声低气怯，张口抬肩，不能平卧，咳嗽痰白，胸闷心慌，形寒汗出。腰膝酸软，小便清长，舌暗紫，脉沉细数无力。

请与喘证相鉴别。

评分标准	总分20分
中医疾病诊断：肺胀	3分
中医证型诊断：肺肾气虚证	3分
中医辨病辨证依据（含病因病机分析）： 患者，女，53岁，以胸部膨满、喘息、咳嗽为主症，辨病为肺胀；患者胸部膨满，呼吸浅短难续，声低气怯，张口抬肩，不能平卧，咳嗽痰白，胸闷心慌，形寒汗出。腰膝酸软，小便清长，舌暗紫，脉沉细数无力，辨证为肺肾气虚证。 患者因久病肺肾两虚，气失摄纳，从而发为本病	4分
中医类证鉴别（助理不考）： 两者均以咳而上气，喘满为主症。 肺胀是多种慢性肺系疾病日久积渐而成，除喘咳外，尚有胸部膨满，心悸，唇甲紫绀、腹胀肢肿等症。 喘是多种急慢性疾病的一个症状，以呼吸气促困难为主要表现。 肺胀可以隶属于喘证范畴，喘病经久不愈又可发展为肺胀	3分
中医治法：补肺纳肾，降气平喘	2分/3分
方剂名称：平喘固本汤合补肺汤加减	2分
药物组成、剂量及煎服方法： 党参20g　黄芪18g　熟地黄15g　沉香5g（后下） 五味子12g　紫菀15g　款冬花15g　冬虫夏草6g 紫苏子12g　法半夏15g　炙甘草6g 3剂　水煎服　每日1剂　早晚分服	3分/5分

131号题

周某，男，80岁，已婚，退休干部。2018年11月28日初诊。

患者近5年来常感心悸，伴有胸闷，加重2周。现症：心悸眩晕，胸闷痞满，渴不欲饮，小便短少，下肢浮肿，形寒肢冷，伴恶心，欲吐，流涎，舌淡胖，苔白滑，脉象沉细而滑。

请与奔豚相鉴别。

评分标准	总分20分
中医疾病诊断：心悸	3分
中医证型诊断：水饮凌心证	3分
中医辨病辨证依据（含病因病机分析）： 患者，男，80岁，以心悸为主症，诊断为心悸；患者心悸眩晕，胸闷痞满，渴不欲饮，小便短少，下肢浮肿，形寒肢冷，伴恶心，欲吐，流涎，舌淡胖，苔白滑，脉象沉细而滑，辨证为水饮凌心证。 老年患者，因素体虚弱，脾肾阳虚，水饮内停，上凌于心，扰乱心神，从而发为本病	4分
中医类证鉴别（助理不考）： 奔豚发作之时，亦觉心胸躁动不安。 心悸为心中剧烈跳动，发自于心；奔豚乃上下冲逆，发自少腹	3分
中医治法：振奋心阳，化气行水，宁心安神	2分/3分
方剂名称：苓桂术甘汤加减	2分

药物组成、剂量及煎服方法： 茯苓15g　泽泻15g　桂枝10g　白术20g 黄芪20g　党参15g　远志10g　猪苓10g 远志15g　酸枣仁10g　炙甘草10g 5剂　水煎服　每日1剂　早晚分服	3分/5分

132号题

李某，女，65岁，已婚，农民。2019年2月9日初诊。

患者近20年来，每因受凉出现气喘咳嗽，且症状逐年加重，多次住院治疗。近2个月天气转凉后，喘促咳嗽又作。现症：气喘胸闷，呼多吸少，动则喘息尤甚，气不得续，形瘦神惫，汗出肢冷，面青唇紫，舌淡苔白，脉微细。

请与哮病相鉴别。

评分标准	总分20分
中医疾病诊断：喘证	3分
中医证型诊断：虚喘-肾虚不纳证	3分
中医辨病辨证依据（含病因病机分析）： 患者，女，65岁，以气喘为主症，诊断为喘证；患者气喘胸闷，呼多吸少，动则喘息尤甚，气不得续，形瘦神惫，汗出肢冷，面青唇紫，舌淡苔白，脉微细，辨证为虚喘之肾虚不纳证。 患者气喘咳嗽反复发作20年，每因受凉而诱发或加重，肺病及肾，肺肾俱虚，气失摄纳，从而发为本病	4分
中医类证鉴别（助理不考）： 两者都有呼吸困难，难以平卧的表现，哮必兼喘，但喘未必兼哮。 哮以声响言，喉中哮鸣有声，以宿痰伏肺为“夙根”，是一种反复发作的独立疾病，难以除根。 喘以气息言，是指呼吸困难，甚至张口抬肩，摇身撷肚，因肺气不降所致，是多种肺系疾病的一个症状，预后情况视原发病而定	3分
中医治法：补肾纳气	2分/3分
方剂名称：金匮肾气丸合参蛤散加减	2分
药物组成、剂量及煎服方法： 熟地黄25g　山药15g　山茱萸15g　牡丹皮10g 泽泻10g　茯苓10g　肉桂15g　附子10g（先煎） 当归10g　党参10g 5剂　水煎服　每日1剂　早晚分服	3分/5分

133号题

张某，男，62岁，已婚，工人。2019年11月21日初诊。

患者平素嗜好饮酒，日均饮酒300mL左右，出现腹部胀大，四肢消瘦无力半年。现症：腹大胀满，按之如囊裹水，下肢浮肿，脘腹痞胀，精神困倦，畏寒怕冷，小便少，大便溏。舌苔白腻，脉缓。

请与水肿相鉴别。

评分标准	总分20分
中医疾病诊断：鼓胀	3分
中医证型诊断：水湿困脾证	3分
中医辨病辨证依据（含病因病机分析）： 患者，男，62岁，以腹大胀满为主症，辨病为鼓胀；患者腹大胀满，按之如囊裹水，下肢浮肿，脘腹痞胀，精神困倦，畏寒怕冷，小便少，大便溏，舌苔白腻，脉缓，辨证为水湿困脾证。 患者因酒食不节，湿邪困遏，脾阳不振，寒水内停，从而发为本病	4分

中医类证鉴别（助理不考）： 鼓胀主要为肝、脾、肾受损，气、血、水互结于腹中。以腹部胀大为主，四肢肿不甚明显。晚期方伴肢体浮肿，每兼见面色青晦，面颈部有血痣赤缕，胁下癥积坚硬，腹皮青筋显露等。 水肿主要为肺、脾、肾功能失调，水湿泛溢肌肤。其浮肿多从眼睑开始，继则延及头面及肢体。或下肢先肿，后及全身，每见面色㿠白、腰酸倦怠等，水肿较甚者亦可伴见腹水	3分
中医治法：温中健脾，行气利水	2分/3分
方剂名称：实脾饮	2分
药物组成、剂量及煎服方法： 干姜15g　附子6g（先煎）　白术10g　茯苓15g 炙甘草15g　厚朴10g　木香10g　大腹皮12g 木瓜12g　白芍15g　黄芪20g 3剂　水煎服　每日1剂　早晚分服	3分/5分

134号题

李某，女，48岁，已婚，干部。2019年6月10日初诊。

患者久居湿地，近1个月来全身逐渐出现水肿。现症：全身水肿，下肢明显，按之没指，伴小便短少，身体困重，胸闷纳呆，泛恶，舌苔白腻，脉沉缓。

请与鼓胀相鉴别。

评分标准	总分20分
中医疾病诊断：水肿	3分
中医证型诊断：阳水-水湿浸渍证	3分
中医辨病辨证依据（含病因病机分析）： 患者，女，48岁，以全身水肿为主症，辨病为水肿；患者全身水肿，下肢明显，按之没指，伴小便短少，身体困重，胸闷纳呆，泛恶，舌苔白腻，脉沉缓，辨证属于阳水之水湿浸渍证。 患者因久居湿地，致水湿内侵，脾气受困，脾阳不振，从而发为本病	4分
中医类证鉴别（助理不考）： 二病均可见肢体水肿，腹部膨隆。 鼓胀的主症是单腹胀大，面色苍黄，腹壁青筋暴露，四肢多不肿，反见瘦削，后期或可伴见轻度肢体浮肿。鼓胀是由于肝、脾、肾功能失调，导致气滞、血瘀、水湿聚于腹中。 而水肿则头面或下肢先肿，继及全身，面色㿠白，腹壁亦无青筋暴露。水肿乃肺、脾、肾三脏气化失调，而导致水液泛滥肌肤	3分
中医治法：运脾化湿，通阳利水	2分/3分
方剂名称：五皮饮合胃苓汤加减	2分
药物组成、剂量及煎服方法： 桑白皮10g　陈皮15g　茯苓皮15g　大腹皮10g 生姜皮10g　苍术10g　厚朴10g　白术20g 泽泻10g　猪苓10g　桂枝10g　炙甘草6g 3剂　水煎服　每日1剂　早晚分服	3分/5分

135号题

蒋某，女，51岁，已婚，公务员。2018年11月6日初诊。

患者3年来反复皮肤、目睛发黄，2个月前皮肤、目睛发黄再次出现，且经久不退。现症：身目俱黄，黄色晦暗，脘腹痞胀，纳谷减少，大便不实，神疲畏寒，口淡不渴，舌淡苔腻，脉濡缓。

请与萎黄相鉴别。

评分标准	总分20分
中医疾病诊断：黄疸	3分
中医证型诊断：阴黄-寒湿阻遏证	3分
中医辨病辨证依据(含病因病机分析)： 患者，女，51岁，以皮肤、目睛黄染为主症，辨病为黄疸；患者3年来反复皮肤、目睛发黄，现症见身目俱黄，黄色晦暗，脘腹痞胀，纳谷减少，大便不实，神疲畏寒，口淡不渴，舌淡苔腻，脉濡缓，辨证为阴黄之寒湿阻遏证。 患者因中阳不振，寒湿滞留，肝胆失于疏泄，从而发为本病	4分
中医类证鉴别(助理不考)： 两者均可出现身黄。 但黄疸发病与感受外邪、饮食劳倦或病后有关，其病机为湿滞脾胃，肝胆失疏，胆汁外溢，其主症为目黄、身黄、小便黄。 萎黄之病因与饥饱劳倦、食滞虫积或病后失血有关，其病机为脾胃虚弱，气血不足，肌肤失养，其主症为肌肤萎黄不泽，目睛及小便不黄，常伴头昏倦怠，心悸少寐，纳少便溏等症状	3分
中医治法：温中化湿，健脾和胃	2分/3分
方剂名称：茵陈术附汤加减	2分
药物组成、剂量及煎服方法： 茵陈15g　白术12g　干姜15g　茯苓12g 泽泻9g　苍术12g　厚朴12g　制附子9g(先煎) 猪苓12g　陈皮12g　炙甘草6g 3剂　水煎服　每日1剂　早晚分服	3分/5分

136号题(助理不考)

刘某，女，69岁，已婚，农民。2019年3月1日初诊。

患者平素体弱，2年前出现肢体轻微颤动。现症见：头摇肢颤，幅度较小，面色淡白，神疲乏力，动则气短，心悸失眠，健忘，食少纳呆。舌淡红，苔薄白，脉沉细弱。

请与瘛疭相鉴别。

评分标准	总分20分
中医疾病诊断：颤证	3分
中医证型诊断：气血亏虚证	3分
中医辨病辨证依据(含病因病机分析)： 患者，女，69岁，以头摇肢颤为主症，辨病为颤证；患者头摇肢颤，幅度较小，面色淡白，神疲乏力，动则气短，心悸失眠，健忘，食少纳呆。舌淡红，苔薄白，脉沉细弱，辨证为气血亏虚证。 患者因素体虚弱，气血两虚，筋脉失养，虚风内动，从而发为本病	4分
中医类证鉴别： 瘛疭多见于急性热病或某些慢性疾病急性发作，抽搐多呈持续性，有时伴短阵性间歇，手足屈伸牵引，弛纵交替，部分病人可有发热，两目上视，神昏等症状。 颤证是一种慢性疾病过程，以头颈、手足不自主颤动、振摇为主要症状，手足颤抖动作幅度小，频率较快，而无肢体抽搐牵引和发热、神昏等症状	3分
中医治法：益气养血，濡养筋脉	2分
方剂名称：人参养荣汤加减	2分
药物组成、剂量及煎服方法： 党参15g　白术12g　茯苓12g　炙甘草9g 熟地黄15g　白芍12g　当归18g　川芎6g 黄芪15g　五味子12g　陈皮12g 3剂　水煎服　每日1剂　早晚分服	3分

137号题

赵某，男，52岁，已婚，农民。2019年12月1日初诊。

患者反复发作喉中痰鸣气喘，3个月前感冒后，喉中哮鸣又作，伴声低，气短无力，经治疗已有好转。现症见：短气息促，吸气不利，动则为甚，耳鸣腰酸，五心烦热，颧红，口干，舌质红少苔，脉细数。

请与喘相鉴别。

评分标准	总分20分
中医疾病诊断： 哮病-缓解期	3分
中医证型诊断： 肺肾两虚证	3分
中医辨病辨证依据（含病因病机分析）： 患者，男，52岁，以反复发作喉中痰鸣气喘为主症，经治疗喉中哮鸣有声已好转，辨病为哮病缓解期；患者短气息促，吸气不利，动则为甚，耳鸣腰酸，五心烦热，颧红，口干，舌质红少苔，脉细数，辨证为肺肾两虚证。 患者因哮病久发，精气亏乏，肺肾摄纳失常，气不归原，津凝为痰，发为本病	4分
中医类证鉴别（助理不考）： 两者都有呼吸困难，难以平卧的表现，哮必兼喘，但喘未必兼哮。 哮以声响言，喉中哮鸣有声，以宿痰伏肺为"夙根"，是一种反复发作的独立疾病，难以除根。 喘以气息言，是指呼吸困难，甚至张口抬肩，摇身撷肚，因肺气不降所致，是多种肺系疾病的一个症状，预后情况视原发病而定	3分
中医治法： 补肺益肾	2分/3分
方剂名称： 生脉地黄汤合金水六君煎加减	2分
药物组成、剂量及煎服方法： 熟地黄20g　山茱萸12g　胡桃肉10g　当归12g 人参16g　麦冬15g　茯苓15g　陈皮15g 半夏12g　五味子9g　炙甘草6g 3剂　水煎服　每日1剂　早晚分2次温服	3分/5分

138号题

吴某，女，35岁，已婚，职员。2019年10月25日初诊。

患者3年来经常胃部不适，平素脾气暴躁，易生气。1天前因与家人吵架后，出现胃脘胀痛，痛连两胁，嗳气、矢气则痛舒，胸闷嗳气，喜长叹息，大便不畅，苔薄白，脉弦。

请与真心痛相鉴别。

评分标准	总分20分
中医疾病诊断： 胃痛	3分
中医证型诊断： 肝气犯胃证	3分
中医辨病辨证依据（含病因病机分析）： 患者，女，35岁，以胃脘疼痛为主症，辨病为胃痛；患者与家人吵架后出现胃脘胀痛，痛连两胁，嗳气、矢气则痛舒，胸闷嗳气，喜长叹息，大便不畅，苔薄白，脉弦，辨证为肝气犯胃证。 患者因平素情志不畅，肝气郁结，横逆犯胃，胃气阻滞，不通则痛，从而发为本病	4分
中医类证鉴别（助理不考）： 两者因病位相近，在临床上容易混淆。 但真心痛多见于老年人，为当胸而痛，多绞痛、闷痛，动则加重，痛引肩臂，常伴心悸气短，汗出肢冷，病情危急。 胃痛见胃脘疼痛，多胀痛，刺痛，隐痛，有胃部病史和反复发作史，一般无放射痛，伴嗳气，泛酸，嘈杂等脾胃证候	3分

中医治法：疏肝解郁，理气止痛	2分/3分
方剂名称：柴胡疏肝散加减	2分
药物组成、剂量及煎服方法： 柴胡15g　芍药15g　川芎12g　郁金12g 香附15g　陈皮18g　枳实9g　佛手10g 甘草6g 3剂　水煎服　每日1剂　早晚分2次温服	3分/5分

139号题

田某，男，49岁，已婚，工人。2019年7月5日初诊。

患者平素喜好烟酒，性情急躁。3天前酒后与人争吵，突发头晕目眩，视物旋转，无意识障碍，自行服用降血压药物，病情好转，但仍未痊愈，遂来就诊。现症见：眩晕耳鸣，头胀痛，口苦失眠，颜面潮红，肢体麻木，舌红苔黄，脉弦数。

请与中风相鉴别。

评分标准	总分20分
中医疾病诊断：眩晕	3分
中医证型诊断：肝阳上亢证	3分
中医辨病辨证依据（含病因病机分析）： 患者，男，49岁，以头晕目眩为主症，辨病为眩晕；患者与人争吵后出现眩晕耳鸣，头胀痛，口苦失眠，颜面潮红，肢体麻木，舌红苔黄，脉弦数，辨证为肝阳上亢证。 患者平素性情急躁易怒，因酒后与人争吵致肝阳风火，上扰清窍，从而发为本病	4分
中医类证鉴别（助理不考）： 中风以卒然昏仆，不省人事，伴有口舌㖞斜，半身不遂，失语；或不经昏仆，以口舌㖞斜和半身不遂为特征。 中风昏仆与眩晕之仆倒相似，且眩晕多为中风先兆，但眩晕患者无半身不遂、昏仆不省人事、口舌㖞斜及舌强语謇等表现	3分
中医治法：平肝潜阳，清火息风	2分/3分
方剂名称：天麻钩藤饮加减	2分
药物组成、剂量及煎服方法： 天麻9g　钩藤12g（后下）　石决明18g（先煎）　山栀子10g 黄芩10g　川牛膝12g　杜仲10g　益母草10g 桑寄生10g　夜交藤10g　茯神10g 3剂　水煎服　每日1剂　早晚分服	3分/5分

140号题

李某，女，38岁，已婚，农民。2019年10月21日初诊。

患者自述2年前胁肋下可触及癥块，而后常感胁肋部疼痛，未予诊治。半个月前疼痛加重，现症见：胁肋部刺痛拒按，痛处固定，夜间加重，伴有腹胀嗳气，纳差恶心，胁下可触及癥块，舌质紫暗，脉沉涩。

请与胃脘痛相鉴别。

评分标准	总分20分
中医疾病诊断：胁痛	3分
中医证型诊断：瘀血阻络证	3分

中医辨病辨证依据（含病因病机分析）： 患者，女，38岁，以胁肋部疼痛不适为主症，辨病为胁痛；患者胁肋部刺痛拒按，痛处固定，夜间加重，伴有腹胀嗳气，纳差恶心，胁下可触及癥块，舌质紫暗，脉沉涩，辨证为瘀血阻络证。 患者因瘀血停滞，肝络痹阻，不通则痛，从而发为本病	4分
中医类证鉴别（助理不考）： 胁痛与胃脘痛的病证中皆有肝郁的病机。 胃脘痛：病位在胃脘，兼有嗳气频作、吞酸嘈杂等胃失和降的症状。 胁痛：病位在胁肋部，伴有目眩、口苦、胸闷、喜太息的症状	3分
中医治法：祛瘀通络	2分/3分
方剂名称：血府逐瘀汤加减	2分
药物组成、剂量及煎服方法： 柴胡10g　川芎10g　当归15g　桃仁20g 广郁金15g　川楝子6g　延胡索10g　红花15g 枳壳10g　炙甘草6g 3剂　水煎服　每日1剂　早晚分服	3分/5分

141号题

谭某，男，52岁，已婚，干部。2020年2月19日初诊。

患者有肝硬化病史2年，病情控制较好。近1个月来因工作繁忙感腹胀加重，尿量减少，口服利尿剂无明显好转，遂来就诊。现症见：腹大胀满按之不坚，胁下疼痛，纳差，食后胀甚，嗳气稍减，小便短少。舌苔白腻，脉弦。

请与水肿相鉴别。

评分标准	总分20分
中医疾病诊断：鼓胀	3分
中医证型诊断：气滞湿阻证	3分
中医辨病辨证依据（含病因病机分析）： 患者，男，52岁，以腹大胀满为主症，辨病为鼓胀；患者腹大胀满按之不坚，胁下疼痛，纳差，食后胀甚，嗳气稍减，小便短少。苔白腻脉弦，辨证为气滞湿阻证。 患者有肝硬化病史，因工作繁忙，肝郁气滞，脾运不健，湿浊中阻，从而发为本病	4分
中医类证鉴别（助理不考）： 鼓胀主要为肝、脾、肾受损，气、血、水互结于腹中。以腹部胀大为主，四肢肿不甚明显。晚期方伴肢体浮肿，每兼见面色青晦，面颈部有血痣赤缕，胁下癥积坚硬，腹皮青筋显露等。 水肿主要为肺、脾、肾功能失调，水湿泛溢肌肤。其浮肿多从眼睑开始，继则延及头面及肢体。或下肢先肿，后及全身，每见面色㿠白、腰酸倦怠等，水肿较甚者亦可伴见腹水	3分
中医治法：疏肝理气，运脾利湿	2分/3分
方剂名称：柴胡疏肝散合胃苓汤加减。	2分
药物组成、剂量及煎服方法： 柴胡20g　香附12g　郁金12g　青皮10g 川芎10g　白芍10g　苍术10g　厚朴15g 陈皮15g　茯苓12g 3剂　水煎服　每日1剂　早晚分服	3分/5分

142号题

郑某，女，35岁，已婚，教师。2019年11月15日初诊。

患者平素情绪不畅，常感胃脘不适，咽部如有物梗阻，但进食顺畅。2天前与人争吵后，症状复作，并出现呕吐。现症：呕吐吞酸，嗳气频繁，胸胁胀痛，纳差，舌质红，苔薄腻，脉弦。

请与噎膈相鉴别。

评分标准	总分20分
中医疾病诊断：呕吐	3分
中医证型诊断：肝气犯胃证	3分
中医辨病辨证依据（含病因病机分析）： 患者，女，35岁，以呕吐吞酸为主症，辨病为呕吐；患者与人争吵后出现呕吐吞酸，嗳气频繁，胸胁胀痛，纳差，舌质红，苔薄腻，脉弦，可辨证为肝气犯胃证。 患者因平素情志不畅，肝气不疏，横逆犯胃，胃失和降，从而发为本病	4分
中医类证鉴别（助理不考）： 两者皆有呕吐的症状。 噎膈之病，进食哽噎不顺或食不得入，或食入即吐，甚至因噎废食。多内伤所致，病情重，预后欠佳。 而呕吐，进食顺畅，吐无定时，大多病情轻，病程短，预后尚好	3分
中医治法：疏肝理气，和胃降逆	2分/3分
方剂名称：四七汤加减	2分
药物组成、剂量及煎服方法： 紫苏叶10g　厚朴12g　姜半夏13g　生姜10g 茯苓12g　郁金12g　柴胡12g　香附12g 川楝子9g　大枣9g 3剂　水煎服　每日1剂　早晚分2次温服	3分/5分

143号题

陈某，女，25岁，已婚，农民。2019年8月3日初诊。

1周前，患者因外出天气骤变，受凉淋雨，出现恶寒发热，头身疼痛，继而眼睑、四肢浮肿。现症见：眼睑、四肢浮肿，肿势发展迅速，伴有恶寒发热，肢节酸痛，小便不利，咽喉肿痛，舌质红，脉浮滑。

请与鼓胀相鉴别。

评分标准	总分20分
中医疾病诊断：水肿	3分
中医证型诊断：阳水-风水相搏证	3分
中医辨病辨证依据（含病因病机分析）： 患者，女，25岁，以眼睑、四肢浮肿为主症，辨病为水肿；患者受凉淋雨后出现眼睑、四肢浮肿，肿势发展迅速，伴有恶寒发热，肢节酸疼，小便不利，咽喉肿痛，舌质红，脉浮滑，辨证为阳水之风水相搏证。 患者因受凉淋雨，风邪袭表，肺气闭塞，通调失职，风遏水阻，从而发为本病	4分
中医类证鉴别（助理不考）： 二病均可见肢体水肿，腹部膨隆。 鼓胀的主症是单腹胀大，面色苍黄，腹壁青筋暴露，四肢多不肿，反见瘦削，后期或可伴见轻度肢体浮肿。鼓胀是由于肝、脾、肾功能失调，导致气滞、血瘀、水湿聚于腹中。 而水肿则头面或下肢先肿，继及全身，面色皖白，腹壁亦无青筋暴露。水肿乃肺、脾、肾三脏气化失调，而导致水液泛滥肌肤	3分
中医治法：疏风清热，宣肺行水	2分/3分
方剂名称：越婢加术汤加减	2分

药物组成、剂量及煎服方法： 麻黄12g　杏仁15g　防风6g　浮萍9g 白术15g　泽泻12g　石膏9g（先煎）　车前子9g（包煎） 茯苓30g　桑白皮10g 3剂　水煎服　每日1剂　早晚分服	3分/5分

144号题

钱某，女，34岁，未婚，企业高管。2019年4月3日初诊。

患者平素体弱，3年来反复发生肌衄，久病不愈。现症：全身皮肤出现青紫斑点及斑块，神疲乏力，头晕目眩，面色萎黄，食欲不振，舌质淡，脉细弱。

请与出疹相鉴别。

评分标准	总分20分
中医疾病诊断：血证-紫斑	3分
中医证型诊断：气不摄血证	3分
中医辨病辨证依据（含病因病机分析）： 患者，女，34岁，以全身皮肤出现青紫斑点及斑块为主症，辨病为血证之紫斑；患者神疲乏力，头晕目眩，面色萎黄，食欲不振，舌质淡，脉细弱，辨证为气不摄血证。 患者平素体弱，中气亏虚，统摄无力，血溢肌腠，从而发为本病	4分
中医类证鉴别（助理不考）： 紫斑与出疹均有局部肤色的改变，紫斑呈点状者需与出疹的疹点区别。 紫斑隐于皮内，压之不退色，触之不碍手；疹高出于皮肤，压之退色，摸之碍手。且二者成因，病位均有不同	3分
中医治法：补气摄血	2分/3分
方剂名称：归脾汤加减	2分
药物组成、剂量及煎服方法： 党参12g　茯苓12g　白术9g　当归12g 酸枣仁10g　黄芪10g　远志12g　木香12g 龙眼肉10g　地榆10g　炙甘草6g 5剂　水煎服　每日1剂　早晚分服	3分/5分

145号题

谢某，男，52岁，已婚，农民。2019年11月15日初诊。

患者平素嗜食肥甘厚味，2年前开始出现口渴多饮，体重下降。现症：尿频量多，小便浑浊，腰膝酸软，困倦乏力，头晕耳鸣，口干唇燥，皮肤瘙痒，舌红苔少，脉细数。

请与瘿病相鉴别。

评分标准	总分20分
中医疾病诊断：消渴	3分
中医证型诊断：下消-肾阴亏虚证	3分
中医辨病辨证依据（含病因病机分析）： 患者，男，52岁，以口渴多饮，尿频量多，体重下降为主症，辨病为消渴；患者尿频量多，小便浑浊，腰酸乏力，头晕耳鸣，口干唇燥，皮肤瘙痒，舌红苔少，脉细数，辨证为下消之肾阴亏虚证。 患者因饮食不节，致肾阴亏虚，肾失固摄，从而发为本病	4分
中医类证鉴别（助理不考）： 瘿病中气郁化火、阴虚火旺的类型，以情绪激动，多食易饥，形体日渐消瘦，颈部一侧或两侧肿大为特征。其中的多食易饥、消瘦，类似消渴病的中消，颈前瘿肿有形则与消渴有别，且无消渴病的多饮、多尿、尿甜等症	3分

中医治法：滋阴固肾	2分/3分
方剂名称：六味地黄丸加减	2分
药物组成、剂量及煎服方法： 熟地黄20g　山药12g　山茱萸12g　牡丹皮10g 泽泻10g　茯苓10g　五味子10g　枸杞子15g 党参15g　炙甘草6g 5剂　水煎服　每日1剂　早晚分服	3分/5分

146号题

江某，男，67岁，退休。2020年7月8日初诊。

患者自诉近2年常感腰酸腿疼，缠绵不愈，1周前劳累后症状加重。现症见：腰部隐痛，酸软无力，喜温喜按，休息可减轻，面色㿠白，肢冷畏寒，舌质淡，脉沉细无力。

请与肾痹相鉴别。

评分标准	总分20分
中医疾病诊断：腰痛	3分
中医证型诊断：肾虚腰痛-肾阳虚证	3分
中医辨病辨证依据（含病因病机分析）： 患者，男，67岁，以腰部疼痛反复发作2年，加重1周为主症，辨病为腰痛；患者腰部隐痛，酸软无力，喜温喜按，休息可减轻，面色㿠白，肢冷畏寒，舌质淡，脉沉细无力，辨为肾虚腰痛之肾阳虚证。 患者因年衰体虚，肾阳不足，不能温煦筋脉，不荣则痛，从而发为本病	4分
中医类证鉴别（助理不考）： 腰痛是以腰部疼痛为主；肾痹是指腰背强直弯曲，不能屈伸，行动困难而言，多由骨痹日久发展而成	3分
中医治法：补肾壮阳，温煦经脉	2分/3分
方剂名称：右归丸加减	2分
药物组成、剂量及煎服方法： 肉桂15g　附子9g（先煎）　杜仲12g　鹿角胶12g（烊化） 山药12g　菟丝子10g　熟地黄12g　山茱萸15g 枸杞子10g 3剂　水煎服　每日1剂　早晚分服	3分/5分

147号题

刘某，男，49岁，农民。2019年8月5日初诊。

患者干咳半年，有肺痨病人接触史，经某医院诊断为“肺结核”后，予以西药抗结核治疗。近1个月来时有咯血或痰中夹血，色淡红，咳嗽无力，气短声低，午后潮热，畏风怕冷，自汗，夜寐盗汗，纳呆，便溏，舌质淡，苔薄白，脉细弱而数。

请与虚劳相鉴别。

评分标准	总分20分
中医疾病诊断：肺痨	3分
中医证型诊断：气阴耗伤证	3分
中医辨病辨证依据（含病因病机分析）： 患者，男，49岁，患者以咳嗽，咯血，潮热，盗汗为主症，有肺痨病人接触史，辨病为肺痨；患者时有咯血或痰中夹血，色淡红，咳嗽无力，气短声低，午后潮热，畏风怕冷，自汗，夜寐盗汗，纳呆，便溏，舌质淡，苔薄白，脉细弱而数，辨证为气阴耗伤证。 患者因体虚感染痨虫，致阴伤气耗，肺脾两虚，肺气不清，脾虚不健，从而发为本病	4分

中医类证鉴别（助理不考）： 肺痨系正气不足而被痨虫侵袭所致，主要病位在肺，具有传染性，以阴虚火旺为其病理特点，以咳嗽、咳痰、咯血、潮热、盗汗、消瘦为主要临床症状。 而虚劳则由多种原因所导致，久虚不复，病程较长，无传染性，以脏腑气血阴阳亏虚为其基本病机，分别出现五脏气血阴阳亏虚的多种症状	3分
中医治法：益气养阴	2分/3分
方剂名称：参苓白术散加减	2分
药物组成、剂量及煎服方法： 党参15g　黄芪15g　白术20g　山药12g 麦冬12g　地黄15g　北沙参9g　阿胶10g（烊化） 五味子15g　百合12g　白及12g　紫菀15g 5剂　水煎服　每日1剂　早晚分服	3分/5分

148号题

申某，女，52岁，职员。2019年3月6日初诊。

患者平素体质虚弱，近1个月出现干咳，咳声短促，咳少量黏痰，有时痰中带有血丝，色鲜红，胸部闷痛，自觉手足心热，时有盗汗，口干咽燥。有近期曾与肺痨病人接触史。舌苔薄白，脉细数。

请与虚劳相鉴别。

评分标准	总分20分
中医疾病诊断：肺痨	3分
中医证型诊断：肺阴亏损证	3分
中医辨病辨证依据（含病因病机分析）： 患者，女，52岁，以咳嗽，痰中带血，潮热，盗汗为主症，有近期曾与肺痨病人接触史，辨病为肺痨； 患者干咳，咳声短促，咳少量黏痰，有时痰中带血丝，色鲜红，胸部闷痛，自觉手足心热，时有盗汗，口干咽燥，舌苔薄白，脉细数，辨证为肺阴亏损证。 患者因体虚虫侵，致阴虚肺燥，肺失滋润，肺伤络损，从而发为本病	4分
中医类证鉴别（助理不考）： 肺痨系正气不足而被痨虫侵袭所致，主要病位在肺，具有传染性，以阴虚火旺为其病理特点，以咳嗽、咳痰、咯血、潮热、盗汗、消瘦为主要临床症状。 而虚劳则由多种原因所导致，久虚不复，病程较长，无传染性，以脏腑气血阴阳亏虚为其基本病机，分别出现五脏气血阴阳亏虚的多种症状	3分
中医治法：滋阴润肺	2分/3分
方剂名称：月华丸加减	2分
药物组成、剂量及煎服方法： 北沙参15g　麦冬15g　天冬20g　玉竹12g 百合12g　白及15g　百部9g　川贝母9g 仙鹤草9g　炙甘草6g 5剂　水煎服　每日1剂　早晚分服	3分/5分

149号题

姜某，男，66岁，退休。2020年5月3日初诊。

患者反复咳嗽、气喘5年，反复发作，时轻时重，经久难愈。3天前因劳倦后受风而加重。现症见：胸部膨满，咳喘气粗，烦躁，目胀如脱，痰白黏腻难咳，伴身热微恶寒，汗出不畅，口渴便干，小便黄赤，舌红苔黄，脉滑数。

请与哮病相鉴别。

评分标准	总分20分
中医疾病诊断：肺胀	3分
中医证型诊断：痰热郁肺证	3分
中医辨病辨证依据（含病因病机分析）： 患者，男，66岁，以胸部膨满、咳嗽气喘为主症，辨病为肺胀；患者胸部膨满，咳喘气粗，烦躁，目胀如脱，痰白黏腻难咳，伴身热微恶寒，汗出不畅，口渴便干，小便黄赤，舌红苔黄，脉滑数，辨证为痰热郁肺证。 患者有慢性肺系疾患病史，劳累外感诱发，致痰热壅肺，清肃失司，肺气上逆，从而发为本病	4分
中医类证鉴别（助理不考）： 两者均以咳而上气，喘满为主症。 肺胀是多种慢性肺系疾病日久积渐而成，除喘咳外，尚有胸部膨满、心悸、唇甲紫绀、腹胀肢肿等症。 哮病是呈反复发作性疾病，以喉中哮鸣有声为特征。 哮病经久不愈又可发展为肺胀	3分
中医治法：清肺化痰，降逆平喘	2分/3分
方剂名称：桑白皮汤加减	2分
药物组成、剂量及煎服方法： 黄芩15g　麻黄9g　石膏15g（先煎）　半夏6g 黄连15g　桑白皮10g　紫苏子10g　杏仁10g 栀子15g　甘草6g 3剂　水煎服　每日1剂　早晚分服	3分/5分

150号题

朱某，女，39岁，已婚，职工。2020年3月23日初诊。

患者平素胆小怕事，触事易惊。近1年来睡眠质量下降，时寐时醒。1周前因闻及家庭变故，上述症状加重。现症见：虚烦不寐，心悸不宁，伴气短自汗，倦怠乏力，舌淡，脉弦细。

请与一时性失眠相鉴别。

评分标准	总分20分
中医疾病诊断：不寐	3分
中医证型诊断：心胆气虚证	3分
中医辨病辨证依据（含病因病机分析）： 患者，女，39岁，以虚烦不寐为主症，辨病为不寐；患者平素胆小怕事，触事易惊，症见虚烦不寐，心悸不宁，伴气短自汗，倦怠乏力，舌淡，脉弦细，诊断为心胆气虚证。 患者因情志失常，致心胆虚怯，心神失养，神魂不安，从而发为本病	4分
中医类证鉴别（助理不考）： 不寐是指单纯以失眠为主症，表现为持续的、严重的睡眠困难。 若因一时性情志影响或生活环境改变引起的暂时性失眠不属病态	3分
中医治法：益气镇惊，安神定志	2分/3分
方剂名称：安神定志丸合酸枣仁汤加减	2分
药物组成、剂量及煎服方法： 人参6g（另煎）　茯苓10g　茯神10g　远志12g 郁金12g　石菖蒲10g　川芎10g　酸枣仁20g 知母10g　甘草6g 3剂　水煎服　每日1剂　早晚分服	3分/5分

151号题

包某，女，46岁，已婚，无业。2020年5月7日初诊。

患者自幼年起即出现发作性昏仆抽搐。发作时突然意识丧失，强直抽搐，吐涎，口中发出怪叫声。精神恍惚，心悸失眠，头晕目眩，面色晦暗，耳轮焦枯，腰膝酸软，大便干，舌淡红，脉沉细数。

请与中风相鉴别。

评分标准	总分20分
中医疾病诊断：痫病	3分
中医证型诊断：心肾亏虚证	3分
中医辨病辨证依据（含病因病机分析）： 患者，女，46岁，以发作性昏仆抽搐，口中怪叫为主症，辨病为痫病；患者精神恍惚，心悸失眠，头晕目眩，面色晦暗，耳轮焦枯，腰膝酸软，大便干，舌淡红，脉沉细数，辨证为心肾亏虚证。 患者痫发日久，心肾精血亏虚，髓海不足，脑失所养，从而发病	4分
中医类证鉴别（助理不考）： 典型痫病与中风均有突然昏倒，昏不知人。 但痫病有反复发作史，以口吐涎沫，两目上视，四肢抽搐，或作怪叫声，可自行苏醒，醒后无半身不遂、口舌㖞斜。 而中风则仆倒无声，昏迷持续时间长，醒后常有半身不遂等后遗症	3分
中医治法：补益心肾，潜阳安神	2分/3分
方剂名称：左归丸合天王补心丹加减	2分
药物组成、剂量及煎服方法： 熟地黄15g　山药20g　山茱萸15g　菟丝子15g 枸杞子10g　鳖甲10g（先煎）　鹿角胶15g（烊化）　龟甲胶15g（烊化） 川牛膝10g　当归18g　党参15g　炙甘草6g 3剂　水煎服　每日1剂　早晚分服	3分/5分

152号题

马某，男，20岁，学生。2020年5月3日初诊。

1天前患者因聚餐暴饮暴食，出现胃脘胀痛不适，今晨起开始呕吐。现症见：呕吐酸腐，脘腹胀满，嗳气厌食，大便干结，舌苔厚腻，脉滑实。

请与噎膈相鉴别。

评分标准	总分20分
中医疾病诊断：呕吐	3分
中医证型诊断：食滞内停证	3分
中医辨病辨证依据（含病因病机分析）： 患者，男，20岁，以呕吐为主症，辨病为呕吐；患者因暴饮暴食，出现呕吐酸腐，脘腹胀满，嗳气厌食，大便干结，舌苔厚腻，脉滑实，辨证为食滞内停证。 患者因暴饮暴食，食滞胃脘，气机受阻，浊气上逆，从而发为呕吐	4分
中医类证鉴别（助理不考）： 两者皆有呕吐的症状。 噎膈之病，进食哽噎不顺或食不得入，或食入即吐，甚至因噎废食。多内伤所致，病情重，预后欠佳。 而呕吐，进食顺畅，吐无定时，大多病情轻，病程短，预后尚好	3分
中医治法：消食化滞，和胃降逆	2分/3分

方剂名称：保和丸加减	2分
药物组成、剂量及煎服方法： 神曲10g　山楂10g　茯苓15g　姜半夏12g 陈皮15g　连翘10g　莱菔子15g　砂仁10g（后下） 木香15g　枳实9g　厚朴12g 3剂　水煎服　每日1剂　早晚分服	3分/5分

153号题

赵某，女，39岁，已婚，职员。2019年10月9日初诊。

患者平素身体虚弱，喜暖怕冷。1周前出现腹痛下痢。现症见：痢下赤白清稀，无腥臭，肛门坠胀，便后更甚，腹痛喜按，肢冷畏寒，腰膝酸软，神疲乏力，纳差，舌淡苔薄白，脉细弱。

请与泄泻相鉴别。

评分标准	总分20分
中医疾病诊断：痢疾	3分
中医证型诊断：虚寒痢	3分
中医辨病辨证依据（含病因病机分析）： 患者，女，39岁，以腹痛、痢下赤白为主症，辨病为痢疾；患者痢下赤白清稀，无腥臭，肛门坠胀，便后更甚，腹痛喜按，肢冷畏寒，腰膝酸软，神疲乏力，纳差，舌淡苔薄白，脉细弱，辨证为虚寒痢。 患者脾肾阳虚，寒湿内生，阻滞肠腑，从而发为本病	4分
中医类证鉴别（助理不考）： 两者均为大便次数增多，粪质稀薄。 泄泻以大便次数增加，粪质稀溏，甚则如水样，或完谷不化为主症，大便不带脓血，也无里急后重。 痢疾则以腹痛、里急后重、便下赤白脓血为特征	3分
中医治法：温补脾肾，收涩固脱	2分/3分
方剂名称：桃花汤合真人养脏汤加减	2分
药物组成、剂量及煎服方法： 党参10g　白术15g　肉桂15g　粳米15g 甘草10g　诃子10g　当归15g　白芍20g 木香15g 5剂　水煎服　每日1剂　早晚分服	3分/5分

154号题

宋某，女，35岁，已婚，职员。2020年1月15日初诊。

患者近半年来时有腹痛，排便困难。1周前饮冷后症状加重，现症大便干结，排出艰难，腹痛，得温痛减，小便清长，面色㿠白，肢冷畏寒，腰膝酸冷，舌淡苔白，脉沉迟。

请与肠结相鉴别。

评分标准	总分20分
中医疾病诊断：便秘	3分
中医证型诊断：阳虚秘	3分
中医辨病辨证依据（含病因病机分析）： 患者，女，35岁，以大便干结，排出艰难为主症，辨病为便秘；患者排便困难，腹痛，得温痛减，小便清长，面色㿠白，肢冷畏寒，腰膝酸冷，舌淡苔白，脉沉迟，辨证为阳虚秘。 患者因素体阳气虚衰，阴寒凝结，大肠传导失常，从而发为本病	4分

中医类证鉴别（助理不考）： 两者皆为大便秘结不通。 但肠结多为急病，因大肠通降受阻所致，表现为腹部疼痛拒按，大便完全不通，且无矢气和肠鸣音，严重者可吐出粪便。 便秘多为慢性久病，因大肠传导失常所致，表现为腹部胀满，大便干结艰行，可有矢气和肠鸣音，或有恶心欲吐，食纳减少	3分
中医治法：温阳通便	2分/3分
方剂名称：济川煎加减	2分
药物组成、剂量及煎服方法： 当归15g　牛膝15g　肉苁蓉10g　升麻15g 甘草10g　泽泻6g　肉桂9g　枳壳15g 木香9g　黄芪12g 3剂　水煎服　每日1剂　早晚分服	3分/5分

155号题

孟某，男，48岁，职工。2019年9月24日初诊。

患者10天前外出旅游，回来后突发高热，次日出现皮肤、目睛发黄。现症：身目俱黄，黄色不甚鲜明，头身困重，胸脘痞满，纳差，恶心呕吐，小便短黄，大便溏垢，舌苔厚腻微黄，脉濡缓。

请与萎黄相鉴别。

评分标准	总分20分
中医疾病诊断：黄疸	3分
中医证型诊断：阳黄-湿重于热证	3分
中医辨病辨证依据（含病因病机分析）： 患者，男，48岁，以皮肤、目睛发黄为主症，辨病为黄疸；患者身目俱黄，黄色不甚鲜明，头身困重，胸脘痞满，纳差，恶心呕吐，小便短黄，大便溏垢，舌苔厚腻微黄，脉濡缓，辨证为阳黄之湿重于热证。 患者因外感湿热疫毒，湿遏热伏，困阻中焦，胆汁不循常道，从而发为本病	4分
中医类证鉴别（助理不考）： 两者均可出现身黄。 但黄疸发病与感受外邪、饮食劳倦或病后有关，其病机为湿滞脾胃，肝胆失疏，胆汁外溢，其主症为目黄、身黄、小便黄。 萎黄之病因与饥饱劳倦、食滞虫积或病后失血有关，其病机为脾胃虚弱，气血不足，肌肤失养，其主症为肌肤萎黄不泽，目睛及小便不黄，常伴头昏倦怠，心悸少寐，纳少便溏等症状	3分
中医治法：利湿化浊运脾，佐以清热	2分/3分
方剂名称：茵陈五苓散合甘露消毒丹加减	2分
药物组成、剂量及煎服方法： 藿香20g（后下）　白蔻仁10g　陈皮15g　茯苓6g 车前子15g（包煎）　连翘15g　黄芩15g　薏苡仁15g 茵陈18g　甘草10g 3剂　水煎服　每日1剂　早晚分服	3分/5分

156号题

冯某，女，40岁，已婚，工人。2019年10月15日初诊。

患者头痛反复发作1年余，时轻时重，缠绵难愈。5天前于劳累后症状加重，现症见：头痛昏蒙，胸闷，纳呆呕恶，形体肥胖，舌苔白腻，脉弦滑。

请与眩晕相鉴别。

评分标准	总分20分
中医疾病诊断：头痛	3分
中医证型诊断：内伤头痛-痰浊头痛	3分
中医辨病辨证依据（含病因病机分析）： 患者，女，40岁，以头痛反复发作1年余，加重5天为主症，辨病为头痛；患者于劳累后出现头痛昏蒙，胸闷，纳呆呕恶，形体肥胖，舌苔白腻，脉弦滑，辨证属内伤头痛之痰浊头痛。 患者因脾失健运，痰浊中阻，上蒙清窍，从而发为本病	4分
中医类证鉴别（助理不考）： 头痛与眩晕可单独出现，也可同时出现。 二者对比，头痛之病因有外感与内伤两方面，且症状以疼痛为主，实证较多。 眩晕病因则以内伤为主。临床表现以昏眩为主，虚证较多	3分
中医治法：健脾燥湿，化痰降逆	2分/3分
方剂名称：半夏白术天麻汤加减	2分
药物组成、剂量及煎服方法： 天麻9g　法半夏12g　白术10g　陈皮12g 茯苓10g　白蒺藜12g　蔓荆子10g　枳壳9g 厚朴9g　炙甘草6g 3剂　水煎服　每日1剂　早晚分服	3分/5分

157号题

李某，男，23岁，已婚，职工。2020年5月23日初诊。

患者14岁时头部曾受外伤，之后眩晕时作，3天前复发。现症见：头目晕眩，伴有头痛如刺，失眠心悸，精神欠佳，倦怠乏力，汗出耳鸣，面唇紫暗，舌暗有瘀斑，脉细涩。

请与中风相鉴别。

评分标准	总分20分
中医疾病诊断：眩晕	3分
中医证型诊断：瘀血阻窍证	3分
中医辨病辨证依据（含病因病机分析）： 患者，男，23岁，以头晕3天为主症，辨病为眩晕；患者头目晕眩，伴头痛如刺，失眠心悸，精神欠佳，倦怠乏力，汗出耳鸣，面唇紫暗，舌暗有瘀斑，脉细涩，辨证为瘀血阻窍证。 患者因跌仆损伤，致瘀血阻络，气血不畅，脑失所养，从而发为本病	4分
中医类证鉴别（助理不考）： 中风以卒然昏仆，不省人事，伴有口舌㖞斜，半身不遂，失语；或不经昏仆，以口舌㖞斜和半身不遂为特征。 中风昏仆与眩晕之仆倒相似，且眩晕多为中风先兆，但眩晕患者无半身不遂、昏仆不省人事、口舌㖞斜及舌强语謇等表现	3分
中医治法：活血化瘀，通窍活络	2分/3分
方剂名称：通窍活血汤加减	2分
药物组成、剂量及煎服方法： 川芎10g　赤芍9g　桃仁9g　白芷9g 当归20g　地龙6g　大枣6g　炙甘草6g 石菖蒲9g　全蝎6g 3剂　水煎服　每日1剂　早晚分服	3分/5分

158号题（助理不考）

陆某，男，67岁，已婚，农民。2020年3月8日初诊。

患者2年前出现肢体轻微颤动，症状逐渐加重，未予系统诊治。现症：头摇不止，肢麻震颤，头晕目眩，胸脘痞闷，口苦口黏，舌体胖大，有齿痕，舌质红，舌苔黄腻，脉弦滑数。

请与瘛疭相鉴别。

评分标准	总分20分
中医疾病诊断： 颤证	3分
中医证型诊断： 痰热风动证	3分
中医辨病辨证依据（含病因病机分析）： 患者，男，67岁，以头摇肢颤为主症，辨病为颤证；患者头摇不止，肢麻震颤，头晕目眩，胸脘痞闷，口苦口黏，舌体胖大，有齿痕，舌质红，舌苔黄腻，脉弦滑数，辨证为痰热风动证。 患者因痰热内蕴，热极生风，筋脉失约，从而发为本病	4分
中医类证鉴别（助理不考）： 瘛疭多见于急性热病或某些慢性疾病急性发作，抽搐多呈持续性，有时伴短阵性间歇，手足屈伸牵引，弛纵交替，部分病人可有发热，两目上视，神昏等症状。 颤证是一种慢性疾病过程，以头颈、手足不自主颤动、振摇为主要症状，手足颤抖动作幅度小，频率较快，而无肢体抽搐牵引和发热、神昏等症状	3分
中医治法： 清热化痰，平肝息风	2分/3分
方剂名称： 导痰汤合羚角钩藤汤加减	2分
药物组成、剂量及煎服方法： 半夏15g　竹茹9g　黄芩12g　胆南星9g 川贝母9g　桑叶12g　菊花18g　茯苓6g 枳实15g　陈皮12g　甘草6g　钩藤12g（后下） 3剂　水煎服　每日1剂　早晚分服	3分/5分

159号题

张某，女，46岁，已婚，教师。2019年9月30日初诊。

患者平素情志不畅，2天前因与学生生气之后，出现小便短涩疼痛，服用抗生素未见明显好转，遂来就诊。现症见：小便频数涩滞，淋沥刺痛，少腹胀满疼痛，苔薄白，脉弦。

请与癃闭相鉴别。

评分标准	总分20分
中医疾病诊断： 淋证	3分
中医证型诊断： 气淋	3分
中医辨病辨证依据（含病因病机分析）： 患者，女，46岁，以小便频数，淋沥刺痛为主症，辨病为淋证；患者郁怒之后，出现小便频数涩滞，淋沥刺痛，少腹胀满疼痛，苔薄白，脉弦，辨证属于气淋。 患者因情志不遂，气机郁结，膀胱气化不利，从而发为本病	4分
中医类证鉴别（助理不考）： 二者都有小便量少，排尿困难之症状。 但淋证尿频而尿痛，且每日排尿总量多为正常。 癃闭则无尿痛，每日排尿量少于正常，严重时甚至无尿。 且癃闭复感湿热，常可并发淋证，而淋证日久不愈，亦可发展成癃闭	3分
中医治法： 理气疏导，通淋利尿	2分/3分
方剂名称： 沉香散加减	2分

药物组成、剂量及煎服方法： 沉香9g　青皮9g　乌药12g　香附10g 石韦12g　滑石粉10g（包煎）　冬葵子12g　车前子9g（包煎） 郁金10g　炙甘草6g 3剂　水煎服　每日1剂　早晚分服	3分/5分

160号题

狄某，男，45岁，已婚，职员。2019年6月20日初诊。

患者平素喜食肥甘厚腻之品，时有腹痛胀满不适，未予重视。2天前出现便血，色红黏稠，大便稀溏，伴有腹痛，口苦，舌质红，苔黄腻，脉濡数。

请与痔疾相鉴别。

评分标准	总分20分
中医疾病诊断：血证-便血	3分
中医证型诊断：肠道湿热证	3分
中医辨病辨证依据（含病因病机分析）： 患者，男，45岁，以便血2天为主症，辨病为血证之便血；患者喜食肥甘厚腻之品，出现便血色红黏稠，大便稀溏，伴有腹痛，口苦，舌红苔黄腻，脉濡数，辨证为肠道湿热证。 患者因饮食不节，湿热蕴结，脉络受损，血溢肠道，故发为本病	4分
中医类证鉴别（助理不考）： 痔疮属外科疾病，其大便下血特点为便时或便后出血，常伴有肛门异物感或疼痛，做肛肠检查时，可发现内痔或外痔，与内科所论之便血不难鉴别	3分
中医治法：清化湿热，凉血止血	2分/3分
方剂名称：地榆散合槐角丸加减	2分
药物组成、剂量及煎服方法： 地榆20g　茜草10g　槐角15g　栀子9g 黄芩10g　黄连10g　茯苓12g　防风10g 枳壳10g　当归6g 3剂　水煎服　每日1剂　早晚分服	3分/5分

161号题（助理不考）

梁某，女，37岁，已婚，干部。2019年10月17日初诊。

患者颈前喉结两旁肿大2年，早期无明显症状，未予重视，3个月前因工作压力大，逐渐出现低热、心悸、手抖等症状。现症见：颈前喉结两旁结块肿大，可随吞咽上下移动，质软，时有低热，心烦失眠，心悸眩晕，易出汗，手指颤动，目睛干涩，倦怠乏力，舌质红苔少，脉弦细。

请与消渴相鉴别。

评分标准	总分20分
中医疾病诊断：瘿病	3分
中医证型诊断：心肝阴虚证	3分
中医辨病辨证依据（含病因病机分析）： 患者，女，37岁，以颈前喉结两旁肿大为主症，辨病为瘿病；患者颈前喉结两旁结块，可随吞咽上下移动，质软，时有低热，心烦失眠，心悸眩晕，易出汗，手指颤动，目睛干涩，倦怠乏力，舌质红苔少，脉弦细，辨证为心肝阴虚证。 患者因气火内结日久，心肝之阴耗伤，故而发病	4分

中医类证鉴别： 瘿病中的阴虚火旺证型，应注意与消渴病鉴别。 消渴病以多饮、多食、多尿为主要临床表现，三消的症状常同时并见，尿中常有甜味，而颈部无瘿肿。瘿病中的阴虚火旺证虽有多食，但无多饮、多尿等症，而以颈前有瘿肿为主要特征，并伴有烦热心悸，急躁易怒，眼突，脉数等症	3分
中医治法：滋阴降火，宁心柔肝	2分
方剂名称：天王补心丹加减	2分
药物组成、剂量及煎服方法： 柏子仁9g　酸枣仁9g　天冬9g　麦冬9g 生地黄12g　当归12g　玄参6g　丹参12g 党参12g　茯苓12g　枸杞子15g　炙甘草6g 3剂　水煎服　每日1剂　早晚分服	3分

162号题

任某，女，41岁，已婚，职员。2019年10月17日初诊。

患者平素喜暖恶寒。3个月来出现低热，伴有形寒怯冷，得衣被可缓解，少气懒言，头晕倦怠，腰膝酸软，食少便溏，面色㿠白，舌质淡胖，苔白润，脉沉细。

请与外感发热相鉴别。

评分标准	总分20分
中医疾病诊断：内伤发热	3分
中医证型诊断：阳虚发热证	3分
中医辨病辨证依据（含病因病机分析）： 患者，女，41岁，以低热3个月为主症，辨病为内伤发热；患者低热，伴形寒怯冷，得衣被可缓解，少气懒言，头晕倦怠，腰膝酸软，食少便溏，面色㿠白，舌质淡胖苔白润，脉沉细，辨证为阳虚发热。患者因平素体质较弱，肾阳亏虚，火不归原，从而发为本病	4分
中医类证鉴别（助理不考）**：** 病史及起病特点：内伤发热由内因引起，起病徐缓，一般病程较长或有反复发作的病史。而外感发热由感受外邪所致，起病较急，病程较短。 临床表现：内伤发热以表现为低热者较多，或仅自觉发热。其热时作时止，或发无定时，且多感手足心热，大多发热而不恶寒，或虽感怯冷但得衣被则减，通常伴有头晕、神倦、自汗盗汗、脉弱无力等症。而外感发热则多表现为高热，外邪不除则发热不退。发热初期常伴恶寒，其寒虽得衣被而不减，常兼见头身疼痛、鼻塞、流涕、咳嗽、脉浮等症	3分
中医治法：温补阳气，引火归原	2分/3分
方剂名称：金匮肾气丸加减	2分
药物组成、剂量及煎服方法： 山茱萸9g　地黄9g　山药12g　附子12g（先煎） 桂枝12g　茯苓12g　牡丹皮9g　淫羊藿6g 泽泻6g　炙甘草6g 3剂　水煎服　每日1剂　早晚分服	3分/5分

163号题

马某，女，33岁，已婚，工人。2019年5月4日初诊。

患者来本地旅行，于昨日出现鼻燥衄血，伴有口干咽燥，身热，微恶风，头痛，咳嗽，咳痰不爽，舌质红，苔薄，脉数。

请与经行衄血相鉴别。

评分标准	总分20分
中医疾病诊断：血证-鼻衄	3分
中医证型诊断：热邪犯肺证	3分
中医辨病辨证依据（含病因病机分析）： 患者，女，33岁，以鼻燥衄血为主症，辨病为鼻衄；患者口干咽燥，身热，微恶风，头痛，咳嗽，咳痰不爽，舌质红，苔薄，脉数，辨证为热邪犯肺证。 患者因感受外邪，燥热伤肺，血热妄行，上溢清窍，从而发为本病	4分
中医类证鉴别（助理不考）： 经行衄血又称倒经、逆经，其发生与月经周期有密切关系。多于经行前期或经期出现，与内科鼻衄的机理是不同的	3分
中医治法：清泄肺热，凉血止血	2分/3分
方剂名称：桑菊饮加减	2分
药物组成、剂量及煎服方法： 桑叶20g 菊花12g 薄荷12g（后下） 连翘12g 桔梗9g 杏仁3g 芦根6g 玄参6g 麦冬6g 生地黄6g 甘草3g 3剂 水煎服 每日1剂 早晚分服	3分/5分

164号题

陈某，男，65岁，已婚，退休工人。2020年6月23日初诊。

患者平素吸烟嗜酒，1年前出现发热伴目黄、身黄、小便黄，诊断为黄疸。经治疗黄疸基本消退。现症见：脘痞腹胀，胁肋隐痛，饮食减少，口中干苦，小便黄赤，苔腻，脉濡数。

请与萎黄相鉴别。

评分标准	总分20分
中医疾病诊断：黄疸-黄疸消退后	3分
中医证型诊断：湿热留恋证	3分
中医辨病辨证依据（含病因病机分析）： 患者，男，65岁，发热伴目黄身黄小便黄，经治疗黄疸基本消退，辨病为黄疸-黄疸消退后；患者脘痞腹胀，胁肋隐痛，饮食减少，口中干苦，小便黄赤，苔腻，脉濡数，辨证为湿热留恋证。 患者因黄疸消退后，湿热留恋，余邪未清，从而发为本病	4分
中医类证鉴别（助理不考）： 两者均可出现身黄。 但黄疸发病与感受外邪、饮食劳倦或病后有关，其病机为湿滞脾胃，肝胆失疏，胆汁外溢，其主症为目黄、身黄、小便黄。 萎黄之病因与饥饱劳倦、食滞虫积或病后失血有关，其病机为脾胃虚弱，气血不足，肌肤失养，其主症为肌肤萎黄不泽，目睛及小便不黄，常伴头昏倦怠，心悸少寐，纳少便溏等症状	3分
中医治法：清热利湿	2分/3分
方剂名称：茵陈四苓散加减	2分
药物组成、剂量及煎服方法： 茵陈15g 黄芩12g 泽泻6g 黄柏12g 苏梗12g 茯苓12g 车前草9g 苍术9g 甘草6g 陈皮10g 3剂 水煎服 每日1剂 早晚分服	3分/5分

165号题

宋某，男，35岁，已婚，职员。2021年5月28日初诊。

患者素体脾虚，于1周之前外出受风，出现恶寒发热，喷嚏流涕等症状，经服用风寒感冒颗粒之后，症状缓解。但现仍有咳嗽反复发作，咳声重浊，痰多，痰黏腻色白，进甘甜油腻食物加重，胸闷脘痞，呕恶食少，体倦，大便时溏，舌苔白腻，脉濡滑。

请与喘证相鉴别。

评分标准	总分20分
中医疾病诊断：咳嗽	3分
中医证型诊断：内伤咳嗽-痰湿蕴肺证	3分
中医辨病辨证依据（含病因病机分析）： 患者，男，35岁，以咳嗽为主症，辨病为咳嗽；患者咳嗽反复发作，咳声重浊，痰多，痰黏腻色白，进甘甜油腻食物加重，胸闷脘痞，呕恶食少，体倦，大便时溏，舌苔白腻，脉濡滑，辨证为痰湿蕴肺。 患者因素体脾虚容易生痰生湿，痰湿贮于肺中，而生咳嗽	4分
中医类证鉴别（助理不考）： 两者均属肺气上逆之病证，临床上常见咳喘并见。 但咳嗽以气逆有声、咳吐痰液为主。 喘证以呼吸困难，甚至张口抬肩，鼻翼扇动，不能平卧为临床表现	3分
中医治法：燥湿化痰，理气止咳	2分/3分
方剂名称：二陈平胃散合三子养亲汤加减	2分
药物组成、剂量及煎服方法： 陈皮9g　清半夏10g　茯苓15g　苍术15g 厚朴15g　白芥子9g　莱菔子9g　紫苏子9g 白术9g　炙甘草6g 3剂　水煎服　每日1剂　早晚分2次温服	3分/5分

166号题

马某，女，45岁，已婚，教师。2021年4月29日初诊。

患者素体虚弱，常于劳累或受寒后出现心悸、汗出。3天前因外出受寒又有心悸不安，胸闷气短，动则尤甚，伴有面色苍白，形寒肢冷，舌淡苔白，脉虚弱。

请与奔豚相鉴别。

评分标准	总分20分
中医疾病诊断：心悸	3分
中医证型诊断：心阳不振证	3分
中医辨病辨证依据（含病因病机分析）： 患者，女，45岁，以心悸为主症，辨病为心悸；患者心悸不安，胸闷气短，动则尤甚，伴有面色苍白，形寒肢冷，舌淡苔白，脉虚弱，辨证为心阳不振。 患者由于素体虚弱，加之心阳不足，温煦无力，而发本病	4分
中医类证鉴别（助理不考）： 奔豚发作之时，亦觉心胸躁动不安。 心悸为心中剧烈跳动，发自于心；奔豚乃上下冲逆，发自少腹	3分
中医治法：温补心阳，安神定悸	2分/3分
方剂名称：桂枝甘草龙骨牡蛎汤合参附汤加减	2分

药物组成、剂量及煎服方法： 桂枝15g　炙甘草9g　龙骨20g（先煎）　牡蛎20g（先煎） 人参9g　炮附子6g（先煎）　酸枣仁15g　远志9g 丹参9g　龙眼肉15g　大枣6枚 3剂　水煎服　每日1剂　早晚分2次温服	3分/5分

167号题

王某，男，54岁，已婚，职员。2021年5月20日初诊。

患者素有胃疾，去医院就诊曾诊断为胃溃疡。近日来胃脘疼痛，如针刺，痛有定处，按之痛甚，痛时持久，食后加剧，入夜尤甚，偶有黑便，舌质紫暗有瘀斑，脉涩。

请与真心痛相鉴别。

评分标准	总分20分
中医疾病诊断： 胃痛	3分
中医证型诊断： 瘀血停胃证	3分
中医辨病辨证依据（含病因病机分析）： 患者，男，54岁，以胃脘疼痛为主症，辨病为胃痛；患者胃脘疼痛，如针刺，痛有定处，按之痛甚，痛时持久，食后加剧，入夜尤甚，偶有黑便，舌质紫暗有瘀斑，脉涩，辨证为瘀血停胃证。 患者素有胃病，日久不愈，造成瘀血阻滞，不通则痛，是发本病	4分
中医类证鉴别（助理不考）： 两者因病位相近，在临床上容易混淆。 但真心痛多见于老年人，为当胸而痛，多绞痛、闷痛，动则加重，痛引肩臂，常伴心悸气短，汗出肢冷，病情危急。 胃痛见胃脘疼痛，多胀痛，刺痛，隐痛，有胃部病史和反复发作史，一般无放射痛，伴嗳气，泛酸，嘈杂等脾胃证候	3分
中医治法： 化瘀通络，理气和胃	2分/3分
方剂名称： 失笑散合丹参饮加减	2分
药物组成、剂量及煎服方法： 炒蒲黄10g（包煎）　五灵脂15g（包煎）　丹参15g　檀香15g 砂仁6g　枳壳20g　厚朴9g　党参12g 茯苓12g　木香9g　甘草9g 3剂　水煎服　每日1剂　早晚分2次温服	3分/5分

168号题

张某，男，43岁，已婚，职员，2020年1月20日初诊。

患者平素身体时有不适，1周前因家庭聚餐，出现脘腹胀满，呕吐酸腐食物，经治疗症状缓解。现仍恶心呕吐，食欲不振，食入难化，胸脘痞闷，大便不畅，舌淡胖，苔薄，脉细。

请与噎膈相鉴别。

评分标准	总分20分
中医疾病诊断： 呕吐	3分
中医证型诊断： 脾胃气虚证	3分
中医辨病辨证依据（含病因病机分析）： 患者，男，43岁，以恶心呕吐为主症，辨病为呕吐；患者现有恶心呕吐，食欲不振，食入难化，胸脘痞闷，大便不畅，舌淡胖，苔薄，脉细等症，辨证为脾胃气虚证。 患者由于体质虚弱，饮食不节，脾胃气虚，纳运无力，胃虚气逆而致呕吐	4分

中医类证鉴别（助理不考）： 两者皆有呕吐的症状。 噎膈之病，进食哽噎不顺或食不得入，或食入即吐，甚至因噎废食。多内伤所致，病情重，预后欠佳。 而呕吐，进食顺畅，吐无定时，大多病情轻，病程短，预后尚好	3分
中医治法：健脾益气，和胃降逆	2分/3分
方剂名称：香砂六君子汤加减	2分
药物组成、剂量及煎服方法： 陈皮9g　半夏10g　茯苓15g　白术15g 人参9g　木香9g　砂仁9g　厚朴15g 干姜6g　山药15g　白扁豆10g　炙甘草6g 3剂　水煎服　每日1剂　早晚分2次温服	3分/5分

169号题

冯某，男，45岁，已婚，农民，2021年3月2日初诊。

患者3天前和妻子吵架之后出现腹痛胀闷，痛无定处，痛引少腹，得矢气则舒，遇忧思恼怒则剧，舌淡红，苔薄白，脉弦。

请与胃痛相鉴别。

评分标准	总分20分
中医疾病诊断：腹痛	3分
中医证型诊断：肝郁气滞证	3分
中医辨病辨证依据（含病因病机分析）： 患者，男，45岁，以腹部胀闷疼痛为主症，辨病为腹痛。患者腹痛胀闷，痛无定处，痛引少腹，矢气则舒，遇忧思恼怒则剧，舌淡红，苔薄白，脉弦，辨证为肝郁气滞证。 患者因情志不畅，肝气郁结，气机不畅，疏泄失司，不通则痛，而引发腹痛	4分
中医类证鉴别（助理不考）： 腹痛是以胃脘以下，耻骨毛际以上整个部位疼痛为主症。 胃痛以上腹胃脘近心窝处疼痛为主症。两者疼痛部位不同。 但胃在腹中，与肠相连，因而胃痛可以影响及腹，而腹痛亦可牵连与胃	3分
中医治法：疏肝解郁，理气止痛	2分/3分
方剂名称：柴胡疏肝散加减	2分
药物组成、剂量及煎服方法： 柴胡15g　枳壳15g　白芍9g　陈皮9g 川芎9g　木香9g　郁金15g　合欢花15g 厚朴9g　紫苏15g　甘草9g 3剂　水煎服　每日1剂　早晚分2次温服	3分/5分

170号题

方某，男，42岁，已婚，职员，2021年4月20日初诊。

患者2个月前出差回来后出现发热腹痛，大便每日10余次、痢下赤白，口服黄连素后好转。但仍下痢时发时止，迁延不愈，每因劳累或饮食不节则大便次数增加，夹赤白黏冻，伴腹胀食少，倦怠嗜卧，舌质淡苔腻，脉虚数。

请与泄泻相鉴别。

评分标准	总分20分
中医疾病诊断：痢疾	3分

中医证型诊断：休息痢	3分
中医辨病辨证依据（含病因病机分析）： 患者，男，42岁，以下痢赤白黏冻为主症，辨病为痢疾；患者2个月来下痢时发时止，因劳累或饮食不节则大便次数增加，夹赤白黏冻，伴腹胀食少，倦怠嗜卧，舌淡苔腻，脉虚数，故辨证为休息痢。 患者因病久正伤，邪恋肠腑，传导不利，故而发为本病	4分
中医类证鉴别（助理不考）： 两者均为大便次数增多，粪质稀薄。 泄泻以大便次数增加，粪质稀溏，甚则如水样，或完谷不化为主症，大便不带脓血，也无里急后重。 痢疾则以腹痛、里急后重、便下赤白脓血为特征	3分
中医治法：温中清肠，调气化滞	2分/3分
方剂名称：连理汤加减	2分
药物组成、剂量及煎服方法： 人参9g　白术15g　干姜6g　炙甘草6g 黄连9g　乌梅9g　五倍子9g　赤石脂9g 木香6g　槟榔9g　当归15g　白芍9g 3剂　水煎服　每日1剂　早晚分2次温服	3分/5分

171号题

杨某，男，26岁，已婚，职员，2021年5月3日初诊。

患者平素嗜食辛辣炙煿之品，近1周来大便干结难下，腹胀腹痛，口干口臭，面红心烦，小便短赤，舌红，苔黄燥，脉滑数。

请与肠结相鉴别。

评分标准	总分20分
中医疾病诊断：便秘	3分
中医证型诊断：热秘	3分
中医辨病辨证依据（含病因病机分析）： 患者，男，26岁，以大便干结为主症，辨病为便秘；患者大便干结，腹胀腹痛，口干口臭，面红心烦，小便短赤，舌红，苔黄燥，脉滑数，辨证为热秘。 患者因饮食不节，肠腑燥热，津伤便结，而发本病	4分
中医类证鉴别（助理不考）： 两者皆为大便秘结不通。 但肠结多为急病，因大肠通降受阻所致，表现为腹部疼痛拒按，大便完全不通，且无矢气和肠鸣音，严重者可吐出粪便。 便秘多为慢性久病，因大肠传导失常所致，表现为腹部胀满，大便干结艰行，可有矢气和肠鸣音，或有恶心欲吐，食纳减少	3分
中医治法：泄热导滞，润肠通便	2分/3分
方剂名称：麻子仁丸加减	2分
药物组成、剂量及煎服方法： 火麻仁30g　白芍15g　枳实10g　厚朴15g 杏仁12g　生大黄9g（后下）　柏子仁15g　桃仁9g 紫苏子15g　决明子9g 3剂　水煎服　每日1剂　早晚分2次温服	3分/5分

172号题

李某，男，60岁，已婚，农民。2021年3月14日初诊。

患者1年前突发右侧肢体力弱及麻木，就诊于当地医院，并诊断为脑梗死。经治疗之后有所好转。今天因与家人吵架后，导致突然昏仆，不省人事，牙关紧闭，两手握固，肢体偏瘫，拘急、抽搐，大小便闭塞不通，面白唇暗，四肢不温，痰涎壅盛，苔白腻，脉沉滑。

请与厥证相鉴别。

评分标准	总分20分
中医疾病诊断： 中风-急性期	3分
中医证型诊断： 中脏腑-闭证-阴闭证	3分
中医辨病辨证依据（含病因病机分析）： 患者，男，60岁，以昏仆，肢体偏瘫、抽搐为主症，辨病为中风急性期；患者突然昏仆，不省人事，牙关紧闭，两手握固，肢体偏瘫，拘急、抽搐，大小便闭塞不通，面白唇暗，四肢不温，痰涎壅盛，苔白腻，脉沉滑，辨证为中脏腑-闭证-阴闭证。 患者素体不足，情志所伤，体内痰浊偏盛，上扰清窍，内蒙心神而诱发本病	4分
中医类证鉴别（助理不考）： 厥证也有突然昏仆、不省人事之表现，一般而言，厥证神昏时间短暂，发作时常伴有四肢逆冷，移时多可自行苏醒，醒后无半身不遂、口舌㖞斜、言语不利等表现	3分
中医治法： 豁痰息风，辛温开窍	2分/3分
方剂名称： 涤痰汤合苏合香丸加减	2分
药物组成、剂量及煎服方法： 南星9g　半夏9g　枳实15g　茯苓15g 橘红9g　石菖蒲9g　人参9g　竹茹15g 甘草6g　木香9g　檀香9g　香附9g 乳香9g　白术15g　诃子9g　沉香3g 丁香6g 3剂　水煎服　每日1剂　早晚分2次温服	3分/5分

173号题

赵某，男，37岁，已婚，干部。2021年2月15日初诊。

患者与家人分居日久，平日情绪不宁、精神不畅，神疲失眠7年，心悸胆怯，纳差便溏，面色不华，舌质淡，苔薄白，脉细弱。

请与癫证相鉴别。

评分标准	总分20分
中医疾病诊断： 郁证	3分
中医证型诊断： 心脾两虚证	3分
中医辨病辨证依据（含病因病机分析）： 患者，男，37岁，以情绪不宁、精神不畅为主症，辨病为郁证。患者情绪不宁、神疲失眠，心悸胆怯，纳差便溏，面色不华，舌质淡，苔薄白，脉细弱，辨证为心脾两虚证。 患者因与家人分居日久，耗伤气血，脾气亏虚，心失所养，诱发本病	4分
中医类证鉴别（助理不考）： 郁证以忧郁不畅，情绪不宁，胸胁胀满疼痛为主。 而癫证则多发于青壮年，男女发病率无显著差别，病程迁延，主要表现为精神错乱，失去自控能力，心神失常的症状，极少自行缓解	3分
中医治法： 健脾养心，补益气血	2分/3分
方剂名称： 归脾汤加减	2分

药物组成、剂量及煎服方法： 白术10g　黄芪15g　党参12g　炙甘草9g 当归15g　丹参15g　龙眼肉10g　木香6g 鸡血藤15g　合欢花9g　合欢皮15g　白芍9g 川芎9g　生地黄15g 3剂　水煎服　每日1剂　早晚分2次温服	3分/5分

174号题

左某，女，35岁，已婚，教师。2020年9月12日初诊。

患者有胃病史，每于秋冬季节好发，在医院曾诊断为胃溃疡。近日来由于饮食不注意又出现了鼻腔出血、牙龈出血，血色鲜红，伴有口渴，口干臭秽，烦躁，便秘，舌红，苔黄，脉数。

请与经行衄血相鉴别。

评分标准	总分20分
中医疾病诊断： 血证-鼻衄	3分
中医证型诊断： 胃热炽盛证	3分
中医辨病辨证依据（含病因病机分析）： 患者，女，35岁，以鼻腔出血为主症，辨病为血证之鼻衄；患者鼻腔出血、牙龈出血，血色鲜红，伴有口渴，口干臭秽，烦躁，便秘，舌红，苔黄，脉数，辨证为胃热炽盛证。 患者素有胃病史，加之饮食不节，胃热炽盛，热迫血妄行，是发本病	4分
中医类证鉴别（助理不考）： 经行衄血又称倒经、逆经，其发生与月经周期有密切关系。多于经行前期或经期出现，与内科鼻衄的机理是不同的	3分
中医治法： 清胃泻火，凉血止血	2分/3分
方剂名称： 玉女煎加减	2分
药物组成、剂量及煎服方法： 熟地黄15g　知母15g　麦冬15g　石膏20g（先煎） 牛膝15g　墨旱莲9g　白茅根15g　芦根15g 玄参9g　藿香9g　佩兰9g 3剂　水煎服　每日1剂　早晚分2次温服	3分/5分

175号题

耿某，女，37岁，已婚，职工。2020年9月12日初诊。

患者3天前外出露营期间，饮水过少，出现了小便黄赤短少，加之天气较热，伴有口干乏力，口腔黏膜溃破。现症：小便黄赤灼热，尿血鲜红，心烦口渴，面赤口疮，夜寐不安，舌质红，脉数。

请与血淋相鉴别。

评分标准	总分20分
中医疾病诊断： 血证-尿血	3分
中医证型诊断： 下焦湿热证	3分
中医辨病辨证依据（含病因病机分析）： 患者，女，37岁，以小便黄赤灼热，尿血鲜红为主症，辨病为血证-尿血；患者小便黄赤灼热，尿血鲜红，心烦口渴，面赤口疮，夜寐不安，舌质红，脉数，辨证为下焦湿热证。 患者在外露宿，感受湿热，热伤阴络，血渗膀胱，诱发本病	4分

中医类证鉴别（助理不考）： 血淋和尿血都以小便出血、尿色红赤，甚至溺出纯血为共有的症状。 其鉴别的要点是尿痛的有无，尿血多无疼痛之感，虽亦兼有轻微的胀痛或热痛，但终不若血淋的小便滴沥而疼痛难忍。故一般以痛者为血淋，不痛者为尿血	3分
中医治法：清热利湿，凉血止血	2分/3分
方剂名称：小蓟饮子加减	2分
药物组成、剂量及煎服方法： 生地黄15g　小蓟15g　滑石粉15g（包煎）　木通9g 蒲黄9g（包煎）　藕节15g　淡竹叶9g　当归9g 栀子6g　苍术9g　黄柏6g　甘草6g 3剂　水煎服　每日1剂　早晚分2次温服	3分/5分

176号题

向某，男，48岁，已婚，干部。2020年9月12日初诊。

患者平素性情急躁，1个月前受凉后出现了咳嗽，伴有少量黏痰，胸片检查显示双肺纹理增粗，自行服用抗生素及止咳化痰药物，咳嗽咳痰有所减轻。3天前患者生气导致症状加重，咳声阵作，痰中带血，时有纯血鲜红，咳时伴有胸胁胀痛，烦躁易怒，晨起口苦，眠差，纳谷不香。舌质红，苔薄黄，脉弦数。

请与口腔出血相鉴别。

评分标准	总分20分
中医疾病诊断：血证-咳血	3分
中医证型诊断：肝火犯肺证	3分
中医辨病辨证依据（含病因病机分析）： 患者，男，48岁，以咳嗽，痰中带血，时有纯血为主症，诊断为血证-咳血；患者平素性情急躁，又由于情绪原因导致咳嗽加剧，痰中带血，时有纯血鲜红，咳时伴有胸胁胀痛，烦躁易怒，晨起口苦，眠差，纳谷不香，舌质红，苔薄黄，脉弦数，辨证为肝火犯肺证。 患者由于性情急躁，木火刑金，肺失清肃，肺络受损，故出现痰中带血，发为本病	4分
中医类证鉴别（助理不考）： 口腔出血的患者，常为纯血或随唾液而出，血量少，并有相应口腔局部症状可寻。 而咳血是血由肺来，经气道随咳嗽而出，血色多为鲜红，常混有痰液，可见痰中带血，也可见大量咳血，多伴咳嗽、胸闷，喉痒等肺系症状	3分
中医治法：清肝泻肺，凉血止血	2分/3分
方剂名称：泻白散合黛蛤散加减	2分
药物组成、剂量及煎服方法： 桑白皮15g　黄芩9g　地骨皮9g　粳米15g 青黛6g（包煎）　海蛤粉9g（先煎）　白茅根15g　芦根15g 鱼腥草15g 3剂　水煎服　每日1剂　早晚分2次温服	3分/5分

177号题（助理不考）

李某，女，25岁，未婚，学生。2020年9月12日初诊。

患者半年前因学业生活压力大，一直情志不畅，颈前喉结两旁出现结节数个，遂来就诊。现触诊发现颈前喉结两旁有结节，伴有咳痰，胸闷泛恶，四肢沉重，纳差，舌质暗，苔薄白，脉涩。

请与瘰疬相鉴别。

评分标准	总分20分
中医疾病诊断：瘿病	3分

中医证型诊断：痰结血瘀证	3分
中医辨病辨证依据（含病因病机分析）： 患者，女，25岁，以颈前喉结两旁有结节为主症，辨病为瘿病；患者颈前喉结两旁结节肿大，伴有胸闷，纳差，舌质暗，苔薄白，脉涩，辨证为痰结血瘀证。 患者平素情志不畅，痰气交阻，血脉瘀滞，搏结成瘿，故而发为本病	4分
中医类证鉴别： 瘿病与瘰疬均可在颈项部出现肿块，但二者的具体部位及肿块的性状不同。 瘿病肿块在颈部正前方，肿块一般较大。 瘰疬的病变部位在颈项的两侧或颌下，肿块一般较小，每个约黄豆大，个数多少不等	3分
中医治法：理气活血，化痰消瘿	2分
方剂名称：海藻玉壶汤加减	2分
药物组成、剂量及煎服方法： 海藻9g　贝母9g　陈皮9g　昆布9g 青皮9g　川芎9g　当归12g　连翘15g 半夏9g　独活9g　昆布9g 3剂　水煎服　每日1剂　早晚分2次温服	3分

178号题

陈某，女，31岁，已婚，职工，2020年9月12日初诊。

患者自诉近半年来反复出现发热，多为低热，体温不超过38℃，2天前症状加重，伴有头晕眼花，身倦乏力，心悸不宁，面白少华，唇甲色淡，舌质淡，脉细弱。

请与外感发热相鉴别。

评分标准	总分20分
中医疾病诊断：内伤发热	3分
中医证型诊断：血虚发热证	3分
中医辨病辨证依据（含病因病机分析）： 患者，女，31岁，以反复出现低热为主症，辨病为内伤发热；患者伴有头晕眼花，身倦乏力，心悸不宁，面白少华，唇甲色淡，舌质淡，脉细弱，辨证为血虚发热证。 患者因体质虚弱，血虚失养，阴不配阳，是发本病	4分
中医类证鉴别（助理不考）： 病史及起病特点：内伤发热由内因引起，起病徐缓，一般病程较长或有反复发作的病史。而外感发热由感受外邪所致，起病较急，病程较短。 临床表现：内伤发热以表现为低热者较多，或仅自觉发热。其热时作时止，或发无定时，且多感手足心热，大多发热而不恶寒，或虽感怯冷但得衣被则减，通常伴有头晕、神倦、自汗盗汗、脉弱无力等症。而外感发热则多表现为高热，外邪不除则发热不退。发热初期常伴恶寒，其寒虽得衣被而不减，常兼见头身疼痛、鼻塞、流涕、咳嗽、脉浮等症	3分
中医治法：益气养血	2分/3分
方剂名称：归脾汤加减	2分
药物组成、剂量及煎服方法： 白术10g　黄芪15g　党参12g　炙甘草9g 当归15g　丹参15g　龙眼肉10g　木香6g 鸡血藤15g　白芍9g　川芎9g　生地黄15g 3剂　水煎服　每日1剂　早晚分2次温服	3分/5分

179号题

魏某，男，43岁，已婚，职工，2019年9月12日初诊。

患者自诉平时工作压力大，半年前因职位晋升问题导致情志不畅，经常自觉发热，热势与情绪波动有关。曾去医院检查，各项指标都正常，遂来中医科就诊。现精神抑郁，伴有胁肋胀满，烦躁易怒，口干而苦，纳食减少，舌红苔黄，脉弦数。

请与外感发热相鉴别。

评分标准	总分20分
中医疾病诊断：内伤发热	3分
中医证型诊断：气郁发热证	3分
中医辨病辨证依据（含病因病机分析）： 患者，男，43岁，以自觉发热为主症，辨病为内伤发热；患者精神抑郁，伴有胁肋胀满，烦躁易怒，口干而苦，纳食减少，舌红苔黄，脉弦数，辨证为气郁发热证。 患者因情志不畅，肝郁气滞，气郁日久，化火生热，而诱发本病	4分
中医类证鉴别（助理不考）： 病史及起病特点：内伤发热由内因引起，起病徐缓，一般病程较长或有反复发作的病史。而外感发热由感受外邪所致，起病较急，病程较短。 临床表现：内伤发热以表现为低热者较多，或仅自觉发热。其热时作时止，或发无定时，且多感手足心热，大多发热而不恶寒，或虽感怯冷但得衣被则减，通常伴有头晕、神倦、自汗盗汗、脉弱无力等症。而外感发热则多表现为高热，外邪不除则发热不退。发热初期常伴恶寒，其寒虽得衣被而不减，常兼见头身疼痛、鼻塞、流涕、咳嗽、脉浮等症	3分
中医治法：疏肝理气，解郁泄热	2分/3分
方剂名称：丹栀逍遥散加减	2分
药物组成、剂量及煎服方法： 牡丹皮9g　栀子9g　柴胡9g　白芍9g 当归12g　白术15g　茯苓15g　薄荷6g(后下) 黄芩9g　炙甘草 3剂　水煎服　每日1剂　早晚分2次温服	3分/5分

180号题（助理不考）

许某，男，64岁，已婚，农民。2020年4月19日初诊。

患者3个月前出现鼻塞，流黄涕带血丝，伴有头痛症状。后逐渐加重，医院就诊，活检病理显示：鼻咽癌。予以化疗术后，寻求中医治疗。患者发热，口咽干燥，心烦寐差。鼻塞，涕中带血，小便短赤，大便秘结。舌质红，苔薄黄少津，脉细数。

请与良性肿瘤相鉴别。

评分标准	总分20分
中医疾病诊断：癌病	3分
中医证型诊断：热毒炽盛证	3分
中医辨病辨证依据（含病因病机分析）： 患者，男，64岁，以鼻塞，涕中带血为主症，病检显示为鼻咽癌，辨病为癌病；患者发热，口咽干燥，心烦寐差，小便短赤，大便秘结，舌质红，苔薄黄少津，脉细数，辨证为热毒炽盛证。 患者体质不足，感受邪毒，热邪炽盛，热盛酿毒，而发本病	4分
中医类证鉴别： 良性肿瘤生长缓慢，皮肤无改变，除皮脂腺囊肿外，与皮肤无粘连，肿块表面光滑，与周围不粘连，边界清，活动度好，一般质地较软，多无症状。肿瘤体积较大或发生于特殊部位，可产生压迫症状。 癌病生长较快，常与皮肤粘连，凹陷或形成溃疡，肿块表面粗糙，无包膜，常与周围皮肤粘连，活动度差，质硬，无弹性，早期症状隐匿，有不明原因的消瘦、发热、出血，或发病部位的相应症状	3分

中医治法：清热凉血，解毒散结	2分
方剂名称：犀角地黄汤合犀黄丸加减	2分
药物组成、剂量及煎服方法： 水牛角15g（先煎） 生地黄15g 赤芍9g 牡丹皮9g 栀子9g 乳香9g 没药9g 麝香0.3g（冲） 牛黄0.3g（冲） 3剂 水煎服 每日1剂 早晚分2次温服	3分

181号题

张某，女，66岁，已婚，退休。2021年1月12日初诊。

患者1年前出现双侧眼睑下垂，后逐渐累及四肢肌肉，感觉全身乏力，晨轻暮重，当地医院诊断为重症肌无力，西医治疗之后病情尚稳定。2周前患者外出受风导致感冒，之后又出现了上肢抬举困难，双下肢乏力，活动后加剧，遂中医科就诊。现症：四肢软弱无力，伴有神疲肢倦，少气懒言，纳呆便溏，面色萎黄无华，面浮，舌淡苔薄白，脉细弱。

请与痹证相鉴别。

评分标准	总分20分
中医疾病诊断：痿证	3分
中医证型诊断：脾胃虚弱证	3分
中医辨病辨证依据（含病因病机分析）： 患者，女，66岁，以上肢抬举困难，双下肢乏力为主症，辨病为痿证；患者四肢软弱无力，伴有神疲肢倦，少气懒言，纳呆便溏，面色萎黄无华，面浮，舌淡苔薄白，脉细弱，辨证为脾胃虚弱证。 患者体虚，患病日久，脾虚不健，生化乏源，气血亏虚，筋脉失养，是发本病	4分
中医类证鉴别（助理不考）： 痹证是由风、寒、湿、热之邪流注肌腠经络，痹阻筋脉关节而致。 鉴别要点首先在于痛与不痛，痹证以关节疼痛为主，而痿证则为肢体力弱，无疼痛症状。 其次要观察肢体的活动障碍，痿证是无力运动，痹证是因痛而影响活动。 再者，部分痿证病初即有肌肉萎缩，而痹证则是由于疼痛甚或关节僵直不能活动，日久废而不用导致肌肉萎缩	3分
中医治法：补中益气，健脾升清	2分/3分
方剂名称：参苓白术散合补中益气汤加减	2分
药物组成、剂量及煎服方法： 人参9g 黄芪15g 当归12g 陈皮9g 枳壳9g 白扁豆9g 白术15g 茯苓15g 桔梗9g 莲子12g 砂仁6g 薏苡仁15g 山药15g 甘草9g 3剂 水煎服 每日1剂 早晚分2次温服	3分/5分

182号题

方某，女，35岁，已婚，职工。2021年4月12日初诊。

患者自诉2年前生产时出现大出血，自此之后经常出现头晕目眩，并伴有腰酸膝软，少寐多梦，健忘。近日来由于劳累过度，头晕症状加重，遂来就诊。经询问得知，以上症状之外，还伴有两目干涩，视力减退，耳鸣齿摇，五心烦热。舌红少苔，脉细数。

请与厥证相鉴别。

评分标准	总分20分
中医疾病诊断：眩晕	3分

中医证型诊断：肾精不足证	3分
中医辨病辨证依据（含病因病机分析）： 患者，女，35岁，以头晕目眩为主症，辨病为眩晕；患者腰酸膝软，少寐多梦，健忘，两目干涩，视力减退，耳鸣齿摇，五心烦热，舌红少苔，脉细数，故辨证为肾精不足证。 患者因产后大出血，且日常劳累过度，造成肾精不足，髓海空虚，脑失所养，而发本病	4分
中医类证鉴别（助理不考）： 厥证以突然昏仆，不省人事，或伴有四肢厥冷为特点，发作后一般在短时间逐渐苏醒，醒后无偏瘫、失语、口舌㖞斜等后遗症，严重者也可一厥不复而死亡。 眩晕发作重者也有欲仆或晕旋仆倒表现，与厥证相似，但一般无昏迷不省人事的表现	3分
中医治法：滋养肝肾，益精填髓	2分/3分
方剂名称：左归丸加减	2分
药物组成、剂量及煎服方法： 熟地黄15g　山药12g　枸杞子12g　山萸肉12g 川牛膝9g　菟丝子12g　鹿角胶12g（烊化）　龟甲胶12g（烊化） 杜仲9g　巴戟天9g 3剂　水煎服　每日1剂　早晚分2次温服	3分/5分

183号题

秦某，女，30岁，已婚，职工。2019年9月12日初诊。

患者3年前车祸后出现腰部疼痛，痛处固定，夜间加重，间断服用中成药和针灸治疗，症状有所缓解。但停药之后症状再次加重，近日来患者腰部疼痛明显，遂前来就诊。现腰痛如刺，痛有定处，痛处拒按，日轻夜重，不能转侧。舌质暗紫，脉涩。

请与肾痹相鉴别。

评分标准	总分20分
中医疾病诊断：腰痛	3分
中医证型诊断：瘀血腰痛	3分
中医辨病辨证依据（含病因病机分析）： 患者，女，35岁，腰部疼痛为主症，辨病为腰痛；患者腰痛如刺，痛有定处，痛处拒按，日轻夜重，不能转侧，舌质暗紫，脉涩，辨证为瘀血腰痛。 患者因外伤后，瘀血阻滞，经脉痹阻，不通则痛，而发本病	4分
中医类证鉴别（助理不考）： 腰痛是以腰部疼痛为主。 肾痹是指腰背强直弯曲，不能屈伸，行动困难而言，多由骨痹日久发展而成	3分
中医治法：活血化瘀，通络止痛	2分/3分
方剂名称：身痛逐瘀汤加减	2分
药物组成、剂量及煎服方法： 秦艽9g　川芎9g　桃仁9g　红花12g 甘草6g　羌活6g　没药6g　当归9g 灵脂9g（包煎）　香附9g　牛膝12g　地龙6g 3剂　水煎服　每日1剂　早晚分2次温服	3分/5分

184号题

杨某，男，58岁，已婚，农民。2020年6月9日初诊。

患者黄疸病史8余年，有肝硬化病史，平素腹大胀满，脘腹痞满，饮食少，食后胃胀，今晨因进食稍硬的食物后立即出现大呕血，血色鲜红，便血，舌紫暗有紫斑，苔薄黄，脉细涩。

请与咳血相鉴别。

评分标准	总分20分
中医疾病诊断：鼓胀-鼓胀变证（大出血）	3分
中医证型诊断：瘀热互结证	3分
中医辨病辨证依据（含病因病机分析）： 患者，男，58岁，以腹大胀满，出现大呕血为主症，辨病为鼓胀变证（大出血）；患者出血色鲜红，便血，舌紫暗有紫斑，苔薄黄，脉细涩，辨证为瘀热互结证。 鼓胀患者，进食稍硬食物后，瘀热互结，热迫血溢，而发本病	4分
中医类证鉴别（助理不考）： 鼓胀主要为肝、脾、肾受损，气、血、水互结于腹中，出现腹部胀大。发生大出血变证后，属于吐血的范畴，是血自胃而来，经呕吐而出，血色紫暗，常夹有食物残渣，吐血之前多有胃脘不适或胃痛、恶心等症状，吐血之后无痰中带血，但大便多呈黑色。 咳血是血由肺来，经气道随咳嗽而出，血色多为鲜红，常混有痰液，咳血之前多有咳嗽、胸闷、喉痒等症状，大量咳血后，可见痰中带血数天，大便一般不呈黑色	3分
中医治法：清热凉血，活血止血	2分/3分
方剂名称：犀角地黄汤加减	2分
药物组成、剂量及煎服方法： 水牛角12g（先煎） 黄连9g 栀子9g 生地黄15g 赤芍12g 玄参12g 牡丹皮15g 仙鹤草15g 地榆炭9g 血余炭12g 甘草6g 3剂 水煎服 每日1剂 早晚分服	3分/5分

185号题

张某，女，46岁，已婚，教师。2020年9月30日初诊。

患者3天前外出淋雨，感受风寒，出现发热、恶寒，咳嗽、喷嚏等症状，自行服用风寒感冒颗粒之后，发热恶寒症状稍减，但仍觉不适。症见咳嗽声重，气急，咽痒，咳痰稀薄色白，伴鼻塞，流清涕，肢体酸楚，舌苔薄白，脉浮紧。

请与喘证相鉴别。

评分标准	总分20分
中医疾病诊断：咳嗽	3分
中医证型诊断：外感咳嗽-风寒袭肺证	3分
中医辨病辨证依据（含病因病机分析）： 患者，女，46岁，以咳嗽为主症，辨病为咳嗽；患者咳嗽声重，气急，咽痒，咳痰稀薄色白，伴鼻塞，流清涕，发热恶寒，肢体酸楚，舌苔薄白，脉浮紧，辨证为外感咳嗽之风寒袭肺证。 患者因外出淋雨，寒温失宜，风寒袭肺，肺气失宣，从而发为本病	4分
中医类证鉴别（助理不考）： 两者均属肺气上逆之病证，临床上常以咳喘并见。 但咳嗽以气逆有声、咳吐痰液为主。 喘证以呼吸困难，甚至张口抬肩，鼻翼扇动，不能平卧为临床特征	3分
中医治法：疏风散寒，宣肺止咳	2分/3分
方剂名称：三拗汤合止嗽散加减	2分
药物组成、剂量及煎服方法： 麻黄6g 杏仁10g 陈皮9g 前胡9g 紫菀12g 百部10g 桔梗6g 芦根15g 甘草3g 荆芥6g 3剂 水煎服 每日1剂 早晚分2次温服	3分/5分

186号题

康某，女，39岁，已婚，职员。2020年8月9日初诊。

患者素体内热，3天前受凉后，出现恶寒发热、咳嗽气喘。症见喘逆上气，胸胀痛，息粗鼻扇，咳吐不爽，伴形寒身热，烦闷，身痛无汗，口渴，苔薄白，舌边红，脉浮数。

请与哮病相鉴别。

评分标准	总分20分
中医疾病诊断：喘证	3分
中医证型诊断：实喘-表寒肺热证	3分
中医辨病辨证依据（含病因病机分析）： 患者，女，39岁，以气喘为主症，诊断为喘证；患者喘逆上气，胸胀痛，息粗鼻扇，咳吐不爽，伴形寒身热，烦闷，身痛无汗，口渴，苔薄白，舌边红，脉浮数，辨证为实喘之表寒肺热证。 患者因素体内热，加之受凉，以致寒邪束表，热郁于肺，肺气上逆，从而发为本病	4分
中医类证鉴别（助理不考）： 两者都有呼吸困难，难以平卧的表现，哮必兼喘，但喘未必兼哮。 哮以声响言，喉中哮鸣有声，以宿痰伏肺为“夙根”，是一种反复发作的独立疾病，难以除根。 喘以气息言，是指呼吸困难，甚至张口抬肩，摇身撷肚，因肺气不降所致，是多种肺系疾病的一个症状，预后情况视原发病而定	3分
中医治法：解表清里，化痰平喘	2分/3分
方剂名称：麻杏石甘汤加味	2分
药物组成、剂量及煎服方法： 麻黄9g　杏仁15g　桑白皮10g　黄芩10g 法半夏15g　陈皮10g　生石膏15g（先煎）　白前10g 炙甘草6g 3剂　水煎服　每日1剂　早晚分服	3分/5分

187号题

周某，女，59岁，已婚，职员。2020年11月9日初诊。

患者咳嗽、气喘、胸闷反复发作10余年，常于冬季加重。1周前外出旅游后症见喘促短气，气怯声低，喉有鼾声，咳声低弱，痰少质黏，自汗畏风，咽喉不利，舌质淡红，脉弱。请与哮病相鉴别。

评分标准	总分20分
中医疾病诊断：喘证	3分
中医证型诊断：虚喘-肺气虚耗证	3分
中医辨病辨证依据（含病因病机分析）： 患者，女，59岁，以喘促短气为主症，诊断为喘证；患者喘促短气，气怯声低，喉有鼾声，咳声低弱，痰少质黏，自汗畏风，咽喉不利，舌质淡红，脉弱，辨证为虚喘之肺气虚耗证。 患者因病程日久，肺气亏虚，气失所主，肺失清肃，从而发为本病	4分
中医类证鉴别（助理不考）： 两者都有呼吸困难，难以平卧的表现，哮必兼喘，但喘未必兼哮。 哮以声响言，喉中哮鸣有声，以宿痰伏肺为“夙根”，是一种反复发作的独立疾病，难以除根。 喘以气息言，是指呼吸困难，甚至张口抬肩，摇身撷肚，因肺气不降所致，是多种肺系疾病的一个症状，预后情况视原发病而定	3分
中医治法：补肺益气养阴	2分/3分
方剂名称：生脉散合补肺汤加减	2分

药物组成、剂量及煎服方法： 党参9g　黄芪15g　五味子6g　沙参10g 百合15g　白术10g　麦冬15g　玉竹10g 山茱萸15g　炙甘草6g 3剂　水煎服　每日1剂　早晚分服	3分/5分

188号题

杨某，女，53岁，已婚，工人。2020年6月21日初诊。

患者反复咳嗽、咳痰，气短喘促5年，逐渐出现胸部膨满，近1周病情加重，喘咳不能平卧，伴面浮，下肢浮肿，腹部胀满，心悸，纳差，尿少，怕冷，面唇青紫，舌苔白滑，舌体胖质暗，脉沉细。

请与喘证相鉴别。

评分标准	总分20分
中医疾病诊断： 肺胀	3分
中医证型诊断： 阳虚水泛证	3分
中医辨病辨证依据（含病因病机分析）： 患者，女，53岁，以胸部膨满、喘息、咳嗽为主症，辨病为肺胀；患者胸部膨满，喘咳不能平卧，伴面浮，下肢浮肿，腹部胀满，心悸，纳差，尿少，怕冷，面唇青紫，舌苔白滑，舌体胖质暗，脉沉细，辨证为阳虚水泛证。 患者因久病心肾阳虚，气不化水，水饮内停，从而发为本病	4分
中医类证鉴别（助理不考）： 两者均以咳而上气，喘满为主症。 肺胀是多种慢性肺系疾病日久积渐而成，除喘咳外，尚有胸部膨满，心悸，唇甲紫绀、腹胀肢肿等症。 喘是多种急慢性疾病的一个症状，以呼吸气促困难为主要表现。 肺胀可以隶属于喘证范畴，喘证经久不愈又可发展为肺胀	3分
中医治法： 温肾健脾，化饮利水	2分/3分
方剂名称： 真武汤合五苓散加减	2分
药物组成、剂量及煎服方法： 桂枝15g　白术15g　茯苓15g　附子6g（先煎） 泽泻12g　猪苓15g　白芍15g　赤芍6g 干姜6g　陈皮15g　炙甘草6g 3剂　水煎服　每日1剂　早晚分服	3分/5分

189号题

龚某，男，43岁，已婚，商人。2020年6月7日初诊。

患者平素嗜食肥甘厚味，常饮烈酒，2周前与朋友饮酒后出现心悸阵作。症见心悸易惊，心烦失眠，五心烦热，口干，盗汗，思虑劳心则症状加重，舌红少津，苔少，脉细数。

请与奔豚相鉴别。

评分标准	总分20分
中医疾病诊断： 心悸	3分
中医证型诊断： 阴虚火旺证	3分
中医辨病辨证依据（含病因病机分析）： 患者，男，43岁，以心悸阵作为主症，诊断为心悸；患者心烦失眠，五心烦热，口干，盗汗，思虑劳心则症状加重，舌红少津，苔少，脉细数，辨证为阴虚火旺证。 患者饮食不当，肝肾阴虚，水不济火，心火内动，扰动心神，从而发为本病	4分

中医类证鉴别（助理不考）： 奔豚发作之时，亦觉心胸躁动不安。 心悸为心中剧烈跳动，发自于心。 奔豚乃上下冲逆，发自少腹	3分
中医治法：滋阴清火，养心安神	2分/3分
方剂名称：天王补心丹合朱砂安神丸加减	2分
药物组成、剂量及煎服方法： 酸枣仁15g　柏子仁12g　丹参10g　玄参10g 人参6g　麦冬15g　天冬10g　当归10g 远志10g　茯苓15g　黄连6g　竹叶6g 生姜10g　炙甘草6g 3剂　水煎服　每日1剂　早晚分服	3分/5分

190号题

刘某，女，42岁，已婚，公务员。2020年6月25日初诊。

患者工作压力较大，曾有贫血，近半年来经常入睡困难，有时甚则彻夜不眠。现症：不易入睡，多梦易醒，心悸健忘，神疲食少，伴头晕目眩，四肢倦怠，腹胀便溏，面色少华，舌淡苔薄，脉细无力。

请与一时性失眠相鉴别。

评分标准	总分20分
中医疾病诊断：不寐	3分
中医证型诊断：心脾两虚证	3分
中医辨病辨证依据（含病因病机分析）： 患者，女，42岁，以不易入睡，多梦易醒为主症，辨病为不寐；患者不易入睡，多梦易醒，心悸健忘，神疲食少，伴头晕目眩，四肢倦怠，腹胀便溏，面色少华，舌淡苔薄，脉细无力，辨证为心脾两虚证。 患者素体虚弱，加之劳倦思虑过度，致脾虚血亏，心神失养，神不安舍，从而发为本病	4分
中医类证鉴别（助理不考）： 不寐是指单纯以失眠为主症，表现为持续的、严重的睡眠困难。 若因一时性情志影响或生活环境改变引起的暂时性失眠不属病态	3分
中医治法：补益心脾，养血安神	2分/3分
方剂名称：归脾汤加减	2分
药物组成、剂量及煎服方法： 人参6g　黄芪15g　白术10g　茯苓12g 当归6g　远志10g　龙眼肉10g　生地黄20g 酸枣仁10g　甘草6g　大枣6枚 3剂　水煎服　每日1剂　早晚分服	3分/5分

191号题

乔某，女，21岁，未婚，学生。2020年10月23日初诊。

患者平素思虑过度，有胃病史，近2年来胃痛、呕吐反复发作。1天前因贪食辛辣后症状再发，出现呕吐食物残渣，干呕不止，饥不欲食，口燥咽干，舌红少津，脉细数。

请与噎膈相鉴别。

评分标准	总分20分
中医疾病诊断：呕吐	3分

中医证型诊断：胃阴不足证	3分
中医辨病辨证依据（含病因病机分析）： 患者，女，21岁，以呕吐反复发作为主症，辨病为呕吐；患者呕吐食物残渣，干呕不止，饥不欲食，口燥咽干，舌红少津，脉细数，辨证为胃阴不足证。 患者平素思虑过度，加之饮食失调，胃阴不足，胃失濡润，和降失司，从而发病	4分
中医类证鉴别（助理不考）： 两者皆有呕吐的症状。 噎膈之病，进食哽噎不顺或食不得入，或食入即吐，甚至因噎废食。多内伤所致，病情重，预后欠佳。而呕吐，进食顺畅，吐无定时，大多病情轻，病程短，预后尚好	3分
中医治法：滋养胃阴，降逆止呕	2分/3分
方剂名称：麦门冬汤加减	2分
药物组成、剂量及煎服方法： 麦冬20g　人参6g　紫苏9g　茯苓12g 半夏9g　白术15g　陈皮12g　厚朴9g 玄参12g　芦根15g　甘草6g 3剂　水煎服　每日1剂　早晚分服	3分/5分

192号题

陈某，女，28岁，已婚，工人。2020年11月4日初诊。

患者2天前因外出感受风寒而腹泻，呕吐，发热，经治症缓。现症：泄泻清稀如水样，脘闷食少，腹痛肠鸣，肢体酸痛，舌苔白，脉濡缓。

请与痢疾相鉴别。

评分标准	总分20分
中医疾病诊断：泄泻	3分
中医证型诊断：寒湿内盛证	3分
中医辨病辨证依据（含病因病机分析）： 患者，女，28岁，以泄泻清稀如水样为主症，辨病为泄泻；患者泄泻清稀如水，脘闷食少，腹痛肠鸣，肢体酸痛，舌苔白，脉濡缓，辨证为寒湿内盛证。 患者外感风寒邪气，致寒湿内盛，脾失健运，清浊不分，从而发为泄泻	4分
中医类证鉴别（助理不考）： 两者均为大便次数增多，粪质稀薄。 泄泻以大便次数增加，粪质稀溏，甚则如水样，或完谷不化为主症，大便不带脓血，也无里急后重。痢疾则以腹痛、里急后重、便下赤白脓血为特征	3分
中医治法：芳香化湿，解表散寒	2分/3分
方剂名称：藿香正气散加减	2分
药物组成、剂量及煎服方法： 藿香15g　茯苓15g　白术20g　半夏15g 陈皮15g　厚朴20g　紫苏10g　白芷10g 桔梗10g　桂枝15g　干姜3g　大腹皮15g 甘草6g 5剂　水煎服　每日1剂　早晚分服	3分/5分

193号题

蒋某，女，51岁，已婚，公务员。2020年11月6日初诊。

患者3年来反复皮肤、目睛发黄。2个月前皮肤、目睛发黄再次出现，经治疗黄疸消退好转。现症：胁肋隐痛不适，脘腹痞闷，饮食欠香，大便不调，肢倦乏力，舌苔薄白，脉细弦。

请与萎黄相鉴别。

评分标准	总分20分
中医疾病诊断：黄疸	3分
中医证型诊断：黄疸消退后-肝脾不调证	3分
中医辨病辨证依据（含病因病机分析）： 患者以反复皮肤、目睛发黄3年，再发加重2个月为主症，辨病为黄疸；患者胁肋隐痛不适，脘腹痞闷，饮食欠香，大便不调，肢倦乏力，舌苔薄白，脉细弦，辨证为黄疸消退后-肝脾不调证。 患者黄疸日久，肝脾不调，疏运失职，从而发为本病	4分
中医类证鉴别（助理不考）： 两者均可出现身黄。 但黄疸发病与感受外邪、饮食劳倦或病后有关，其病机为湿滞脾胃，肝胆失疏，胆汁外溢，其主症为目黄、身黄、小便黄。 萎黄之病因与饥饱劳倦、食滞虫积或病后失血有关，其病机为脾胃虚弱，气血不足，肌肤失养，其主症为肌肤萎黄不泽，目睛及小便不黄，常伴头昏倦息，心悸少寐，纳少便溏等症状	3分
中医治法：调和肝脾，理气助运	2分/3分
方剂名称：柴胡疏肝散加减	2分
药物组成、剂量及煎服方法： 柴胡10g　芍药15g　枳实15g　川芎15g 木香15g　陈皮10g　生姜10g　佛手15g 茵陈10g　茯苓15g　甘草10g 3剂　水煎服　每日1剂　早晚分服	3分/5分

194号题

殷某，女，43岁，已婚，教师。2020年5月12日初诊。

患者前天外出突遇降温天气，昨日出现头痛不适，无发热，无呕吐。现症：头痛连及项背，常有拘急收紧感，伴恶风畏寒，遇风尤剧，常喜裹头，口不渴，苔薄白，脉浮紧。

请与眩晕相鉴别。

评分标准	总分20分
中医疾病诊断：头痛	3分
中医证型诊断：外感头痛-风寒头痛	3分
中医辨病辨证依据（含病因病机分析）： 患者，女，43岁，以头痛1天为主症，辨病为头痛；患者头痛连及项背，常有拘急收紧感，伴恶风畏寒，遇风尤剧，常喜裹头，口不渴，苔薄白，脉浮紧，辨证为风寒头痛。 患者因风寒外袭，上犯颠顶，凝滞经脉，从而发为本病	4分
中医类证鉴别（助理不考）： 头痛与眩晕可单独出现，也可同时出现。 二者对比，头痛之病因有外感与内伤两方面，且症状以疼痛为主，实证较多。 眩晕病因则以内伤为主。临床表现以昏眩为主，虚证较多	3分
中医治法：疏风散寒止痛	2分/3分
方剂名称：川芎茶调散加减	2分
药物组成、剂量及煎服方法： 川芎12g　羌活12g　独活12g　藁本10g 薄荷6g　白芷10g　细辛3g　陈皮10g 防风10g　荆芥12g　厚朴6g　甘草6g 3剂　水煎服　每日1剂　早晚分服	3分/5分

195号题

殷某，女，43岁，已婚，教师。2020年5月12日初诊。

患者多年前遭遇车祸，头部受撞击，自此之后遇阴雨天气易头痛。现症：痛处固定不移，痛如锥刺，日轻夜重，舌紫暗，有瘀点，苔薄白，脉细涩。

请与眩晕相鉴别。

评分标准	总分20分
中医疾病诊断：头痛	3分
中医证型诊断：内伤头痛-瘀血头痛	3分
中医辨病辨证依据（含病因病机分析）： 患者，女，43岁，以头痛主症，辨病为头痛；患者痛处固定不移，痛如锥刺，日轻夜重，舌紫暗，有瘀点，苔薄白，脉细涩，辨证为内伤头痛-瘀血头痛。 患者因头部外伤，瘀血阻窍，络脉滞涩，不通则痛，从而发为本病	4分
中医类证鉴别（助理不考）： 头痛与眩晕可单独出现，也可同时出现。 二者对比，头痛之病因有外感与内伤两方面，且症状以疼痛为主，实证较多。 眩晕病因则以内伤为主。临床表现以昏眩为主，虚证较多	3分
中医治法：活血化瘀，通窍止痛	2分/3分
方剂名称：通窍活血汤加减	2分
药物组成、剂量及煎服方法： 川芎12g　赤芍12g　桃仁12g　红花10g 生地黄15g　当归10g　柴胡9g　陈皮10g 白芷9g　枳壳12g　甘草6g　葱白12g 3剂　水煎服　每日1剂　早晚分服	3分/5分

196号题

赵某，女，28岁，未婚，职员。2030年3月18日初诊。

患者平素嗜食辛辣，1周前食辛辣之物后，全身散在出现疖肿，又外出淋雨，出现全身浮肿。现症：眼睑浮肿，延及全身，皮肤光亮，尿少色赤，疖肿溃烂，恶风发热，舌质红，苔薄黄，脉浮滑数。

请与鼓胀相鉴别。

评分标准	总分20分
中医疾病诊断：水肿	3分
中医证型诊断：阳水-湿毒浸淫证	3分
中医辨病辨证依据（含病因病机分析）： 患者，女，28岁，以遍身浮肿为主症，辨病为水肿；患者食辛辣之物，眼睑浮肿，延及全身，皮肤光亮，尿少色赤，疖肿溃烂，恶风发热，舌质红，苔薄黄，脉滑数，辨证为阳水之湿毒浸淫证。 患者饮食不节加之外出淋雨，疮毒内归脾肺，三焦气化不利，水湿内停，从而发为本病	4分
中医类证鉴别（助理不考）： 二病均可见肢体水肿，腹部膨隆。 鼓胀的主症是单腹胀大，面色苍黄，腹壁青筋暴露，四肢多不肿，反见瘦削，后期或可伴见轻度肢体浮肿。 鼓胀是由于肝、脾、肾功能失调，导致气滞、血瘀、水湿聚于腹中。 而水肿则头面或下肢先肿，继及全身，面色㿠白，腹壁亦无青筋暴露。水肿乃肺、脾、肾三脏气化失调，而导致水液泛滥肌肤	3分
中医治法：宣肺解毒，利湿消肿	2分/3分
方剂名称：麻黄连翘赤小豆汤合五味消毒饮加减	2分

药物组成、剂量及煎服方法： 麻黄12g　赤小豆15g　连翘6g　杏仁9g 桑白皮15g　银花12g　公英9g　地丁9g 野菊花30g　紫背天葵10g　生姜6g 3剂　水煎服　每日1剂　早晚分服	3分/5分

二、中医外、妇、儿科试题

1号题

刘某，女，48岁，已婚，工人。2018年8月12日初诊。

患者1年前出现双侧乳房疼痛伴肿块，逐渐加重。乳房肿块和疼痛每于月经前加重，经后缓减。伴有腰酸乏力，神疲倦怠，月经失调，量少色淡。查体：双侧乳房多个象限内可触及片块样、结节样、条索样肿块，质地硬韧，表面光滑，活动度好，有压痛。舌淡，苔白，脉沉细。

请与乳岩相鉴别。

评分标准	总分20分
中医疾病诊断：乳癖	3分
中医证型诊断：冲任失调证	3分
中医辨病辨证依据（含病因病机分析）： 患者，女，48岁，以乳房疼痛伴肿块1年为主症，辨病为乳癖；患者乳房肿块和疼痛每于月经前加重，经后缓减，伴有腰酸乏力，神疲倦怠，月经失调，量少色淡，舌淡苔白，脉沉细，辨证为冲任失调证。患者为48岁女性，因冲任失调，气血瘀滞，致乳络经脉阻塞不通，不通则痛	4分
中医类证鉴别（助理不考）： 乳岩表现为乳房肿块，多无疼痛，逐渐长大，肿块质地坚硬，表面高低不平，边界不整齐，常与皮肤粘连，活动度差，患侧淋巴结可肿大，后期溃破呈菜花样。好发年龄在40～60岁。 而乳癖表现为乳房疼痛并出现肿块，与月经周期及情绪变化密切相关。肿块大小不等，形态不一，边界不清，质地不硬，活动度好。好发于25～45岁中青年妇女	3分
中医治法：调摄冲任	2分/3分
方剂名称：二仙汤合四物汤加减	2分
药物组成、剂量及煎服方法： 仙茅15g　淫羊藿15g　当归18g　巴戟天15g 肉苁蓉12g　白芍15g　生地黄15g　香附15g 郁金10g　浙贝母10g　炙甘草6g 3剂　水煎服　每日1剂　早晚分服	3分/5分

2号题

刘某，女，37岁，已婚，职员。2019年8月7日初诊。

患者1周前突发腹部脐上焮红，光软无头，边界不清，大小约7cm。现症：患处红肿灼热，疼痛剧烈，痛如鸡啄，伴有发热，口渴，头痛，食欲不振，便秘溲赤。舌质红，苔黄，脉滑数。

请与有头疽相鉴别。

评分标准	总分20分
中医疾病诊断：痈	3分
中医证型诊断：热胜肉腐证	3分
中医辨病辨证依据（含病因病机分析）： 患者，女，37岁，突发局部红肿热痛，光软无头，大小约7cm，辨病为痈；患处红肿灼热，疼痛剧烈，痛如鸡啄，伴有发热，口渴，头痛，食欲不振，便秘溲赤，舌质红，苔黄，脉滑数，辨证为热胜肉腐证。患者因邪毒湿浊留阻肌肤，郁结布散，营卫不和，气血凝滞，经络壅遏，化火成毒，而成痈肿	4分

中医类证鉴别（助理不考）： 有头疽多发于项背部肌肉丰厚处。初起有一粟米样疮头，而后肿势逐渐扩大，形成多个脓头，红肿范围往往超过9～12cm，溃后如蜂窝状，全身症状明显，病程较长	3分
中医治法：和营清热，透脓托毒	2分/3分
方剂名称：仙方活命饮合五味消毒饮加减	2分
药物组成、剂量及煎服方法： 白芷12g　浙贝母12g　防风15g　赤芍10g 当归9g　甘草10g　天花粉9g　乳香10g 金银花10g　陈皮12g　蒲公英15g　紫花地丁15g 3剂　水煎服　每日1剂　早晚分服	3分/5分

3号题

朱某，男，48岁，干部。2019年3月18日初诊。

患者1周前过食辛辣刺激之物后，皮肤灼热，瘙痒无休，抓破渗液流脂水。伴心烦口渴，身热不扬，大便干，小便短赤。查体：皮损潮红、丘疱疹，对称分布。舌红，苔薄黄，脉滑数。

请与接触性皮炎相鉴别。

评分标准	总分20分
中医疾病诊断：湿疮-急性湿疮	3分
中医证型诊断：湿热蕴肤证	3分
中医辨病辨证依据（含病因病机分析）： 患者，男，48岁，以过食辛辣之物后，皮肤灼热瘙痒，抓破渗液流脂水为主症，辨病为湿疮；患者心烦口渴，身热不扬，大便干，小便短赤。查体：皮损潮红、丘疱疹，对称分布。舌红，苔薄黄，脉滑数，辨证属于湿热蕴肤证。 患者禀赋不耐，又因过食辛辣之物，致脾失健运，湿热内生，湿热邪气浸淫肌肤，从而发为本病	4分
中医类证鉴别（助理不考）： 接触性皮炎有接触过敏物的病史；常见于暴露部位和接触部位；皮疹较单一，有红肿、水疱，边界清楚；自觉瘙痒或灼热感；去除病因后很易痊愈，不再接触即不复发。 而湿疮病因复杂，常不明确；可见于任何部位，常对称发生；皮疹呈多形性损害，包括丘疹、水疱等，边界不清；瘙痒剧烈；常有复发倾向	3分
中医治法：清热利湿止痒	2分/3分
方剂名称：龙胆泻肝汤合萆薢渗湿汤加减	2分
药物组成、剂量及煎服方法： 龙胆草9g　黄芩12g　萆薢12g　栀子15g 柴胡12g　薏苡仁15g　生地黄15g　车前草18g 泽泻12g　白鲜皮12g　甘草10g 3剂　水煎服　每日1剂　早晚分服	3分/5分

4号题

张某，女，49岁，已婚，农民。2019年10月3日初诊。

患者平素体弱，半月前，大腿处突然肿胀，光软无头，表皮焮红，大小约6cm。未予重视，局部结块化脓后，脓水稀薄，疮面新肉不生，色暗红，愈合缓慢，伴面色无华，神疲乏力，纳少。舌淡胖苔少，脉沉细无力。

请与脂瘤染毒相鉴别。

评分标准	总分20分
中医疾病诊断：痈	3分
中医证型诊断：气血两虚证	3分
中医辨病辨证依据（含病因病机分析）： 患者，女，49岁，突发局部肿胀，光软无头，大小约6cm，辨病为痈；局部结块化脓后，脓水稀薄，疮面新肉不生，色暗红，愈合缓慢，伴面色无华，神疲乏力，纳少，舌淡胖苔少，脉沉细无力，辨证为气血两虚证。 患者因邪毒湿浊留阻肌肤，素体虚弱，气血不足，无力托毒于外，故而发为本病	4分
中医类证鉴别（助理不考）： 脂瘤染毒患处平时已有结块，与表皮粘连，但基底部推之可动，其中心皮肤常可见粗大黑色毛孔，挤之有粉刺样物溢出，且有臭味。染毒后红肿较局限，10天左右化脓，脓出夹有粉渣样物，愈合较为缓慢，全身症状较轻	3分
中医治法：益气养血，托毒生肌	2分/3分
方剂名称：托里消毒散加减	2分
药物组成、剂量及煎服方法： 党参20g　黄芪20g　当归15g　川芎15g 白芍15g　茯苓18g　白芷12g　金银花18g 甘草6g 3剂　水煎服　每日1剂　早晚分服	3分/5分

5号题

高某，男，38岁，干部。2019年3月18日初诊。

患者饮食稍有不节即皮肤瘙痒反复发作2个月，抓后糜烂渗出。伴纳少，腹胀便溏，易疲乏。查体：皮损潮红，丘疹，对称分布，可见鳞屑。舌淡胖，苔白腻，脉濡缓。

请与接触性皮炎相鉴别。

评分标准	总分20分
中医疾病诊断：湿疮-亚急性湿疮	3分
中医证型诊断：脾虚湿蕴证	3分
中医辨病辨证依据（含病因病机分析）： 患者，男，38岁，以饮食不节后皮肤瘙痒反复发作2个月，抓后糜烂渗出为主症，辨病为湿疮。患者纳少，腹胀便溏，易疲乏。查体：皮损潮红，丘疹，对称分布，可见鳞屑。舌淡胖，苔白腻，脉濡缓，辨证为脾虚湿蕴证。 患者因禀赋不耐，饮食失节，导致脾胃受损，脾虚湿恋，从而发为本病	4分
中医类证鉴别（助理不考）： 接触性皮炎有接触过敏物的病史；常见于暴露部位和接触部位；皮疹较单一，有红肿、水疱，边界清楚；自觉瘙痒或灼热感；去除病因后很易痊愈，不再接触即不复发。 而湿疮病因复杂，常不明确；可见于任何部位，常对称发生；皮疹呈多形性损害，包括丘疹、水疱等，边界不清；瘙痒剧烈；常有复发倾向	3分
中医治法：健脾利湿止痒	2分/3分
方剂名称：除湿胃苓汤加减	2分
药物组成、剂量及煎服方法： 苍术12g　茯苓12g　白术18g　猪苓12g 陈皮15g　山药15g　莲子15g　薏苡仁12g 泽泻10g　厚朴12g　炙甘草6g 3剂　水煎服　每日1剂　早晚分服	3分/5分

6号题

王某，男，35岁，工人。2018年8月23日初诊。

患者平素喜饮酒。最近半个月出现大便带血，以滴血为主，有时呈喷射状出血，血色鲜红，无疼痛，大便秘结，肛门瘙痒。查体：肛门指诊于截石位3点处齿线上可触及柔软、表面光滑、无压痛的结节。舌质红，苔薄黄，脉数。

请与肛裂相鉴别。

评分标准	总分20分
中医疾病诊断：痔-内痔	3分
中医证型诊断：风热肠燥证	3分
中医辨病辨证依据（含病因病机分析）： 患者，男，35岁，以大便带血半个月为主症，肛门指诊于截石位3点处齿线上可触及柔软、表面光滑、无压痛的结节，辨病为内痔；患者大便带血，滴血或呈喷射状出血，血色鲜红，无疼痛，大便秘结，肛门瘙痒，舌质红，苔薄黄，脉数，辨证为风热肠燥证。 患者平素喜饮酒，风夹热邪，损及肠络，血不循经，下溢则便血，从而发为本病	4分
中医类证鉴别（助理不考）： 痔与肛裂的共同特点是便血。 但肛裂为便鲜血，量较少，肛门疼痛剧烈，呈周期性，多伴有便秘，局部检查可见6点或12点处肛管有梭形裂口。 而内痔之便血，早期多为无痛性便血，并伴有痔核脱出和肛门不适感，如发生痔核嵌顿，可有剧烈疼痛。肛门指诊3、7、11点处可触及柔软静脉丛	3分
中医治法：清热凉血祛风	2分/3分
方剂名称：凉血地黄汤加减	2分
药物组成、剂量及煎服方法： 生地黄15g　当归15g　地榆12g　槐角12g 黄连9g　天花粉12g　升麻10g　枳壳12g 赤芍15g　黄芩12g　荆芥12g　生甘草10g 3剂　水煎服　每日1剂　早晚分服	3分/5分

7号题

李某，女，38岁，已婚，工人。2018年6月18日初诊。

患者经常排便时有肿物脱出，点滴下血，肿物可自行还纳。3天前肛门内肿物脱出后不能还纳，逐渐出现坠胀疼痛。查体：截石位肛门左下方见肿物，色紫暗，内有硬结，触痛明显，肛管紧缩，肛缘水肿，舌质红，苔白，脉弦细涩。请与肛乳头肥大鉴别。

评分标准	总分20分
中医疾病诊断：痔-内痔	3分
中医证型诊断：气滞血瘀证	3分
中医辨病辨证依据（含病因病机分析）： 患者，女，38岁，以排便时有肿物脱出，点滴下血为主症，辨病为内痔；患者3天前肛门内肿物脱出后不能还纳，逐渐出现坠胀疼痛，查体见截石位肛门左下方见肿物，色紫暗，内有硬结，触痛明显，肛管紧缩，肛缘水肿，舌质红，苔白，脉弦细涩，辨证为气滞血瘀证。 患者风湿燥热下注蕴结大肠，气血瘀滞不通，从而发为本病	4分
中医类证鉴别（助理不考）： 痔与肛乳头肥大的共同点是肿物脱出。 但肛乳头肥大的肿物呈锥形或鼓槌状，灰白色，表面为上皮，一般无便血，常有疼痛或肛门坠胀，过度肥大者，便后可脱出肛门外。 而痔核脱出为柔软静脉团，呈暗紫色或深红色，伴有便血，肛门不适感，如果形成嵌顿，可有剧烈疼痛	3分

中医治法：清热利湿，行气活血	2分/3分
方剂名称：止痛如神汤加减	2分
药物组成、剂量及煎服方法： 当归15g　黄柏12g　桃仁15g　红花10g 槟榔12g　木香15g　苍术15g　泽泻12g 秦艽10g　防风10g　炙甘草6g 3剂　水煎服　每日1剂　早晚分服	3分/5分

8号题

沈某，男，25岁，学生。2018年8月19日初诊。

患者昨晨起出现上腹部疼痛，6小时后出现右下腹痛，呈持续性、进行性加剧，伴恶心欲吐，纳差，二便正常，无发热。查体：右下腹麦氏点压痛，无反跳痛及肌紧张。舌苔白腻，脉弦紧。血常规：白细胞 $11 \times 10^9/L$，中性粒细胞81%，尿常规正常。

请与右侧输尿管结石相鉴别

评分标准	总分20分
中医疾病诊断：肠痈	3分
中医证型诊断：瘀滞证	3分
中医辨病辨证依据（含病因病机分析）： 患者，男，25岁，以转移性右下腹痛为主症，查体可见右下腹麦氏点压痛，血常规示白细胞和中性粒细胞比例稍有升高，辨病为肠痈；现症见患者右下腹痛，呈持续性、进行性加剧，伴恶心欲吐，纳差，二便正常，无发热，舌苔白腻，脉弦紧，辨证为瘀滞证。 患者因饮食不节，寒温失宜或情志不调等原因损伤肠胃，导致肠道传化失司，糟粕停滞，气滞血瘀，瘀久化热，热盛肉腐而成痈肿	4分
中医类证鉴别（助理不考）： 本病和右侧输尿管结石均有右下腹痛。 但本病多表现为转移性右下腹痛，右下腹麦氏点有压痛，甚或有反跳痛和肌紧张。血常规白细胞总数和中性粒细胞升高，尿常规多正常。 右侧输尿管结石多为突发性绞痛，并向外生殖器部放射，腹痛剧烈但体征不明显。肾区叩痛，尿液检查有较多红细胞。B型超声检查表现为特殊结石声影和肾积水等。X线摄片约90%在输尿管走行部位可显示结石影	3分
中医治法：行气活血，通腑泄热	2分/3分
方剂名称：大黄牡丹汤合红藤煎剂加减	2分
药物组成、剂量及煎服方法： 大黄12g　牡丹皮9g　桃仁15g　冬瓜仁15g 芒硝10g（溶服）　红藤12g　延胡索15g　乳香15g 没药15g　甘草6g 3剂　水煎服　每日1剂　早晚分服	3分/5分

9号题

沈某，男，42岁，已婚，干部。2018年9月10日初诊。

患者平时嗜食辛辣，便血1个月就诊。便血色鲜，量较多，血便不相混，便时肛门内有肿物外脱，便后可自行回纳，肛门灼热，重坠不适。查体：肛门指诊于截石位3、7、11点处可触及表面光滑的团块，质软无压痛。舌质红，苔黄腻，脉弦数。

请与直肠癌相鉴别。

评分标准	总分20分
中医疾病诊断：痔-内痔	3分
中医证型诊断：湿热下注证	3分
中医辨病辨证依据（含病因病机分析）： 患者，男，42岁，以便血，便时肛门内有肿物外脱，肛门重坠不适为主症，辨病为内痔；患者便血色鲜，量较多，便时肛门内有肿物外脱，便后可自行回纳，肛门灼热，重坠不适，舌质红，苔黄腻，脉弦数，辨证为湿热下注证。 患者因嗜食辛辣，损伤脾胃，脾失运化，湿自内生，湿与热结，热迫血络，从而发为本病	4分
中医类证鉴别（助理不考）： 痔与直肠癌的共同点是便血。 直肠癌多见于中、老年人，粪便中混有脓血、黏液、腐臭的分泌物，便意频数，里急后重，晚期大便变细。指检常可触及菜花状肿物，或凹凸不平的溃疡，质地坚硬，不能推动，触之易出血。 而内痔好发于20岁以上的成年人，早期多为无痛性便血，并伴有痔核脱出和肛门不适感，如发生痔核嵌顿，可有剧烈疼痛。指诊可触及柔软、表面光滑、无压痛的黏膜隆起，肛门镜下可见齿线上黏膜隆起，呈暗紫色或深红色，表面可有糜烂或出血点	3分
中医治法：清热利湿止血	2分/3分
方剂名称：脏连丸加减	2分
药物组成、剂量及煎服方法： 黄连12g　生地黄18g　当归9g　川芎9g 白芍9g　赤芍12g　槐角10g　白头翁12g 秦艽9g　仙鹤草12g 3剂　水煎服　每日1剂　早晚分服	3分/5分

10号题（助理不考）

陈某，男，31岁，未婚，工人。2019年3月12日初诊。

患者5个月前小腿反复出现红肿疼痛，游走不定，此愈彼起，在某医院诊断为“游走性浅静脉炎”。经治疗后好转，3个月前出现左足麻木，发凉，行走后小腿酸胀疼痛，稍歇痛减。查体：左足皮色苍白，汗毛稀少，触之发凉，趺阳脉搏动减弱。舌淡，苔白腻，脉沉细。

请与雷诺氏病相鉴别。

评分标准	总分20分
中医疾病诊断：脱疽	3分
中医证型诊断：寒湿阻络证	3分
中医辨病辨证依据（含病因病机分析）： 患者，男，31岁，以左足麻木，发凉3个月为主症，既往有“游走性浅静脉炎”病史，辨病为脱疽；患者现症见左足麻木，发凉，行走后小腿酸胀疼痛，稍歇痛减，查体见左足皮色苍白，汗毛稀少，触之发凉，趺阳脉搏动减弱，舌淡，苔白腻，脉沉细，辨证为寒湿阻络证。 患者因寒湿之邪阻于脉络，气血凝滞，经络阻塞，不通则痛，四肢气血不充，失于濡养，从而发为本病	4分
中医类证鉴别： 雷诺氏病多见于青年女性。上肢较下肢多见，好发于双手，每因寒冷和精神刺激双手出现发凉苍白，继而发绀、潮红，最后恢复正常的三色变化（雷诺现象），患肢动脉搏动正常，一般不出现肢体坏疽。 而脱疽多见于20～40岁男性，或者老年人。好发于四肢末端，患者以患肢末端发凉、怕冷、麻木、间歇性跛行、静息痛为临床表现，严重时趾（指）节坏疽脱落，查体可见趺阳脉搏动减弱	3分
中医治法：温阳散寒，活血通络	2分
方剂名称：阳和汤加减	2分

药物组成、剂量及煎服方法： 熟地黄18g　鹿角胶12g（烊化）　炮姜12g　肉桂15g 麻黄9g　白芥子12g　桃仁12g　红花9g 制附子9g（先煎）　炙甘草9g 3剂　水煎服　每日1剂　早晚分服	3分

11号题（助理不考）

江某，男，56岁，已婚，大学教授。2019年8月31初诊。

患者1周前出现右足趾红肿紫暗，2、3趾色黑溃烂，有少许分泌物。现症：患足皮肤色红、肿胀，疼痛，伴发热，口干，大便秘结，小便短赤，纳呆。患者既往有糖尿病病史20年，双侧视网膜病变3年，足癣3个月，湿烂瘙痒。舌质红，苔黄腻，脉弦数。

请与雷诺氏病相鉴别。

评分标准	总分20分
中医疾病诊断：脱疽	3分
中医证型诊断：湿热毒盛证	3分
中医辨病辨证依据（含病因病机分析）： 患者，男，56岁，有糖尿病史20年，以右足趾溃烂为主症，辨病为脱疽；现症见患者右足趾红肿紫暗，2、3趾色黑溃烂，有少许分泌物，疼痛，伴发热，口干，便秘尿赤，纳呆，舌质红，苔黄腻，脉弦数，辨证为湿热毒盛证。 患者因寒邪久蕴，郁而化热，湿热浸淫，则患趾红肿溃脓，从而发为本病	4分
中医类证鉴别： 雷诺氏病多见于青年女性。上肢较下肢多见，好发于双手，每因寒冷和精神刺激双手出现发凉苍白，继而发绀、潮红，最后恢复正常的三色变化（雷诺现象），患肢动脉搏动正常，一般不出现肢体坏疽。而脱疽多见于20～40岁男性，或者老年人。好发于四肢末端，患者以患肢末端发凉、怕冷、麻木、间歇性跛行、静息痛为临床表现，严重时趾（指）节坏疽脱落，查体可见趺阳脉搏动减弱	3分
中医治法：清热利湿，活血化瘀	2分
方剂名称：四妙勇安汤加减	2分
药物组成、剂量及煎服方法： 金银花15g　连翘15g　防风10g　白芷18g 当归20g　陈皮12g　玄参20g　赤芍10g 黄柏12g　薏苡仁12g　甘草6g 3剂　水煎服　每日1剂　早晚分服	3分

12号题（助理不考）

张某，男，64岁，干部。2019年3月8日初诊。

患者尿频，滴沥不畅3年。尿线细，有时遗尿，甚至尿闭不通。伴神疲乏力，纳谷不香，面色无华，便溏，脱肛。直肠指诊：前列腺增大，表面光滑，中等硬度，富有弹性，中央沟变浅。舌淡，苔白，脉细无力。

请与前列腺癌相鉴别。

评分标准	总分20分
中医疾病诊断：精癃	3分
中医证型诊断：脾肾气虚证	3分
中医辨病辨证依据（含病因病机分析）： 患者，男，64岁，以尿频，尿线变细，滴沥不畅为主症，辨病为精癃；现症见患者尿频，滴沥不畅，尿线细，有时遗尿，甚至尿闭不通，伴神疲乏力，纳谷不香，面色无华，便溏，脱肛，舌淡，苔白，脉细无力，辨证为脾肾气虚证。 老年患者，脾肾气虚，推动乏力，不能运化水湿，终致痰湿凝聚，阻于尿道而生本病	4分

中医类证鉴别： 两者发病年龄相似，可同时存在。但前列腺癌早期出现肺和骨骼转移的特点，肛门直肠指检示前列腺多不对称，表面不光滑，可触及不规则、无弹性硬结。PSA（前列腺特异抗原）和酸性磷酸酶增高。盆腔部CT或前列腺穿刺活体组织检查可确定诊断。 而精癃直肠指诊见前列腺增大，表面光滑，中等硬度，富有弹性，中央沟变浅或消失	3分
中医治法：补脾益气，温肾利尿	2分
方剂名称：补中益气汤加减	2分
药物组成、剂量及煎服方法： 黄芪18g　白术20g　陈皮12g　升麻10g 柴胡15g　党参12g　当归15g　山药15g 菟丝子12g　肉苁蓉12g　补骨脂15g　炙甘草10g 3剂　水煎服　每日1剂　早晚分服	3分

13号题（助理不考）

王某，男，64岁，退休干部。

患者近2年来夜尿次数增多，每夜4～5次，近3个月来无明显诱因开始出现排尿时间延长。昨日饮酒后出现小便次数明显增加，约1小时1次，尿线细，尿后余沥不尽，无肉眼血尿，尿道灼热刺痛，时感小腹灼热。舌红苔黄腻，脉弦数。肛门直肠指诊见：前列腺增大，表面光滑，中等硬度，富有弹性，中央沟消失。腹部B超：前列腺体积增大57mm×48mm×40mm，膀胱残余尿量70mL，余未见异常。

请与前列腺癌相鉴别。

评分标准	总分20分
中医疾病诊断：精癃	3分
中医证型诊断：湿热下注证	3分
中医辨病辨证依据（含病因病机分析）： 患者，男，64岁，以尿频、排尿困难，尿线细为主症，辨病为精癃；现患者尿频，尿线细，尿后余沥不尽，尿道灼热刺痛，时感小腹灼热，舌红苔黄腻，脉弦数，辨证为湿热下注证。 患者因水湿内停，郁而化热，导致湿热下注，蕴结不散，瘀阻于下焦，诱发本病	4分
中医类证鉴别： 两者发病年龄相似，可同时存在。但前列腺癌早期出现肺和骨骼转移的特点，肛门直肠指检示前列腺多不对称，表面不光滑，可触及不规则、无弹性硬结。PSA（前列腺特异抗原）和酸性磷酸酶增高。盆腔部CT或前列腺穿刺活体组织检查可确定诊断。 而精癃直肠指诊见前列腺增大，表面光滑，中等硬度，富有弹性，中央沟变浅或消失	3分
中医治法：清热利湿，消癃通闭	2分
方剂名称：八正散加减	2分
药物组成、剂量及煎服方法： 木通12g　车前草15g　萹蓄12g　大黄10g 滑石粉15g（包煎）　瞿麦15g　栀子15g　灯心草10g 黄柏10g　蒲公英10g　炙甘草6g 3剂　水煎服　每日1剂　早晚分服	3分

14号题

王某，女，28岁，已婚，公务员。2018年8月18日初诊。

患者平时饮食不规律，在聚餐应酬后突发右下腹痛36小时，伴发热12小时。纳呆，恶心，呕吐一次，为胃内容物，二便正常，月经史无异常，末次月经8月2日。查体：体温38.4℃，右下腹压痛、反跳痛、腹皮挛急。舌红，苔黄腻，脉滑数。血常规：WBC总数15×10^9/L，中性粒细胞85%，尿常规正常。

请与宫外孕破裂相鉴别。

评分标准	总分20分
中医疾病诊断：肠痈	3分
中医证型诊断：湿热证	3分
中医辨病辨证依据（含病因病机分析）： 患者，女，28岁，以右下腹痛伴发热为主症，查体见右下腹压痛、反跳痛、腹皮挛急，实验室检查见白细胞和中性粒细胞比值升高，辨病为肠痈；患者右下腹痛36小时，伴发热12小时，纳呆，恶心，呕吐一次，为胃内容物，舌红，苔黄腻，脉滑数，辨证为湿热证。 患者饮食不节，损伤脾胃，导致肠道功能失调，糟粕积滞，积结肠道，气血瘀滞而成痈	4分
中医类证鉴别（助理不考）： 宫外孕破裂常有急性失血症状和下腹疼痛症状，有停经史，妇科检查阴道内有血液，阴道后穹隆穿刺有血等。 而肠痈以转移性右下腹疼痛为特征性表现，伴恶心、呕吐、发热，月经史无异常，查体可见右下腹局限性压痛，血常规示患者白细胞计数及中性粒细胞比例增高	3分
中医治法：通腑泄热，解毒利湿透脓	2分/3分
方剂名称：复方大柴胡汤加减	2分
药物组成、剂量及煎服方法： 柴胡15g 大黄10g 黄芩12g 栀子15g 半夏12g 赤芍15g 枳实15g 白芍15g 延胡索10g 川楝子12g 败酱草10g 甘草6g 3剂 水煎服 每日1剂 早晚分服	3分/5分

15号题

徐某，男，42岁，已婚，干部。2018年9月3日初诊。

患者72小时前出现右下腹痛，逐渐加重。现全腹疼痛剧烈，高热不退，时时汗出，烦渴，恶心呕吐，腹胀，大便似痢不爽。查体：腹平坦，无胃肠形，全腹压痛、反跳痛、腹肌紧张，未触及包块，肠音弱；舌红绛而干，苔黄厚干燥，脉洪数。

请与十二指肠溃疡穿孔相鉴别。

评分标准	总分20分
中医疾病诊断：肠痈	3分
中医证型诊断：热毒证	3分
中医辨病辨证依据（含病因病机分析）： 患者，男，42岁，右下腹痛扩展到全腹剧烈疼痛，高热，查体见全腹压痛、反跳痛、腹肌紧张，肠音弱，辨病为肠痈；现症见全腹疼痛剧烈，高热汗出，烦渴，恶心呕吐，腹胀，大便似痢不爽，舌红绛而干，苔黄厚干燥，脉洪数，辨证为热毒证。 患者因饮食不节，寒温失宜或情志不调等原因损伤肠胃，导致肠道传化失司，糟粕停滞，气滞血瘀，瘀久化热，热盛肉腐而成痈肿	4分
中医类证鉴别（助理不考）： 十二指肠溃疡穿孔后溢液可沿升结肠旁沟流至右下腹部，似急性阑尾炎的转移性腹痛。但病人多有溃疡病史，突发上腹剧痛，迅速蔓延至全腹，除右下腹压痛外，上腹仍具疼痛和压痛，腹肌板状强直，肠鸣音消失，可出现休克。多有肝浊音界消失，X线透视或摄片可有腹腔游离气体。如诊断有困难，可行诊断性腹腔穿刺	3分
中医治法：通腑排脓，养阴清热	2分/3分

方剂名称：大黄牡丹汤合透脓散加减	2分
药物组成、剂量及煎服方法： 大黄12g 牡丹皮9g 桃仁15g 冬瓜仁15g 黄芩15g 当归15g 穿山甲12g 皂角刺12g 川芎15g 芒硝12g（溶服） 甘草6g 3剂 水煎服 每日1剂 早晚分服	3分/5分

16号题

王某，女，49岁，已婚，教师。2019年2月11日初诊。

患者既往月经正常，3年前无明显原因出现月经紊乱，经乱无期，周期15～90天，经期7～20天，时而量多如注，时而量少淋漓，色鲜红，质稠，伴头晕耳鸣，腰腿酸软，心烦，末次月经2019年2月1日，量时多时少，色鲜红，质稠，至今未净，舌质偏红，苔少，脉细数。

请与经期延长相鉴别。

评分标准	总分20分
中医疾病诊断：崩漏-出血期	3分
中医证型诊断：肾虚证-肾阴虚证	3分
中医辨病辨证依据（含病因病机分析）： 患者，女，49岁，以经乱无期，周期、经期、经量异常为主症，辨病为崩漏-出血期；患者月经色鲜红，质稠，伴头晕耳鸣，腰腿酸软，心烦，舌偏红苔少，脉细数，辨证为肾阴虚证。 患者因肾阴亏虚，阴虚失守，封藏失司，冲任不固，而致崩漏	4分
中医类证鉴别（助理不考）： 经期延长仅为经期的延长，月经周期和经量无明显异常表现。 而崩漏为经期、周期和经量同时出现异常	3分
中医治法：滋肾益阴，止血调经	2分/3分
方剂名称：左归丸合二至丸加减	2分
药物组成、剂量及煎服方法： 熟地黄15g 山药12g 枸杞子12g 山萸肉12g 杜仲9g 菟丝子12g 鹿角胶12g（烊化） 龟甲胶12g（烊化） 巴戟天9g 女贞子15g 墨旱莲12g 5剂 水煎服 每日1剂 早晚分服	3分/5分

17号题

王某，女，19岁，未婚，学生。2019年3月9日初诊。

患者13岁月经初潮，初潮后月经基本正常。近1年来，月经紊乱，经来无期，时而多如注，时而淋漓不尽，色淡质清，畏寒肢冷，面色晦暗，腰腿酸软，小便清长。末次月经：2019年2月22日，至今未净。舌质淡，苔薄白，脉沉细。

请与经期延长相鉴别。

评分标准	总分20分
中医疾病诊断：崩漏-出血期	3分
中医证型诊断：肾虚证-肾阳虚证	3分
中医辨病辨证依据（含病因病机分析）： 患者，女，19岁，以经来无期，时而多如注，时而淋漓不尽为主症，辨病为崩漏-出血期；患者月经色淡质清，畏寒肢冷，面色晦暗，腰腿酸软，小便清长，舌质淡，苔薄白，脉沉细，辨证为肾阳虚证。 患者因命门火衰，肾阳虚损，封藏失职，冲任不固，不能制约经血，而致崩漏	4分

中医类证鉴别（助理不考）： 经期延长仅为经期的延长，月经周期和经量无明显异常表现。 而崩漏为经期，周期和经量同时出现异常	3分
中医治法：温肾固冲，止血调经	2分/3分
方剂名称：右归丸加减	2分
药物组成、剂量及煎服方法： 熟地黄20g 山药15g 山茱萸15g 菟丝子15g 枸杞子12g 杜仲12g 当归15g 鹿角胶15g（烊化） 党参15g 黄芪18g 三七15g 补骨脂12g 淫羊藿12g 5剂 水煎服 每日1剂 早晚分服	3分/5分

18号题

张某，女，45岁，已婚，工人。2019年8月15日初诊。

患者平素情志抑郁，精神不畅，出现月经紊乱1年。近1年来，经血非时而下，时而量多如注，淋漓不尽，色紫黑有血块，小腹疼痛，肌肤甲错。末次月经：2019年7月20日，至今未净。舌质紫暗，苔薄白，尖边有瘀点，脉涩。

请与月经先期相鉴别。

评分标准	总分20分
中医疾病诊断：崩漏-出血期	3分
中医证型诊断：血瘀证	3分
中医辨病辨证依据（含病因病机分析）： 患者，女，45岁，以经血非时而下，时而量多如注，淋漓不尽为主症，辨病为崩漏-出血期；患者月经色紫黑有血块，小腹疼痛，肌肤甲错，舌质紫暗，苔薄白，尖边有瘀点，脉涩，辨证为血瘀证。 患者七情内伤，气滞血瘀，瘀阻冲任，血不循经，非时而下，发为崩漏	4分
中医类证鉴别（助理不考）： 月经先期为月经周期异常，经期和经量无明显异常表现。 而崩漏为经期，周期和经量同时出现异常	3分
中医治法：活血化瘀，止血调经	2分/3分
方剂名称：桃红四物汤加减	2分
药物组成、剂量及煎服方法： 桃仁15g 红花12g 生地黄15g 白芍15g 当归18g 川芎15g 三七15g 茜草12g 蒲黄10g（包煎） 夏枯草12g 炙甘草6g 3剂 水煎服 每日1剂 早晚分服	3分/5分

19号题

林某，女，38岁，已婚，教师。2019年1月13日初诊。

患者月经紊乱2年。现症见：经血非时暴下，量多如注，或淋漓不净，又时而增多，血色鲜红质稠，夹血块，唇红目赤，烦热口渴，大便干结，小便黄，舌红苔黄，脉滑数。

请与月经过多相鉴别。

评分标准	总分20分
中医疾病诊断：崩漏-出血期	3分

中医证型诊断：血热证-实热证	3分
中医辨病辨证依据（含病因病机分析）： 患者，女，38岁，以月经紊乱，经血非时暴下，量多如注，或淋漓不净为主症，辨病为崩漏-出血期；患者经色鲜红质稠，夹血块，唇红目赤，烦热口渴，大便干结，小便黄，舌红苔黄，脉滑数，辨证为实热证。 患者因素体阳盛，热伏冲任，扰动血海，迫血妄行，发为本病	4分
中医类证鉴别（助理不考）： 月经过多仅为月经量明显增多，能自行停止，周期和经期无异常。 而崩漏为经期，周期和经量同时出现异常	3分
中医治法：清热凉血，止血调经	2分/3分
方剂名称：清热固经汤加减	2分
药物组成、剂量及煎服方法： 黄芩15g　焦栀子12g　生地黄15g　黄柏10g 地骨皮15g　地榆18g　藕节15g　阿胶12g（烊化） 龟甲15g（先煎）　甘草6g 3剂　水煎服　每日1剂　早晚分服	3分/5分

20号题

杨某，女，40岁，已婚。2019年3月10日初诊。

患者14岁月经初潮，初潮后月经基本正常。近1年来，经血非时而至，崩中暴下继而淋漓，血色淡而质薄，神疲乏力，气短，面色㿠白，面浮肢肿，手足不温，末次月经2019年2月23日，至今未净，舌质淡，苔薄白，脉弱。

请与月经先后不定期相鉴别。

评分标准	总分20分
中医疾病诊断：崩漏-出血期	3分
中医证型诊断：脾虚证	3分
中医辨病辨证依据（含病因病机分析）： 患者，女，40岁，以经血非时而至，崩中暴下继而淋漓为主症，辨病为崩漏出血期；患者经色淡而质薄，神疲乏力，气短，面色㿠白，面浮肢肿，手足不温，舌质淡，苔薄白，脉弱，辨证为脾虚证。 患者因忧思过度，劳倦伤脾，脾气亏虚，统摄无权，冲任失固，不能制约经血而成崩漏	4分
中医类证鉴别（助理不考）： 月经先后不定期仅为月经周期异常，经期和经量无明显异常表现。 而崩漏为经期，周期和经量同时出现异常	3分
中医治法：补气升阳，止血调经	2分/3分
方剂名称：固本止崩汤加减	2分
药物组成、剂量及煎服方法： 党参18g　黄芪20g　白术15g　熟地黄15g 升麻10g　茜草12g　煅龙骨12g（先煎）　煅牡蛎12g（先煎） 炮姜炭15g　甘草6g 3剂　水煎服　每日1剂　早晚分服	3分/5分

21号题

刘某，女，16岁，未婚，学生，2019年5月30日初诊。

患者13岁初潮，近半年来月经紊乱，经血非时而下，出血量多，势急如崩，或淋漓日久不净，经色暗淡，质清稀，面色晦暗，眼眶暗，小腹空坠，腰膝酸软，末次月经2019年5月13日，至今未净。舌淡暗，苔白润，脉沉细。

请与月经过多相鉴别。

评分标准	总分20分
中医疾病诊断：崩漏-出血期	3分
中医证型诊断：肾虚证-肾气虚证	3分
中医辨病辨证依据（含病因病机分析）： 患者，女，16岁，以月经紊乱，经血非时而下，出血量多，势急如崩，或淋漓日久不净为主症，辨病为崩漏-出血期；患者经色暗淡，质清稀，面色晦暗，眼眶暗，小腹空坠，腰膝酸软，舌淡暗，苔白润，脉沉细，辨证为肾气虚证。 患者因禀赋不足，天癸初至，肾气稚弱，冲任未盛，不能制约经血，从而发为本病	4分
中医类证鉴别（助理不考）： 月经过多仅为月经量明显增多，能自行停止，周期和经期无异常。 而崩漏为经期，周期和经量同时出现异常	3分
中医治法：补肾益气，固冲止血	2分/3分
方剂名称：加减苁蓉菟丝子丸化裁	2分
药物组成、剂量及煎服方法： 肉苁蓉18g　菟丝子15g　熟地黄15g　当归15g 覆盆子12g　艾叶15g　桑寄生15g　枸杞子18g 巴戟天12g　仙茅12g　淫羊藿15g 3剂　水煎服　每日1剂　早晚分服	3分/5分

22号题（助理不考）

刘某，女，23岁，未婚，职员。2019年1月24日初诊。

患者平素月经正常，6个月前因暴怒月经突然停闭，精神抑郁，烦躁易怒，胸胁胀满，少腹胀痛，拒按，舌边紫暗有瘀点，脉沉涩。

请与暗经相鉴别。

评分标准	总分20分
中医疾病诊断：闭经	3分
中医证型诊断：气滞血瘀证	3分
中医辨病辨证依据（含病因病机分析）： 患者，女，23岁，患者以月经停闭6个月为主症，辨病为闭经；患者精神抑郁，烦躁易怒，胸胁胀满，少腹胀痛，拒按，舌边紫暗有瘀点，脉沉涩，辨证为气滞血瘀证。 患者因情志不畅，气血瘀滞，邪气阻隔冲任，经血不通，从而发为本病	4分
中医类证鉴别： 暗经者极罕见，是指终身不行经，但能生育者；而女子年逾16周岁，月经尚未来潮，或月经周期已建立后又中断6个月以上者，称闭经。二者通过月经史、妊娠史、B超检查等可资鉴别	3分
中医治法：理气活血，祛瘀通经	2分
方剂名称：血府逐瘀汤加减	2分
药物组成、剂量及煎服方法： 桃仁15g　红花10g　当归10g　生地黄10g 牛膝10g　川芎9g　桔梗9g　赤芍6g 枳壳6g　郁金10g　甘草6g　柴胡15g 3剂　水煎服　每日1剂　早晚分服	3分

23号题（助理不考）

张某，女，26岁，已婚，教师。2018年12月8日初诊。

患者体质瘦弱，自诉16岁初潮，平素月经量少，周期为34～35天，经期2～3天，末次月经为2018年6月10日。近6个月，月经停闭不行，伴腰酸痛，畏寒肢冷，头晕耳鸣。妇科B超检查子宫未见异常。现症：月经未行，腰酸腿软，畏寒肢冷，头晕耳鸣，舌淡，苔少，脉沉细。

请与胎死不下相鉴别。

评分标准	总分20分
中医疾病诊断：闭经	3分
中医证型诊断：肾气亏虚证	3分
中医辨病辨证依据（含病因病机分析）： 患者，女，26岁，以月经停闭6个月为主症，辨病为闭经；患者月经未行，腰酸腿软，畏寒肢冷，头晕耳鸣，舌淡，苔少，脉沉细，辨证为肾气亏虚证。 患者因肾气亏虚，冲任气血不足，血虚精少，血海空虚，无血可下，从而发为本病	4分
中医类证鉴别： 胎死腹中者，除月经停闭外，尚应有妊娠的征象，但子宫增大多小于停经月份。B超检查宫腔内可见孕囊、胚芽或胎体，但无胎心搏动。 闭经者，停经前大多有月经紊乱，停经后无妊娠征象	3分
中医治法：补肾益气调经	2分
方剂名称：加减苁蓉菟丝子丸化裁	2分
药物组成、剂量及煎服方法： 肉苁蓉18g　菟丝子15g　熟地黄15g　当归15g 覆盆子12g　艾叶15g　桑寄生15g　枸杞子18g 巴戟天12g　仙茅12g　淫羊藿15g 3剂　水煎服　每日1剂　早晚分服	3分

24号题

冯某，女，21岁，未婚，学生。2019年1月15日初诊。

患者平素喜食冷饮。经行下腹痛1年余，末次月经为2019年1月14日，经行小腹冷痛，得热痛减，按之痛甚，月经推后，经量少，色暗黑有块，畏冷身痛，舌苔白腻，脉沉紧。

请与宫外孕破裂相鉴别。

评分标准	总分20分
中医疾病诊断：痛经	3分
中医证型诊断：寒凝血瘀证	3分
中医辨病辨证依据（含病因病机分析）： 患者，女，21岁，以经行小腹疼痛为主症，辨病为痛经；患者经行小腹冷痛，得热痛减，按之痛甚，月经推后，经量少，色暗黑有块，畏冷身痛，舌苔白腻，脉沉紧，辨证为寒凝血瘀证。 患者因平素喜食冷饮，经期气血变化急骤，寒凝胞宫，凝滞气血，不通则痛，故而发为本病	4分
中医类证鉴别（助理不考）： 异位妊娠破裂多有停经史和早孕反应，妊娠试验阳性；妇科检查时，宫颈有抬举痛，腹腔内出血较多时，子宫有漂浮感；盆腔B超检查常可见子宫腔以外有孕囊或包块存在；后穹隆穿刺或腹腔穿刺阳性；内出血严重时，患者可出现休克表现，血红蛋白下降。 痛经虽可出现剧烈的小腹痛，但无上述妊娠征象	3分
中医治法：温经暖宫，化瘀止痛	2分/3分
方剂名称：少腹逐瘀汤加减	2分

药物组成、剂量及煎服方法： 桃仁15g　红花12g　白芍10g　赤芍12g 小茴香12g　干姜9g　延胡索15g　川芎12g 当归15g　川楝子10g　肉桂12g　党参18g 3剂　水煎服　每日1剂　早晚分服	3分/5分

25号题

马某，女，34岁，已婚，工人。2019年5月15日初诊。

患者平素月经正常，近3个月来，经期或经后，小腹隐隐作痛，空坠不适，喜揉按，月经量少，色淡质薄，平时神疲乏力，头晕心悸，面色不华，纳少便溏。末次月经：2019年5月11日。来诊时月经已净，舌淡苔薄，脉细弱。

请与胎动不安相鉴别。

评分标准	总分20分
中医疾病诊断：痛经	3分
中医证型诊断：气血虚弱证	3分
中医辨病辨证依据（含病因病机分析）： 患者，女，34岁，以经期或经后小腹疼痛为主症，辨病为痛经；患者经期或经后，小腹隐隐作痛，空坠不适，喜揉按，月经量少，色淡质薄，平时神疲乏力，头晕心悸，面色不华，纳少便溏，舌淡苔薄，脉细弱，辨证为气血虚弱证。 患者因体弱，气血不足，再加上经期气血变化急骤，不荣则痛，从而发为本病	4分
中医类证鉴别（助理不考）： 胎动不安有停经史或早孕反应，妊娠试验阳性；在少量阴道流血和轻微小腹疼痛的同时，可伴有腰酸和小腹下坠感；妇科检查时，子宫体增大如停经月份，宫体变软，盆腔B超可见宫腔内有孕囊和胚芽，或见胎心搏动。 痛经无停经史和妊娠反应，妇科检查及盆腔B超检查也无妊娠现象	3分
中医治法：益气补血止痛	2分/3分
方剂名称：圣愈汤加减	2分
药物组成、剂量及煎服方法： 当归18g　黄芪20g　人参12g　川芎9g 白芍15g　香附9g　鸡血藤12g　延胡索10g 白术15g　山药15g　炙甘草6g 3剂　水煎服　每日1剂　早晚分服	3分/5分

26号题

张某，女，38岁，已婚，农民。2019年5月26日初诊。

患者平素情志抑郁，近2年来出现经行小腹疼痛，每于经前一二日和月经期小腹胀痛，拒按，伴胸胁、乳房作胀，经量时多时少，色紫暗，有血块，血块排出后痛减，经净疼痛消失。末次月经：2019年5月11日。来诊时月经已净。舌紫暗或有瘀点，脉弦涩。

请与胎动不安相鉴别。

评分标准	总分20分
中医疾病诊断：痛经	3分
中医证型诊断：气滞血瘀证	3分
中医辨病辨证依据（含病因病机分析）： 患者，女，38岁，以经行小腹疼痛为主症，辨病为痛经；患者经前和经期小腹胀痛，拒按，伴胸胁、乳房作胀，经量时多时少，色紫暗，有血块，血块排出后痛减，舌紫暗或有瘀点，脉弦涩，辨证为气滞血瘀证。 患者因情志不畅，肝失条达，冲任气血郁滞，经血不利，故而发为本病	4分

中医类证鉴别（助理不考）： 胎动不安有停经史或早孕反应，妊娠试验阳性；在少量阴道流血和轻微小腹疼痛的同时，可伴有腰酸和小腹下坠感；妇科检查时，子宫体增大如停经月份，宫体变软，盆腔B超可见宫腔内有孕囊和胚芽，或见胎心搏动。 痛经无停经史和妊娠反应，妇科检查及盆腔B超检查也无妊娠现象	3分
中医治法：理气化瘀止痛	2分/3分
方剂名称：膈下逐瘀汤加减	2分
药物组成、剂量及煎服方法： 桃仁12g　红花10g　生地黄15g　白芍15g 当归18g　川芎12g　柴胡18g　枳实9g 香附12g　益母草12g　炙甘草6g 3剂　水煎服　每日1剂　早晚分服	3分/5分

27号题

李某，女，27岁，已婚，职员。2019年7月21日初诊。

患者近2个月来出现经前及经期小腹疼痛较剧，末次月经为2019年7月20日。现症：小腹疼痛拒按，有灼热感，伴腰骶胀痛，低热起伏，经色暗红，质稠有块，平时带下黄稠质黏，小便短黄，舌红苔黄而腻，脉濡数。

请与异位妊娠破裂相鉴别。

评分标准	总分20分
中医疾病诊断：痛经	3分
中医证型诊断：湿热瘀阻证	3分
中医辨病辨证依据（含病因病机分析）： 患者，女，27岁，以经前及经期小腹疼痛为主症，辨病为痛经；患者小腹疼痛拒按，有灼热感，伴腰骶胀痛，低热起伏，经色暗红，质稠有块，平时带下黄稠质黏，小便短黄，舌红苔黄而腻，脉濡数，辨证为湿热瘀阻证。 患者因暑夏季节，感受湿热邪气，与血搏结，流注下焦，蕴结胞宫，气血凝滞，不通则痛，发为本病	4分
中医类证鉴别（助理不考）： 异位妊娠破裂多有停经史和早孕反应，妊娠试验阳性；妇科检查时，宫颈有抬举痛，腹腔内出血较多时，子宫有漂浮感；盆腔B超检查常可见子宫腔以外有孕囊或包块存在；后穹隆穿刺或腹腔穿刺阳性；内出血严重时，患者可出现休克表现，血红蛋白下降。 痛经虽可出现剧烈的小腹痛，但无上述妊娠征象	3分
中医治法：清热除湿，化瘀止痛	2分/3分
方剂名称：清热调血汤加减	2分
药物组成、剂量及煎服方法： 桃仁12g　红花9g　香附12g　黄连9g 醋莪术9g　红藤12g　败酱草18g　薏苡仁15g 川芎12g　赤芍12g　当归12g　炙甘草6g 3剂　水煎服　每日1剂　早晚分服	3分/5分

28号题

隋某，女，50岁，已婚，职员。2019年5月9日初诊。

患者既往月经正常，近2年来月经紊乱，时而提前，时而错后，月经色鲜红，量时多时少。近6个月来头部面颊阵发性烘热、汗出，伴五心烦热，头晕耳鸣，腰膝酸痛，皮肤干燥，口干，大便干结，尿少色黄，舌红少苔，脉细数。

请与癥瘕相鉴别。

评分标准	总分20分
中医疾病诊断：绝经前后诸证	3分
中医证型诊断：肾阴虚证	3分
中医辨病辨证依据（含病因病机分析）： 患者，女，50岁，时值绝经前期，以月经紊乱2年，时而提前，时而错后，量时多时少，烘热汗出为主症，辨病为绝经前后诸证；患者经色鲜红，头部面颊阵发性烘热、汗出，伴五心烦热，头晕耳鸣，腰膝酸痛，皮肤干燥，口干，大便干结，尿少色黄，舌红少苔，脉细数，辨证为肾阴虚证。 患者因绝经前后，肾阴亏虚，阴阳失去平衡，脏腑气血不相协调，因而围绕绝经前后出现诸多不适	4分
中医类证鉴别（助理不考）： 经断前后的年龄为癥瘕好发之期，如出现月经过多或经断复来，或有下腹疼痛，浮肿，或带下五色，气味臭秽，或身体骤然明显消瘦等症状者，应详加诊察，必要时结合西医学的辅助检查，明确诊断，以免贻误病情。 而绝经前后诸证为妇女在绝经期前后，围绕月经紊乱或绝经出现如烘热汗出、烦躁易怒、潮热面红、眩晕耳鸣、心悸失眠、腰背酸楚、面浮肢肿、皮肤蚁行样感、情志不宁等症状，无器质性病变	3分
中医治法：滋养肾阴，佐以潜阳	2分/3分
方剂名称：左归丸加减	2分
药物组成、剂量及煎服方法： 熟地黄18g　山药12g　山茱萸12g　枸杞子10g 菟丝子10g　女贞子10g　墨旱莲10g　制首乌10g 龟甲胶6g（烊化）　鹿角胶6g（烊化） 3剂　水煎服　每日1剂　早晚分服	3分/5分

29号题

姜某，女，52岁，已婚，教师。2019年6月21日初诊。

患者月经紊乱1年，经量多，色暗，有块，面色晦暗，精神萎靡，形寒肢冷，腰膝酸冷，纳呆腹胀，大便溏薄，面浮肢肿，夜尿多，带下清稀，舌胖嫩，边有齿痕，苔薄白，脉沉细无力。

请与癥瘕相鉴别。

评分标准	总分20分
中医疾病诊断：绝经前后诸证	3分
中医证型诊断：肾阳虚证	3分
中医辨病辨证依据（含病因病机分析）： 患者，女，52岁，时值绝经前期，以月经紊乱1年，经量多为主症，辨病为绝经前后诸证；患者月经紊乱，经量多，色暗有块，面色晦暗，精神萎靡，形寒肢冷，腰膝酸冷，纳呆腹胀，大便溏薄，面浮肢肿，夜尿多，带下清稀，舌胖嫩，边有齿痕，苔薄白，脉沉细无力，辨证为肾阳虚证。 患者因绝经前后，肾阳虚衰，阴阳失去平衡，脏腑气血不相协调，故发为本病	4分
中医类证鉴别（助理不考）： 经断前后的年龄为癥瘕好发之期，如出现月经过多或经断复来，或有下腹疼痛，浮肿，或带下五色，气味臭秽，或身体骤然明显消瘦等症状者，应详加诊察，必要时结合西医学的辅助检查，明确诊断，以免贻误病情。 而绝经前后诸证为妇女在绝经期前后，围绕月经紊乱或绝经出现如烘热汗出、烦躁易怒、潮热面红、眩晕耳鸣、心悸失眠、腰背酸楚、面浮肢肿、皮肤蚁行样感、情志不宁等症状，无器质性病变	3分
中医治法：温肾扶阳，佐以温中健脾	2分/3分
方剂名称：右归丸加减	2分

药物组成、剂量及煎服方法： 熟地黄18g　山药12g　山茱萸12g　枸杞子10g 菟丝子10g　鹿角胶12g（烊化）　肉桂15g　杜仲15g 制附子12g（先煎）　当归15g　党参15g　白术15g 干姜12g　炙甘草6g 3剂　水煎服　每日1剂　早晚分服	3分/5分

30号题

杨某，女，42岁，已婚，职员。2019年7月25日初诊。

患者白带量多伴腰酸1年余。1年多来，带下量增多，色白清冷，稀薄如水，终日淋漓不断，腰痛如折，小腹冷感，小便频数清长，夜间尤甚，大便溏薄，舌质淡，苔薄白，脉沉迟。

请与白浊相鉴别。

评分标准	总分20分
中医疾病诊断：带下病-带下过多	3分
中医证型诊断：肾虚证	3分
中医辨病辨证依据（含病因病机分析）： 患者，女，42岁，以带下量增多，伴色、质异常为主症，辨病为带下过多；患者带下量增多，色白清冷，稀薄如水，终日淋漓不断，腰痛如折，小腹冷感，小便频数清长，夜间尤甚，大便溏薄，舌质淡，苔薄白，脉沉迟，辨证为肾虚证。 患者因肾阳不足，命门火衰；肾气不固，封藏失职，导致任脉不固，带脉失约，从而发为本病	4分
中医类证鉴别（助理不考）： 白浊是指尿道流出浑浊如脓之物的一种疾患，多随小便排出，可伴有小便淋沥涩痛。而带下过多，出自阴道	3分
中医治法：温肾培元，固涩止带	2分/3分
方剂名称：内补丸加减	2分
药物组成、剂量及煎服方法： 肉苁蓉15g　菟丝子15g　白蒺藜12g　肉桂15g 黄芪18g　桑螵蛸12g　鹿茸2g（研末冲服）　制附子9g（先煎） 炙甘草6g 3剂　水煎服　每日1剂　早晚分服	3分/5分

31号题

历某，女，33岁，已婚，职员。2019年5月24日初诊。

患者因家务琐事长期操劳。2个月前出现带下量多，色白，质稀薄，无臭气，绵绵不断，面色萎黄，四肢不温，精神疲惫，纳少便溏，两足浮肿，舌淡苔白，脉缓弱。

请与白浊相鉴别。

评分标准	总分20分
中医疾病诊断：带下病-带下过多	3分
中医证型诊断：脾虚证	3分
中医辨病辨证依据（含病因病机分析）： 患者，女，33岁，以带下量多，色白，质稀薄为主症，辨病为带下过多；患者带下量多，色白，质稀薄，无臭气，绵绵不断，面色萎黄，四肢不温，精神疲惫，纳少便溏，两足浮肿，舌淡苔白，脉缓弱，辨证为脾虚证。 患者因劳倦过度，损伤脾气，脾气虚弱，运化失司，湿邪下注，损伤任带，使带脉不固，任脉失约，从而发为本病	4分

中医类证鉴别（助理不考）： 白浊是指尿道流出浑浊如脓之物的一种疾患，多随小便排出，可伴有小便淋沥涩痛。 而带下过多，出自阴道	3分
中医治法：健脾益气，升阳除湿	2分/3分
方剂名称：完带汤加减	2分
药物组成、剂量及煎服方法： 党参18g　白术15g　白芍12g　山药20g 苍术12g　陈皮12g　柴胡15g　荆芥12g 车前子9g（包煎）　甘草6g 3剂　水煎服　每日1剂　早晚分服	3分/5分

32号题

毕某，女，35岁，已婚，农民，2019年3月24日初诊。

患者2年前曾行人工流产术，术后调理不善。近半年来出现带下量多，赤白相兼，质黏稠，气味腐臭难闻。现症见：患者带下量多，五色杂下，质黏腻，有时如脓样，气味腐臭难闻，小腹作痛，烦热口干，头昏晕，午后尤甚，大便干结或臭秽，小便黄少，舌红，苔黄干，脉数。月经史正常。

请与漏下相鉴别。

评分标准	总分20分
中医疾病诊断：带下病-带下过多	3分
中医证型诊断：热毒蕴结证	3分
中医辨病辨证依据（含病因病机分析）： 患者，女，35岁，以带下量多，赤白相兼，质黏稠，气味腐臭难闻为主症，辨病为带下过多；患者带下量多，五色杂下，质黏腻，有时如脓样，气味腐臭难闻，小腹作痛，烦热口干，头昏晕，午后尤甚，大便干结或臭秽，小便黄少，舌红，苔黄干，脉数，辨证为热毒蕴结证。 患者因妇科手术后感染邪毒，热毒炽盛，损伤任带，使任脉失约，带脉不固，从而发为本病	4分
中医类证鉴别（助理不考）： 漏下是经血非时而下，淋漓不尽，无正常月经周期可言。 而赤带者，月经周期正常，时而从阴道中流出一种赤色黏液，似血非血，绵绵不断	3分
中医治法：清热解毒	2分/3分
方剂名称：五味消毒饮加减	2分
药物组成、剂量及煎服方法： 蒲公英15g　金银花15g　紫花地丁12g　野菊花12g 土茯苓12g　败酱草9g　鱼腥草12g　白花蛇舌草10g 白术15g　炙甘草6g 3剂　水煎服　每日1剂　早晚分服	3分/5分

33号题

丁某，女，49岁，已婚，职员。2018年12月14日初诊。

患者近1年多来白带过少，几乎全无，阴部干涩灼痛，时感阴痒，经色紫暗，有血块，伴面色无华，头晕眼花，神疲乏力，肌肤甲错，舌质暗，边有瘀点瘀斑，脉细涩。

请与脏躁相鉴别。

评分标准	总分20分
中医疾病诊断：带下病-带下过少	3分

中医证型诊断： 血枯瘀阻证	3分
中医辨病辨证依据（含病因病机分析）： 患者，女，49岁，以白带过少，几乎全无，阴部干涩灼痛为主症，辨病为带下过少；患者经色紫暗，有血块，伴面色无华，头晕眼花，神疲乏力，肌肤甲错，舌质暗，边有瘀点瘀斑，脉细涩，辨证为血枯瘀阻证。 患者精血不足且不循常道，瘀阻血脉，阴津不得敷布，则带下过少，甚或全无	4分
中医类证鉴别（助理不考）： 脏躁为妇女精神忧郁，烦躁不宁，无故悲泣，哭笑无常，喜怒无定，呵欠频作，不能自控者，常伴有绝经期症状。实验室检查可有E_2下降，FSH、LH升高，可有卵巢功能下降而出现带下过少，少数出现阴道干涩不适等症状。 带下过少是指带下量明显减少，导致阴中干涩痒痛，甚至阴部萎缩者	3分
中医治法： 补血益精，活血化瘀	2分/3分
方剂名称： 小营煎加减	2分
药物组成、剂量及煎服方法： 当归15g　白芍12g　熟地黄18g　山药9g 枸杞子18g　丹参15g　桃仁12g　牛膝9g 炙甘草6g 3剂　水煎服　每日1剂　早晚分服	3分/5分

34号题

宋某，女，25岁，已婚，职员。2019年8月21日初诊。

患者停经4个月，阴道少量出血伴小腹下坠1周。既往子宫肌瘤4年，末次月经：2019年4月21日，停经后无明显不适，2个月前B超提示宫内早孕、子宫肌瘤（4.2cm×3.6cm）。近1周少量阴道出血，色暗红，自觉腰酸下坠，口干不欲饮。舌暗红，舌边有瘀斑，脉沉弦。

请与胎殒难留相鉴别。

评分标准	总分20分
中医疾病诊断： 胎动不安	3分
中医证型诊断： 癥瘕伤胎证	3分
中医辨病辨证依据（含病因病机分析）： 患者，女，25岁，以妊娠期间，阴道少量出血伴小腹下坠为主症，辨病为胎动不安；患者既往子宫肌瘤病史，停经4个月后出现阴道少量出血，色暗红，自觉腰酸下坠，口干不欲饮，舌暗红，舌边有瘀斑，脉沉弦，辨证为癥瘕伤胎证。 患者既往子宫肌瘤4年，正气虚，脏腑不和，气机阻滞，瘀血内停，故为癥瘕，癥瘕伤胎导致冲任损伤、胎元不固，从而发为本病	4分
中医类证鉴别（助理不考）： 胎殒难留时，阴道流血增多，腹痛加重，妇科检查子宫颈口已扩张，有时胚胎组织堵塞于子宫颈口，子宫与停经月份相符或略小。B超检查孕囊变形，或子宫壁与胎膜之间的暗区不断增大，胎囊进入宫颈管内，无胎心搏动。 而胎动不安是指妊娠期间，出现腰酸腹痛或下腹坠胀，或伴有少量阴道出血者，是堕胎、小产的先兆	3分
中医治法： 祛瘀消癥，固冲安胎	2分/3分
方剂名称： 桂枝茯苓丸合寿胎丸加减	2分
药物组成、剂量及煎服方法： 桂枝18g　茯苓12g　牡丹皮9g　赤芍9g 桃仁9g　白术18g　续断15g　杜仲15g 菟丝子12g　桑寄生12g　炙甘草6g 3剂　水煎服　每日1剂　早晚分服	3分/5分

35号题

高某，女，28岁，已婚，职员。2019年9月19日初诊。

患者末次月经7月29日。9月13日因腹痛去往当地诊所就诊，诊断为“胃肠炎”，未做特殊处理。因患者腹痛未止，昨天又见阴道出血，遂来就诊。现症：阴道出血，量少色鲜红，腰腹坠胀疼痛，心烦不安，手足心热，口干咽燥，时有潮热，小便短黄，大便秘结，舌红，苔黄而干，脉滑数。查妊娠试验：阳性。查B超：宫内妊娠6周，先兆流产征象。

请与异位妊娠相鉴别。

评分标准	总分20分
中医疾病诊断：胎动不安	3分
中医证型诊断：血热证	3分
中医辨病辨证依据（含病因病机分析）： 患者，女，28岁，以妊娠期间，出现腰腹坠胀疼痛，伴阴道出血为主症，辨病为胎动不安；患者阴道少量出血，色鲜红，腰腹坠胀疼痛，心烦不安，手足心热，口干咽燥，时有潮热，小便短黄，大便秘结，舌红苔黄而干，脉滑数，辨证为血热证。 患者因热邪直犯冲任，内扰胎元，胎元不固，热迫血行，故而发为本病	4分
中医类证鉴别（助理不考）： 异位妊娠有少量不规则阴道流血、下腹隐痛等症，其破裂时即伴有剧烈的下腹部撕裂样疼痛，多限于一侧，或伴有晕厥或休克。妇科检查和B超检查有助于诊断。 而胎动不安是指妊娠期间，出现腰酸腹痛或下腹坠胀，或伴有少量阴道出血者。查B超示宫内妊娠	3分
中医治法：滋阴清热，养血安胎	2分/3分
方剂名称：保阴煎加减	2分
药物组成、剂量及煎服方法： 生地黄15g　黄芩12g　黄柏9g　白芍12g 山药15g　续断15g　熟地黄10g　甘草6g 苎麻根12g 3剂　水煎服　每日1剂　早晚分服	3分/5分

36号题

李某，女，23岁，职员。2019年4月25日初诊。

患者平素月经正常，末次月经：2019年3月3日，现停经53天，阴道不规则出血3天，停经后明显有早孕反应，3天前阴道有少量出血，色淡红，质稀薄，遂到医院就诊，查尿妊娠试验阳性。B超示：宫内妊娠。曾服安络血效果不明显，现阴道仍有少量出血，腰酸、腹痛，并伴见神疲肢倦，面色㿠白，气短懒言，舌淡苔白，脉细滑。

请与异位妊娠相鉴别。

评分标准	总分20分
中医疾病诊断：胎动不安	3分
中医证型诊断：气血虚弱证	3分
中医辨病辨证依据（含病因病机分析）： 患者，女，23岁，以妊娠期间阴道少量出血，腰酸、腹痛为主症，辨病为胎动不安；患者阴道有少量出血，色淡红，质稀薄，腰酸、腹痛，并伴见神疲肢倦，面色㿠白，气短懒言，舌淡苔白，脉细滑，辨证为气血虚弱证。 患者气血亏虚，冲任匮乏，不能载胎养胎，胎元不固，气不摄血，从而发为本病	4分
中医类证鉴别（助理不考）： 异位妊娠有少量不规则阴道流血、下腹隐痛等症，其破裂时即伴有剧烈的下腹部撕裂样疼痛，多限于一侧，或伴有晕厥或休克。妇科检查和B超检查有助于诊断。 而胎动不安是指妊娠期间，出现腰酸腹痛或下腹坠胀，或伴有少量阴道出血者。查B超示宫内妊娠	3分

中医治法：补气养血，固肾安胎	2分/3分
方剂名称：胎元饮加减	2分
药物组成、剂量及煎服方法： 人参12g　白术15g　黄芪18g　阿胶10g（烊化） 熟地黄12g　杜仲15g　陈皮12g　续断15g 炙甘草6g 3剂　水煎服　每日1剂　早晚分服	3分/5分

37号题（助理不考）

张某，女，30岁，已婚，职员。2018年12月4日初诊。

患者剖宫产后10天，5天前出现高热恶寒，小腹疼痛拒按，恶露时多时少，色暗紫如败酱，气臭秽，烦躁口渴，尿少色黄，大便燥结。舌红苔黄，脉数有力。

请与乳痈发热相鉴别。

评分标准	总分20分
中医疾病诊断：产后发热	3分
中医证型诊断：感染邪毒证	3分
中医辨病辨证依据（含病因病机分析）： 患者，女，30岁，以产后5天出现高热恶寒为主症，辨病为产后发热；患者高热恶寒，小腹疼痛拒按，恶露色暗紫如败酱，气臭秽，烦躁口渴，尿少色黄，大便燥结，舌红苔黄，脉数有力，辨证为感染邪毒证。 患者外感邪毒，由于产后胞脉空虚，邪毒乘虚直犯胞宫，正邪交争，从而发为本病	4分
中医类证鉴别： 乳痈好发于产后1个月内的哺乳期妇女，表现为发热并伴有乳房胀硬、红肿、热痛，甚则溃腐化脓。而产后发热是指产褥期内，出现发热持续不退，或突然高热寒战，并伴有其他症状者，并无相关乳房局部表现	3分
中医治法：清热解毒，凉血化瘀	2分
方剂名称：五味消毒饮合失笑散加减	2分
药物组成、剂量及煎服方法： 金银花15g　野菊花12g　蒲公英15g　紫花地丁12g 紫背天葵12g　桃仁12g　红花12g　蒲黄15g（包煎） 五灵脂9g（包煎）　益母草15g　炙甘草6g 3剂　水煎服　每日1剂　早晚分服	3分

38号题（助理不考）

刘某，女，30岁，已婚，公务员。2019年7月21日初诊。

患者21天前行剖宫产手术，11天前开始持续低热，体温在37～38℃，伴自汗，头晕目眩，心悸少寐，两侧少腹绵绵作痛，手足麻木，曾使用西药抗感染治疗，效果不明显。现阴道仍有少量血性分泌物，色淡质稀。舌淡红，苔薄，脉虚微数。

请与乳痈发热相鉴别。

评分标准	总分20分
中医疾病诊断：产后发热	3分
中医证型诊断：血虚证	3分
中医辨病辨证依据（含病因病机分析）： 患者，女，30岁，以产后出现持续低热为主症，辨病为产后发热；患者持续低热，伴自汗，头晕目眩，心悸少寐，痛腹绵绵，手足麻木，阴道少量血性分泌物，色淡质稀，舌淡红苔薄，脉虚微数，辨证为血虚证。 患者因产后失血过多，阴血骤虚，阴不敛阳，虚阳外越，故而发为本病	4分

中医类证鉴别： 乳痈好发于产后1个月内的哺乳期妇女，表现为发热并伴有乳房胀硬、红肿、热痛，甚则溃腐化脓。 而产后发热是指产褥期内，出现发热持续不退，或突然高热寒战，并伴有其他症状者，并无相关乳房局部表现	3分
中医治法：补益气血	2分
方剂名称：八珍汤加减	2分
药物组成、剂量及煎服方法： 黄芪20g 党参15g 茯苓12g 白术15g 当归18g 熟地黄15g 白芍12g 柴胡12g 陈皮12g 炙甘草6g 3剂 水煎服 每日1剂 早晚分服	3分

39号题

刘某，女，33岁，已婚，教师。2018年11月20日初诊。

患者结婚5年，有正常性生活而未受孕。平素月经周期或提前或错后，经来腹胀痛，量少色暗，夹小血块，经前乳房胀痛，精神抑郁，烦躁易怒，舌暗红，苔薄白，脉弦。

请与暗产相鉴别。

评分标准	总分20分
中医疾病诊断：不孕症	3分
中医证型诊断：肝气郁结证	3分
中医辨病辨证依据（含病因病机分析）： 患者，女，33岁，以婚后5年未孕为主症，辨病为不孕症；患者平素月经周期或提前或错后，经来腹胀痛，量少色暗，夹小血块，经前乳房胀痛，精神抑郁，烦躁易怒，舌暗红，苔薄白，脉弦，辨证为肝气郁结证。 患者因情志不畅，肝失条达，气血失调，冲任不能相资，故不能受孕	4分
中医类证鉴别（助理不考）： 暗产是指早早孕期，胚胎初结而自然流产者。此时孕妇尚未有明显的妊娠反应，一般不易觉察而误认为不孕。通过基础体温监测、早孕试验及病理学检查可明确	3分
中医治法：疏肝解郁，理血调经	2分/3分
方剂名称：开郁种玉汤加减	2分
药物组成、剂量及煎服方法： 白芍15g 香附12g 当归15g 白术15g 牡丹皮12g 茯苓12g 青皮9g 炒枣仁12g 夜交藤12g 炙甘草6g 3剂 水煎服 每日1剂 早晚分服	3分/5分

40号题

周某，女，35岁，已婚，职员。2019年2月15日初诊。

患者结婚10年，解除避孕措施后6年未孕。平素月经错后，形体肥胖，头晕心悸，胸闷泛恶，带下量多，质黏稠，面色㿠白，舌苔白腻，脉滑。

请与暗产相鉴别。

评分标准	总分20分
中医疾病诊断：不孕症	3分
中医证型诊断：痰湿内阻证	3分

中医辨病辨证依据（含病因病机分析）： 患者，女，35岁，以解除避孕措施后6年未孕，辨病为不孕症；患者平素月经错后，形体肥胖，头晕心悸，胸闷泛恶，带下量多，质黏稠，面色㿠白，舌苔白腻，脉滑，辨证为痰湿内阻证。 患者因痰湿内盛，痰阻气机，气血失调，冲任不能相资，故不能受孕	4分
中医类证鉴别（助理不考）： 暗产是指早早孕期，胚胎初结而自然流产者。此时孕妇尚未有明显的妊娠反应，一般不易觉察而误认为不孕。通过基础体温监测、早孕试验及病理学检查可明确	3分
中医治法：燥湿化痰，理气调经	2分/3分
方剂名称：苍附导痰丸加减	2分
药物组成、剂量及煎服方法： 苍术12g　香附15g　茯苓12g　神曲9g 陈皮12g　石菖蒲9g　法半夏9g　胆南星9g 川芎12g　炙甘草6g 3剂　水煎服　每日1剂　水煎服	3分/5分

41号题（助理不考）

石某，女，38岁，已婚，职员。2018年9月29日初诊。

患者平素郁郁寡欢，月经基本正常。近半年来因家庭琐事烦闷抑郁，自觉小腹胀满，触之有包块，月经先后不定，经血量多有块，经行难净，经色暗，面色晦暗，肌肤甲错；舌质紫暗有瘀斑，脉沉弦涩。

请与癃闭相鉴别。

评分标准	总分20分
中医疾病诊断：癥瘕	3分
中医证型诊断：气滞血瘀证	3分
中医辨病辨证依据（含病因病机分析）： 患者，女，38岁，以小腹包块，伴胀满疼痛为主症，辨病为癥瘕；患者平素情志不畅，小腹胀满，有包块，月经先后不定，经血量多有块，经行难净，经色暗，面色晦暗，肌肤甲错；舌质紫暗有瘀斑，脉沉弦涩，辨证为气滞血瘀证。 患者因情志抑郁，肝气郁结，血行不畅，滞于胞宫，发为癥瘕	4分
中医类证鉴别： 癃闭为尿液在膀胱内积聚，不能溺出的疾病，虽有小腹膨隆、胀、满、痛等症，但导尿后诸症便可消失；而癥瘕为妇女下腹部胞中有结块，伴有或痛或胀或满甚或出血者。B超检查两者显示不同声像	3分
中医治法：行气活血，化瘀消癥	2分
方剂名称：香棱丸加减	2分
药物组成、剂量及煎服方法： 醋三棱12g　青皮10g　陈皮15g　醋莪术12g 枳壳12g　香附15g　神曲9g　麦芽12g 桃仁12g　砂仁12g（后下）　木香12g　槟榔12g 3剂　水煎服　每日1剂　早晚分服	3分

42号题（助理不考）

周某，女，44岁，已婚，教师。2018年12月1日初诊。

患者5年前开始出现月经量增多，月经10余天方净，末次月经11月8日，量多。1周前妇科检查见：子宫增大，下腹部肿块，触之痛剧，痛连腰骶。B超：子宫前壁可见7cm×5cm×5cm强回声区，宫体12cm×11cm×9cm，现见带下量多，色黄如脓。兼见身热口渴，心烦不宁，大便秘结，小便黄赤。舌暗红，有瘀斑，苔黄，脉弦滑数。

请与妊娠子宫相鉴别。

评分标准	总分20分
中医疾病诊断：癥瘕	3分
中医证型诊断：湿热瘀阻证	3分
中医辨病辨证依据(含病因病机分析)： 患者，女，44岁，以腹部包块，触之痛剧，痛连腰骶为主症，辨病为癥瘕；患者腹部包块，坚硬不移，触之痛剧，痛连腰骶，伴带下量多，色黄如脓；兼见身热口渴，心烦不宁，大便秘结，小便黄赤；舌暗红，有瘀斑，苔黄，脉弦滑数，辨证为湿热瘀阻证。 患者因正气不足，脏腑功能失调，湿热瘀阻，从而发为本病	4分
中医类证鉴别： 妇人妊娠有停经史、早孕反应，子宫增大与停经月份相符，质软囊性感；而癥瘕为妇女下腹部胞中有结块，按之或柔软不坚，或坚硬固定不移，伴有或痛或胀或满甚或出血。辅助检查可明确诊断	3分
中医治法：清热利湿，化瘀消癥	2分
方剂名称：大黄牡丹汤加减	2分
药物组成、剂量及煎服方法： 大黄9g　牡丹皮12g　桃仁12g　冬瓜仁15g 醋莪术12g　醋三棱12g　川芎15g　芒硝3g(冲服) 苍术12g　甘草6g 3剂　水煎服　每日1剂　早晚分服	3分

43号题

周某，男，5岁，2018年11月27日就诊。

患者4天前出现咳嗽喘促，有痰，发热，予头孢克洛及止咳药治疗后病情未缓解。壮热烦躁，咳嗽喘憋，气促鼻扇，喉间痰鸣，痰稠色黄，口唇紫绀，咽红肿，舌质红，苔黄，脉滑数。肺部可闻及中、细湿啰音。

请与咳嗽变异性哮喘相鉴别。

评分标准	总分20分
中医疾病诊断：肺炎喘嗽	3分
中医证型诊断：常证-痰热闭肺证	3分
中医辨病辨证依据(含病因病机分析)： 患者，男，5岁，以发热、咳嗽、咳痰、喘促鼻扇为主症，辨病为肺炎喘嗽；患者壮热烦躁，咳嗽喘憋，气促鼻煽，喉间痰鸣，痰稠色黄，口唇紫绀，咽红肿，舌质红，苔黄，脉滑数，辨证为痰热闭肺证。 患者因邪热闭阻于肺，导致肺失于宣肃，炼津为痰，痰热胶结，闭阻于肺，从而发为本病	4分
中医类证鉴别(助理不考)： 咳嗽变异性哮喘以咳嗽为主症，咳嗽持续1个月以上，常在夜间和(或)清晨及运动后发作或加重，以干咳为主。肺部听诊无啰音。抗生素治疗无效。 而肺炎喘嗽起病急，以发热、咳嗽、气喘、鼻扇、痰鸣为主症，相当于西医学中的小儿肺炎。肺部听诊可闻及中、细湿啰音，抗生素治疗有效	3分
中医治法：清热涤痰，开肺定喘	2分/3分
方剂名称：麻杏石甘汤合葶苈大枣泻肺汤加减	2分
药物组成、剂量及煎服方法： 麻黄3g　杏仁6g　生石膏9g(先煎)　甘草3g 葶苈子3g(包煎)　苏子6g　前胡6g　黄芩3g 百部3g　大枣9g 3剂　水煎服　每日1剂　早晚分服	3分/5分

44号题

刘某，女，7岁。2018年10月9日初诊。

患儿平素体弱易感冒，3天前家人带其外出游玩，回来后即出现发热咳嗽，体温高达39℃，自服小柴胡冲剂及退热药后热退复起，遂来就诊。现症：发热无汗，呛咳不爽，呼吸气促，痰白而稀，口不渴，咽不红，舌苔薄白，脉浮紧。

请与儿童哮喘相鉴别。

评分标准	总分20分
中医疾病诊断：肺炎喘嗽	3分
中医证型诊断：常证-风寒闭肺证	3分
中医辨病辨证依据（含病因病机分析）： 患者，女，7岁，以发热咳嗽，咳痰气促为主症，辨病为肺炎喘嗽；患者发热无汗，呛咳不爽，呼吸气促，痰白而稀，口不渴，咽不红，舌苔薄白，脉浮紧，辨证为风寒闭肺证。 因小儿肺脏娇嫩，卫外不固，外感风寒，侵犯肺卫，致肺失清肃，闭郁不宣，从而发为本病	4分
中医类证鉴别（助理不考）： 儿童哮喘呈反复发作的咳嗽喘息，胸闷气短，喉间痰鸣，发作时双肺可闻及以呼气相为主的哮鸣音，呼气延长，支气管舒张剂有显著疗效。 而肺炎喘嗽起病急，以发热、咳嗽、气喘、鼻扇、痰鸣为主症，相当于西医学中的小儿肺炎。肺部听诊可闻及中、细湿啰音，抗生素治疗有效	3分
中医治法：辛温宣肺，化痰止咳	2分/3分
方剂名称：华盖散加味	2分
药物组成、剂量及煎服方法： 麻黄3g　杏仁5g　炙甘草3g　防风9g 荆芥9g　前胡6g　苏叶6g　桔梗6g 百部3g　紫菀3g 3剂　水煎服　每日1剂　早晚分服	3分/5分

45号题（助理不考）

丁某，男，2岁。2018年11月5日初诊。

患儿2天前出现发热，咳嗽，喘促，痰多，经抗生素治疗，症状未缓解，并出现抽搐伴神昏。现症：壮热不退，神昏谵语，四肢抽搐，口唇紫绀，两目上视，气促痰鸣，舌红，苔黄，脉数，指纹青紫，达命关。

请与儿童哮喘相鉴别。

评分标准	总分20分
中医疾病诊断：肺炎喘嗽	3分
中医证型诊断：变证-邪陷厥阴证	3分
中医辨病辨证依据（含病因病机分析）： 患者，男，2岁，以发热，咳嗽，喘促，痰多为主症，辨病为肺炎喘嗽；患者现症见壮热不退，神昏谵语，四肢抽搐，口唇紫绀，两目上视，气促痰鸣，舌红苔黄，脉数，指纹青紫，达命关，辨证为邪陷厥阴证。 患者肺炎喘嗽失治，邪毒炽盛，内陷厥阴，从而发为本病	4分
中医类证鉴别： 儿童哮喘呈反复发作的咳嗽喘息，胸闷气短，喉间痰鸣，发作时双肺可闻及以呼气相为主的哮鸣音，呼气延长，支气管舒张剂有显著疗效。 而肺炎喘嗽起病急，以发热、咳嗽、气喘、鼻扇、痰鸣为主症，相当于西医学中的小儿肺炎。肺部听诊可闻及中、细湿啰音，抗生素治疗有效	3分

中医治法： 平肝息风，清心开窍	2分
方剂名称： 羚角钩藤汤合牛黄清心丸加减	2分
药物组成、剂量及煎服方法： 水牛角9g（先煎） 钩藤6g（后下） 桑叶9g 川贝6g 生地黄6g 菊花6g 白芍9g 黄芩3g 黄连3g 栀子3g 3剂 水煎服 每日1剂 早晚分服	3分

46号题

王某，男，5岁。2018年12月9日初诊。

患儿3天前出现发热，咳嗽，气喘，痰多，自服止咳中成药治疗，持续高热，咳喘加重就诊。症见壮热不退，咳嗽剧烈，气急喘憋，鼻翼扇动，鼻孔干燥，烦躁口渴，嗜睡，便秘，舌红少津，苔黄燥，脉滑数。

请与咳嗽变异性哮喘相鉴别。

评分标准	总分20分
中医疾病诊断： 肺炎喘嗽	3分
中医证型诊断： 常证-毒热闭肺证	3分
中医辨病辨证依据（含病因病机分析）： 患者，男，5岁，以发热，咳嗽，气喘，痰多为主症，辨病为肺炎喘嗽；患者现症见壮热不退，咳嗽剧烈，气急喘憋，鼻翼扇动，鼻孔干燥，烦躁口渴，嗜睡，便秘，舌红少津，苔黄燥，脉滑数，辨证为毒热闭肺证。 患者因毒热炽盛，肺气郁闭，从而发为本病	4分
中医类证鉴别（助理不考）： 咳嗽变异性哮喘以咳嗽为主症，咳嗽持续1个月以上，常在夜间和（或）清晨及运动后发作或加重，以干咳为主。肺部听诊无啰音。抗生素治疗无效。 而肺炎喘嗽起病急，以发热、咳嗽、气喘、鼻扇、痰鸣为主症，相当于西医学中的小儿肺炎。肺部听诊可闻及中、细湿啰音，抗生素治疗有效	3分
中医治法： 清热解毒，泻肺开闭	2分/3分
方剂名称： 黄连解毒汤合麻杏石甘汤加减	2分
药物组成、剂量及煎服方法： 麻黄3g 杏仁5g 甘草3g 黄连3g 黄芩6g 栀子3g 知母6g 生石膏9g（先煎） 枳壳3g 3剂 水煎服 每日1剂 早晚分服	3分/5分

47号题

李某，女，6岁，2019年1月6日初诊。

患儿2周前患肺炎，发热，咳嗽，喘促，在当地医院使用抗生素治疗7天，热退无喘，但仍咳嗽，来诊。现症：咳嗽少痰，低热盗汗，面色潮红，五心烦热，口干便秘，舌红少津，苔少，脉细数。

请与咳嗽变异性哮喘相鉴别。

评分标准	总分20分
中医疾病诊断： 肺炎喘嗽	3分
中医证型诊断： 常证-阴虚肺热证	3分

中医辨病辨证依据（含病因病机分析）： 患者，女，6岁，以肺炎来诊，虽经治疗，仍以咳嗽为主症，辨病为肺炎喘嗽；患者现症见咳嗽少痰，低热盗汗，面色潮红，五心烦热，口干便秘，舌红少津，苔少，脉细数，辨证为阴虚肺热证。 患者病程迁延，肺热日久，阴津耗伤，从而发为本病	4分
中医类证鉴别（助理不考）： 咳嗽变异性哮喘以咳嗽为主症，咳嗽持续1个月以上，常在夜间和（或）清晨及运动后发作或加重，以干咳为主。肺部听诊无啰音。抗生素治疗无效。 而肺炎喘嗽起病急，以发热、咳嗽、气喘、鼻扇、痰鸣为主症，相当于西医学中的小儿肺炎。肺部听诊可闻及中、细湿啰音，抗生素治疗有效	3分
中医治法：养阴清肺，润肺止咳	2分/3分
方剂名称：沙参麦冬汤加减	2分
药物组成、剂量及煎服方法： 沙参6g　麦冬9g　玉竹6g　花粉6g 桑白皮3g　款冬花6g　川贝5g　芦根6g 甘草3g 3剂　水煎服　每日1剂　早晚分服	3分/5分

48号题

刘某，女，2岁9个月。2019年4月26日初诊。

患儿1天前因过食油炸食物出现呕吐，随即腹泻，日行5～6次。现症见：大便稀溏，夹有未消化食物残渣，气味酸臭，脘腹胀满，嗳气酸馊，口干欲饮，夜眠不安，舌红苔黄腻，脉滑数。

请与痢疾相鉴别。

评分标准	总分20分
中医疾病诊断：小儿泄泻	3分
中医证型诊断：常证-伤食泻证	3分
中医辨病辨证依据（含病因病机分析）： 患者，女，2岁9个月，以腹泻，日行5～6次为主症，辨病为小儿泄泻；患者大便稀溏，夹有未消化食物残渣，气味酸臭，脘腹胀满，嗳气酸馊，口干欲饮，夜眠不安，舌红苔黄腻，脉滑数，辨证为伤食泻证。 患者因饮食不节，损伤脾胃，运化失常，从而发为本病	4分
中医类证鉴别（助理不考）： 痢疾急性起病，大便为黏液脓血便，腹痛，里急后重。大便常规检查有脓细胞、红细胞和吞噬细胞，大便培养有痢疾杆菌生长。 而泄泻是以大便次数增多，粪质稀薄或如水样为特征的一种小儿常见病。大便常规可有脂肪细胞或少量白细胞、红细胞。大便病原学检查可有轮状病毒，或致病性大肠杆菌等阳性	3分
中医治法：运脾和胃，消食化滞	2分/3分
方剂名称：保和丸加减	2分
药物组成、剂量及煎服方法： 山楂9g　神曲4.5g　半夏3g　茯苓5g 陈皮6g　连翘6g　莱菔子6g　枳实3g 白术9g　炙甘草6g 3剂　水煎服　每日1剂　早晚分服	3分/5分

49号题（助理不考）

曾某，女，3岁。2018年9月4日初诊。

患儿腹泻6天。大便日行10余次，水样便。现症：精神不振，啼哭少泪，口渴多饮，无发热，无呕吐，目眶轻度凹陷，皮肤干燥，四肢尚温，小便短少，口唇干，舌红少津，苔少，脉细数。

请与痢疾相鉴别。

评分标准	总分20分
中医疾病诊断：小儿泄泻	3分
中医证型诊断：变证-气阴两伤证	3分
中医辨病辨证依据（含病因病机分析）： 患者，女，3岁，以腹泻6天，大便日行10余次为主症，辨病为小儿泄泻；现症见患者精神不振，啼哭少泪，口渴多饮，目眶轻度凹陷，皮肤干燥，四肢尚温，小便短少，口唇干，舌红少津，苔少，脉细数，辨证为气阴两伤证。 患者因腹泻6天，日行10余次，泻下过度，伤阴耗气，从而发为本病	4分
中医类证鉴别： 痢疾急性起病，大便为黏液脓血便，腹痛，里急后重。大便常规检查有脓细胞、红细胞和吞噬细胞，大便培养有痢疾杆菌生长。 而泄泻是以大便次数增多，粪质稀薄或如水样为特征的一种小儿常见病。大便常规可有脂肪细胞或少量白细胞、红细胞。大便病原学检查可有轮状病毒，或致病性大肠杆菌等阳性	3分
中医治法：益气养阴	2分
方剂名称：人参乌梅汤加减	2分
药物组成、剂量及煎服方法： 人参3g　乌梅5g　木瓜6g　莲子9g 山药9g　太子参3g　茯苓5g　生地黄6g 麦冬6g　炙甘草3g 3剂　水煎服　每日1剂　早晚分服	3分

50号题

李某，男，1岁半。2018年12月6日初诊。

患儿为人工喂养。近2个月来腹泻时轻时重，大便清稀，每日3～4次，完谷不化，有时便后脱肛，形寒肢冷，精神萎靡，睡时露睛，舌质淡，苔白，脉细弱，指纹色淡。

请与痢疾相鉴别。

评分标准	总分20分
中医疾病诊断：小儿泄泻	3分
中医证型诊断：常证-脾肾阳虚泻证	3分
中医辨病辨证依据（含病因病机分析）： 患者，男，1岁半，以腹泻2个月为主症，辨病为小儿泄泻；患者大便清稀，每日3～4次，完谷不化，有时便后脱肛，形寒肢冷，精神萎靡，睡时露睛，舌质淡，苔白，脉细弱，指纹色淡，辨证为脾肾阳虚泻证。 患者病程迁延不愈2个月，命门火衰，不能温煦脾土，脾肾阳虚，故而发为本病	4分
中医类证鉴别（助理不考）： 痢疾急性起病，大便为黏液脓血便，腹痛，里急后重。大便常规检查有脓细胞、红细胞和吞噬细胞，大便培养有痢疾杆菌生长。 而泄泻是以大便次数增多，粪质稀薄或如水样为特征的一种小儿常见病。大便常规可有脂肪细胞或少量白细胞、红细胞。大便病原学检查可有轮状病毒，或致病性大肠杆菌等阳性	3分
中医治法：温补脾肾，固涩止泻	2分/3分
方剂名称：附子理中汤合四神丸加减	2分

药物组成、剂量及煎服方法： 党参9g　白术6g　干姜6g　补骨脂3g 吴茱萸3g　肉豆蔻5g　五味子6g　茯苓6g 白扁豆6g　炙甘草3g 3剂　水煎服　每日1剂　早晚分服	3分/5分

51号题

周某，女，2岁。2018年5月10日初诊。

患儿因受凉今晨起鼻流清涕，恶寒，发热，泻下稀水样大便4次，多泡沫，臭气轻，纳少，啼哭不安，舌质淡，苔薄白，指纹淡红。

请与细菌性痢疾相鉴别。

评分标准	总分20分
中医疾病诊断：小儿泄泻	3分
中医证型诊断：风寒泻证	3分
中医辨病辨证依据（含病因病机分析）： 患者，女，2岁，泻下稀水样大便4次为主症，辨病为小儿泄泻；患者因受凉今晨起鼻流清涕，恶寒，发热，泻下稀水样大便4次，多泡沫，臭气轻，纳少，啼哭不安，舌质淡，苔薄白，指纹淡红，辨证为风寒泻证。 患者因感受风寒，寒邪客于肠胃，寒凝气滞，中阳被困，运化失职，故而发为本病	4分
中医类证鉴别（助理不考）： 细菌性痢疾急性起病，大便为黏液脓血便，腹痛，里急后重。大便常规检查有脓细胞、红细胞和吞噬细胞，大便培养有痢疾杆菌生长。 而泄泻是以大便次数增多，粪质稀薄或如水样为特征的一种小儿常见病。大便常规可有脂肪细胞或少量白细胞、红细胞。大便病原学检查可有轮状病毒，或致病性大肠杆菌等阳性	3分
中医治法：疏风散寒，化湿和中	2分/3分
方剂名称：藿香正气散加减	2分
药物组成、剂量及煎服方法： 大腹皮3g　白芷6g　紫苏9g　茯苓9g 姜半夏5g　白术5g　陈皮6g　厚朴6g 炙甘草3g　藿香9g（后下） 3剂　水煎服　每日1剂　早晚分服	3分/5分

52号题（助理不考）

陈某，女，3岁。2018年10月9日初诊。

患儿腹泻4天。初起呕吐继而腹泻，大便日行10余次，如水样，量多，有少许黏液。精神萎靡，表情淡漠，面色苍白，哭声微弱，啼哭无泪，尿量明显减少，四肢厥冷，舌淡无津，脉沉细欲绝。

请与痢疾相鉴别。

评分标准	总分20分
中医疾病诊断：小儿泄泻	3分
中医证型诊断：变证-阴竭阳脱证	3分
中医辨病辨证依据（含病因病机分析）： 患者，女，3岁，以腹泻4天，日行10余次为主症，辨病为小儿泄泻；患者腹泻，日行10余次，如水样，量多，有少许黏液，精神萎靡，表情淡漠，面色苍白，哭声微弱，啼哭无泪，尿量明显减少，四肢厥冷，舌淡无津，脉沉细欲绝，辨证为阴竭阳脱证。 患者腹泻4天，日行10余次，耗损津液，阴损及阳，气随液脱，故而发为本病	4分

中医类证鉴别： 痢疾急性起病，大便为黏液脓血便，腹痛，里急后重。大便常规检查有脓细胞、红细胞和吞噬细胞，大便培养有痢疾杆菌生长。 而泄泻是以大便次数增多，粪质稀薄或如水样为特征的一种小儿常见病。大便常规可有脂肪细胞或少量白细胞、红细胞。大便病原学检查可有轮状病毒，或致病性大肠杆菌等阳性	3分
中医治法：回阳固脱	2分
方剂名称：生脉散合参附龙牡救逆汤加减	2分
药物组成、剂量及煎服方法： 红参6g　制附子3g（先煎）　煅龙骨9g（先煎）　煅牡蛎9g（先煎） 白芍9g　干姜6g　白术6g　五味子5g 麦冬15g　炙甘草6g 3剂　水煎服　每日1剂　早晚分服	3分

53号题

高某，男，3岁。2018年11月3日初诊。

患儿腹泻3周，病初每日泻10余次，经治疗好转，但近日仍大便清稀，色淡不臭，每日4～5次，常于食后作泻，时轻时重，面色萎黄，形体消瘦，神疲倦怠，舌淡苔白，脉缓弱。

请与细菌性痢疾相鉴别。

评分标准	总分20分
中医疾病诊断：小儿泄泻	3分
中医证型诊断：常证-脾虚泻证	3分
中医辨病辨证依据（含病因病机分析）： 患者，男，3岁，腹泻治疗好转后，仍以大便清稀为主症，辨病为小儿泄泻；患者大便清稀，色淡不臭，每日4～5次，常于食后作泻，时轻时重，面色萎黄，形体消瘦，神疲倦怠，舌淡苔白，脉缓弱，辨证为脾虚泻证。 患者脾虚湿蕴，运化失职，清浊不分，故而发为本病	4分
中医类证鉴别（助理不考）**：** 细菌性痢疾急性起病，大便为黏液脓血便，腹痛，里急后重。大便常规检查有脓细胞、红细胞和吞噬细胞，大便培养有痢疾杆菌生长。 而泄泻是以大便次数增多，粪质稀薄或如水样为特征的一种小儿常见病。大便常规可有脂肪细胞或少量白细胞、红细胞。大便病原学检查可有轮状病毒，或致病性大肠杆菌等阳性	3分
中医治法：健脾益气，助运止泻	2分/3分
方剂名称：参苓白术散加减	2分
药物组成、剂量及煎服方法： 党参9g　茯苓6g　白术6g　白扁豆5g 陈皮5g　山药6g　芡实9g　砂仁3g（后下） 薏苡仁3g　桔梗3g　莲子肉5g　炙甘草6g 3剂　水煎服　每日1剂　早晚分服	3分/5分

54号题

宋某，男，5岁，2019年6月3日初诊。

患者于今日上午突然出现腹泻，半日内3次。症见：大便水样，泻下急迫，量多次频，气味秽臭，见少许黏液，肛周红赤，发热，烦躁口渴，恶心呕吐，小便短黄，舌质红，苔黄腻，脉滑数，指纹紫。

请与细菌性痢疾相鉴别。

评分标准	总分20分
中医疾病诊断：小儿泄泻	3分
中医证型诊断：湿热泻证	3分
中医辨病辨证依据(含病因病机分析)： 患者，男，5岁，以突然腹泻，半日内3次为主症，辨病为小儿泄泻；患者大便水样，泻下急迫，量多次频，气味秽臭，见少许黏液，肛周红赤，发热，烦躁口渴，恶心呕吐，小便短黄，舌质红，苔黄腻，脉滑数，指纹紫，辨证为湿热泻证。 患者因湿热之邪蕴结肠胃，下结肠道，传化失司，故而发为本病	4分
中医类证鉴别(助理不考)： 细菌性痢疾急性起病，大便为黏液脓血便，腹痛，里急后重。大便常规检查有脓细胞、红细胞和吞噬细胞，大便培养有痢疾杆菌生长。 而泄泻是以大便次数增多，粪质稀薄或如水样为特征的一种小儿常见病。大便常规可有脂肪细胞或少量白细胞、红细胞。大便病原学检查可有轮状病毒，或致病性大肠杆菌等阳性	3分
中医治法：清肠解热，化湿止泻	2分/3分
方剂名称：葛根黄芩黄连汤加味	2分
药物组成、剂量及煎服方法： 葛根9g　黄芩6g　黄连3g　马齿苋6g 苍术5g　厚朴6g　茯苓6g　陈皮8g 白头翁5g　炙甘草3g 3剂　水煎服　每日1剂　早晚温服	3分/5分

55号题

刘某，男，8个月。2019年6月5日初诊。

患儿平素母乳喂养，近来不思乳食，呕吐乳片，大便稀。现症：患儿不思乳食，呕吐乳片，脘腹胀满，大便酸臭，烦躁啼哭，夜眠不安，手足心热，舌质红，苔黄厚，脉象弦滑，指纹紫。

请与厌食相鉴别。

评分标准	总分20分
中医疾病诊断：积滞	3分
中医证型诊断：乳食内积	3分
中医辨病辨证依据(含病因病机分析)： 患者，男，8个月，以不思乳食，呕吐乳片，脘腹胀满为主症，辨病为积滞；患儿不思乳食，呕吐乳片，脘腹胀满，大便酸臭，烦躁啼哭，夜眠不安，手足心热，舌质红，苔黄厚，脉象弦滑，指纹紫，辨证为乳食内积。 患儿乳食不节，内积不化，停聚中脘，故发为本病	4分
中医类证鉴别(助理不考)： 厌食是长期食欲不振，厌恶进食，一般无脘腹胀满、大便酸臭等症。 积滞症见不思乳食，食而不化，脘腹胀满，嗳气酸腐，大便不调	3分
中医治法：消乳化食，和中导滞	2分/3分
方剂名称：消乳丸	2分
药物组成、剂量及煎服方法： 麦芽6g　神曲6g　香附6g　陈皮10g 山楂5g　茯苓6g　连翘3g　莱菔子6g 甘草3g 3剂　水煎服　每日1剂　早晚分服	3分/5分

56号题

王某，男，8岁，2019年5月12日就诊。

患儿发热4天，皮疹2天就诊。患儿4天前出现壮热不退，烦躁易惊，口渴喜饮冷水，面红目赤，2天前颜面及躯干皮肤出现皮疹，现丘疹，疱疹，结痂等多种疹形同时存在，分布密集，疹色紫暗，疱浆浑浊，大便干结，小便短赤，舌质红绛，舌苔黄糙而干，脉数有力。

请与脓疱疮相鉴别。

评分标准	总分20分
中医疾病诊断：水痘	3分
中医证型诊断：常证-邪炽气营证	3分
中医辨病辨证依据(含病因病机分析)： 患者，男，8岁，以发热，皮疹为主症，且丘疹，疱疹，结痂等多种疹形同时存在，辨病为水痘；患者壮热不退，烦躁易惊，口渴喜饮冷水，面红目赤，皮疹分布密集，疹色紫暗，疱浆浑浊，大便干结，小便短赤，舌质红绛，舌苔黄糙而干，脉数有力，辨证为邪炽气营证。 患者因抵抗力低下，感受水痘时邪，致热毒炽盛，燔灼气营，从而发为本病	4分
中医类证鉴别(助理不考)： 脓疱疮好发于炎热夏季，一般无发热等全身症状，皮疹多见于头面部及肢体暴露部位，病初为疱疹，很快成为脓疱，疱液浑浊，经搔抓脓液流溢蔓延而传播。 而水痘因感受水痘时邪所致，好发于冬春季节，以躯干部较多，四肢部位较少，皮疹初为红色斑丘疹，很快变为疱疹，内含水液，皮薄易破，常丘疹、疱疹、结痂等多种疹形同时存在	3分
中医治法：清气凉营，解毒化湿	2分/3分
方剂名称：清胃解毒汤加减	2分
药物组成、剂量及煎服方法： 黄连3g　黄芩6g　牡丹皮6g　生石膏12g(先煎) 生地黄12g　升麻6g　赤芍6g　栀子6g 紫草9g　车前草6g 3剂　水煎服　每日1剂　早晚分服	3分/5分

57号题

陈某，女，8岁。2019年3月9日初诊。

患者发热2天，胸背部皮肤皮疹1天。现症：微热，鼻寒流涕，偶咳，胸背部皮肤见红斑、丘疹、疱疹，少许结痂。疱疹壁薄，疱浆清亮，根盘微红晕，痘疹稀疏，舌质淡，苔薄白，脉浮数。

请与脓疱疮相鉴别。

评分标准	总分20分
中医疾病诊断：水痘	3分
中医证型诊断：常证-邪伤肺卫证	3分
中医辨病辨证依据(含病因病机分析)： 患者，女，8岁，以发热，胸背部皮疹为主症，且见红斑，丘疹、疱疹、结痂同时存在，辨病为水痘；患者微热，鼻寒流涕，偶咳，胸背部皮肤见红斑、丘疹、疱疹，少许结痂。疱疹壁薄，疱浆清亮，根盘微红晕，痘疹稀疏，舌质淡，苔薄白，脉浮数，辨证为邪伤肺卫证。 患者因抵抗力低下，感受水痘时邪，伤于肺卫，从而发为本病	4分
中医类证鉴别(助理不考)： 脓疱疮好发于炎热夏季，一般无发热等全身症状，皮疹多见于头面部及肢体暴露部位，病初为疱疹，很快成为脓疱，疱液浑浊，经搔抓脓液流溢蔓延而传播。 而水痘因感受水痘时邪所致，好发于冬春季节，以躯干部较多，四肢部位较少，皮疹初为红色斑丘疹，很快变为疱疹，内含水液，皮薄易破，常丘疹、疱疹、结痂等多种疹形同时存在	3分

中医治法：疏风清热，利湿解毒	2分/3分
方剂名称：银翘散加减	2分
药物组成、剂量及煎服方法： 金银花12g　连翘9g　竹叶9g　荆芥6g 牛蒡子6g　薄荷5g　桔梗5g　淡豆豉6g 芦根6g　车前草3g　甘草3g 3剂　水煎服　每日1剂　早晚分服	3分/5分

58号题（助理不考）

李某，男，11岁。2019年6月2日初诊。

患儿1周前两腮部以耳垂为中心漫肿，肿胀疼痛，表皮不红，边缘不清，触压痛。局部外敷仙人掌治疗，腮部肿胀渐消，近1天两侧睾丸肿胀疼痛，舌质红，舌苔黄，脉数。

请与发颐相鉴别。

评分标准	总分20分
中医疾病诊断：痄腮	3分
中医证型诊断：变证-毒窜睾腹证	3分
中医辨病辨证依据（含病因病机分析）： 患者，男，11岁，以腮部漫肿渐消后，出现两侧睾丸肿胀疼痛为主症，辨病为痄腮；患者现症见两侧睾丸肿胀疼痛，舌质红，舌苔黄，脉数，辨证为毒窜睾腹证。 患者因感受痄腮时邪，日久邪毒未清，余邪流毒内窜至足厥阴肝经，蕴结于阴器，从而发为本病	4分
中医类证鉴别： 发颐，即化脓性腮腺炎，腮腺肿大多为一侧，表皮泛红，疼痛剧烈，拒按，按压腮部可见口腔内腮腺管口有脓液溢出。无传染性，血白细胞总数及中性粒细胞增高。 而痄腮，即流行性腮腺炎，以耳垂为中心的腮部肿痛，常一侧先肿大，2～3天后对侧亦可肿大。腮腺管口红肿。有传染性，血白细胞总数正常或稍降低，淋巴细胞可相对增加	3分
中医治法：清肝泻火，活血止痛	2分
方剂名称：龙胆泻肝汤加减	2分
药物组成、剂量及煎服方法： 龙胆草4.5g　黄芩6g　山栀子6g　泽泻5g 木通3g　车前子3g（包煎）　当归6g　生地黄12g 柴胡9g　甘草3g 3剂　水煎服　每日1剂　早晚分服	3分

59号题（助理不考）

王某，男，10岁。2019年3月16日初诊。

患儿2天前发热，继而两侧腮部以耳垂为中心漫肿疼痛，坚硬拒按，张口咀嚼困难，伴高热不退，烦躁，口渴，头痛，咽痛，便秘，溲赤，舌红苔黄，脉滑数。

请与发颐相鉴别。

评分标准	总分20分
中医疾病诊断：痄腮	3分
中医证型诊断：常证-热毒蕴结证	3分
中医辨病辨证依据（含病因病机分析）： 患者，男，10岁，以发热，两侧腮部以耳垂为中心漫肿疼痛为主症，辨病为痄腮；患者腮部肿痛，坚硬拒按，张口咀嚼困难，伴高热不退，烦躁口渴，头痛咽痛，便秘溲赤，舌红苔黄，脉滑数，辨证为热毒蕴结证。 患者因感受痄腮时邪，热毒炽盛，内传入里，壅滞体内，从而发为本病	4分

中医类证鉴别： 发颐，即化脓性腮腺炎，腮腺肿大多为一侧，表皮泛红，疼痛剧烈，拒按，按压腮部可见口腔内腮腺管口有脓液溢出。无传染性，血白细胞总数及中性粒细胞增高。 而痄腮，即流行性腮腺炎，以耳垂为中心的腮部肿痛，常一侧先肿大，2～3天后对侧亦可肿大。腮腺管口红肿。有传染性，血白细胞总数正常或稍降低，淋巴细胞可相对增加	3分
中医治法：清热解毒，软坚散结	2分
方剂名称：普济消毒饮加减	2分
药物组成、剂量及煎服方法： 柴胡12g　黄芩6g　黄连4.5g　连翘6g 板蓝根9g　升麻6g　牛蒡子3g　桔梗6g 薄荷5g　陈皮6g 3剂　水煎服　每日1剂　早晚分服	3分

60号题（助理不考）

张某，男，9岁。2019年7月1日初诊。

患者发热2天，微恶风，然后出现左侧腮部肿胀、疼痛。现症见：左侧腮部肿痛，边缘不清，触之痛甚，咀嚼不便，伴头痛，咽痛，纳少，舌红苔薄白，脉浮数。

请与发颐相鉴别。

评分标准	总分20分
中医疾病诊断：痄腮	3分
中医证型诊断：常证-邪犯少阳证	3分
中医辨病辨证依据（含病因病机分析）： 患者，男，9岁，以发热，左侧腮部肿胀疼痛为主症，辨病为痄腮；患者左侧腮部肿痛，边缘不清，触之痛甚，咀嚼不便，伴头痛，咽痛，纳少，舌红苔薄白，脉浮数，辨证为邪犯少阳证。 患者因感受痄腮时邪，邪犯少阳经脉，循经上攻，故而发为本病	4分
中医类证鉴别： 发颐，即化脓性腮腺炎，腮腺肿大多为一侧，表皮泛红，疼痛剧烈，拒按，按压腮部可见口腔内腮腺管口有脓液溢出。无传染性，血白细胞总数及中性粒细胞增高。 而痄腮，即流行性腮腺炎，以耳垂为中心的腮部肿痛，常一侧先肿大，2～3天后对侧亦可肿大。腮腺管口红肿。有传染性，血白细胞总数正常或稍降低，淋巴细胞可相对增加	3分
中医治法：疏风清热，散结消肿	2分
方剂名称：柴胡葛根汤加减	2分
药物组成、剂量及煎服方法： 柴胡9g　黄芩5g　牛蒡子3g　葛根6g 桔梗6g　银花12g　连翘9g　板蓝根9g 夏枯草9g　甘草6g 3剂　水煎服　每日1剂　早晚分服	3分

61号题（助理不考）

杨某，女，32岁，已婚，职员。2019年3月30日初诊。

患者有月经后期病史，产后出血史。平素月经量少，经色淡而质薄。末次月经为2018年5月28日。现症：月经停闭不行，头晕眼花，神疲肢软，毛发不泽易脱落，羸瘦萎黄，脉沉缓，舌淡苔少。

请与胎死不下相鉴别。

评分标准	总分20分
中医疾病诊断：闭经	3分
中医证型诊断：气血虚弱证	3分
中医辨病辨证依据（含病因病机分析）： 患者，女，32岁，以月经停闭10月余为主症，辨病为闭经；患者有月经后期病史，产后出血史，平素月经量少，经色淡而质薄，现症月经停闭不行，头晕眼花，神疲肢软，毛发不泽易脱落，羸瘦萎黄，脉沉缓，舌淡苔少，辨证为气血虚弱证。 患者冲任气血不足，血海空虚，无血可下，从而发为本病	4分
中医类证鉴别： 胎死腹中者，除月经停闭外，尚应有妊娠的征象，但子宫增大多小于停经月份。B超检查宫腔内可见孕囊、胚芽或胎体，但无胎心搏动。 闭经者，停经前大多有月经紊乱，停经后无妊娠征象	3分
中医治法：补气养血调经	2分
方剂名称：八珍汤加减	2分
药物组成、剂量及煎服方法： 人参15g　白术18g　茯苓12g　生姜9g 大枣12g　生地黄15g　白芍12g　当归12g 川芎9g　甘草6g 3剂　水煎服　每日1剂　早晚分服	3分

62号题

何某，女，25岁，已婚，会计。2019年4月3日初诊。

患者产后2个月出现带下量多，有腥臭味。现症：带下量多，色黄白，质黏稠，有臭气，胸闷口腻，纳食较差，阴痒，小便黄少，舌苔黄腻，脉濡略数。

请与白浊相鉴别。

评分标准	总分20分
中医疾病诊断：带下病-带下过多	3分
中医证型诊断：湿热下注证	3分
中医辨病辨证依据（含病因病机分析）： 患者，女，25岁，以带下量多，色、质、气味异常为主症，辨病为带下过多；患者带下量多，色黄白，质黏稠，有臭气，胸闷口腻，纳食较差，阴痒，小便黄少，舌苔黄腻，脉濡略数，辨证为湿热下注证。 患者产后，湿邪乘虚而入，蕴而化热，伤及任、带，从而发病	4分
中医类证鉴别（助理不考）： 白浊是指尿道流出浑浊如脓之物的一种疾患，多随小便排出，可伴有小便淋沥涩痛。 而带下过多，出自阴道	3分
中医治法：清利湿热	2分/3分
方剂名称：止带方加减	2分
药物组成、剂量及煎服方法： 猪苓10g　茯苓12g　车前子15g（包煎）　泽泻12g 茵陈10g　赤芍12g　牡丹皮12g　黄柏9g 栀子9g　牛膝10g 3剂　水煎服　每日1剂　早晚分服	3分/5分

63号题

李某，女，21岁，未婚，学生。2019年10月9日初诊。

患者近半年来出现经期及经后一二日小腹绵绵作痛，腰部酸胀。末次月经：2019年10月6日。现症：小腹及腰骶酸痛不适，经色暗淡，量少，质稀薄，潮热，耳鸣，苔薄白，脉细弱。

请与胎动不安相鉴别。

评分标准	总分20分
中医疾病诊断：痛经	3分
中医证型诊断：肾气亏虚证	3分
中医辨病辨证依据（含病因病机分析）： 患者，女，21岁，以经期及经后一二日小腹作痛为主症，辨病为痛经；患者小腹及腰骶酸痛不适，经色暗淡，量少，质稀薄，潮热，耳鸣，苔薄白，脉细弱，辨证为肾气亏虚证。 患者因禀赋素弱，肝肾亏虚，精亏血少，冲任、胞宫失去濡养，不荣则痛，从而发为本病	4分
中医类证鉴别（助理不考）： 胎动不安有停经史或早孕反应，妊娠试验阳性；在少量阴道流血和轻微小腹疼痛的同时，可伴有腰酸和小腹下坠感；妇科检查时，子宫体增大如停经月份，宫体变软，盆腔B超可见宫腔内有孕囊和胚芽，或见胎心搏动。 痛经无停经史和妊娠反应，妇科检查及盆腔B超检查也无妊娠现象	3分
中医治法：补肾益气止痛	2分/3分
方剂名称：益肾调经汤加减	2分
药物组成、剂量及煎服方法： 杜仲15g　巴戟天12g　续断15g　乌药9g 艾叶9g　当归15g　熟地黄18g　益母草9g 白芍12g　炙甘草6g 5剂　水煎服　每日1剂　早晚分服	3分/5分

64号题

王某，女，48岁，已婚，职员。2019年6月11初诊。

近1年来，患者出现带下量多，色黄，质黏有臭味。伴阴部灼热，头目昏眩，面部烘热，五心烦热，失眠多梦，便结尿黄，舌红少苔，脉细略数。

请与白浊相鉴别。

评分标准	总分20分
中医疾病诊断：带下病-带下过多	3分
中医证型诊断：阴虚夹湿证	3分
中医辨病辨证依据（含病因病机分析）： 患者，女，48岁，以带下量多为主症，辨病为带下过多；患者带下色黄，质黏有臭味，阴部灼热，头目昏眩，面部烘热，五心烦热，失眠多梦，便结尿黄，舌红少苔，脉细略数，辨证为阴虚夹湿证。 患者阴虚失守，下焦复感湿热，伤及任带，而致本病	4分
中医类证鉴别（助理不考）： 白浊是指尿道流出浑浊如脓之物的一种疾患，多随小便排出，可伴有小便淋沥涩痛。 而带下过多，出自阴道	3分
中医治法：益肾滋阴，清热止带	2分/3分
方剂名称：知柏地黄汤加减	2分

药物组成、剂量及煎服方法： 熟地黄20g　山药15g　山茱萸12g　牡丹皮10g 泽泻10g　茯苓15g　知母15g　黄柏9g 芡实10g　金樱子9g 3剂　水煎服　每日1剂　早晚分服	3分/5分

65号题（助理不考）

赵某，女，3岁，2019年8月17日初诊。

患者3天前出现壮热不退，烦躁易惊，口渴喜饮，第二天颜面及躯干皮肤出现皮疹。现症：咳嗽气急，喘促鼻扇，喉间痰鸣，张口抬肩，口唇青紫，皮疹稠密，疹色紫暗，疱浆浑浊。舌质红，苔黄腻，脉滑数，指纹紫滞。

请与脓疱疮相鉴别。

评分标准	总分20分
中医疾病诊断：水痘	3分
中医证型诊断：变证-邪毒闭肺证	3分
中医辨病辨证依据（含病因病机分析）： 患儿，女，3岁，以壮热不退，颜面及躯干皮肤出现皮疹为主症，辨病为水痘；现症见患儿咳嗽气急，喘促鼻扇，喉间痰鸣，张口抬肩，口唇青紫，皮疹稠密，疹色紫暗，疱浆浑浊，舌质红，苔黄腻，脉滑数，指纹紫滞，辨证为邪毒闭肺证。 患儿因感受水痘时邪，邪毒内犯，闭阻于肺，肺失宣肃，从而发为本病	4分
中医类证鉴别： 脓疱疮好发于炎热夏季，一般无发热等全身症状，皮疹多见于头面部及肢体暴露部位，病初为疱疹，很快成为脓疱，疱液浑浊，经搔抓脓液流溢蔓延而传播。 而水痘因感受水痘时邪所致，好发于冬春季节，以躯干部较多，四肢部位较少，皮疹初为红色斑丘疹，很快变为疱疹，内含水液，皮薄易破，常丘疹、疱疹、结痂等多种疹形同时存在	3分
中医治法：清热解毒，开肺化痰	2分
方剂名称：麻杏石甘汤加减	2分
药物组成、剂量及煎服方法： 麻黄3g　杏仁5g　生石膏9g（先煎）　甘草3g 桑白皮3g　苏子3g　黄连3g　黄芩3g 栀子4.5g　牡丹皮3g　紫草3g 3剂　水煎服　每日1剂　早晚分服	3分

66号题（助理不考）

梁某，女，6岁。2019年5月6日初诊。

患儿1天前发热，继而出现耳下腮部肿胀疼痛，坚硬拒按。现症：高热不退，耳下腮部肿痛，坚硬拒按，神昏嗜睡，项强，反复抽搐，头痛，呕吐，舌红，苔黄，脉弦数。

请与发颐相鉴别。

评分标准	总分20分
中医疾病诊断：痄腮	3分
中医证型诊断：变证-邪陷心肝证	3分
中医辨病辨证依据（含病因病机分析）： 患者，女，6岁，以高热不退，耳下腮部肿痛为主症，辨病为痄腮；患者高热不退，耳下腮部肿痛，坚硬拒按，神昏嗜睡，项强，反复抽搐，头痛，呕吐，舌红，苔黄，脉弦数，辨证为邪陷心肝证。 患者因感受痄腮时邪，邪毒炽盛，热扰心神，闭窍动风，从而发病	4分

中医类证鉴别：	
中医类证鉴别： 发颐，即化脓性腮腺炎，腮腺肿大多为一侧，表皮泛红，疼痛剧烈，拒按，按压腮部可见口腔内腮腺管口有脓液溢出。无传染性，血白细胞总数及中性粒细胞增高。 而痄腮，即流行性腮腺炎，以耳垂为中心的腮部肿痛，常一侧先肿大，2～3天后对侧亦可肿大。腮腺管口红肿。有传染性，血白细胞总数正常或稍降低，淋巴细胞可相对增加	3分
中医治法：清热解毒，息风开窍	2分
方剂名称：清瘟败毒饮加减	2分
药物组成、剂量及煎服方法： 生石膏18g（先煎） 知母12g 栀子15g 黄连9g 连翘12g 生地黄15g 牡丹皮12g 赤芍12g 水牛角15g（先煎） 玄参12g 竹叶9g 连翘12g 甘草6g 3剂 水煎服 每日1剂 早晚分服	3分

67号题

项某，女，2岁。2019年1月6日初诊。

3个月前，患儿出现发热、咳嗽、咳痰，于医院诊断为“肺炎”，经治疗后病情好转，但一直未痊愈。现症：患儿久咳，咳痰无力，痰多，面白少华，神疲乏力，动则汗出，易感冒，纳呆便溏，舌质淡红，苔薄白，脉细无力，指纹淡红。

请与咳嗽变异性哮喘相鉴别。

评分标准	总分20分
中医疾病诊断：肺炎喘嗽	3分
中医证型诊断：常证-肺脾气虚证	3分
中医辨病辨证依据（含病因病机分析）： 患儿，女，2岁，西医诊断为“肺炎”，以久咳、咳痰为主症，辨病为肺炎喘嗽；患者久咳，咳痰无力，痰多，面白少华，神疲乏力，动则汗出，易感冒，纳呆便溏，舌质淡红，苔薄白，脉细无力，指纹淡红，辨证为肺脾气虚证。 患儿久病，肺脾气虚，痰湿内生，从而发病	4分
中医类证鉴别（助理不考）： 咳嗽变异性哮喘以咳嗽为主症，咳嗽持续1个月以上，常在夜间和（或）清晨及运动后发作或加重，以干咳为主。肺部听诊无啰音。抗生素治疗无效。 而肺炎喘嗽起病急，以发热、咳嗽、气喘、鼻扇、痰鸣为主症，相当于西医学中的小儿肺炎。肺部听诊可闻及中、细湿啰音，抗生素治疗有效	3分
中医治法：补肺益气，健脾化痰	2分/3分
方剂名称：人参五味子汤加减	2分
药物组成、剂量及煎服方法： 党参5g 白术3g 茯苓3g 五味子1.5g 麦冬6g 陈皮3g 半夏2g 紫菀3g 甘草2g 3剂 水煎服 每日1剂 早晚分服	3分/5分

68号题

方某，女，35岁，已婚，教师。2019年8月4日初诊。

患者结婚7年，有正常性生活而未受孕。现症：月经先期，量少色红，无血块，形体消瘦，腰膝酸软，头晕眼花，心悸失眠，口干，五心烦热，午后低热，舌质偏红，苔少，脉细弱。

请与暗产相鉴别。

评分标准	总分20分
中医疾病诊断：不孕症	3分
中医证型诊断：肾虚证-肾阴虚证	3分
中医辨病辨证依据（含病因病机分析）： 患者，女，35岁，以婚后7年未孕为主症，辨病为不孕症；患者月经先期，量少色红，无血块，形体消瘦，腰膝酸软，头晕眼花，心悸失眠，口干，五心烦热，午后低热，舌质偏红，苔少，脉细弱，辨证为肾阴虚证。 患者因肾阴不足，阴虚火旺，血海蕴热，故不能成孕	4分
中医类证鉴别（助理不考）： 暗产是指早早孕期，胚胎初结而自然流产者。此时孕妇尚未有明显的妊娠反应，一般不易觉察而误认为不孕。通过基础体温监测、早孕试验及病理学检查可明确	3分
中医治法：滋阴养血，调冲益精	2分/3分
方剂名称：养精种玉汤加减	2分
药物组成、剂量及煎服方法： 熟地黄25g　当归15g　白芍12g　山茱萸12g 山药15g　女贞子12g　墨旱莲12g　枸杞子15g 牡丹皮12g　甘草6g 3剂　水煎服　每日1剂　早晚分服	3分/5分

69号题

陈某，女，11个月。2019年6月28日初诊。

患儿因护理不当，舌上满布白屑，并蔓延于口唇，哭闹不安，拒食。现症：患儿口腔舌上出现白屑，两颊内侧黏膜红赤，面赤，唇红，伴有发热，烦躁，哭闹不安，拒乳，口渴发热，大便干结，小便黄赤，舌红，苔黄厚，脉滑数，指纹紫滞。

请与口疮相鉴别。

评分标准	总分20分
中医疾病诊断：鹅口疮	3分
中医证型诊断：心脾积热	3分
中医辨病辨证依据（含病因病机分析）： 患儿，女，11个月，以口腔舌上满布白屑为主症，辨病为鹅口疮；两颊内侧黏膜红赤，面赤，唇红，伴有发热，烦躁，哭闹不安，拒乳，口渴发热，大便干结，小便黄赤，舌红，苔黄厚，脉滑数，指纹紫滞，故辨证为心脾积热。 患儿因护理不当，口腔不洁，感受秽毒之邪，热毒蕴积心脾，故发为本病	4分
中医类证鉴别（助理不考）： 口疮为口舌黏膜上出现黄白色溃疡，周围红赤，不能拭去，拭去后出血，局部灼热疼痛。 鹅口疮多发生于新生儿或久病体弱儿，口腔及舌上布满白屑，周围有红晕，其疼痛、流涎一般较轻	3分
中医治法：清心泻脾	2分/3分
方剂名称：清热泻脾散加减	2分
药物组成、剂量及煎服方法： 栀子5g　黄连3g　黄芩6g　生地黄9g 茯苓9g　金银花3g　连翘3g　生石膏9g（先煎） 甘草3g 3剂　水煎服　每日1剂　早晚分服	3分/5分

70号题（助理不考）

王某，男，64岁，已婚，工人。2019年10月5日初诊。

患者小便频数5年，逐渐加重。现症：小便频数，夜间尤甚，尿线变细，余沥不尽，尿程缩短。逐渐点滴不爽，尿闭不通，精神萎靡，面色无华，畏寒肢冷。舌质淡润，苔薄白，脉沉细。

请与前列腺癌相鉴别。

评分标准	总分20分
中医疾病诊断：精癃	3分
中医证型诊断：肾阳不足证	3分
中医辨病辨证依据（含病因病机分析）： 患者，男，64岁，以进行性尿频，夜尿增多，排尿困难为主症，辨病为精癃；患者小便频数，夜间尤甚，尿线变细，余沥不尽，尿程缩短，逐渐点滴不爽，尿闭不通，精神萎靡，面色无华，畏寒肢冷，舌质淡润，苔薄白，脉沉细，辨证为肾阳不足证。 患者因年老，肾阳虚衰，膀胱气化不利，从而发为本病	4分
中医类证鉴别： 两者发病年龄相似，可同时存在。但前列腺癌早期出现肺和骨骼转移的特点，肛门直肠指检：前列腺多不对称，表面不光滑，可触及不规则、无弹性硬结。PSA（前列腺特异抗原）和酸性磷酸酶增高。盆腔部CT或前列腺穿刺活体组织检查可确定诊断。 而精癃直肠指诊见前列腺增大，表面光滑，中等硬度，富有弹性，中央沟变浅或消失	3分
中医治法：温补肾阳，通窍利尿	2分
方剂名称：济生肾气丸加减	2分
药物组成、剂量及煎服方法： 熟地黄18g　山药15g　山茱萸15g　牡丹皮10g 泽泻10g　茯苓15g　附子9g（先煎）　车前子12g（包煎） 肉桂9g　牛膝12g 3剂　水煎服　每日1剂　早晚分服	3分

71号题

赵某，女，38岁，已婚，教师。2019年2月12日初诊。

患者乳房肿块伴疼痛半年。肿块与疼痛随喜怒消长，伴胸闷胁胀，善郁易怒，失眠多梦，心烦口苦。查体：双侧乳房外上象限触及片块样肿块，质地中等，表面光滑，活动度好，有压痛。舌苔薄黄，脉弦滑。

请与乳岩相鉴别。

评分标准	总分20分
中医疾病诊断：乳癖	3分
中医证型诊断：肝郁痰凝证	3分
中医辨病辨证依据（含病因病机分析）： 患者，女，38岁，以患者乳房肿块伴疼痛半年为主症，辨病为乳癖；患者乳房肿块伴疼痛，肿块与乳痛随喜怒消长，伴胸闷胁胀，善郁易怒，失眠多梦，心烦口苦。舌苔薄黄，脉弦滑，辨证属于肝郁痰凝证。 患者情志不遂，郁怒伤肝，肝郁气滞，气血凝结乳络；思虑伤脾，脾失健运，痰湿内生，气滞痰凝，瘀血结聚形成肿块，从而发为本病	4分
中医类证鉴别（助理不考）**：** 乳岩表现为乳房肿块，多无疼痛，逐渐长大，肿块质地坚硬，表面高低不平，边界不整齐，常与皮肤粘连，活动度差，患侧淋巴结可肿大，后期溃破呈菜花样。好发年龄在40～60岁。 而乳癖表现为乳房疼痛并出现肿块，与月经周期及情绪变化密切相关。肿块大小不等，形态不一，边界不清，质地不硬，活动度好。好发于25～45岁中青年妇女	3分

中医治法：疏肝解郁，化痰散结	2分/3分
方剂名称：逍遥蒌贝散加减	2分
药物组成、剂量及煎服方法： 柴胡15g　香附12g　白术18g　茯苓12g 白芍15g　当归15g　瓜蒌15g　浙贝15g 法半夏10g　夏枯草10g 3剂　水煎服　每日1剂　早晚分服	3分/5分

72号题

王某，女，38岁，干部。2019年4月6日初诊。

患者半年前热水洗手后突发皮肤剧痒，后遇热或肥皂水烫洗后则皮肤剧痒难忍反复发作。伴有口干不欲饮，纳差，腹胀。查体：皮损色暗，粗糙肥厚，对称分布。舌淡，苔白，脉弦细。月经史无异常。

请与牛皮癣相鉴别。

评分标准	总分20分
中医疾病诊断：湿疮-慢性湿疮	3分
中医证型诊断：血虚风燥证	3分
中医辨病辨证依据（含病因病机分析）： 患者，女，38岁，以皮肤剧痒，遇热或肥皂水烫洗后则皮肤剧痒难忍为主症，辨病为湿疮；患者现症见口干不欲饮，纳差，腹胀，查体见皮损色暗，粗糙肥厚，对称分布，舌淡，苔白，脉弦细，辨证为血虚风燥证。 患者禀赋不耐，久病耗伤阴血，致血虚风燥，从而发为本病。	4分
中医类证鉴别（助理不考）： 慢性湿疮对称分布，多形损害，倾向湿润，以苔藓样变为主，易反复发作。 牛皮癣好发于颈侧、肘、尾骶部，常不对称，有典型的苔藓样变，皮损倾向干燥，无多形性损害	3分
中医治法：养血润肤，祛风止痒	2分/3分
方剂名称：四物消风饮加减	2分
药物组成、剂量及煎服方法： 当归15g　生地黄18g　丹参15g　白芍12g 荆芥12g　防风15g　川芎12g　鸡血藤15g 徐长卿9g　炙甘草6g 5剂　水煎服　每日1剂　早晚分服	3分/5分

73号题

周某，男，55岁，已婚，干部。2018年10月8日初诊。

患者半年前始出现大便时点滴下血，色淡红，有肿物自肛门脱出，不能自行还纳，需用手法还纳，伴头晕、气短、面色少华、神疲自汗、纳少、便溏。查体：截石位肛门11点、7点处齿线上可触及柔软光滑之团块，无压痛，肛门松弛。舌淡，苔薄白，脉细弱。

请与脱肛相鉴别。

评分标准	总分20分
中医疾病诊断：痔-内痔	3分
中医证型诊断：脾虚气陷证	3分

中医辨病辨证依据(含病因病机分析): 患者,男,55岁,以大便时点滴下血,有肿物自肛门脱出为主症,辨病为内痔;患者便血,色淡红,痔核脱出不能自行还纳,需用手法还纳,伴头晕、气短、面色少华、神疲自汗、纳少、便溏,舌淡,苔薄白,脉细弱,辨证属于脾虚气陷证。 患者因脾虚失摄,中气下陷,则见痔核脱出不纳,从而发为本病	4分
中医类证鉴别(助理不考): 痔与脱肛的共同点是肛内有物脱出,质地柔软。 脱肛为直肠黏膜或直肠环状脱出,有螺旋状皱褶,表面光滑,无静脉曲张,一般不出血,脱出后有黏液分泌。 而痔核脱出为柔软静脉团,呈暗紫色或深红色,伴有便血,肛门不适感,如果形成嵌顿,可有剧烈疼痛	3分
中医治法:补中益气,升阳举陷	2分/3分
方剂名称:补中益气汤加减	2分
药物组成、剂量及煎服方法: 黄芪18g 白术20g 陈皮12g 升麻10g 柴胡15g 党参12g 当归15g 山药15g 炙甘草10g 3剂 水煎服 每日1剂 早晚分服	3分/5分

74号题

李某,女,5岁。2019年4月12日初诊。

患儿平素饮食不节,恣意零食。近2个月来,不思乳食,稍食即饱,腹满喜按,大便夹有不消化食物残渣,面黄神疲,形体偏瘦,舌质淡,苔白,脉细弱,指纹滞。

请与疳证相鉴别。

评分标准	总分20分
中医疾病诊断:积滞	3分
中医证型诊断:脾虚夹积	3分
中医辨病辨证依据(含病因病机分析): 患者,女,5岁,以不思乳食、脘胀为主症,有伤食病史,辨病为积滞;患者不思乳食,稍食即饱,腹满喜按,大便夹有不消化食物残渣,面黄神疲,形体偏瘦,舌质淡,苔白,脉细弱,指纹滞,辨证为脾虚夹积。 患者因脾胃素虚,喂养失宜,食而不化,从而发为本病	4分
中医类证鉴别(助理不考): 疳证是以形体消瘦为主要特征,同时伴有明显的脾胃症状和精神症状。 积滞症见不思乳食,食而不化,脘腹胀满,嗳气酸腐,大便不调	3分
中医治法:健脾助运,消食化滞	2分/3分
方剂名称:健脾丸加减	2分
药物组成、剂量及煎服方法: 太子参6g 白术9g 陈皮12g 茯苓9g 神曲3g 麦芽6g 山楂3g 木香6g 枳实3g 甘草3g 3剂 水煎服 每日1剂 水煎服	3分/5分

75号题

方某,男,4岁5个月。2019年9月16日初诊。

患儿间断发热伴全身疱疹3天。现症:患儿3天前出现间断发热,后出现口腔疱疹,渐至四肢,痛痒难忍，烦躁口渴，小便黄赤，大便秘结，拒食，疱疹色泽紫暗，成簇出现，根盘红晕显著，疱液浑浊，舌质红绛，苔黄腻，脉滑数。

请与水痘相鉴别。

评分标准	总分20分
中医疾病诊断：手足口病	3分
中医证型诊断：湿热蒸盛	3分
中医辨病辨证依据（含病因病机分析）： 患者，男，4岁5个月，以发热伴口腔及四肢疱疹为主症，辨病为手足口病；患儿间断发热，出现口腔疱疹，渐至四肢，痛痒难忍，烦躁口渴，小便黄赤，大便秘结，拒食，疱疹色泽紫暗，成簇出现，根盘红晕显著，疱液浑浊，舌质红绛，苔黄腻，脉滑数，故辨证为湿热蒸盛。 患儿因感受手足口病时邪，湿热蕴结，故发为本病	4分
中医类证鉴别（助理不考）： 水痘好发于冬春季节，皮疹以躯干部较多，四肢部位较少，疱疹多呈椭圆形，其长轴与躯体的纵轴垂直。且丘疹、疱疹、结痂等多种疹形常同时存在，呈向心性分布。 而手足口病夏秋季节多见，为口腔黏膜出现散在疱疹，手、足和臀部出现斑丘疹、疱疹，呈离心性分布	3分
中医治法：清热凉营，解毒祛湿	2分/3分
方剂名称：清瘟败毒饮加减	2分
药物组成、剂量及煎服方法： 生地黄6g　黄连9g　黄芩6g　牡丹皮6g 栀子6g　竹叶6g　知母6g　生石膏6g（先煎） 玄参3g　连翘3g　芍药3g　甘草6g 3剂　水煎服　每日1剂　早晚分服	3分/5分

76号题

盛某，男，7岁。2020年3月19日初诊。

患儿感受外邪后，出现恶寒发热、咳嗽咳痰等症，自服解表药物后，热势渐退，但2天后双下肢呈对称性皮疹，色泽鲜红，大小不一，压之不退色，伴有关节肿痛，舌质红，苔薄黄，脉浮数。

请与急腹症相鉴别。

评分标准	总分20分
中医疾病诊断：紫癜	3分
中医证型诊断：风热伤络证	3分
中医辨病辨证依据（含病因病机分析）： 患者，男，7岁，以双下肢呈对称性鲜红色皮疹2天为主症，辨病为紫癜；患儿双下肢呈对称性皮疹，色泽鲜红，大小不一，压之不退色，伴有关节肿痛，舌质红，苔薄黄，脉浮数，辨证为风热伤络证。 患儿因外感风热邪气，与气血相搏，热伤血络，迫血妄行，故发为本病	4分
中医类证鉴别（助理不考）： 急腹症：紫癜患者出现严重腹痛者，应警惕合并急腹症的可能。同时儿童期出现急性腹痛者，应注意排除过敏性紫癜的可能，可仔细寻找皮肤紫癜，了解腹部情况，必要时考虑胃肠镜检查	3分
中医治法：疏风清热，凉血安络	2分/3分
方剂名称：银翘散加减	2分
药物组成、剂量及煎服方法： 金银花9g　连翘9g　淡豆豉6g　桔梗9g 芦根9g　淡竹叶9g　荆芥6g　薄荷6g（后下） 蒲公英6g　牛蒡子6g　甘草6g 3剂　水煎服　每日1剂　早晚分服	3分/5分

77号题

吴某，女，1岁8个月。2019年11月5日初诊。

患儿自昨日起，发热咳嗽，微恶风寒，喷嚏流涕，咽喉肿痛，两目红赤，泪水汪汪，畏光羞明，神烦哭闹，纳减口干，小便短少，大便不调。口腔两颊黏膜红赤，舌质偏红，舌苔薄黄，脉浮数。

请与风痧相鉴别。

评分标准	总分20分
中医疾病诊断：麻疹	3分
中医证型诊断：顺证-邪犯肺卫证（初热期）	3分
中医辨病辨证依据（含病因病机分析）： 患者，女，1岁8个月，出现发热恶风寒，咳嗽流涕，有眼部症状和口腔黏膜红赤，辨病为麻疹；患儿发热咳嗽，微恶风寒，喷嚏流涕，咽喉肿痛，两目红赤，泪水汪汪，畏光羞明，小便短少，大便不调。口腔两颊黏膜红赤，舌质偏红，舌苔薄黄，脉浮数，辨证为邪犯肺卫证。 患儿因外感麻疹时邪，邪郁肺卫，宣发失司，故发为本病	4分
中医类证鉴别（助理不考）： 风痧发热1天左右，皮肤出现淡红色斑丘疹，可伴耳后枕部淋巴结肿大。皮疹初起于头面部，迅速向下蔓延，1天内布满躯干和四肢。出疹2～3天后，发热渐退，皮疹逐渐隐没，皮疹消退后，可有皮肤脱屑，但无色素沉着。无畏光、泪水汪汪和麻疹黏膜斑	3分
中医治法：辛凉透表，清宣肺卫	2分/3分
方剂名称：宣毒发表汤加减	2分
药物组成、剂量及煎服方法： 升麻6g　葛根6g　荆芥9g　防风6g 薄荷9g（后下）　连翘6g　前胡6g　牛蒡子9g 甘草6g　桔梗6g　竹叶6g 3剂　水煎服　每日1剂　早晚分服	3分/5分

78号题

张某，男，6岁。2019年11月17日初诊。

患儿发热，咽喉肿痛，四肢及躯干可见猩红色皮疹。现症：患儿持续发热，烦躁不安，面红，咽喉肿痛红赤伴有糜烂，口渴，颈部、腋下、躯干可见细小红色丘疹，皮肤猩红，压之退色，可见草莓舌，脉数有力。

请与川崎病相鉴别。

评分标准	总分20分
中医疾病诊断：丹痧	3分
中医证型诊断：毒炽气营证	3分
中医辨病辨证依据（含病因病机分析）： 患者，男，6岁，以发热，咽喉肿痛，全身布发猩红色皮疹为主症，辨病为丹痧；患儿持续发热，烦躁不安，面红，咽喉肿痛红赤伴有糜烂，口渴，颈部、腋下、躯干可见细小红色丘疹，皮肤猩红，压之退色，可见草莓舌，脉数有力，辨证为毒炽气营证。 患者为感受痧毒疫疠之邪，化火入里，传入气营，从而发病	4分
中医类证鉴别（助理不考）： 川崎病也有草莓舌，猩红热样皮疹或多形性红斑皮疹。 两者不同点是川崎病婴儿多见持续性高热1～3周。表现为眼结膜充血，唇红皲裂。手足出现硬性水肿，掌、跖及指趾端潮红，持续10天左右始退，于甲床皮肤交界处出现特征性指、趾端薄片状或膜状脱皮。有时可引起冠状动脉病变，青霉素治疗无效	3分

中医治法：清气凉营，泻火解毒	2分/3分
方剂名称：凉营清气汤加减	2分
药物组成、剂量及煎服方法： 石斛6g 栀子6g 牡丹皮6g 生地黄6g 薄荷9g(后下) 赤芍6g 玄参6g 生石膏6g(先煎) 甘草9g 连翘6g 竹叶3g 芦根3g 3剂 水煎服 每日1剂 早晚分服	3分/5分

79号题

蔡某，女，3岁半。2019年12月29日初诊。

患儿平素体弱，今发热、咳嗽3天，皮疹由头面渐至全身。现证见：患儿持续高热，烦躁气促，鼻翼扇动，喉间痰鸣，疹点紫暗，面色青灰，口唇紫绀，舌质红，苔黄腻，脉数。

请与奶麻相鉴别。

评分标准	总分20分
中医疾病诊断：麻疹	3分
中医证型诊断：逆证-邪毒闭肺证	3分
中医辨病辨证依据（含病因病机分析）： 患儿，女，3岁半，以发热，咳嗽，全身皮疹为主症，辨病为麻疹；患儿持续高热，烦躁气促，鼻翼扇动，喉间痰鸣，疹点紫暗，面色青灰，口唇紫绀，舌质红，苔黄腻，脉数，辨证为邪毒闭肺证。 患儿因外感麻疹时邪，正虚致邪毒袭肺，肺气闭郁，故发为本病	4分
中医类证鉴别（助理不考）： 奶麻多见于2岁以下婴幼儿，突然高热，持续3～5天，身热始退或热退稍后即出现玫瑰红色皮疹，以躯干、腰部、臀部为主，面部及肘、膝关节等处较少。全身症状轻微，皮疹出现1～2天后即消退，疹退后无脱屑及色素沉着斑	3分
中医治法：宣肺开闭，清热解毒	2分/3分
方剂名称：麻杏石甘汤加减	2分
药物组成、剂量及煎服方法： 麻黄3g 杏仁5g 生石膏9g(先煎) 甘草3g 黄连3g 黄芩3g 栀子4.5g 牡丹皮3g 前胡3g 百部3g 3剂 水煎服 每日1剂 早晚分服	3分/5分

80号题

王某，男，6岁。2019年9月1日初诊。

患儿突发四肢瘀点、瘀斑1天。现症：全身皮肤出现大片瘀斑，四肢及头面部较多，色泽鲜红，伴鼻衄，尿血，血色鲜红，烦躁不安，口渴便秘，发热，舌红，脉数有力。

请与急腹症相鉴别。

评分标准	总分20分
中医疾病诊断：紫癜	3分
中医证型诊断：血热妄行证	3分
中医辨病辨证依据（含病因病机分析）： 患者，男，6岁，以全身皮肤瘀斑1天为主症，辨病为紫癜；患儿全身皮肤出现大片瘀斑，色泽鲜红，伴鼻衄，尿血，血色鲜红，烦躁不安，口渴便秘，发热，舌红，脉数有力，辨证为血热妄行证。 患儿因热盛于内，伤及血络，迫血妄行，故发为本病	4分

中医类证鉴别（助理不考）： 急腹症：紫癜患者出现严重腹痛者，应警惕合并急腹症的可能。同时儿童期出现急性腹痛者，应注意排除过敏性紫癜的可能，可仔细寻找皮肤紫癜，了解腹部情况，必要时考虑胃肠镜检查	3分
中医治法：清热解毒，凉血止血	2分/3分
方剂名称：犀角地黄汤加减	2分
药物组成、剂量及煎服方法： 水牛角6g（先煎） 黄连3g 栀子3g 生地黄6g 赤芍6g 玄参6g 牡丹皮6g 连翘6g 金银花3g 甘草6g 3剂 水煎服 每日1剂 早晚分服	3分/5分

81号题

刘某，女，5岁。2019年2月15日初诊。

患儿5日前发热微恶风寒，两眼红赤，畏光羞明，此后持续高热，烦躁不安，目赤微汗，咳嗽，全身满布皮疹，疹点稠密，疹色较暗，触之碍手，压之退色，大便干结，小便短少，舌质红赤，苔黄腻，脉数有力。

请与丹痧相鉴别。

评分标准	总分20分
中医疾病诊断：麻疹	3分
中医证型诊断：顺证-邪入肺胃证（出疹期）	3分
中医辨病辨证依据（含病因病机分析）： 患者，女，5岁，出现发热，眼部症状，随后全身满布皮疹，辨病为麻疹；患儿持续高热，烦躁不安，目赤微汗，咳嗽，全身满布皮疹，疹点稠密，疹色较暗，触之碍手，压之退色，大便干结，小便短少，舌质红赤，苔黄腻，脉数有力，辨证为邪入肺胃证。 患儿因外感麻疹时邪，邪入气分，正邪抗争，故发为本病	4分
中医类证鉴别（助理不考）： 丹痧多见于3～15岁儿童，起病急骤，发热数小时到1天内皮肤猩红，伴细小红色丘疹，自颈、胸、腋下、腹股沟处开始，2～3天遍布全身。在出疹时可伴见口周苍白圈、皮肤线状疹，草莓舌等典型症状	3分
中医治法：清凉解毒，透疹达邪	2分/3分
方剂名称：清解透表汤加减	2分
药物组成、剂量及煎服方法： 银花6g 连翘6g 桑叶9g 菊花6g 葛根9g 蝉蜕6g 紫草6g 牛蒡子9g 甘草6g 板蓝根6g 竹叶6g 3剂 水煎服 每日1剂 早晚分服	3分/5分

82号题

梁某，女，3岁，2019年5月26日初诊。

患儿自幼体弱，因口舌布满白屑，哭闹拒食就诊。现症：口腔舌上白屑稀散，周围嫩红，形体怯弱，低热盗汗，手足心热，虚烦不安，舌质嫩红，苔少，脉细数，指纹淡紫。

请与白喉相鉴别。

评分标准	总分20分
中医疾病诊断：鹅口疮	3分

中医证型诊断：虚火上浮	3分
中医辨病辨证依据（含病因病机分析）： 患儿，女，3岁，以口舌满布白屑为主症，辨病为鹅口疮；患儿口腔舌上白屑稀散，周围嫩红，形体怯弱，低热盗汗，手足心热，虚烦不安，舌质嫩红，苔少，脉细数，指纹淡紫，故辨证为虚火上浮。 患儿因自幼体弱，阴虚阳亢，水不制火，虚火上浮，故发为本病	4分
中医类证鉴别（助理不考）： 白喉是由白喉杆菌引起的急性传染病。咽、扁桃体甚则鼻腔、喉部可见灰白色的假膜，坚韧，不易擦去，若强力剥离则易出血。多伴有发热、咽痛、进行性喉梗阻、呼吸困难、疲乏等全身症状，病情较重。 鹅口疮多发生于新生儿或久病体弱儿，口腔及舌上布满白屑，可融合成片，严重者向咽喉等处蔓延，不具有传染性	3分
中医治法：滋阴降火	2分/3分
方剂名称：知柏地黄丸加减	2分
药物组成、剂量及煎服方法： 知母5g　黄柏3g　山药6g　生地黄9g 山茱萸9g　茯苓9g　牡丹皮3g　泽泻3g 甘草3g 3剂　水煎服　每日1剂　早晚分服	3分/5分

83号题

刘某，男，5岁半，2019年11月28日初诊

患儿发热，咽喉肿痛，四肢及躯干出现猩红色皮疹，经治疗后病情好转。现症见：皮疹布齐，身热渐退，咽部疼痛减轻，伴低热，干咳，纳减，舌红少津，脉细数。

请与金黄色葡萄球菌相鉴别。

评分标准	总分20分
中医疾病诊断：丹痧	3分
中医证型诊断：疹后阴伤证	3分
中医辨病辨证依据（含病因病机分析）： 患者，男，5岁半，以发热，咽喉肿痛，全身布发猩红色皮疹为主症，辨病为丹痧；患儿皮疹布齐，身热渐退，咽部疼痛减轻，伴低热，干咳，纳减，舌红少津，脉细数，辨证为疹后阴伤证。 患者为感受痧毒疫疠之邪，邪毒已去，阴津耗损，从而发病	4分
中医类证鉴别（助理不考）： 金黄色葡萄球菌可产生红疹毒素，引起猩红热样皮疹。其皮疹比猩红热皮疹消退快，而且退疹后无脱皮现象，皮疹消退后全身症状不减轻。咽拭子、血培养可见金黄色葡萄球菌	3分
中医治法：养阴生津，清热润喉	2分/3分
方剂名称：沙参麦冬汤加减	2分
药物组成、剂量及煎服方法： 石斛6g　沙参6g　麦冬6g　玉竹6g 桑叶3g　天花粉6g　白扁豆6g　西洋参3g 甘草6g　芦根3g 3剂　水煎服　每日1剂　早晚分服	3分/5分

84号题

秦某，男，3岁半。2019年8月1日初诊。

2天前患儿外出归来后出现发热，咳嗽，流涕，轻微腹泻。昨日发现口腔内及手足部出现小疱疹。现症：患儿口腔内及手掌、足跖部出现米粒大小疱疹，疼痛流涎，拒食。疱疹分布稀疏，疹色红润，根盘红晕不著，疱液清亮。伴发热，咳嗽流涕，腹泻。舌质红，苔薄黄，脉浮数。

请与疱疹性咽峡炎相鉴别。

评分标准	总分20分
中医疾病诊断：手足口病	3分
中医证型诊断：邪犯肺脾	3分
中医辨病辨证依据（含病因病机分析）： 患者，男，3岁半，以发热伴口腔及手足疱疹为主症，辨病为手足口病；患儿口腔内及手掌、足跖部出现米粒大小疱疹，疼痛流涎，拒食，疱疹分布稀疏，疹色红润，根盘红晕不著，疱液清亮，伴发热，咳嗽流涕，腹泻，舌质红，苔薄黄，脉浮数，故辨证为邪犯肺脾。 患儿因感受手足口病时邪，初犯肺脾，肺气失宣，卫阳被遏，脾失健运，胃失和降，故发为本病	4分
中医类证鉴别（助理不考）： 疱疹性咽峡炎多见于5岁以下小儿，起病较急，常突发高热、流涕、口腔疼痛甚或拒食，体检可见软腭、悬雍垂、舌腭弓、扁桃体、咽后壁等部位出现灰白色小疱疹，1～2天内疱疹破溃形成溃疡，颌下淋巴结可肿大，但很少累及颊黏膜、舌、龈以及口腔以外部位皮肤，可资鉴别	3分
中医治法：宣肺解表，清热化湿	2分/3分
方剂名称：甘露消毒丹加减	2分
药物组成、剂量及煎服方法： 滑石粉6g（包煎） 金银花9g 连翘6g 黄芩6g 藿香6g（后下） 栀子6g 薄荷6g（后下） 知母6g 白芍3g 甘草6g 3剂 水煎服 每日1剂 早晚分服	3分/5分

85号题

蔡某，女，2岁半。2019年12月29日初诊。

患儿5日前出现发热，全身布发红色斑丘疹。现症：高热不退，咽喉肿痛，声音嘶哑，咳声重浊，声如犬吠，喉间痰鸣，气促喘憋，胸高胁陷，面唇紫绀，烦躁不安，皮疹稠密融合，色紫暗，舌质红，苔黄腻，脉滑数，指纹紫滞。

请与丹痧鉴别。

评分标准	总分20分
中医疾病诊断：麻疹	3分
中医证型诊断：逆证-邪毒攻喉证	3分
中医辨病辨证依据（含病因病机分析）： 患儿，女，2岁半，以发热，全身布发红色斑丘疹为主症，辨病为麻疹；患儿高热不退，咽喉肿痛，咳声如犬吠，喉间痰鸣，气促喘憋，胸高胁陷，面唇紫绀，烦躁不安，皮疹稠密融合，色紫暗，舌质红，苔黄腻，脉滑数，指纹紫滞，辨证为逆证之邪毒攻喉证。 患儿因感受麻疹时邪，热毒炽盛，并循经上攻咽喉，热盛灼津为痰，痹阻气道，故而发为本病	4分
中医类证鉴别（助理不考）： 丹痧多见于3～15岁儿童，起病急骤，发热数小时到1天内皮肤猩红，伴细小红色丘疹，自颈、胸、腋下、腹股沟处开始，2～3天遍布全身。在出疹时可伴见口周苍白圈、皮肤线状疹，草莓舌等典型症状	3分
中医治法：清热解毒，利咽消肿	2分/3分
方剂名称：清咽下痰汤加减	2分

药物组成、剂量及煎服方法： 玄参6g　射干9g　桔梗3g　黄芩3g 牛蒡子3g　瓜蒌6g　浙贝母6g　荆芥6g 半夏3g　生甘草3g 3剂　水煎服　每日1剂　早晚分服	3分/5分

86号题

钱某，女，51岁，已婚，职员。2019年8月23日初诊。

患者月经紊乱1年，时而提前，时而错后，月经量少色暗。伴有乍寒乍热，烘热汗出，腰酸乏力，头晕耳鸣，健忘，五心烦热，舌淡苔薄，脉沉细。

请与癥瘕相鉴别。

评分标准	总分20分
中医疾病诊断：绝经前后诸证	3分
中医证型诊断：肾阴阳俱虚证	3分
中医辨病辨证依据（含病因病机分析）： 患者，女，51岁，时值绝经期前后，出现月经紊乱，乍寒乍热，烘热汗出，可辨病为绝经前后诸证；患者乍寒乍热，烘热汗出，腰酸乏力，月经紊乱，量少色暗，头晕耳鸣，健忘，五心烦热，舌淡苔薄，脉沉细，辨证为肾阴阳俱虚证。 患者正值绝经期前后，真阴真阳不足，不能濡养、温煦脏腑，冲任失调，从而发病	4分
中医类证鉴别（助理不考）： 经断前后的年龄为癥瘕好发之期，如出现月经过多或经断复来，或有下腹疼痛，浮肿，或带下五色，气味臭秽，或身体骤然明显消瘦等症状者，应详加诊察，必要时结合西医学的辅助检查，明确诊断，以免贻误病情。 而绝经前后诸证为妇女在绝经期前后，围绕月经紊乱或绝经出现如烘热汗出、烦躁易怒、潮热面红、眩晕耳鸣、心悸失眠、腰背酸楚、面浮肢肿、皮肤蚁行样感、情志不宁等症状，无器质性病变	3分
中医治法：补肾扶阳，滋肾养血	2分/3分
方剂名称：二仙汤加减	2分
药物组成、剂量及煎服方法： 仙茅18g　当归18g　淫羊藿15g　黄柏12g 巴戟天15g　女贞子10g　补骨脂9g　知母12g 生龟甲10g（先煎）　炙甘草6g 3剂　水煎服　每日1剂　早晚分2次温服	3分/5分

87号题

李某，女，32岁，已婚，职员。2020年3月17日初诊。

患者平素体弱，今停经3个月，腰酸、小腹坠痛伴阴道少量出血7天。末次月经：2019年12月20日。停经后无明显不适，1个月前B超提示宫内早孕。近2周阴道少量下血，色淡暗，腰酸，小腹下坠，伴头晕耳鸣，小便频数，夜尿增多，舌淡苔白，脉沉滑尺弱。

请与胎殒难留相鉴别。

评分标准	总分20分
中医疾病诊断：胎动不安	3分
中医证型诊断：肾虚证	3分

中医辨病辨证依据(含病因病机分析): 患者,女,32岁,以妊娠期间出现腰酸、小腹坠痛伴阴道少量出血7天为主症,辨病为胎动不安;患者近2周阴道少量下血,色淡暗,腰酸,小腹下坠,伴头晕耳鸣,小便频数,夜尿增多,舌淡苔白,脉沉滑尺弱,辨证为肾虚证。 患者因禀赋素弱,肾气虚弱,冲任不固,胎失所系,以致胎元不固,而发为此病	4分
中医类证鉴别(助理不考): 胎动不安是指妊娠期间,出现腰酸腹痛或下腹坠胀,或伴有少量阴道出血者。 胎殒难留是指阴道流血增多,腹痛加重,妇科检查子宫颈口已扩张,有时胚胎组织堵塞于子宫颈口,子宫与停经月份相符或略小。B超检查孕囊变形,或子宫壁与胎膜之间的暗区不断增大,胎囊进入宫颈管内,无胎心搏动	3分
中医治法: 固肾安胎,佐以益气	2分/3分
方剂名称: 寿胎丸加减	2分
药物组成、剂量及煎服方法: 菟丝子20g 桑寄生18g 续断15g 阿胶18g(烊化) 党参15g 白术12g 益智仁12g 覆盆子9g 黄芪15g 炙甘草6g 大枣6g 3剂 水煎服 每日1剂 早晚分2次温服	3分/5分

88号题

周某,女,29岁,已婚。2019年12月8日初诊。

患者结婚后4年,有正常性生活而未受孕。平素月经延后,量少色淡,带下量多,清稀如水,面色晦暗,腰膝酸软,性欲淡漠,小便清长,大便溏薄,舌淡苔白,脉沉弱。

请与暗产相鉴别。

评分标准	总分20分
中医疾病诊断: 不孕症	3分
中医证型诊断: 肾虚证-肾阳虚证	3分
中医辨病辨证依据(含病因病机分析): 患者,女,29岁,婚后4年,有正常性生活而未受孕,辨病为不孕症;患者平素月经延后,量少色淡,带下量多,清稀如水,面色晦暗,腰膝酸软,性欲淡漠,小便清长,大便溏薄,舌淡苔白,脉沉弱,辨证为肾阳虚证。 患者因肾阳不足,胞宫失煦,冲任虚寒,以致不能摄精受孕	4分
中医类证鉴别(助理不考): 暗产是指早早孕期,胚胎初结而自然流产者。此时孕妇尚未有明显的妊娠反应,一般不易觉察而误认为不孕。通过基础体温监测、早孕试验及病理学检查可明确	3分
中医治法: 温肾补气养血,调补冲任	2分/3分
方剂名称: 右归丸加减	2分
药物组成、剂量及煎服方法: 巴戟天10g 补骨脂15g 菟丝子14g 肉桂10g 附子9g(先煎) 杜仲10g 白术12g 山药16g 山茱萸9g 熟地黄15g 枸杞子15g 3剂 水煎服 每日1剂 早晚分2次温服	3分/5分

89号题

杨某,女,35岁,已婚,企业高管。2020年5月3日初诊。

患者平素工作压力大，精神紧张。婚后3年，有正常性生活而未受孕。症见月经延后，量少，色紫暗，有血块，伴有痛经，平时少腹作痛，痛时拒按，舌质紫暗，脉细弦。

请与暗产相鉴别。

评分标准	总分20分
中医疾病诊断：不孕症	3分
中医证型诊断：瘀滞胞宫证	3分
中医辨病辨证依据（含病因病机分析）： 患者，女，35岁，婚后3年，有正常性生活而未受孕，辨病为不孕症；患者月经延后，量少，色紫暗，有血块，伴有痛经，平时少腹作痛，痛时拒按，舌质紫暗，脉细弦，可辨证为瘀滞胞宫证。 患者因情志不畅，瘀血内停，冲任阻滞，胞脉不通，以致不孕	4分
中医类证鉴别（助理不考）： 暗产是指早早孕期，胚胎初结而自然流产者。此时孕妇尚未有明显的妊娠反应，一般不易觉察而误认为不孕。通过基础体温监测、早孕试验及病理学检查可明确	3分
中医治法：逐瘀荡胞，调经助孕	2分/3分
方剂名称：少腹逐瘀汤加减	2分
药物组成、剂量及煎服方法： 桃仁10g　红花10g　小茴香15g　牛膝10g 川芎15g　当归15g　吴茱萸6g　肉桂6g 赤芍10g　蒲黄10g　五灵脂6g（包煎） 3剂　水煎服　每日1剂　早晚分2次温服	3分/5分

90号题

王某，男，16岁，未婚，学生。2020年3月25日初诊。

1周前，患者曾有急乳蛾病史，经治疗后好转。3天前突起颈部结块，形如鸡卵，光软无头，大小约7cm，边界不清，活动度不大，皮肤焮红，灼热疼痛。而后逐渐扩大，高肿发硬，伴有恶寒发热，头痛咽痛，口渴便干，舌苔黄腻，脉弦滑。

请与发相鉴别。

评分标准	总分20分
中医疾病诊断：痈	3分
中医证型诊断：火毒凝结证	3分
中医辨病辨证依据（含病因病机分析）： 患者，男，16岁，突起颈部结块，红肿热痛，光软无头，大小约7cm，辨病为痈；患者局部皮肤焮红，灼热疼痛，光软无头，逐渐高肿发硬，伴有恶寒发热，头痛咽痛，口渴便干，舌苔黄腻，脉弦滑，可辨证为火毒凝结证。 患者因感染毒邪，邪毒湿浊留阻肌肤，气血凝滞，经络壅遏，化火为毒而成痈肿	4分
中医类证鉴别（助理不考）： 发在皮肤疏松部位突然红肿蔓延成片，灼热疼痛，红肿以中心明显，四周较淡，边界不清，范围较痈大，3～5日皮肤湿烂，随即腐溃、色黑，或中软而不溃，并伴有明显的全身症状	3分
中医治法：清热解毒，行瘀活血	2分/3分
方剂名称：仙方活命饮加减	2分
药物组成、剂量及煎服方法： 金银花18g　连翘12g　川贝母10g　当归尾10g 赤芍12g　白芷9g　乳香9g　没药9g 黄芩15g　陈皮12g　天花粉9g　甘草9g 3剂　水煎服　每日1剂　早晚分2次温服	3分/5分

91号题

文某，男，6岁。2020年2月20日初诊。

患儿平素易感外邪。3天前因在外玩耍淋雨，而出现发热恶风，微有汗出，鼻塞流浊涕，咳嗽气促，痰多，痰稠色黄，口渴咽红，舌质红苔薄黄，脉浮数，指纹浮紫。

请与咳嗽变异性哮喘相鉴别。

评分标准	总分20分
中医疾病诊断：肺炎喘嗽	3分
中医证型诊断：常证-风热闭肺证	3分
中医辨病辨证依据(含病因病机分析)： 患者，男，6岁，以发热、咳嗽气促、咳痰色黄为主症，辨病为肺炎喘嗽；患者发热恶风，微汗出，鼻塞流浊涕，咳嗽气促，痰多，痰稠色黄，口渴咽红，舌质红苔薄黄，脉浮数，指纹浮紫，辨证为常证之风热闭肺证。 患者因风热之邪外侵，热邪闭肺，肺气郁阻，失于宣肃，从而发为本病	4分
中医类证鉴别(助理不考)： 咳嗽变异性哮喘以咳嗽为主症，咳嗽持续1个月以上，常在夜间和（或）清晨及运动后发作或加重，以干咳为主。肺部听诊无啰音。抗生素治疗无效。 而肺炎喘嗽起病急，以发热、咳嗽、气喘、鼻扇、痰鸣为主症，相当于西医学中的小儿肺炎。肺部听诊可闻及中、细湿啰音，抗生素治疗有效	3分
中医治法：辛凉宣肺，化痰止咳	2分/3分
方剂名称：麻杏石甘汤加减	2分
药物组成、剂量及煎服方法： 麻黄3g　杏仁6g　生石膏9g(先煎)　甘草3g 金银花3g　连翘6g　薄荷6g(后下)　桔梗3g 牛蒡子3g　芦根9g 3剂　水煎服　每日1剂　早晚分服	3分/5分

92号题

徐某，男，4岁。2019年10月27日初诊。

患儿5天前自幼儿园回家后，出现发热、咳嗽、全身布发红色斑丘疹，发病迅速。现仍高热不退，今晨起神昏谵妄，四肢抽搐，皮肤疹点密集成片，色泽紫暗，大便秘结，小便短赤，舌红绛，苔黄糙，脉弦数。

请与奶麻相鉴别。

评分标准	总分20分
中医疾病诊断：麻疹	3分
中医证型诊断：逆证-邪陷心肝证	3分
中医辨病辨证依据(含病因病机分析)： 患儿，男，4岁，以发热，咳嗽，全身布发红色斑丘疹为主症，辨病为麻疹；患儿高热不退，神昏谵妄，四肢抽搐，皮肤疹点密集成片，色泽紫暗，大便秘结，小便短赤，舌红绛苔黄糙，脉弦数，辨证为逆证之邪陷心肝证。 患儿因外感麻疹时邪，麻毒炽盛，内陷厥阴，蒙蔽心包，引动肝风，故发为本病	4分
中医类证鉴别(助理不考)： 奶麻多见于2岁以下婴幼儿，突然高热，持续3～5天，身热始退或热退稍后即出现玫瑰红色皮疹，以躯干、腰部、臀部为主，面部及肘、膝关节等处较少。全身症状轻微，皮疹出现1～2天后即消退，疹退后无脱屑及色素沉着斑	3分
中医治法：平肝息风，清营解毒	2分/3分

方剂名称：羚角钩藤汤加减	2分
药物组成、剂量及煎服方法： 羚羊角粉3g（冲服）　钩藤3g（后下）　桑叶5g　菊花9g 茯神3g　竹茹3g　浙贝母3g　白芍4.5g 甘草3g 3剂　水煎服　每日1剂　早晚分服	3分/5分

93号题

蒋某，男，10岁。2019年10月3日初诊。

患儿无外伤史，反复出现皮肤瘀点、瘀斑4年，迁延不愈，10天前感冒后症状复现。现症：下肢关节附近及臀部出现大片瘀斑，颜色淡紫，伴有鼻衄，面色苍黄，神疲乏力，时有腹痛，纳差恶心，舌淡苔薄，脉细无力。

请与急腹症相鉴别。

评分标准	总分20分
中医疾病诊断：紫癜	3分
中医证型诊断：气不摄血证	3分
中医辨病辨证依据（含病因病机分析）： 患者，男，10岁，以皮肤出现瘀点、瘀斑10天为主症，辨病为紫癜；患儿紫癜反复出现，迁延不愈，瘀斑颜色淡紫，伴有鼻衄，面色苍黄，神疲乏力，时有腹痛，纳差恶心，舌淡苔薄，脉细无力，辨证为气不摄血证。 患儿因气虚统摄无权，气不摄血，血液不循常道而溢出脉外，故发为本病	4分
中医类证鉴别（助理不考）： 急腹症：紫癜患者出现严重腹痛者，应警惕合并急腹症的可能。同时儿童期出现急性腹痛者，应注意排除过敏性紫癜的可能，可仔细寻找皮肤紫癜，了解腹部情况，必要时考虑胃肠镜检查	3分
中医治法：健脾养心，益气摄血	2分/3分
方剂名称：归脾汤加减	2分
药物组成、剂量及煎服方法： 党参6g　白术9g　茯苓6g　黄芪9g 酸枣仁9g　当归9g　远志6g　龙眼肉6g 木香3g　生姜6g　甘草6g　大枣6g 3剂　水煎服　每日1剂　早晚分服	3分/5分

94号题

房某，女，33岁，已婚，公务员。2020年4月9日初诊。

患者怀孕2个月，1天前因出差时不慎跌倒，伤及腹部。出现腹痛腰酸，小腹坠胀，伴有阴道少量下血，舌质淡，脉滑无力。

请与异位妊娠相鉴别。

评分标准	总分20分
中医疾病诊断：胎动不安	3分
中医证型诊断：跌仆伤胎证	3分
中医辨病辨证依据（含病因病机分析）： 患者，女，33岁，以妊娠期间，出现腰腹坠胀疼痛，伴阴道下血为主症，辨病为胎动不安；患者损伤腹部，导致腹痛腰酸，小腹坠胀，伴有阴道少量下血，舌质淡，脉滑无力，辨证为跌仆伤胎证。 患者因跌扑闪挫，损伤冲任，气血失和，以致伤动胎气	4分

中医类证鉴别（助理不考）： 异位妊娠有少量不规则阴道流血、下腹隐痛等症，其破裂时即伴有剧烈的下腹部撕裂样疼痛，多限于一侧，或伴有晕厥或休克。妇科检查和B超检查有助于诊断。 而胎动不安是指妊娠期间，出现腰酸腹痛或下腹坠胀，或伴有少量阴道出血者。查B超示宫内妊娠	3分
中医治法：补气和血，安胎	2分/3分
方剂名称：圣愈汤合寿胎丸	2分
药物组成、剂量及煎服方法： 黄芪60g　赤芍15g　川芎12g　当归15g 地龙6g　党参18g　白芍12g　白术15g 炙甘草6g 3剂　水煎服　每日1剂　早晚分服	3分/5分

95号题（助理不考）

姜某，女，29岁，已婚，农民。2020年6月9日初诊。

患者产后7日，发热3日。患者7天前经会阴侧切足月分娩一子，产程顺利。近3日忽觉乍寒乍热，恶露下之甚少，色暗有块，小腹疼痛拒按，口干不欲饮，舌紫暗，脉弦涩。

请与乳痈发热相鉴别。

评分标准	总分20分
中医疾病诊断：产后发热	3分
中医证型诊断：血瘀证	3分
中医辨病辨证依据（含病因病机分析）： 患者，女，29岁，以产后7日，发热3日为主症，辨病为产后发热；患者乍寒乍热，恶露下之甚少，色暗有块，小腹疼痛拒按，口干不欲饮，舌紫暗，脉弦涩，辨证为血瘀证。 患者瘀阻冲任，恶露不下，败血停滞，阻碍气机，营卫不通，从而发为本病	4分
中医类证鉴别： 乳痈好发于产后1个月内的哺乳期妇女，表现为发热并伴有乳房胀硬、红肿、热痛，甚则溃腐化脓。 而产后发热是指产褥期内，出现发热持续不退，或突然高热寒战，并伴有其他症状者，并无相关乳房局部表现	3分
中医治法：活血化瘀	2分
方剂名称：生化汤加减	2分
药物组成、剂量及煎服方法： 当归15g　川芎12g　桃仁15g　炮姜12g 红花9g　丹参12g　牡丹皮12g　益母草15g 炙甘草9g 3剂　水煎服　每日1剂　早晚分服	3分

96号题（助理不考）

姜某，女，52岁，已婚，教师。2019年6月21日初诊。

患者于半年前常规体检，查B超示子宫肌瘤6.5cm×6.4cm×5.8cm。现症见：下腹包块时或胀痛，按之不坚，月经后期，带下量多，色白质黏腻，形体畏寒，胸脘痞闷，舌质暗紫，边见瘀点，苔白腻，脉弦滑。

请与妊娠相鉴别。

评分标准	总分20分
中医疾病诊断：癥瘕	3分

中医证型诊断：痰湿瘀结证	3分
中医辨病辨证依据(含病因病机分析)： 患者，女，52岁，以下腹包块时或胀痛为主症，辨病为癥瘕；患者下腹包块按之不坚，月经后期，带下量多，色白质黏腻，形体畏寒，胸脘痞闷，舌质暗紫边见瘀点，苔白腻，脉弦滑，辨证为痰湿瘀结证。 患者脾肾不足，阳气虚弱，脾失健运，水湿不化，聚而成痰，痰滞胞络，与血气相结，积而成癥	4分
中医类证鉴别： 妇人妊娠有停经史、早孕反应，子宫增大与停经月份相符，质软囊性感。 而癥瘕为妇女下腹部胞中有结块，按之或柔软不坚，或坚硬固定不移，伴有或痛或胀或满甚或出血。辅助检查可明确诊断	3分
中医治法：化痰除湿，活血消癥	2分
方剂名称：苍附导痰丸合桂枝茯苓丸加减	2分
药物组成、剂量及煎服方法： 苍术15g　香附12g　枳壳9g　陈皮9g 茯苓12g　胆南星6g　桂枝9g　牡丹皮9g 赤芍12g　桃仁6g　甘草6g 3剂　水煎服　每日1剂　早晚分服	3分

97号题(助理不考)

刘某，女，7岁。2019年10月6日初诊。

患儿为早产儿，禀赋薄弱。3天前因外出游玩受风后出现发热，咳嗽，气喘，痰多，未予及时就诊。今晨起突然出现呼吸急促，烦躁不安，面色苍白，口唇青紫，四肢厥冷，肝脏迅速增大，小便减少，舌质紫暗，脉细弱而数，指纹紫滞，可达命关。

请与儿童哮喘相鉴别。

评分标准	总分20分
中医疾病诊断：肺炎喘嗽	3分
中医证型诊断：变证-心阳虚衰证	3分
中医辨病辨证依据(含病因病机分析)： 患儿，女，7岁，以发热，咳嗽，气喘，痰多为主症，辨病为肺炎喘嗽；现症见呼吸急促，烦躁不安，面色苍白，口唇青紫，四肢厥冷，肝脏迅速增大，小便减少，舌质紫暗，脉细弱而数，指纹紫滞，可达命关，辨为变证之心阳虚衰证。 患儿因禀赋不足，外感风邪，肺为邪闭，气机不利，血行不畅，心失所养，心气、心阳不能敷布全身，从而发病	4分
中医类证鉴别： 儿童哮喘呈反复发作的咳嗽喘息，胸闷气短，喉间痰鸣，发作时双肺可闻及以呼气相为主的哮鸣音，呼气延长，支气管舒张剂有显著疗效。 而肺炎喘嗽起病急，以发热、咳嗽、气喘、鼻扇、痰鸣为主症，相当于西医学中的小儿肺炎。肺部听诊可闻及中、细湿啰音，抗生素治疗有效	3分
中医治法：温补心阳，救逆固脱	2分
方剂名称：参附龙牡救逆汤加减	2分
药物组成、剂量及煎服方法： 人参18g　附子6g(先煎)　龙骨9g(先煎)　牡蛎9g(先煎) 白芍9g　丹参6g　红花3g　桂枝3g 炙甘草3g 3剂　水煎服　每日1剂　早晚分服	3分

98号题（助理不考）

陈某，女，5岁。2019年3月9日初诊。

患者3天前出现发热，咳嗽，流清涕，2天前头面部出现红斑、丘疹伴瘙痒，很快变成疱疹，自行服用“银翘解毒颗粒”，未见明显好转。今晨突然高热不退，头痛呕吐，神志模糊，伴有抽搐，全身散布疱疹，胸背部为多，疱浆浑浊，疹色紫暗，舌质红绛苔黄，脉数。

请与脓疱疮相鉴别。

评分标准	总分20分
中医疾病诊断：水痘	3分
中医证型诊断：变证-邪陷心肝证	3分
中医辨病辨证依据（含病因病机分析）： 患儿，女，5岁，以发热，头面、胸背部疱疹为主症，辨病为水痘；患儿现症见高热不退，头痛呕吐，神志模糊，伴有抽搐，疱浆浑浊，疹色紫暗，舌质红绛苔黄，脉数，辨为变证之邪陷心肝证。 患儿因邪毒炽盛，毒热化火，内陷心肝，发为本病	4分
中医类证鉴别： 脓疱疮好发于炎热夏季，一般无发热等全身症状，皮疹多见于头面部及肢体暴露部位，病初为疱疹，很快成为脓疱，疱液浑浊，经搔抓脓液流溢蔓延而传播。 而水痘因感受水痘时邪所致，好发于冬春季节，以躯干部较多，四肢部位较少，皮疹初为红色斑丘疹，很快变为疱疹，内含水液，皮薄易破，常丘疹、疱疹、结痂等多种疹形同时存在	3分
中医治法：清热解毒，镇惊息风	2分
方剂名称：清瘟败毒饮加减	2分
药物组成、剂量及煎服方法： 栀子9g　黄连3g　连翘6g　生甘草6g 生地黄9g　生石膏12g（先煎）　牡丹皮9g　水牛角9g（先煎） 赤芍6g　竹叶6g　玄参6g　钩藤6g（后下） 僵蚕3g 3剂　水煎服　每日1剂　早晚分服	3分

99号题

吴某，女，2岁8个月。2019年11月5日初诊。

患儿1周前出现发热，咳嗽，鼻塞流涕。继而耳后发际、头面部开始布发红色斑丘疹。现症：皮疹出齐，疹点按出疹顺序开始消退，皮肤可见糠麸样脱屑和色素沉着。发热渐退，咳嗽减轻，胃纳增加，舌红少津苔薄，脉细无力。

请与奶麻相鉴别。

评分标准	总分20分
中医疾病诊断：麻疹	3分
中医证型诊断：顺证-阴津耗伤证（收没期）	3分
中医辨病辨证依据（含病因病机分析）： 患者，女，2岁8个月，以发热，耳后发际、头面部布发红色斑丘疹为主症，辨病为麻疹；患儿皮疹出齐，疹点按出疹顺序开始消退，皮肤可见糠麸样脱屑和色素沉着，发热渐退，咳嗽减轻，胃纳增加，舌红少津苔薄，脉细无力，辨证为顺证之阴津耗伤证。 患儿感受麻疹时邪，疹透之后，邪随疹泄，但热去津亏，肺胃阴伤，进入没收期	4分
中医类证鉴别（助理不考）： 奶麻多见于2岁以下婴幼儿，突然高热，持续3～5天，身热始退或热退稍后即出现玫瑰红色皮疹，以躯干、腰部、臀部为主，面部及肘、膝关节等处较少。全身症状轻微，皮疹出现1～2天后即消退，疹退后无脱屑及色素沉着斑	3分

中医治法：养阴益气，清解余邪	2分/3分
方剂名称：沙参麦冬汤加减	2分
药物组成、剂量及煎服方法： 沙参6g　麦冬3g　天花粉3g　玉竹3g 扁豆4.5g　桑叶3g　桑白皮2g　桔梗3g 甘草3g 3剂　水煎服　每日1剂　早晚分服	3分/5分

100号题

王某，男，6岁。2019年9月1日初诊。

患儿反复发作双下肢皮疹，时发时止，偶有鼻衄，常感手足心热，低热盗汗，小便短赤，大便干燥。查体：双下肢红色皮疹，压之不退色，多呈对称分布，舌红少苔，脉细数。

请与丹痧相鉴别。

评分标准	总分20分
中医疾病诊断：紫癜	3分
中医证型诊断：阴虚火旺证	3分
中医辨病辨证依据（含病因病机分析）： 患者，男，6岁，以双下肢红色皮疹，压之不退色为主症，辨病为紫癜；患儿伴有鼻衄，手足心热，低热盗汗，小便短赤，大便干燥，舌红苔少，脉细数，辨证为阴虚火旺证。 患儿阴虚火旺，血随火动，渗于脉外，致紫癜反复发作，故而发病	4分
中医类证鉴别（助理不考）： 丹痧多见于3～15岁儿童，起病急骤，发热数小时到1天内皮肤猩红，伴细小红色丘疹，自颈、胸、腋下、腹股沟处开始，2～3天遍布全身。在出疹时可伴见口周苍白圈、皮肤线状疹，草莓舌等典型症状	3分
中医治法：滋阴降火，凉血止血	2分/3分
方剂名称：知柏地黄丸加减	2分
药物组成、剂量及煎服方法： 熟地黄9g　知母4.5g　黄柏3g　茯苓6g 牡丹皮3g　牛膝3g　泽泻3g　墨旱莲6g 山药6g　山茱萸6g　炙甘草3g 3剂　水煎服　每日1剂　早晚分服	3分/5分

101号题（助理不考）

褚某，男，68岁，已婚，退休。2021年7月8日初诊。

患者有长期吸烟史，1年前外出受寒出现四肢末端发凉、怕冷、麻木，以下肢尤甚。近月余患趾酸胀疼痛加重，夜难入寐，步履艰难，患趾皮色暗红，下垂更甚，皮肤发凉干燥，肌肉萎缩，趺阳脉搏动消失，舌暗红有瘀斑，苔薄白，脉弦涩。

请与雷诺氏病相鉴别。

评分标准	总分20分
中医疾病诊断：脱疽	3分
中医证型诊断：血脉瘀阻证	3分
中医辨病辨证依据（含病因病机分析）： 患者，男，68岁，以患趾酸胀疼痛发凉，趺阳动脉搏动消失为主症，辨病为脱疽；患者夜难入寐，步履艰难，患趾皮色暗红，下垂更甚，皮肤发凉干燥，肌肉萎缩，舌暗红有瘀斑，苔薄白，脉弦涩，辨证为血脉瘀阻证。 患者有长期吸烟史，且外出受寒，致气血凝滞、经脉阻塞，是发本病	4分

中医类证鉴别： 雷诺氏病多见于青年女性。上肢较下肢多见，好发于双手，每因寒冷和精神刺激双手出现发凉苍白，继而发绀、潮红，最后恢复正常的三色变化（雷诺现象），患肢动脉搏动正常，一般不出现肢体坏疽。 而脱疽多见于20～40岁男性，或者老年人。好发于四肢末端，患者以患肢末端发凉、怕冷、麻木、间歇性跛行、静息痛为临床表现，严重时趾（指）节坏疽脱落，查体可见趺阳脉搏动减弱	3分
中医治法：活血化瘀，通络止痛	2分
方剂名称：桃红四物汤加减	2分
药物组成、剂量及煎服方法： 桃仁9g　红花15g　生地黄15g　玄参15g 当归9g　赤芍9g　川芎9g　金银花15g 甘草9g　丹参15g　延胡索9g 3剂　水煎服　每日1剂　早晚分2次温服	3分

102号题（助理不考）

左某，女，56岁，已婚，教师。2020年11月28日初诊。

患者平素性情急躁，嗜食肥甘，半个月前出现右足趾红肿紫暗，2、3趾色黑溃烂。现症：皮肤干燥，毫毛脱落，趾甲增厚变形，肌肉萎缩，口干欲饮，便秘溲赤，舌红苔黄，脉弦细数。

请与雷诺氏病相鉴别。

评分标准	总分20分
中医疾病诊断：脱疽	3分
中医证型诊断：热毒伤阴证	3分
中医辨病辨证依据（含病因病机分析）： 患者，女，56岁，以足趾红肿溃烂为主症，辨病为脱疽；患者皮肤干燥，毫毛脱落，趾甲增厚变形，肌肉萎缩，口干欲饮，便秘溲赤，舌红苔黄，脉弦细数，辨证为热毒伤阴证。 患者平素性情急躁，饮食不节，致使热毒伤阴，阴虚火旺而发病	4分
中医类证鉴别： 雷诺氏病多见于青年女性。上肢较下肢多见，好发于双手，每因寒冷和精神刺激双手出现发凉苍白，继而发绀、潮红，最后恢复正常的三色变化（雷诺现象），患肢动脉搏动正常，一般不出现肢体坏疽。 而脱疽多见于20～40岁男性，或者老年人。好发于四肢末端，患者以患肢末端发凉、怕冷、麻木、间歇性跛行、静息痛为临床表现，严重时趾（指）节坏疽脱落，查体可见趺阳脉搏动减弱	3分
中医治法：清热解毒，养阴活血	2分
方剂名称：顾步汤加减	2分
药物组成、剂量及煎服方法： 牛膝15g　石斛15g　人参9g　黄芪20g 当归15g　金银花15g　玄参15g　巴戟天15g 白术15g　山药15g　大枣6枚 3剂　水煎服　每日1剂　早晚分2次温服	3分

103号题（助理不考）

王某，女，38岁，已婚，职员。2021年5月20日初诊。

患者体型肥胖，平素月经量少，周期为34～37天，经期3～5天，末次月经2020年8月24日，近9个月来月经停闭不行，伴有胸胁满闷，呕恶多痰，神疲倦怠，带下量多色白，苔腻，脉滑。

请与妊娠相鉴别。

评分标准	总分20分
中医疾病诊断：闭经	3分

中医证型诊断:痰湿阻滞证	3分
中医辨病辨证依据(含病因病机分析): 患者,女,38岁,以月经停闭不行近9个月为主症,辨病为闭经;患者月经停闭,伴有胸胁满闷,呕恶多痰,神疲倦怠,带下量多色白,苔腻,脉滑,辨证为痰湿阻滞证。 患者体型肥胖,痰湿之体,复因脾阳失运,湿聚痰盛阻滞冲任,胞脉壅塞而经不行	4分
中医类证鉴别: 妊娠者月经多由正常而突然停止,早期妊娠一般会伴有厌食、择食、恶心呕吐等妊娠早期反应。妊娠试验阳性,子宫增大与停经月份相符,B超检查宫腔内可见孕囊、胚胎、胎体及胎心搏动。 闭经者停经前大多有月经紊乱,继而闭经,停经后无妊娠反应和其他妊娠变化	3分
中医治法:豁痰除湿,调气活血通经	2分
方剂名称:苍附导痰丸加减	2分
药物组成、剂量及煎服方法: 苍术15g　香附15g　陈皮9g　南星9g 枳壳15g　半夏9g　川芎9g　白茯苓9g 神曲9g　牛膝15g　丹参15g　益母草15g 泽兰15g　甘草9g 3剂　水煎服　每日1剂　早晚分2次温服	3分

104号题(助理不考)

朱某,男,5岁。2021年4月1日就诊。

患儿近2日来因情绪紧张出现大便稀溏,日行四五次,伴有腹痛,泻后痛减。舌质暗,苔白,脉弦细。

请与细菌性痢疾相鉴别。

评分标准	总分20分
中医疾病诊断:小儿泄泻	3分
中医证型诊断:常证-肝郁脾虚证	3分
中医辨病辨证依据(含病因病机分析): 患者,男,5岁,以大便稀溏为主症,辨病为小儿泄泻;患者因情绪紧张出现大便稀溏,日行四五次,伴有腹痛,泻后痛减,舌质暗,苔白,脉弦细,辨证为肝郁脾虚证。 患者大便稀溏,情志不畅造成脾土受肝木相克太过,诱发本病	4分
中医类证鉴别: 细菌性痢疾急性起病,大便为黏液脓血便,腹痛,里急后重。大便常规检查有脓细胞、红细胞和吞噬细胞,大便培养有痢疾杆菌生长。 而泄泻是以大便次数增多,粪质稀薄或如水样为特征的一种小儿常见病。大便常规可有脂肪细胞或少量白细胞、红细胞。大便病原学检查可有轮状病毒,或致病性大肠杆菌等阳性	3分
中医治法:疏肝理气,运脾化湿	2分
方剂名称:痛泻要方合四逆散加减	2分
药物组成、剂量及煎服方法: 防风9g　白术9g　白芍9g　陈皮9g 柴胡9g　枳壳9g　山药9g　莲子9g 木香3g　槟榔3g 3剂　水煎服　每日1剂　早晚分2次温服	3分

105号题(助理不考)

何某,男,46岁,已婚,职员。2020年9月7日初诊。

患者有糖尿病史，伴有视网膜病变3年，1个月前出现右脚趾红肿溃烂，坏死组织脱落后疮面久不愈合，肉芽暗红，伴有倦怠乏力，口渴不欲饮，面色无华，形体消瘦，五心烦热，舌淡尖红，少苔，脉细无力。

请与雷诺氏病相鉴别。

评分标准	总分20分
中医疾病诊断：脱疽	3分
中医证型诊断：气阴两虚	3分
中医辨病辨证依据（含病因病机分析）： 患者，男，46岁，以脚趾红肿溃烂为主症，辨病为脱疽。坏死组织脱落后疮面久不愈合，肉芽暗红，伴有倦怠乏力，口渴不欲饮，面色无华，形体消瘦，五心烦热，舌淡尖红，少苔，脉细无力，辨证为气阴两虚证。 患者有糖尿病，气虚不足以托毒外出，阴虚不足以濡养疮面，是发本病	4分
中医类证鉴别： 雷诺氏病多见于青年女性。上肢较下肢多见，好发于双手，每因寒冷和精神刺激双手出现发凉苍白，继而发绀、潮红，最后恢复正常的三色变化（雷诺现象），患肢动脉搏动正常，一般不出现肢体坏疽。 而脱疽多见于20～40岁男性，或者老年人。好发于四肢末端，患者以患肢末端发凉、怕冷、麻木、间歇性跛行、静息痛为临床表现，严重时趾（指）节坏疽脱落，查体可见趺阳脉搏动减弱	3分
中医治法：益气养阴	2分
方剂名称：黄芪鳖甲汤加减	2分
药物组成、剂量及煎服方法： 黄芪15g　鳖甲15g（先煎）　天冬15g　地骨皮9g 秦艽9g　茯苓15g　柴胡9g　紫菀15g 半夏9g　知母9g　生地黄15g　白芍15g 桑白皮15g　炙甘草9g　人参9g　桔梗9g 肉桂3g 3剂　水煎服　每日1剂　早晚分2次温服	3分

106号题

李某，女，28岁，已婚，职工。2020年10月12日初诊。

患者婚后5年未孕来诊，男子精液正常。自诉平素月经不正常，周期35～40天，经期2～3天，月经量少，色暗，伴有头晕耳鸣，腰膝酸软，精神疲倦，小便清长。舌淡苔薄，脉沉细。

请与暗产相鉴别。

评分标准	总分20分
中医疾病诊断：不孕症	3分
中医证型诊断：肾虚证-肾气虚证	3分
中医辨病辨证依据（含病因病机分析）： 患者，女，35岁，以婚后5年未孕为主症，辨病为不孕症；患者月经量少，色暗，头晕耳鸣，腰膝酸软，精神疲倦，小便清长，舌淡苔薄，脉沉细，辨证为肾气虚证。 患者因体质虚弱，肾气不足，冲任脉虚，胞脉失养，不能成孕，而发本病	4分
中医类证鉴别（助理不考）： 暗产是指早早孕期，胚胎初结而自然流产者。此时孕妇尚未有明显的妊娠反应，一般不易觉察而误认为不孕。通过基础体温监测、早孕试验及病理学检查可明确	3分
中医治法：补肾益气，温养冲任	2分/3分
方剂名称：毓麟珠加减	2分

药物组成、剂量及煎服方法： 人参9g　白术15g　茯苓15g　芍药15g 川芎9g　炙甘草9g　当归12g　熟地黄15g 菟丝子15g　杜仲15g　鹿角霜9g　川椒6g 3剂　水煎服　每日1剂　早晚分2次温服	3分/5分

107号题

郭某，女，3岁。2021年4月12日初诊。

患者3天前突然发热，头痛畏寒，肌肤无汗，咽喉红肿疼痛，吞咽困难，皮肤潮红，查体可见颈部和胸部有少许皮疹，色红如涂丹，扁桃体二度肿大，舌质红，苔薄黄，脉浮数有力。

请与皮肤黏膜淋巴结综合征（川崎病）相鉴别。

评分标准	总分20分
中医疾病诊断：丹痧	3分
中医证型诊断：邪侵肺卫证	3分
中医辨病辨证依据（含病因病机分析）： 患者，女，3岁，以发热，咽喉肿痛，皮疹色红如涂丹为主症，辨病为丹痧；患者发热，头痛畏寒，肌肤无汗，咽喉红肿疼痛，吞咽困难，皮肤潮红，舌质红，苔薄黄，脉浮数有力，辨证为邪侵肺卫证。 患者因机体脆弱，外感痧毒疫疠之邪，从口鼻侵入人体，郁于肺卫肌表，正邪相争，而发本病	4分
中医类证鉴别（助理不考）： 川崎病也有草莓舌，猩红热样皮疹或多形性红斑皮疹。 两者不同点是川崎病婴儿多见持续性高热1～3周。表现为眼结膜充血，唇红皲裂。手足出现硬性水肿，掌、跖及指趾端潮红，持续10天左右始退，于甲床皮肤交界处出现特征性指、趾端薄片状或膜状脱皮。有时可引起冠状动脉病变，青霉素治疗无效	3分
中医治法：辛凉宣透，清热利咽	2分/3分
方剂名称：解肌透痧汤加减	2分
药物组成、剂量及煎服方法： 荆芥穗6g　蝉衣9g　射干6g　甘草6g 葛根9g　牛蒡9g　桔梗6g　马勃6g（包煎） 前胡6g　连翘6g　僵蚕6g　淡豆豉6g 竹茹6g　浮萍6g 3剂　水煎服　每日1剂　早晚分2次温服	3分/5分

第二站

第二站	中医操作	中医望诊、舌诊、闻诊、脉诊、按诊	10分	实际操作	20分钟
	中医操作	腧穴定位、针灸技术、推拿技术	10分	实际操作	
	病史采集	中医问诊	10分	现场口述	
	中医临床答辩	腧穴主治、针灸异常情况处理、中医病证	5分	现场口述	

得分技巧

1. 中医操作，要求操作+口述，为减小压力，可不同时进行。

2. 中医诊断检查要求报告检查结果。

3. 面对模特或考生互查时，要体现对病人的人文关怀。

4. 中医问诊掌握模板，多加训练即可。

5. 中医临床答辩考查内容较多，这一部分5分的题目要求掌握内容较多。考试时临场应变，多答一些。

一、中医望诊、舌诊、闻诊、脉诊、按诊

1.全身望诊

（1）病人面向自然光线，坐位或仰卧位
（2）病人体态自然，充分暴露受检部位
（3）观察体检者神、色、形、态。 ①望神：望神时医者首先观察眼睛的明亮度；其次应观察眼球的运动度，医者可将食指竖立在患者眼前，并嘱患者眼睛随医者的手指做上下左右移动；然后观察患者思维意识、精神状态、面部表情有无异常；最后得出病人得神、少神、失神或假神的结论。 ②望色：重点是面部皮肤的色泽，包括颜色和光泽。 ③望形体：观察患者体型、体质、营养和发育状况。 ④望姿态：观察患者行走坐卧姿势有无异常改变，以及有无四肢颤动、颈项强直等异常动作
（4）报告检查结果及临床意义
注意：题目若单考“望面色”，方法步骤一样

临床意义：五色主病

面色	主病
赤色	主热证，亦可见于戴阳证
白色	主虚证（包括血虚、气虚、阳虚）、寒证、失血证
黄色	主脾虚、湿证
青色	主寒证、气滞、血瘀、疼痛、惊风
黑色	主肾虚、寒证、水饮、瘀血、剧痛

2.望小儿指纹

（1）望小儿指纹的对象为3岁以内小儿。部位在食指掌侧前缘部的浅表络脉
（2）让家长抱小儿于光线明亮处
（3）医生用左手拇指和食指握住小儿食指末端，以右手拇指在小儿食指掌侧前缘从指尖向指根部推擦数次，即从命关向气关、风关直推，注意用力适中，以络脉可以显见为宜。病重患儿，络脉十分显著，不推即可观察
（4）观察内容：络脉显现部位的浅深（浮沉）及所在食指的位置，络脉的形状（络脉支数的多少、络脉的粗细等）、色泽（红、紫、青、黑）及淡滞（浅淡、浓滞）
（5）报告检查结果及临床意义

临床意义：浮沉分表里，红紫辨寒热，淡滞定虚实，三关测轻重。

3.望舌

（1）望舌时，医者的姿势可略高于病人，以便俯视舌面

(2) 嘱患者面向自然光线，使光线直接照射于舌面，头略仰起，自然将舌伸出口外，舌体放松，舌面平展，舌尖略向下，尽量张口，使舌体充分暴露
(3) 望舌一般应当按照基本顺序进行：先察舌质，再察舌苔。察舌质时先查舌色，次察舌形，再察舌态。查舌苔时，先察苔色，次察苔质，再察舌苔分布。对舌分部观察时先看舌尖，再看舌中舌边，最后观察舌根部
(4) 望舌时做到迅速准确，时间不可太长。若一次望舌判断不准确，可让病人休息3～5分钟后重新望舌
(5) 对病人伸舌时的不符合要求的姿势，医生应予以纠正
(6) 必要时可结合揩舌或刮舌方法，以便正确判断。 1) 揩舌：医生用消毒纱布缠绕右手食指两圈，蘸少许清洁水，力量适中，从舌根向舌尖揩抹3～5次。 2) 刮舌：医生用消毒的压舌板边缘，以适中的力量，在舌面上从舌根向舌尖刮3～5次
(7) 望舌过程中还可穿插对舌部味觉、感觉等情况的询问，以便全面掌握舌诊资料
(8) 观察舌下络脉时，应按照下述方法进行： 1) 嘱病人尽量张口，舌尖向上腭方向翘起并轻抵于上腭，舌体自然放松，勿用力太过，使舌下络脉充分暴露，便于观察。 2) 首先观察舌系带两侧大络脉的颜色、长短、粗细，有无怒张、弯曲等异常改变，然后观察周围细小络脉的颜色和形态有无异常
(9) 报告检查结果及临床意义

临床意义：
正常舌象：“淡红舌，薄白苔”。

望舌色	望舌形	望舌态
①淡白舌：气虚、血虚、阳虚。 ②淡红舌：正常人。 ③红舌：实热、阴虚内热。 ④绛舌：里热亢盛、阴虚火旺。 ⑤紫舌：血行不畅	①老：实。 ②嫩：虚。 ③胖：水湿。 ④瘦：气血阴液不足。 ⑤点刺：热。 ⑥裂纹：阴血亏损。 ⑦齿痕：水湿	①强硬舌：热入心包，高热伤津，风痰阻络。 ②痿软舌：伤阴，气血俱虚。 ③颤动舌：肝风内动。 ④歪斜舌：喑痱、中风或中风先兆。 ⑤吐弄舌：心、脾二经有热。 ⑥短缩舌：危重证候
望舌下络脉	**望苔质**	**望苔色**
①舌下络脉粗胀：血瘀。 ②舌下络脉短而细：气血不足	①薄：正常，外感表证，内伤轻病。 ②厚：里证，痰湿，食积。 ③津液由多到少： 滑苔→润苔（正常）→燥苔→糙苔。 ④腻腐苔：痰浊、食积	①白苔：表证、寒证、湿证，热证（特殊）。 ②黄苔：里证、热证。 ③灰黑苔：阴寒内盛，里热炽盛

4. 脉诊

(1) 诊脉时间：清晨是诊脉的最佳时间，即“诊法常以平旦”，但不能拘泥于“平旦”。接下来诊脉时应保持诊室安静，且开始前必须让患者稍作休息，以求脉象可以比较准确地反映病情
(2) 患者体位：患者取正坐位或仰卧位；患者前臂自然向前平展，与心脏置于同一水平，手腕伸直，手掌向上，手指微微弯曲；在腕关节下垫一松软的脉枕，使寸口部位充分伸展，局部气血畅通，便于诊察脉象
(3) 医生指法 ①选指：用食指、中指和无名指三个手指指目诊察。诊脉者三指平齐，手指略呈弓形，与受诊者体表约呈45°。 ②布指：中指定关，医生先以中指按在掌后高骨内侧动脉处，然后食指按在关前定寸，无名指按在关后定尺。布指的疏密要与患者手臂长短与医生手指粗细相适应，如病人的手臂长或医者手指较细，布指宜疏，反之宜密。具体做法：定寸时可选取太渊穴所在位置（腕横纹上），定尺时可考虑按寸到关的距离确定关到尺的长度以明确尺的位置。寸关尺不是一个点，而是一段脉管的诊察范围。 ③运指：医生运用举、按、寻、循、总按和单诊等指法诊察患者的脉位（浮沉、长短）、脉次（至数与均匀度）、脉形（大小、软硬、紧张度等）、脉势（强弱与流利度等）及左右手寸关尺各部表现

（4）平息：医生在诊脉时调匀呼吸。即所谓“平息”。一方面，方便用自己的呼吸计算病人的脉搏至数；另一方面，平息有利于医生精神集中，可以仔细辨别脉象
（5）切脉时间：一般每次诊脉每手应不少于1分钟，两手以3分钟左右为宜。诊脉时需注意每次诊脉的时间至少应在五十动
（6）报告检查结果及临床意义

临床意义：28脉主病

（1）浮脉：见于表证、虚阳浮越证。

（2）沉脉：见于里证。

（3）迟脉：见于寒证，亦见于邪热结聚。

（4）数脉：见于热证，亦见于里虚证。

（5）虚脉：见于虚证，多为气血两虚。

（6）实脉：见于实证，亦见于常人。

（7）洪脉：见于阳明气分热盛。

（8）细脉：见于气血两虚、湿邪为病。

（9）滑脉：见于痰湿、食积、实热等病证。亦是青壮年的常脉，妇女的孕脉。

（10）涩脉：见于气滞、血瘀和精伤、血少，痰食内停。

（11）弦脉：见于肝胆病、疼痛、痰饮等，或胃气衰败者，亦见于老年健康者。

（12）紧脉：见于实寒证、疼痛、食积。

（13）缓脉：见于湿病，脾胃虚弱；平缓脉见于正常人。

（14）濡脉：见于虚证和湿困。

（15）弱脉：见于阳气虚衰，气血俱虚。

（16）微脉：见于气血大虚，阳气衰微。

（17）结脉：见于阴盛气结、寒痰血瘀，亦可见于气血虚衰。

（18）促脉：见于阳盛实热，气血痰食停滞；脏气衰败。

（19）代脉：见于脏气衰微、疼痛、惊恐、跌仆损伤。

（20）散脉：见于元气离散，脏气衰竭。

（21）芤脉：见于大量失血，伤阴。

（22）革脉：见于亡血，失精，半产，崩漏。

（23）伏脉：见于邪闭，厥病，痛极。

（24）牢脉：见于阴寒内盛，疝气癥积之实证。

（25）疾脉：见于阳极阴竭，元气欲脱。

（26）长脉：见于阳证、热证、实证，亦可见于平人。

（27）短脉：见于气虚或气郁。

（28）动脉：见于惊恐、疼痛。

5. 虚里按诊法

（1）检查前与患者沟通，告知其检查内容
（2）一般病人采取坐位和仰卧位，医生位于患者右侧
（3）用右手全掌或指腹平抚左乳下第四、五肋间，乳头下稍内侧的心尖搏动处，并调节压力
（4）注意诊察其动气之强弱、至数和聚散等，以此了解宗气之盛衰
（5）报告检查结果及临床意义

临床意义：

正常表现：虚里按之应手，动而不紧，缓而不怠，动气聚而不散，节律清晰一致，一息四五至，是心气充盛，宗气积于胸中的正常征象。

虚里搏动迟弱，或久病体虚而动数，为心阳不足。

按之其动微弱，为宗气内虚。

动而应衣，为宗气外泄。

虚里搏动数急而时有一止，为宗气不守。

6. 按尺肤

（1）嘱患者采取坐位或仰卧位
（2）诊左尺肤时，医生用右手握住患者上臂近肘处，左手握住患者手掌，同时向桡侧转前臂，使前臂内侧面向上平放，尺肤部充分暴露
（3）医生用指腹或手掌平贴尺肤处并上下滑动来感觉尺肤的寒热、滑涩、缓急（紧张度）
（4）诊右尺肤时，医生操作手法同上，左、右手置换位置，方向相反
（5）诊尺肤应注意左、右尺肤的对比
（6）报告检查结果及临床意义

临床意义：

尺肤部热甚，为热证。

尺肤部凉，为泄泻、少气。

按尺肤窅而不起，为风水。

尺肤粗糙如枯鱼之鳞，为精血不足，或有瘀血内停。

注意：

①在报告检查结果时，据实报告即可，临床意义对应准确。如“报告考官：体检者为淡白舌，舌体胖大稍有齿痕，苔薄白水滑。体检者可能为脾虚，水湿内停。”

②近几年中医诊断操作这10分主要考察舌诊和脉诊。由于疫情原因，脉诊更是“一枝独秀”。

③大纲要求其他内容：局部望诊、听声音、嗅气味、其他按诊等内容参考大纲细则。

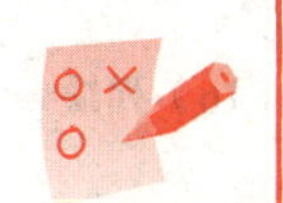

二、针灸常用腧穴

注意：参照近几年考试情况，关于90个腧穴，在“中医操作”项目中，考查定位和操作；在“中医答辩”中，会考查腧穴主治，所以我们整理了两个表格。一个是依照分部对定位进行归纳总结；一个是按照经络循行总结整理腧穴定位、主治和操作。前后两个表格，大家学习时互参！

（一）按部位

1.上肢部腧穴定位

腧穴	经络归属	定位
（1）少商	手太阴肺经	拇指末节桡侧，指甲根角旁0.1寸
（2）商阳	手阳明大肠经	食指末节桡侧，指甲根角旁0.1寸
（3）中冲	手厥阴心包经	在手指，中指末端最高点
（4）十宣	经外奇穴	在手十指尖端，距指甲游离缘0.1寸（指寸），左右共10穴
（5）鱼际	手太阴肺经	第1掌骨桡侧中点，赤白肉际处
（6）合谷	手阳明大肠经	在手背，第2掌骨桡侧的中点处
（7）后溪	手太阳小肠经	在手内侧，第5掌指关节尺侧近端赤白肉际凹陷中
（8）神门	手少阴心经	腕掌侧远端横纹尺侧端，尺侧腕屈肌腱的桡侧缘
（9）通里		腕掌侧远端横纹上1寸，尺侧腕屈肌腱的桡侧缘
（10）大陵	手厥阴心包经	腕掌侧远端横纹中央，掌长肌腱与桡侧腕屈肌腱之间
（11）内关		腕掌侧远端横纹上2寸，掌长肌腱与桡侧腕屈肌腱之间
（12）郄门		腕掌侧远端横纹上5寸，掌长肌腱与桡侧腕屈肌腱之间
（13）养老	手太阳小肠经	在前臂后区，腕背横纹上1寸，尺骨头桡侧凹缘中
（14）外关	手少阳三焦经	腕背远端横纹上2寸，尺骨与桡骨正中间
（15）支沟		腕背远端横纹上3寸，尺骨与桡骨正中间
（16）列缺	手太阴肺经	在前臂，腕掌侧远端横纹上1.5寸，拇短伸肌腱与拇长展肌腱之间，拇长展肌腱沟的凹陷中。 简便取穴：两手虎口自然平直交叉，一手食指按在另一手桡骨茎突上，指尖下凹陷中是穴
（17）孔最		尺泽穴与太渊穴连线上，腕掌侧远端横纹上7寸处
（18）尺泽		在肘横纹中，肱二头肌腱桡侧凹陷处
（19）手三里	手阳明大肠经	在阳溪穴与曲池穴连线上，肘横纹下2寸处
（20）曲池		在肘区，尺泽与肱骨外上髁连线的中点处
（21）肩髃		肩峰外侧缘前端与肱骨大结节两骨间凹陷中
（22）少府	手少阴心经	在手掌，横平第5掌指关节近端，第4、5掌骨之间

(23)中渚	手少阳三焦经	在手背，第4、5掌骨间，第4掌指关节近端凹陷中
(24)腰痛点	经外奇穴	在手背，第2、3掌骨及第4、5掌骨间，腕背侧远端横纹与掌指关节中点处，一手2穴

2. 下肢部腧穴定位

腧穴	经络归属	定位
(25)环跳	足少阳胆经	侧卧屈股，当股骨大转子最凸点与骶管裂孔连线的外1/3与内2/3交点处
(26)梁丘	足阳明胃经	在髌底上2寸，股外侧肌与股直肌肌腱之间
(27)血海	足太阴脾经	在髌底内侧端上2寸，股内侧肌隆起处。 简便取穴：患者屈膝，医者以左手掌心按于患者右膝髌骨上缘，第2至5指向上伸直，拇指约呈45°斜置，拇指尖下是穴。对侧取法仿此
(28)委中	足太阳膀胱经	膝后区，腘横纹中点
(29)犊鼻	足阳明胃经	屈膝，在髌韧带外侧凹陷中。又名外膝眼
(30)足三里		小腿外侧，犊鼻穴下3寸，胫骨前嵴外1横指处(犊鼻与解溪连线上)
(31)上巨虚		小腿外侧，犊鼻下6寸，距胫骨前缘一横指(犊鼻与解溪连线上)
(32)条口		小腿外侧，犊鼻下8寸，胫骨前缘外一横指(犊鼻与解溪连线上)
(33)丰隆		外踝尖上8寸，胫骨前肌外缘，条口旁开1寸
(34)阴陵泉	足太阴脾经	在小腿内侧，胫骨内侧髁下缘与胫骨内侧缘之间的凹陷中
(35)地机		在小腿内侧，阴陵泉下3寸，胫骨内侧缘后际
(36)三阴交		在小腿内侧，内踝尖上3寸，胫骨内侧缘后际
(37)阳陵泉	足少阳胆经	在小腿外侧，腓骨小头前下方凹陷中
(38)悬钟		在小腿外侧，外踝尖上3寸，腓骨前缘
(39)承山	足太阳膀胱经	在小腿后区，腓肠肌两肌腹与肌腱交角处
(40)昆仑		在踝区，外踝尖与跟腱之间的凹陷处
(41)申脉		外踝尖直下，外踝下缘与跟骨之间凹陷中
(42)太溪	足少阴肾经	在踝区，内踝尖与跟腱之间的凹陷中
(43)照海		在踝区，内踝尖下1寸，内踝下缘边际凹陷中
(44)复溜		在小腿内侧，内踝尖直上2寸，跟腱的前缘
(45)内庭	足阳明胃经	足背第2、3趾间，趾蹼缘后方赤白肉际处
(46)蠡沟	足厥阴肝经	在小腿内侧，内踝尖上5寸，胫骨内侧面的中央
(47)太冲		在足背，第1、2跖骨底结合部前方凹陷中
(48)公孙	足太阴脾经	第1跖骨基底部的前下方，赤白肉际处
(49)至阴	足太阳膀胱经	足小趾末节外侧，趾甲根角旁0.1寸
(50)涌泉	足少阴肾经	屈足卷趾时足心最凹陷中，约当足底(去趾)前1/3凹陷处
(51)丘墟	足少阳胆经	在外踝的前下方，趾长伸肌腱的外侧凹陷处

3. 头部腧穴定位

腧穴	经络归属	定位
（52）百会	督脉	前发际正中直上5寸
（53）神庭		前发际正中直上0.5寸
（54）印堂		在额部，两眉毛内侧端中间的凹陷中
（55）四神聪	经外奇穴	百会左右前后各旁开1寸，共4穴
（56）太阳		当眉梢与目外眦之间，向后约一横指的凹陷处
（57）头维	足阳明胃经	当额角发际直上0.5寸，头正中线旁开4.5寸
（58）迎香	手阳明大肠经	鼻翼外缘中点旁，鼻唇沟中
（59）地仓	足阳明胃经	口角旁约0.4寸（指寸），上直对瞳孔
（60）下关		颧弓下缘中央与下颌切迹所形成的凹陷中（闭口取穴）
（61）听宫	手太阳小肠经	耳屏正中与下颌骨髁状突之间，张口凹陷处（张口取穴）
（62）攒竹	足太阳膀胱经	眉头凹陷中，额切际处
（63）水沟	督脉	人中沟的上1/3与下2/3交点处
（64）翳风	手少阳三焦经	在颈部，耳垂后方，乳突下端前方凹陷中
（65）天柱	足太阳膀胱经	在颈后区，横平第二颈椎棘突上际，斜方肌外缘凹陷中
（66）风池	足少阳胆经	在颈后区，胸锁乳突肌上端与斜方肌上端之间的凹陷中
（67）天突	任脉	在颈部，当前正中线上，胸骨上窝中央

4. 胸腹部腧穴定位

腧穴	经络归属	定位
（68）膻中	任脉	前正中线上，平第4肋间隙
（69）期门	肝经	在胸部，第6肋间隙，前正中线旁开4寸
（70）中脘	任脉	前正中线上，脐上4寸
（71）气海		前正中线上，脐下1.5寸
（72）关元		前正中线上，脐下3寸
（73）中极		前正中线上，脐下4寸
（74）天枢	足阳明胃经	脐中旁开2寸
（75）大横	足太阴脾经	脐中旁开4寸

5. 腰背部腧穴定位

腧穴	经络归属	定位
（76）天宗	手太阳小肠经	在肩胛区，肩胛冈中点与肩胛骨下角连线上1/3与下2/3交点凹陷中
（77）肩井	足少阳胆经	在肩胛区，第7颈椎棘突与肩峰最外侧点连线的中点

(78)大椎	督脉	后正中线上，第7颈椎棘突下凹陷中
(79)定喘	经脉奇穴	在脊柱区，横平第7颈椎棘突下，后正中线旁开0.5寸
(80)夹脊		在脊柱区，第1胸椎至第5腰椎棘突下两侧，后正中线旁开0.5寸，一侧17穴，左右共34穴
(81)肺俞	足太阳膀胱经	第3胸椎棘突下，后正中线旁开1.5寸
(82)膈俞		第7胸椎棘突下，后正中线旁开1.5寸
(83)胃俞		第12胸椎棘突下，后正中线旁开1.5寸
(84)肾俞		第2腰椎棘突下，后正中线旁开1.5寸
(85)大肠俞		第4腰椎棘突下，后正中线旁开1.5寸
(86)腰阳关	督脉	后正中线上，第4腰椎棘突下凹陷中
(87)命门		后正中线上，第2腰椎棘突下凹陷中
(88)次髎	足太阳膀胱经	在骶区，正对第2骶后孔中
(89)秩边		在骶区，横平第4骶后孔，骶正中嵴旁开3寸
(90)膏肓		在背部，当第4胸椎棘突下，后正中线旁开3寸

（二）按经络循行

1. 肺经

尺泽（合穴）	【定位】在肘横纹中，肱二头肌腱桡侧凹陷处。 【主治】①咳嗽、气喘、咯血、咽喉肿痛等肺系病证；②肘臂挛痛；③小儿惊风、急性腹痛、吐泻等急症。 【操作】直刺0.8～1.2寸，或点刺出血
孔最（郄穴）	【定位】尺泽穴与太渊穴连线上，腕掌侧远端横纹上7寸处。 【主治】①咯血、鼻衄、咳嗽、气喘、咽喉肿痛等肺系病证；②肘臂挛痛；③痔疮出血。 【操作】直刺0.5～1寸
列缺（络穴、八脉交会穴）	【定位】在前臂，腕掌侧远端横纹上1.5寸，拇短伸肌腱与拇长展肌腱之间，拇长展肌腱沟的凹陷中。简便取穴法：两手虎口自然平直交叉，一手食指按在另一手桡骨茎突上，指尖下凹陷中是穴。 【主治】①咳嗽、气喘、咽喉肿痛等肺系病证；②外感头痛、齿痛、项强、口眼㖞斜等头面五官疾患；③手腕痛。 【操作】向上斜刺0.5～0.8寸
鱼际（荥穴）	【定位】第1掌骨桡侧中点赤白肉际处。 【主治】①咳嗽、气喘、咯血、咽干、喉痹、失音等肺系病证；②小儿疳积；③外感发热、掌中热。 【操作】直刺0.5～0.8寸
少商（井穴）	【定位】拇指桡侧指甲根角旁0.1寸。 【主治】①咽喉肿痛、咳嗽、气喘、鼻衄等肺系实热证；②中暑、发热；③昏迷、癫狂；④指肿，麻木。 【操作】浅刺0.1寸，或点刺出血

2. 大肠经

商阳（井穴）	【定位】食指末节桡侧，指甲根角旁0.1寸。 【主治】①齿痛、咽喉肿痛、耳聋、青盲等五官疾患；②热病、昏迷；③手指麻木。 【操作】浅刺0.1寸，或点刺出血

合谷（原穴）	【定位】在手背，第2掌骨桡侧的中点处。 【主治】①头痛、目赤肿痛、齿痛、鼻衄、口眼㖞斜、耳聋等头面五官诸疾；②发热恶寒等外感病证；③热病；④无汗或多汗；⑤经闭、滞产等妇产科病证；⑥上肢疼痛、不遂；⑦牙拔除术、甲状腺手术等口面五官及颈部手术针麻常用穴；⑧皮肤瘙痒、荨麻疹等皮肤科病证；⑨小儿惊风、痉证；⑩腹痛、痢疾、便秘等肠腑病证。 【操作】直刺0.5～1寸，针刺时手呈半握拳状。孕妇不宜针灸
手三里	【定位】在阳溪穴与曲池穴连线上，肘横纹下2寸处。 【主治】①肩臂痛麻、上肢不遂等上肢病证；②腹痛，腹泻；③齿痛，颊肿。 【操作】直刺0.8～1.2寸
曲池（合穴）	【定位】在肘区，尺泽与肱骨外上髁连线的中点处。 【主治】①手臂肿痛、上肢不遂等上肢病证；②热病；③头痛、眩晕、高血压；④癫狂等神志病；⑤腹痛、吐泻等肠胃病证；⑥咽喉肿痛、齿痛、目赤肿痛等五官热性病证；⑦瘾疹、湿疹等皮肤科疾患。 【操作】直刺1～1.5寸
肩髃	【定位】在三角肌区，肩峰外侧缘前端与肱骨大结节两骨间凹陷中。 【主治】①肩臂挛痛、上肢不遂等肩、上肢病证；②瘾疹、瘰疬。 【操作】直刺或向下斜刺0.8～1.5寸
迎香	【定位】在鼻翼外缘中点旁，当鼻唇沟中。 【主治】①鼻塞、鼻衄、鼻渊等鼻病；②口㖞，面痒，面肿等面口部病证；③胆道蛔虫症。 【操作】略向内上方斜刺或平刺0.3～0.5寸

3.胃经

地仓	【定位】口角旁约0.4寸（指寸），上直对瞳孔。 【主治】口㖞、流涎、眼睑瞤动、齿痛、颊肿等头面五官疾病。 【操作】斜刺或平刺0.3～0.8寸。可向颊车穴透刺
下关	【定位】在颧弓下缘中央与下颌切迹所形成的凹陷中。合口有孔，张口即闭，宜闭口取穴。 【主治】①牙关不利、面痛、齿痛、口眼㖞斜等面口病证；②耳聋、耳鸣、聤耳等耳疾。 【操作】直刺0.5～1寸。留针时不可做张口动作，以免折针
头维	【定位】当额角发际上0.5寸，头正中线旁4.5寸。 【主治】头痛、眩晕、目痛、迎风流泪、眼睑瞤动等头面五官病证。 【操作】平刺0.5～1寸
天枢（大肠募穴）	【定位】脐中旁开2寸。 【主治】①腹痛、腹胀、便秘、腹泻、痢疾等胃肠病证；②月经不调、痛经、癥瘕等妇科疾患。 【操作】直刺1～1.5寸
梁丘（郄穴）	【定位】在髌底上2寸，股外侧肌与股直肌肌腱之间。 【主治】①急性胃痛；②膝肿痛、下肢不遂等下肢病证；③乳痈、乳痛等乳疾。 【操作】直刺1～1.2寸
犊鼻	【定位】屈膝，在髌韧带外侧凹陷中。又名外膝眼。 【主治】膝痛、屈伸不利、下肢麻痹等下肢、膝关节疾患。 【操作】向后内斜刺0.5～1寸
足三里（合穴、胃下合穴）	【定位】在小腿外侧，犊鼻穴下3寸，胫骨前嵴外1横指处（犊鼻与解溪连线上）。 【主治】①胃痛、呕吐、噎膈、腹胀、腹泻、痢疾、便秘等胃肠病证；②膝痛、下肢痿痹、中风瘫痪；③癫狂、不寐等神志病；④乳痈；⑤气喘、痰多；⑥虚劳诸证，为强壮保健要穴。 【操作】直刺1～2寸。强壮保健常用温灸法
上巨虚（大肠下合穴）	【定位】在小腿前外侧，犊鼻下6寸，距胫骨前缘一横指（犊鼻与解溪连线上）。 【主治】①肠鸣、腹痛、泄泻、便秘、肠痈等肠腑病证；②下肢痿痹，中风瘫痪。 【操作】直刺1～2寸

条口	【定位】小腿外侧，犊鼻下8寸，胫骨前缘外一横指（犊鼻与解溪连线上）。 【主治】①下肢痿痹，转筋；②肩臂痛；③脘腹疼痛。 【操作】直刺1～1.5寸
丰隆 （络穴）	【定位】外踝尖上8寸，胫骨前肌外缘，条口旁开1寸。 【主治】①头痛，眩晕；②癫狂；③咳嗽、哮喘、痰多等痰饮病证；④下肢痿痹。 【操作】直刺1～1.5寸
内庭 （荥穴）	【定位】足背第2、3趾间，趾蹼缘后方赤白肉际处。 【主治】①齿痛、咽喉肿痛、鼻衄等五官热性病证；②热病；③胃痛、吐酸、腹泻、痢疾、便秘等肠胃病证；④足背肿痛，跖趾关节痛。 【操作】直刺或斜刺0.5～0.8寸，可灸

4. 脾经

公孙 （络穴、八脉交会穴）	【定位】第1跖骨基底部的前下方，赤白肉际处。 【主治】①胃痛、呕吐、腹痛、腹泻、痢疾等脾胃肠腑病证；②心烦失眠、狂证等神志病证；③逆气里急、气上冲心（奔豚气）等冲脉病证。 【操作】直刺0.6～1.2寸
三阴交	【定位】在小腿内侧，内踝尖上3寸，胫骨内侧缘后际。 【主治】①肠鸣腹胀、腹泻等脾胃虚弱诸证；②月经不调、带下、阴挺、不孕、滞产等妇产科病证；③遗精、阳痿、遗尿等生殖泌尿系统疾患；④心悸，失眠，癫狂，高血压；⑤下肢痿痹；⑥阴虚诸证；⑦湿疹、瘾疹等皮肤疾患。 【操作】直刺1～1.5寸。孕妇禁针
地机 （郄穴）	【定位】在小腿内侧，阴陵泉下3寸，胫骨内侧缘后际。 【主治】①痛经、崩漏、月经不调、癥瘕等妇科病证；②腹痛、腹泻等脾胃病证；③小便不利、水肿等脾不运化水湿病证；④下肢痿痹。 【操作】直刺1～2寸
阴陵泉 （合穴）	【定位】在小腿内侧，胫骨内侧髁下缘与胫骨内侧缘之间的凹陷中。 【主治】①腹痛、泄泻、水肿、黄疸、小便不利等脾不运化水湿病证；②膝痛、下肢痿痹；③小便不利、遗尿、癃闭等泌尿系统疾患；④阴部痛、痛经、带下等妇科病证；⑤遗精、阴茎痛等男科病证。 【操作】直刺1～2寸
血海	【定位】在髌底内侧端上2寸，股内侧肌隆起处。 简便取穴：患者屈膝，医者以左手掌心按于患者右膝髌骨上缘，第2至5指向上伸直，拇指约呈45°斜置，拇指尖下是穴。对侧取法仿此。 【主治】①月经不调、痛经、经闭、崩漏等妇科病证；②瘾疹、湿疹、丹毒等血热性皮肤病；③膝股内侧痛。 【操作】直刺1～1.5寸
大横	【定位】在腹部，距脐中旁开4寸。 【主治】①泄泻、便秘、腹痛等脾胃肠病证；②肥胖症。 【操作】直刺1～2寸

5. 心经

通里 （络穴）	【定位】腕掌侧远端横纹上1寸，尺侧腕屈肌腱的桡侧缘。 【主治】①心悸、怔忡等心疾；②舌强不语，暴喑等舌窍病证；③肘臂挛痛、麻木、手颤等上肢病证。 【操作】直刺0.5～1寸
神门 （输穴、原穴）	【定位】腕掌侧远端横纹尺侧端，尺侧腕屈肌腱的桡侧缘。 【主治】①心痛、心烦、惊悸、怔忡等心疾；②健忘、失眠、痴呆、癫狂痫等神志病证；③胸胁痛。 【操作】直刺0.3～0.5寸

少府（荥穴）	【定位】在手掌，横平第5掌指关节近端，第4、5掌骨之间。 【主治】①心痛、心烦、惊悸、怔忡等心疾；②不寐、健忘、痴呆、癫狂等神志病证；③小便不利、遗尿、阴痒痛等前阴病证。 【操作】直刺0.3～0.5寸

6. 小肠经

后溪（输穴、八脉交会穴）	【定位】在手内侧，第5掌指关节尺侧近端赤白肉际凹陷中。 【主治】①头项强痛、腰背痛、手指及肘臂挛痛等痛证；②耳聋、目赤、咽喉肿痛等五官病证；③癫狂痫等神志病等；④疟疾。 【操作】直刺0.5～1寸。治手指挛痛可透刺合谷穴
养老（郄穴）	【定位】在前臂后区，腕背横纹上1寸，尺骨头桡侧凹缘中。 【主治】①目视不明；②肩、背、肘、臂酸痛，项强；③急性腰痛。 【操作】直刺或斜刺0.5～0.8寸
天宗	【定位】在肩胛区，肩胛冈中点与肩胛骨下角连线上1/3与下2/3交点凹陷中。 【主治】①肩胛疼痛、肩背部损伤等局部病证；②气喘；③乳痈、乳癖。 【操作】直刺或斜刺0.5～1寸。遇到阻力不可强行进针
听宫	【定位】耳屏正中与下颌骨髁状突之间，张口凹陷处。 【主治】①耳鸣、耳聋、聤耳等耳疾；②面痛、齿痛等面口病证；③癫狂痫等神志病。 【操作】张口，直刺1～1.5寸。留针时应保持一定的张口姿势

7. 膀胱经

攒竹	【定位】眉头凹陷中，额切际处。 【主治】①头痛，眉棱骨痛；②眼睑瞤动、眼睑下垂、口眼㖞斜、目视不明、流泪、目赤肿痛等目部病证；③呃逆；④急性腰扭伤。 【操作】可向眉中或向眼眶内缘平刺或斜刺0.5～0.8寸，或直刺0.2～0.3寸。禁灸
天柱	【定位】在颈后区，横平第2颈椎棘突上际，斜方肌外缘凹陷中。 【主治】①后头痛，项强，肩背痛；②鼻塞、咽喉肿痛、目赤肿痛、眩晕等头面五官疾病；③癫狂痫；④热病。 【操作】直刺或斜刺0.5～0.8寸，不可向内上方深刺，以免伤及延髓
肺俞（肺背俞穴）	【定位】第3胸椎棘突下，后正中线旁开1.5寸。 【主治】①鼻塞、咳嗽、气喘、咯血等肺疾；②骨蒸潮热、盗汗等阴虚病证；③皮肤瘙痒、瘾疹等皮肤病；④背痛。 【操作】斜刺0.5～0.8寸。热证宜点刺放血
膈俞（八会穴之血会）	【定位】第7胸椎棘突下，后正中线旁开1.5寸。 【主治】①呕吐、呃逆、气喘等气逆之证；②贫血、吐血、便血等血证；③瘾疹，皮肤瘙痒；④潮热，盗汗；⑤胃痛。 【操作】斜刺0.5～0.8寸
胃俞（胃背俞穴）	【定位】第12胸椎棘突下，后正中线旁开1.5寸。 【主治】胃脘痛、呕吐、腹胀、肠鸣、多食善饥、身体消瘦等胃疾。 【操作】斜刺0.5～0.8寸
肾俞（肾背俞穴）	【定位】第2腰椎棘突下，后正中线旁开1.5寸。 【主治】①头晕、耳鸣、耳聋、慢性腹泻、腰酸痛等肾虚病证；②遗尿、癃闭，遗精、阳痿、不育等生殖泌尿系疾患；③月经不调、带下、不孕等妇科病证；④消渴。 【操作】直刺0.5～1寸
大肠俞（大肠背俞穴）	【定位】第4腰椎棘突下，后正中线旁开1.5寸。 【主治】①腰腿痛；②腹胀、腹泻、便秘等胃肠病证。 【操作】直刺0.8～1.2寸

次髎	【定位】正对第2骶后孔中。 【主治】①月经不调、痛经、阴挺、带下等妇科病证；②小便不利、癃闭、遗尿、疝气等前阴病证；③遗精、阳痿等男科疾病；④腰骶痛，下肢痿痹。 【操作】直刺1～1.5寸
委中 （合穴、膀胱下合穴）	【定位】膝后区，腘横纹中点。 【主治】①腰背痛、下肢痿痹等腰及下肢病证；②腹痛，急性吐泻；③小便不利、癃闭、遗尿；④丹毒，皮肤瘙痒，疔疮。 【操作】直刺1～1.5寸，或用三棱针点刺腘静脉出血。针刺不宜过快、过强、过深，以免损伤血管和神经
膏肓	【定位】在背部，当第4胸椎棘突下，后正中线旁开3寸。 【主治】①咳嗽、气喘、肺痨等肺系虚损病证；②肩胛痛；③健忘、遗精、盗汗、羸瘦等虚劳诸证。 【操作】斜刺0.5～0.8寸。此穴多用灸法
秩边	【定位】横平第4骶后孔，骶正中嵴旁开3寸。 【主治】①腰骶痛、下肢痿痹等腰及下肢病证；②小便不利；③便秘，痔疾；④阴痛。 【操作】直刺1.5～3寸
承山	【定位】在小腿后区，腓肠肌两肌腹与肌腱交角处。 【主治】①腰腿拘急、疼痛；②痔疾，便秘；③腹痛，疝气。 【操作】直刺1～2寸。不宜做过强的刺激，以免引起腓肠肌痉挛
昆仑 （经穴）	【定位】在踝区，外踝尖与跟腱之间的凹陷处。 【主治】①后头痛、目眩、项强等头项病证；②腰骶疼痛、足踝肿痛；③癫痫；④滞产。 【操作】直刺0.5～0.8寸。孕妇禁用，经期慎用
申脉 （八脉交会穴）	【定位】外踝尖直下，外踝下缘与跟骨之间凹陷中。 【主治】①头痛，眩晕；②癫狂痫等神志疾患；③腰腿酸痛，下肢运动不利；④嗜睡、不寐、眼睛开合不利等病证。 【操作】直刺0.3～0.5寸
至阴 （井穴）	【定位】足小趾外侧，趾甲根角旁0.1寸。 【主治】①胎位不正，滞产；②头痛，目痛；③鼻塞，鼻衄。 【操作】浅刺0.1寸。胎位不正用灸法

8. 肾经

涌泉 （井穴）	【定位】屈足卷趾时足心最凹陷中，约当足底（去趾）前1/3凹陷处。 【主治】①昏厥、中暑、小儿惊风等急症，以及癫狂痫、失眠等神志病患；②头痛，头晕，目眩；③咯血、咽喉肿痛、喉痹、失音等肺系病证；④大便难，小便不利；⑤奔豚气；⑥足心热。 【操作】直刺0.5～1寸。针刺时要防止刺伤足底动脉弓。临床常用灸法或药物贴敷
太溪 （输穴、原穴）	【定位】在踝区，内踝尖与跟腱之间的凹陷中。 【主治】①头晕目眩、失眠、健忘、遗精、阳痿等肾虚证；②咽喉肿痛、齿痛、耳鸣、耳聋等阴虚性五官病证；③咳嗽、气喘、咯血、胸痛等肺部疾患；④消渴，小便频数，便秘；⑤腰脊痛，足跟痛，下肢厥冷。 【操作】直刺0.5～0.8寸
照海 （八脉交会穴）	【定位】在踝区，内踝尖下1寸，内踝下缘边际凹陷中。 【主治】①失眠、癫痫、癔症等神志疾患；②咽喉干痛，目赤肿痛；③月经不调、痛经、带下、阴痒等妇科病证；④小便频数，癃闭；⑤便秘。 【操作】直刺0.5～0.8寸
复溜	【定位】在小腿内侧，内踝尖直上2寸，跟腱的前缘。 【主治】①泄泻，肠鸣，水肿，腹胀；②盗汗、汗出不止或热病无汗等；③下肢瘫痪，腰脊强痛。 【操作】直刺0.5～1寸

9. 心包经

郄门（郄穴）	【定位】腕掌侧远端横纹上5寸，掌长肌腱与桡侧腕屈肌腱之间。 【主治】①心痛，心悸，胸痛，心烦；②咳血，呕血，衄血；③疔疮；④癫痫。 【操作】直刺0.5～1寸
内关（络穴、八脉交会穴）	【定位】腕掌侧远端横纹上2寸，掌长肌腱与桡侧腕屈肌腱之间。 【主治】①心痛、胸闷、心动过速或过缓等心疾；②胃痛、呕吐、呃逆等胃腑病证；③中风，眩晕，偏头痛；④失眠、郁证、癫狂痫等神志病证；⑤胁痛，胁下痞块，肘臂挛痛。 【操作】直刺0.5～1寸。注意穴位深层有正中神经
大陵（输穴、原穴）	【定位】腕掌侧远端横纹中央，掌长肌腱与桡侧腕屈肌腱之间。 【主治】①心痛，心悸，胸胁胀痛等心胸病证；②胃痛、呕吐、口臭等胃腑病证；③喜笑悲恐、癫狂痫等神志疾患；④臂、手挛痛。 【操作】直刺0.3～0.5寸
中冲（井穴）	【定位】在手指，中指末端最高点。 【主治】①中风昏迷、舌强不语、中暑、昏厥、小儿惊风等急症；②高热；③舌下肿痛。 【操作】浅刺0.1寸；或点刺出血。为急救要穴之一

10. 三焦经

中渚（输穴）	【定位】在手背，第4、5掌骨间，第4掌指关节近端凹陷中。 【主治】①头痛，目赤，目痛，耳聋，耳鸣，咽喉肿痛等头面五官病证；②肩背肘臂酸痛，手指不能屈伸；③热病，疟疾。 【操作】直刺0.3～0.5寸
外关（络穴、八脉交会穴）	【定位】腕背远端横纹上2寸，尺骨与桡骨正中间。 【主治】①热病，疟疾，伤风感冒；②头痛、目赤肿痛、耳鸣、耳聋等头面五官病证；③瘰疬；④颈项及肩部疼痛、胁肋痛、上肢痹痛。 【操作】直刺0.5～1寸
支沟（经穴）	【定位】腕背远端横纹上3寸，尺骨与桡骨正中间。 【主治】①便秘；②耳鸣、耳聋、咽喉肿痛、暴喑、头痛等头面五官病证；③瘰疬；④肘臂痛，胁肋疼痛，落枕；⑤热病。 【操作】直刺0.8～1.2寸
翳风	【定位】在颈部，耳垂后方，乳突下端前方凹陷中。 【主治】①耳鸣、耳聋等耳疾；②口眼㖞斜、牙关紧闭、齿痛、颊肿等面、口病证；③瘰疬。 【操作】直刺0.5～1寸

11. 胆经

风池	【定位】在颈后区，胸锁乳突肌上端与斜方肌上端之间的凹陷中。 【主治】①中风、癫痫、头痛、眩晕、耳鸣、耳聋等内风所致的病证；②恶寒发热、口眼㖞斜等外风所致的病证；③颈项强痛；④目赤肿痛、视物不明、鼻塞、鼻衄、鼻渊、耳鸣、咽喉肿痛等五官疾病。 【操作】向鼻尖方向斜刺0.8～1.2寸，或平刺透风府穴。深部中间为延髓，必须严格掌握针刺的角度与深度
肩井	【定位】在肩胛区，第7颈椎棘突与肩峰最外侧点连线的中点。 【主治】①头痛、眩晕，颈项强痛；②肩背疼痛，上肢不遂；③难产、乳痈、乳汁不下、乳癖等妇产科及乳房疾患；④瘰疬。 【操作】直刺0.3～0.5寸。内有肺尖，切忌深刺、捣刺；孕妇禁针
环跳	【定位】侧卧屈股，当股骨大转子高点与骶管裂孔连线的外1/3与内2/3交点处。 【主治】①腰胯疼痛、下肢痿痹、半身不遂等腰腿疾患；②风疹。 【操作】直刺2～3寸

阳陵泉 （合穴、胆下合穴、八会穴之筋会）	【定位】在小腿外侧，腓骨小头前下方凹陷中。 【主治】①黄疸、胁痛、口苦、呕吐等胆腑病证；②膝髌肿痛、下肢痿痹、肩痛等筋病；③小儿惊风。 【操作】直刺1～1.5寸
悬钟 （八会穴之髓会）	【定位】外踝尖上3寸，腓骨前缘。 【主治】①痴呆、中风、颈椎病、腰椎病等骨、髓病；②颈项强痛，偏头痛，咽喉肿痛；③胸胁满痛；④下肢痿痹，脚气。 【操作】直刺0.5～0.8寸
丘墟 （原穴）	【定位】在外踝的前下方，当趾长伸肌腱的外侧凹陷处。 【主治】①偏头痛，胸胁痛；②下肢痿痹，外踝肿痛，足下垂，脚气；③疟疾。 【操作】直刺0.5～0.8寸

12. 肝经

太冲 （输穴、原穴）	【定位】在足背，第1、2跖骨底结合部之前凹陷中。 【主治】①中风、癫狂痫、小儿惊风、头痛、眩晕、耳鸣、目赤肿痛、口歪、咽痛等肝经风热病证；②月经不调、痛经、经闭、崩漏、带下等妇科经带病证；③黄疸、胁痛、腹胀、呕逆等肝胃病证；④下肢痿痹，足跗肿痛。 【操作】直刺0.5～1寸
蠡沟 （络穴）	【定位】在小腿内侧，内踝尖上5寸，胫骨内侧面的中央。 【主治】①睾丸肿痛、阳强等男科病证；②月经不调、赤白带下等妇科病证；③阴挺、阴痒、小便不利、遗尿等前阴病证；④足胫疼痛。 【操作】平刺0.5～0.8寸
期门 （肝募穴）	【定位】在胸部，第6肋间隙，前正中线旁开4寸。 【主治】①胸胁胀痛；②呕吐、吞酸、呃逆、腹胀等肝胃病证；③郁病，奔豚气；④乳痈。 【操作】斜刺0.5～0.8寸

13. 督脉

腰阳关	【定位】后正中线上，第4腰椎棘突下凹陷中，约与髂嵴相平。 【主治】①腰骶疼痛，下肢痿痹；②月经不调、赤白带下等妇科病证；③遗精、阳痿等男科病证。 【操作】向上斜刺0.5～1寸。多用灸法
命门	【定位】后正中线上，第2腰椎棘突下凹陷中。 【主治】①腰脊强痛，下肢痿痹；②月经不调、赤白带下、痛经、经闭、不孕等妇科病证；③遗精、阳痿、精冷不育等男科病证；④五更泄泻、小便频数等肾虚病证。 【操作】向上斜刺0.5～1寸。多用灸法
大椎	【定位】后正中线上，第7颈椎棘突下凹陷中。 【主治】①疟疾、恶寒发热等外感病证；②咳嗽，气喘；③热病，骨蒸潮热；④癫狂痫、小儿惊风等神志病证；⑤项强，脊痛；⑥风疹，痤疮。 【操作】直刺0.5～1寸
百会	【定位】后发际正中直上7寸（或前发际正中直上5寸），或当头部正中线与两耳尖连线的交点处。 【主治】①痴呆、中风、失语、失眠、健忘、癫狂痫证、癔病等神志病证；②头风、头痛、眩晕、耳鸣等头面病证；③脱肛、阴挺、胃下垂、肾下垂等气虚下陷证。 【操作】平刺0.5～0.8寸；升阳举陷可用灸法
神庭	【定位】前发际正中直上0.5寸。 【主治】①癫狂痫、失眠、惊悸等神志病；②头痛、目眩、目赤、目翳、鼻渊、鼻衄等头面五官病证。 【操作】平刺0.5～0.8寸

水沟	【定位】在人中沟的上1/3与下2/3交点处。 【主治】①昏迷、晕厥、中风、中暑、休克、呼吸衰竭等急症，为急救要穴之一；②癔病、癫狂痫、急慢惊风等神志病证；③鼻塞、鼻衄、面肿、口歪、齿痛、牙关紧闭等头面五官病证；④闪挫腰痛。 【操作】向上斜刺0.3～0.5寸，强刺激；或指甲掐按
印堂	【定位】在额部，两眉毛内侧端中间的凹陷中。 【主治】①痴呆、痫证、失眠、健忘等神志病证；②头痛，眩晕；③鼻衄，鼻渊；④小儿惊风，产后血晕，子痫。 【操作】提捏局部皮肤，平刺0.3～0.5寸，或用三棱针点刺出血

14. 任脉

中极 （膀胱募穴）	【定位】前正中线上，脐下4寸。 【主治】①遗尿、小便不利、癃闭等泌尿系病证；②遗精、阳痿、不育等男科病证；③月经不调、崩漏、阴挺、阴痒、不孕、产后恶露不尽、带下等妇科病证。 【操作】直刺1～1.5寸。排尿后针刺，以免伤及深部膀胱；孕妇慎用
关元 （小肠募穴）	【定位】前正中线上，脐下3寸。 【主治】①中风脱证、虚劳冷惫、羸瘦无力等元气虚损病证；②腹痛、腹泻、脱肛、便血等肠腑病证；③遗尿、癃闭、尿急、尿频等泌尿系病证；④遗精、阳痿、早泄、不育等男科病证；⑤月经不调、痛经、经闭、崩漏、带下、阴挺、恶露不尽、胞衣不下等妇科病证；⑥保健要穴。 【操作】直刺1～1.5寸。排尿后针刺，以免伤及深部膀胱；孕妇慎用
气海	【定位】前正中线上，脐下1.5寸。 【主治】①虚脱、形体羸瘦、脏气衰惫、乏力等气虚病证；②水谷不化、绕脐疼痛、腹泻、痢疾、便秘等肠腑病证；③小便不利，遗尿；④遗精，阳痿，疝气；⑤月经不调、痛经、经闭、崩漏、带下、阴挺、产后恶露不止、胞衣不下等妇科病证；⑥保健要穴。 【操作】直刺1～1.5寸。孕妇慎用
中脘 （胃募穴、八会穴之腑会）	【定位】前正中线上，脐上4寸。 【主治】①胃痛、腹胀、泄泻、呕吐、完谷不化、食欲不振、小儿疳积等脾胃病证；②黄疸；③癫痫、不寐等神志病。 【操作】直刺1～1.5寸
膻中 （心包募穴、八会穴之气会）	【定位】前正中线上，平第4肋间隙；或两乳头连线与前正中线的交点处。 【主治】①咳嗽、气喘、胸闷等胸中气机不畅病证；②心痛、心悸等心疾；③呕吐、呃逆等胃气上逆证；④产后乳少、乳痈、乳癖等胸乳病证。 【操作】直刺0.3～0.5寸，或平刺
天突	【定位】在颈部，当前正中线上，胸骨上窝中央。 【主治】①咳嗽、哮喘、咽喉肿痛、胸痛等肺系病证；②暴喑、瘿气、梅核气等咽部病证。 【操作】先直刺0.2寸，然后将针尖转向下方，紧靠胸骨后方，气管前缘缓慢向下刺入1～1.5寸

15. 经外奇穴

四神聪	【定位】在头顶部，百会前后左右各1寸，共4穴。 【主治】①头痛、眩晕、健忘等头脑病证；②不寐、癫痫等神志病。 【操作】平刺0.5～0.8寸
太阳	【定位】在颞部，当眉梢与目外眦之间，向后约1横指的凹陷处。 【主治】①头痛；②目赤肿痛、眼睑瞤动；③面瘫，面痛。 【操作】直刺0.3～0.5寸，或点刺出血
定喘	【定位】在脊柱区，横平第7颈椎棘突下，后正中线旁开0.5寸。 【主治】①哮喘，咳嗽；②肩背痛，落枕，上肢疾患。 【操作】直刺0.5～1寸

夹脊	【定位】在背腰部，当第1胸椎至第5腰椎棘突下两侧，后正中线旁开0.5寸，一侧17穴，左右共34穴。 【主治】适应范围较广，其中上胸部的穴位治疗心肺、上肢疾病；下胸部的穴位治疗胃肠疾病；腰部的穴位治疗腰腹及下肢疾病。 【操作】直刺0.5～1寸，或用梅花针叩刺
腰痛点	【定位】在手背，第2、3掌骨及第4、5掌骨间，腕背侧远端横纹与掌指关节中点处，一手2穴。 【主治】急性腰扭伤。 【操作】直刺0.3～0.5寸；可灸
十宣	【定位】在手十指尖端，距指甲游离缘0.1寸（指寸），左右共10穴。 【主治】①中风，昏迷，晕厥；②中暑，高热等急症；③咽喉肿痛；④手指麻木。 【操作】浅刺0.1～0.2寸，或点刺出血

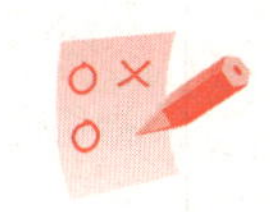

三、针灸技术操作

1. 毫针法

（1）进针法

单手进针法		①消毒：腧穴皮肤、医生双手常规消毒。 ②持针：拇、食指指腹持针，中指指腹抵住针身下段，使中指指端比针尖略长出或齐平。 ③指抵皮肤：对准穴位，中指指端紧抵腧穴皮肤。 ④刺入：拇、食指向下用力按压刺入，中指随之屈曲，快速将针刺入。刺入时应保持针身直而不弯
双手进针法	指切进针法	①消毒：腧穴皮肤、医生双手常规消毒。 ②押手固定穴区皮肤：押手拇指或食指指甲切掐固定腧穴处皮肤。 ③持针：刺手拇、食、中指三指指腹夹持针柄。 ④刺入：将针身紧贴押手指甲缘快速刺入。 本法适宜于短针的进针
	夹持进针法	①消毒：腧穴皮肤、医生双手常规消毒。 ②持针：押手拇、食指持消毒干棉球裹住针身下段，以针尖端露出0.3～0.5cm为宜；刺手拇、食、中三指指腹夹持针柄，使针身垂直。 ③刺入：将针尖固定在腧穴皮肤表面，刺手捻转针柄，押手下压，双手配合，同时用力，迅速将针刺入腧穴皮下。 本法适用于长针的进针
	提捏进针法	①消毒：腧穴皮肤、医生双手常规消毒。 ②押手提捏穴旁皮肉：押手拇、食指轻轻提捏腧穴近旁的皮肉，提捏的力度大小要适当。 ③持针：刺手拇、食、中指三指指腹持针。 ④刺入：刺手持针快速刺入腧穴。刺入时常与平刺结合。 本法适用于皮肉浅薄部位的腧穴进针
	舒张进针法	①消毒：腧穴皮肤、医生双手常规消毒。 ②押手绷紧皮肤：以押手拇、食指或食、中指把腧穴处皮肤向两侧轻轻撑开，使之绷紧，两指间的距离要适当。 ③持针：刺手拇、食、中指三指指腹夹持针柄。 ④刺入：刺手持针，于押手两指间的腧穴处迅速刺入。 本法适用于皮肤松弛部位的腧穴进针

（2）行针手法

基本手法	提插法	①消毒：腧穴皮肤、医生双手常规消毒。 ②刺入毫针：将毫针刺入腧穴的一定深度。 ③实施提插操作：插是将针由浅层向下刺入深层的操作，提是从深层向上引退至浅层的操作。如此反复地上提下插。上提不要提出皮肤，下插不要刺伤脏器筋骨，过程中保持针身垂直
	捻转法	①消毒：腧穴皮肤、医生双手常规消毒。 ②刺入毫针：将毫针刺入腧穴的一定深度。
	捻转法	③实施捻转操作：针身向前向后持续均匀来回捻转。操作应有连续交替性，角度不可过大，或呈单向捻转
	循法	①确定腧穴所在的经脉及其循行路线。 ②循按或拍叩，用拇指指腹，或第二、三、四指并拢后用第三指的指腹，沿腧穴所属经脉的循行路线或穴位的上下左右进行循按或拍叩。 ③反复操作数次，以穴周肌肉得以放松或出现针感或循经感传为度

基本手法	弹法		①进针后刺入一定深度。 ②以拇指与食指相交呈环状，食指指甲缘轻抵拇指指腹。 ③弹叩针柄：将食指指甲面对准针柄或针尾，轻轻弹叩，使针体微微震颤。也可以拇指与其他手指配合进行操作。 ④弹叩数次。用力不可过猛，次数一般7～10次即可
	刮法		①进针后刺入一定深度。 ②用拇指指腹或食指指腹轻轻抵住针尾。 ③用食指指甲或拇指指甲或中指指甲频频刮动针柄。可由针根部自下而上刮，也可由针尾部自上而下刮，使针身产生轻度震颤。 ④反复刮动数次。注意力度适中、匀速
	摇法	直立针身而摇	①采用直刺进针。 ②刺入一定深度。 ③手持针柄，如摇辘轳状呈划圈样摇动，或如摇橹状进行前后或左右的摇动。 ④反复摇动数次。注意用力均匀、柔和
		卧倒针身而摇	①采用斜刺或平刺进针。 ②刺入一定深度。 ③手持针柄，如摇橹状进行左右摇动。 ④反复摇动数次。注意用力均匀、柔和
	飞法		①刺入一定深度。 ②用刺手拇指、食指夹持针柄，轻微捻搓针柄数次，然后快速张开两指，一捻一放，如飞鸟展翅之状。 ③反复操作数次。注意力度均匀一致
	震颤法		①进针后刺入一定深度。 ②刺手拇、食二指或拇、食、中指夹持针柄。 ③实施提插捻转：小幅度、快频率的提插、捻转，如手颤之状，使针身微微颤动。用力轻柔

（3）针刺补泻

捻转补泻	补法	①进针，行针得气。 ②捻转角度小，频率慢，用力轻。结合拇指向前、食指向后用力为主。 ③反复捻转。 ④操作时间短
	泻法	①进针，行针得气。 ②捻转角度大，频率快，用力重。结合拇指向后、食指向前用力为主。 ③反复捻转。 ④操作时间长
提插补泻	补法	①进针，行针得气。 ②先浅后深，重插轻提，提插幅度小，频率慢。 ③反复提插。 ④操作时间短
	泻法	①进针，行针得气。 ②先深后浅，轻插重提，提插幅度大，频率快。 ③反复操作。 ④操作时间长
徐疾补泻	补法	①进针时徐徐刺入。 ②留针期间少捻转。 ③疾速出针
	泻法	①进针时疾速刺入。 ②留针期间多捻转。 ③徐徐出针

迎随补泻	补法	进针时针尖随着经脉循行去的方向刺入
	泻法	进针时针尖迎着经脉循行来的方向刺入
呼吸补泻	补法	病人呼气时进针，吸气时出针
	泻法	病人吸气时进针，呼气时出针
开阖补泻	补法	出针后迅速按闭针孔
	泻法	出针时摇大针孔不加按闭
平补平泻		①进针，行针得气。 ②施予均匀的提插、捻转手法，即每次提插的幅度、捻转的角度要基本一致，频率适中，节律和缓，针感强弱适当

2. 艾灸法

（1）艾炷灸

直接灸	瘢痕灸（化脓灸）	①选择体位，定取腧穴：以仰卧位或俯卧位为宜，体位要舒适，充分暴露待灸部位。 ②穴区皮肤消毒、涂擦黏附剂：对腧穴皮肤进行常规消毒，再将所灸穴位处涂以少量的大蒜汁或医用凡士林或少量清水。 ③点燃艾炷，每炷要燃尽：将艾炷平稳放置于腧穴上，用线香点燃艾炷顶部，待其自燃。要求每个艾炷都要燃尽，除灰，更换新艾炷继续施灸，灸满规定壮数为止。 ④轻轻拍打穴旁，减轻施灸疼痛：施灸中，当艾炷燃至底部，患者感觉局部灼痛难忍时，术者可用双手拇指在腧穴两旁用力按压，或在腧穴附近用力拍打，以减轻疼痛。 ⑤灸后预防感染：灸毕要在施灸处贴敷消炎药膏，用无菌纱布覆盖局部，外用胶布固定，以防感染。 ⑥形成灸疮，待其自愈：灸后局部皮肤黑硬，周边红晕，继而起水疱。一般在7日左右局部出现无菌性炎症，其脓汁清稀色白，形成灸疮。灸疮5～6周自行愈合，留有瘢痕
		注意事项： ①一般选用小艾炷。 ②治疗前要将治疗方法、灸疮等向患者进行说明，征得患者同意后方可施治。 ③灸疮的透发与护理：灸后嘱患者多吃羊肉、豆腐等营养丰富的食物以促使灸疮透发。在出现灸疮期间，应注意局部清洁，每天更换1次膏药，至结痂脱落，以免继发感染。 ④禁忌证：身体过于虚弱、糖尿病、皮肤病患者不宜采用此法；面部、关节处、大血管处、妊娠期妇女腰骶部和少腹部也不宜采用此法。 ⑤灸疮愈后，原施灸处可以重复施以化脓灸
	无瘢痕灸（非化脓灸）	①选择体位，定取腧穴：宜采取仰卧位或俯卧位，充分暴露待灸部位。 ②涂擦黏附剂：用棉签蘸少许大蒜汁或医用凡士林或涂清水于穴区皮肤，用以黏附艾炷。 ③点燃艾炷，每炷不可燃尽：将艾炷平置于腧穴上，用线香点燃艾炷顶部，待其自燃。要求每个艾炷不可燃尽，当艾炷燃剩1/3，患者感觉局部有灼痛时，即可易炷再灸。 ④掌握灸量：灸满规定壮数为止。一般应灸至腧穴局部皮肤呈现红晕而不起疱为度
		注意事项： ①一般选用中、小艾炷。 ②患者对灼痛的感觉不一，有的患者可因感觉较迟钝而引起皮肤灼伤，故要密切观察局部情况
间接灸	隔姜灸	①制备姜片：切取生姜片，每片直径2～3cm，厚0.2～0.3cm，中间以针刺数孔。 ②选取适宜体位，充分暴露待灸腧穴。 ③放置姜片和艾炷，点燃艾炷：将姜片置于穴上，把艾炷置于姜片中心，点燃艾炷尖端，任其自燃。 ④调适温度：如患者感觉局部灼痛不可耐受，术者可用镊子将姜片一侧夹住端起，稍待片刻，重新放下再灸。 ⑤更换艾炷和姜片：艾炷燃尽，除去艾灰，更换艾炷依前法再灸。施灸数壮后，姜片焦干萎缩时，应置换新的姜片。 ⑥掌握灸量：一般每穴灸6～9壮，至局部皮肤潮红而不起疱为度。灸毕去除姜片及艾灰
		注意事项： ①一般选用中、大号艾炷。 ②选用新鲜老姜，宜现切现用。 ③随时观察局部皮肤情况，不要施灸过量，以免局部起疱

<table>
<tr><td rowspan="6">间接灸</td><td rowspan="2">隔蒜灸</td><td>①制备蒜片：选用鲜大蒜头，切成厚0.2～0.3cm的薄片，中间以针刺数孔（捣蒜如泥亦可）。
②选取适宜体位，充分暴露待灸腧穴。
③放置蒜片和艾炷，点燃艾炷：将蒜片置于穴上，把艾炷置于蒜片中心，点燃艾炷尖端，任其自燃。
④调适温度：如患者感觉局部灼痛不可耐受，术者可用镊子将蒜片一侧夹住端起，稍待片刻，重新放下再灸。
⑤更换艾炷和蒜片：艾炷燃尽，除去艾灰，更换艾炷依前法再灸。施灸数壮后，蒜片焦干萎缩时，应置换新的蒜片。
⑥掌握灸量：一般每穴灸5～7壮，至局部皮肤潮红而不起疱为度。灸毕去除蒜片及艾灰</td></tr>
<tr><td>注意事项：
①一般选用中、大号艾炷。
②随时观察局部皮肤情况，不要施灸过量，以免局部起疱</td></tr>
<tr><td rowspan="2">隔盐灸</td><td>①选择体位，定取腧穴：宜取仰卧位，身体放松。
②食盐填脐：取纯净干燥的食盐适量，将脐窝填平，也可于盐上再放置一姜片。
③放置艾炷：将艾炷置于盐上（或姜片上），点燃艾炷尖端，任其自燃。
④调适温度，更换艾炷：若患者感觉施灸局部灼热不可耐受，术者用镊子夹去残炷，换炷再灸。
⑤掌握灸量：如上反复施灸，灸满规定壮数，一般灸5～9壮。
⑥灸毕，除去艾灰、食盐</td></tr>
<tr><td>注意事项：
①食盐要干燥纯净。
②脐窝太浅者，填盐时可适当高出皮肤，增加盐的厚度，以免烫伤。
③一般选用中号或大号艾炷</td></tr>
<tr><td rowspan="2">隔附子饼灸</td><td>①制备附子饼：将附子研成细末用黄酒适量调成泥状，做成直径约3cm、厚约0.8cm的圆饼，中间用针穿刺数孔备用。
②选取适宜体位，充分暴露待灸腧穴。
③放置附子饼及艾炷：先将附子饼置于穴上，再将中号或大号艾炷置于附子饼上，点燃艾炷尖端，任其自燃。
④更换艾炷：艾炷燃尽，去艾灰，更换艾炷，依前法再灸。施灸中，若感觉施灸局部灼痛不可耐受，术者用镊子将附子饼一端夹住端起，稍待片刻，重新放下再灸。
⑤灸量掌握：灸完规定壮数为止，一般每穴灸3～9壮。
⑥灸毕去除附子片及艾灰</td></tr>
<tr><td>注意事项：
①一般选择大、中艾炷。
②施灸中，如附子饼焦干，宜置换新饼继续施灸。
③随时观察局部皮肤情况，不要施灸过量，以免局部起疱</td></tr>
</table>

（2）艾条灸

<table>
<tr><td rowspan="2">悬起灸</td><td rowspan="2">温和灸</td><td>①选取适宜体位，充分暴露待灸腧穴。
②点燃艾卷：选用纯艾卷，将其一端点燃。
③燃艾施灸：术者手持艾卷的中上部，将艾卷燃烧端对准腧穴，距腧穴皮肤2～3cm进行熏烤，艾卷与施灸处皮肤的距离应保持相对固定。注意：若患者感到局部温热舒适可固定不动；若感觉太烫可加大与皮肤的距离；若遇到小儿或局部知觉减退者，医者可将食、中两指，置于施灸部位两侧，通过医者的手指来测知患者局部受热程度，以便随时调节施灸时间和距离，防止烫伤。
④把握灸量：灸至局部皮肤出现红晕，有温热感而无灼痛为度，一般每穴灸10～15分钟。
⑤灸毕熄灭艾火</td></tr>
<tr><td>注意事项：
①手持艾卷宜上下调适与皮肤的距离，而非前后左右移动。
②施灸中注意及时掸除艾灰</td></tr>
</table>

悬起灸	雀啄灸	①选取适宜体位，充分暴露待灸腧穴。 ②点燃艾卷：选用纯艾卷，将其一端点燃。 ③术者手持艾卷的中上部，将艾卷燃烧端对准腧穴，像麻雀啄米样一上一下移动，使艾卷燃烧端与皮肤的距离远近不一。动作要匀速，起落幅度应大小一致。 ④燃艾施灸，如此反复操作，给予施灸局部以变量刺激。若遇到小儿或局部知觉减退者，术者应以食指和中指，置于施灸部位两侧，通过医者的手指来测知患者局部受热程度，以便随时调节施灸时间和距离，防止烫伤。 ⑤把握灸量：灸至皮肤出现红晕，有温热感而无灼痛为度，一般灸10～15分钟。 ⑥灸毕熄灭艾火
		注意事项： ①艾卷向下移动时，勿将燃烧端触到皮肤，以免烫伤。 ②施灸中注意及时掸除艾灰
	回旋灸	①选取适宜体位，充分暴露待灸腧穴。 ②点燃艾卷：选用纯艾卷，将其一端点燃。 ③燃艾施灸：术者手持艾卷的中上部，将艾卷燃烧端对准腧穴，与施灸部位的皮肤保持相对固定的距离（一般在3cm左右），左右平行移动或反复旋转施灸。动作要匀速。若遇到小儿或局部知觉减退者，尤其是糖尿病患者，术者应以食指和中指，置于施灸部位两侧，通过医者的手指来测知患者局部受热程度，以便随时调节施灸时间和距离，防止烫伤。 ④把握灸量：灸至皮肤出现红晕，有温热感而无灼痛为度，一般灸5～10分钟。 ⑤灸毕熄灭艾火
		注意事项： ①持艾卷要左右水平移动而非上下高低移动。 ②施灸中注意及时掸除艾灰
实按灸（太乙针灸和雷火针灸）		①点燃艾卷：将太乙针灸或雷火针灸的艾卷一端点燃。 ②棉布裹艾：以棉布6～7层裹紧艾火端。 ③持艾灸熨：医者手持艾卷，将艾火端对准腧穴，趁热按到施术部位，停止1～2秒然后抬起，进行灸熨。 ④艾火熄灭则再点燃再按熨。 ⑤如此反复，灸至皮肤红晕为度，一般灸熨7～10次为度
		注意事项： ①艾条要燃透再灸，否则容易熄灭。 ②必须用棉布而非化纤制品。 ③每一下点灸的间隔时间不宜太长，两针交替使用更佳

（3）温针灸

温针灸	①准备艾卷或艾绒。截取2cm艾卷一段，将一端中心扎一小孔，深1～1.5cm。也可选用艾绒，艾绒要柔软，易搓捏。 ②选取适宜体位，充分暴露待灸腧穴。 ③针刺得气留针：腧穴常规消毒，直刺进针，行针得气，将针留在适当的深度。 ④插套艾卷或搓捏艾绒，点燃：将艾卷有孔的一端经针尾插套在针柄上，插牢，不可偏歪。或将少许艾绒搓捏在针尾上，要捏紧，不可松散，以免滑落，点燃施灸。 ⑤艾卷燃尽去灰，重新置艾：待艾卷或艾绒完全燃尽成灰时，将针稍倾斜，把艾灰掸落在容器中，每穴每次可施灸1～3壮。 ⑥待针柄冷却后出针
	注意事项： ①毫针不宜过细过长。 ②直刺进针，得气后留针。 ③要保证艾卷下端与皮肤有适当的距离，一般为2.5～3cm，以免烫伤。 ④宜从下端点燃艾卷。 ⑤可预先用硬纸片垫隔于艾卷与皮肤之间，以防艾灰脱落

3.拔罐法

闪罐法	①选取适宜体位，充分暴露待拔腧穴。 ②选用大小适宜的罐具。 ③用镊子夹紧95%的酒精棉球一个，点燃，使棉球在罐内壁中段绕1～3圈或短暂停留后迅速退出，迅速将罐扣在应拔的部位，再立即将罐起下。 ④如此反复多次地拔住起下、起下拔住。 ⑤拔至施术部位皮肤潮红、充血或瘀血为度
	注意事项： ①闪火、吸拔、起罐动作要连贯，手腕要求放松，吸拔时翻转灵活自如。 ②火力适中。 ③吸附力大小适当。 ④避免闪拔时火焰在罐口停留过久或用一个罐子操作时间过长，以防罐口过热而烫伤皮肤
留罐法（坐罐法）	①选取适宜体位，充分暴露待拔腧穴。 ②根据需要选用大小适宜的罐具。 ③用止血钳或镊子夹住95%的酒精棉球，点燃，使棉球在罐内壁中段绕1～3圈或短暂停留后迅速退出，迅速将罐扣在应拔的部位，即可吸住。 ④留罐时间，以局部皮肤红润、充血或瘀血为度，一般为5～15分钟。 ⑤起罐时，一手握罐，另一手用拇指或食指按压罐口周围的皮肤，使之凹陷，空气进入罐内，罐体自然脱下
	注意事项： ①要根据体质、肌肉丰厚程度、留罐部位、患者的耐受力等确定吸拔力的大小。 ②吸拔时应依靠负压自然吸附，不应为增加吸拔力而用力将罐具按压在皮肤上。 ③留罐过程中，若患者因吸拔力过大有不适感，可采用起罐时的动作往罐内放进少许空气。 ④闪拔时避免火焰在罐口停留过久，以防罐口过烫而烫伤皮肤
走罐法（推罐法、拉罐法）	①选取适宜体位，充分暴露待拔腧穴。 ②选择大小适宜的玻璃罐。 ③在施术部位涂抹适量的润滑剂，如凡士林、水，也可选择红花油等润滑剂。 ④先用闪火法将罐吸拔在施术部位上，然后用单手或双手握住罐体，在施术部位上下、左右往返推移。走罐时，可将罐口的前进侧的边缘稍抬起，另一侧边缘稍着力，以利于罐子的推拉。 ⑤反复操作，至施术部位红润、充血甚至瘀血为度。 ⑥起罐时，一手握罐，另一手用拇指或食指按压罐口周围的皮肤，使之凹陷，空气进入罐内，罐体自然脱下
	注意事项： ①本法多用于背部、下肢部等肌肉比较丰厚、面积较大的部位。若在皮肤松弛或皱褶过多处、毛发浓密处或骨骼较为突出的凹凸不平处走罐，则不宜吸附且易产生疼痛。 ②吸拔力、推拉速度要合适，以皮肤潮红、患者可耐受为原则。 ③推拉用力要求均匀一致。 ④罐口以光滑弧圆者为佳
刺血拔罐法（刺络拔罐法）	①选取适宜体位，充分暴露待拔腧穴。 ②选择大小适宜的玻璃罐备用。 ③消毒施术部位，刺络出血：医者戴消毒手套，用碘伏消毒施术部位，持三棱针（或一次性注射针头）点刺局部使之出血，或用皮肤针叩刺出血。 ④用闪火法留罐，留置5～15分钟后起罐。 ⑤起罐时不能迅猛，避免罐内污血喷射而污染周围环境。用消毒棉签清理皮肤上残存血液，清洗火罐后进行消毒处理
	注意事项： ①有严重血液病，如血友病、血小板减少、白细胞降低者，禁用本法；严重糖尿病患者要慎用本法；勿在大血管上行刺血拔罐。 ②要根据病情确定点刺深度、出血量、治疗的间隔时间。一般来说，同一部位应间隔数日再行治疗，但对于实热、热毒深重者也可以每日1次。 ③要对准刺血部位中心拔罐

留针拔罐法（针罐法）	①选取适宜体位，充分暴露待拔腧穴。 ②选择大小适宜的玻璃罐备用。 ③毫针直刺到一定深度，行针、得气、留针。 ④用闪火法以针刺点为中心留罐，一般留罐10～15分钟，以局部皮肤潮红、充血或瘀血为度。 ⑤起罐后出针
	注意事项： ①多用于肌肉丰厚部位的腧穴，胸背部穴位不宜使用本法。 ②留罐时定位要准确，应以针刺点为中心留罐，不能过度偏倚。 ③根据显露在体外针身、针柄的长短，结合拔罐部位，选择大小合适的罐，以罐底不压住毫针针尾为宜。 ④吸拔力要适中

4. 其他针法

（1）三棱针法

点刺法	①选取适宜体位，充分暴露待针腧穴。 ②医者戴消毒手套。 ③使施术部位充血。可先在针刺部位及其周围，轻轻地推、揉、挤、捋，使局部充血。 ④穴区皮肤常规消毒。 ⑤医者用一手固定点刺部位，另一手持针，露出针尖3～5mm，对准点刺部位快速刺入，迅速出针。一般刺入2～3mm。 ⑥轻轻挤压针孔周围，使之适量出血或出黏液。 ⑦用消毒干棉球按压针孔。可在点刺部位贴敷创可贴
	注意事项： ①要做到稳、准、轻、快。持针要稳；对准点刺部位进针，不可偏离；手法要轻巧；点刺时要快进快出。 ②要对针具、皮肤、术者双手严格消毒。 ③选穴宜少。 ④根据病情确定合适的出血量
散刺法（豹纹刺）	①选取适宜体位，充分暴露待针腧穴。 ②医者戴消毒手套。 ③穴区皮肤常规消毒。 ④根据病变部位大小，由病变外缘呈环形向中心部位进行点刺。一般点刺10～20针。 ⑤点刺后，可见点状出血，若出血不明显，可加用留罐法以增加出血量，放出适量血液（或黏液）。 ⑥用消毒干棉球按压针孔。施术部位面积较大时，可以敷无菌敷料
	注意事项： ①把握好针刺的角度、深度、速度。应垂直点刺；根据病情，刺入深度不同，一般为1～2mm；快进快出。 ②皮肤有感染、溃疡、瘢痕及不明原因肿块，不可直接散刺患处局部，宜在病灶周围散刺
刺络法	①选择适宜的体位，确定血络。 ②医者戴消毒手套。 ③使血络充盈：肘、膝部静脉处放血时，一般要捆扎橡皮管。将橡皮管结扎在针刺部位的上端（近心端），以使血络怒张显现。其他部位则不方便结扎，为使血络充盈，也可轻轻拍打血络处。 ④将血络处皮肤严格消毒。 ⑤一手拇指按压在被刺部位的下端，使血络位置相对固定，一手持针，对准针刺部位，顺血络走向，斜向上与之呈45°左右刺入，以刺穿血络前壁为度，一般刺入2～3mm，然后迅速出针。 ⑥根据病情需要，使其流出一定量的血液。也可轻轻按压静脉上端，以助瘀血外出。 ⑦松开橡皮管，待出血自然停止。 ⑧以消毒干棉球按压针孔，并以75%酒精棉球清除针处及其周围的血液
	注意事项： ①要使针刺处的血络明显充盈。 ②要严格消毒。 ③动作要稳、准。 ④出血量要适宜。 ⑤要避免误刺动脉，若误刺，应立即用消毒干棉球按压。 ⑥若在同一部位使用本法，宜5～7天进行1次

挑刺法	①选取适宜体位，充分暴露待刺腧穴。 ②医者戴消毒手套。 ③局部皮肤严格消毒。 ④挑破表皮，挑断皮下纤维组织：医者一手按压进针部位两侧或捏起皮肤使之紧绷固定，另一手持针迅速刺入皮肤1～2mm，随即倾斜针身挑破表皮，使之出少量血液或黏液。也可再刺入2～5mm，倾斜针身使针尖轻轻挑起，挑断皮下纤维组织。 ⑤出针，用无菌敷料覆盖创口
	注意事项： ①对于体质较弱、畏惧疼痛者，可先用2%利多卡因局麻后再挑治。 ②不能直刺进针、刺入过深。 ③一次治疗，挑治点不宜过多。 ④5～7天挑治1次为宜

（2）皮肤针法

皮肤针法	①选取适宜体位，充分暴露待针腧穴。 ②穴区皮肤常规消毒。 ③软柄、硬柄皮肤针持针姿势不同。硬柄皮肤针持针式：用拇指和中指夹持针柄两侧，食指置于针柄中段上面，无名指和小指将针柄末端固定于大小鱼际之间。软柄皮肤针持针式：将针柄末端置于掌心，拇指居上，食指在下，中指、无名指、小指呈握拳状固定针柄末端。 ④叩刺：叩刺时，主要运用腕力，要求针尖垂直叩击皮肤，并立即弹起，如此反复操作。 ⑤用无菌干棉球或棉签擦拭
	注意事项： ①叩刺前必须严格消毒。 ②要根据病情、体质等合理选择刺激强度。 ③一般应由上到下、由内到外顺次进行叩刺。在皮肤病患部叩刺时，应由外到内进行。 ④叩刺时落针要稳、准，针尖与皮肤呈垂直接触并垂直抬起，切勿斜刺、拖刺、压刺。 ⑤骨骼突出部位，禁用本法。 ⑥轻刺、中刺可以每天或隔天1次，重刺宜5～7天1次。 ⑦凝血机制障碍者，血管瘤部位，不明原因的肿块部位，局部皮肤有创伤、溃疡或瘢痕者，急性传染病患者，孕妇腰骶部、小腹部禁止使用本法

（3）耳穴压丸法

耳穴压丸法	①压丸材料：王不留行籽、医用胶布、镊子、酒精棉球。 ②选穴：选择耳穴，确定处方。 ③体位：坐位或卧位。 ④准备丸粒：将小丸粒贴于0.5cm×0.5cm的医用胶布中央，或选用成品耳穴贴。 ⑤耳穴皮肤消毒：75%酒精棉球擦拭消毒。 ⑥贴压：一手托住耳郭，另一手持镊子将贴丸胶布对准耳穴进行敷贴，并适当进行按压，使耳郭有发热，胀痛感
	注意事项： ①夏季汗出较多，贴敷时间不宜过长。 ②密切关注耳郭皮肤情况，若贴压处疼痛明显者，可以减少按压次数，或将贴丸胶布自行揭除；若对胶布过敏者，应选用脱敏胶布。 ③若耳郭有破损、炎性病变、冻疮等，不宜采用耳穴压丸法。 ④孕妇慎用

四、推拿技术操作

1. 㨰法

操作方法	小鱼际㨰法	拇指自然伸直，余指自然屈曲，无名指与小指的掌指关节屈曲约90°，余指屈曲的角度依次减小，手背沿掌横弓排列呈弧面，以第五掌指关节背侧为吸点吸附于体表施术部位上。以肘关节为支点，前臂主动做推旋运动，带动腕关节做较大幅度的屈伸活动，使小鱼际和手背尺侧部在施术部位上持续不断地来回滚动
	立㨰法	以第五掌指关节背侧为吸定点，以第四掌指关节至第五掌骨基底部与掌背尺侧缘形成的扇形区域为滚动着力面，腕关节略屈向尺侧，余准备形态同㨰法。其手法运动过程亦同㨰法
	拳㨰法	拇指自然伸直，余指半握空拳状，以食指、中指、无名指和小指的第一节指背着力于施术部位上。肘关节屈曲20°～40°，前臂主动施力，在无旋前圆肌参与的情况下，单纯进行推拉摆动，带动腕关节做无尺、桡侧偏移的屈伸活动，使食指、中指、无名指和小指的第一节指背、掌指关节背侧、指间关节背侧为滚动着力面，在施术部位上进行持续不断的滚动
动作要领	①肩关节放松下垂，垂肘，肘关节自然屈曲120°～140°，上臂中段距胸壁一拳左右，腕关节放松，手指自然弯曲，不能过度屈曲或挺直。 ②操作过程中，腕关节屈伸幅度应在120°左右（即前㨰至极限时屈腕约80°，回㨰至极限时伸腕40°）。 ③㨰法对体表产生轻重交替的刺激，前㨰和回㨰时着力轻重之比为3∶1，即“㨰三回一”。 ④手法频率每分钟120～160次	
术后处理	术后嘱患者适当休息，受术部位避风寒，观察病情有无变化	
注意事项	①在操作时应紧贴于治疗部位上滚动，不宜拖动或手背相对体表而空转，同时应尽量避免掌指关节的骨突部与脊椎棘突或其他部位关节的骨突处猛烈撞击。 ②操作时常出现腕关节屈伸幅度不够，从而减少手背部的接触面积，使手法刺激过于生硬，不够柔和，应尽可能增大腕关节的屈伸幅度。同时，应控制好腕关节的屈伸运动，避免出现折刀样的突变动作而造成跳动感。 ③临床使用时常结合肢体关节的被动运动，此时应注意两手动作协调，被动运动要“轻巧、短促、随发随收”	

2. 揉法

操作方法	大鱼际揉法	沉肩，腕关节放松，呈微屈或水平状。大拇指内收，四指自然伸直，用大鱼际附着于施术部位上。以肘关节为支点，前臂做主动运动，带动腕关节摆动，使大鱼际在治疗部位上做轻缓柔和的上下、左右或轻度环旋揉动，并带动该处的皮下组织一起运动
	掌根揉法	肘关节微屈，腕关节放松并略背伸，手指自然弯曲，亦可双掌重叠，以掌根部附着于施术部位。以肘关节为支点，前臂做主动运动，带动腕及手掌连同前臂做小幅度的回旋揉动，并带动该处的皮下组织一起运动
	中指揉法	中指伸直，食指搭于中指远端指间关节背侧，腕关节微屈，用中指罗纹面着力于一定的治疗部位或穴位。以肘关节为支点，前臂做主动运动，通过腕关节使中指罗纹面在施术部位上做轻柔的小幅度的环旋运动
	三指揉法	食、中、无名指并拢，三指罗纹面着力，操作术式与中指揉法相同
动作要领	①所施压力要小。 ②动作要灵活而有节律性。 ③往返移动时应在吸定的基础上进行。 ④大鱼际揉法前臂有推旋动作，腕部宜放松，而指揉法则腕关节要保持一定紧张度，掌根揉法则腕关节略有背伸，松紧适度	

术后处理	术后嘱患者卧床休息，受术部位避风寒，观察病情有无变化
注意事项	揉法应吸定于施术部位，带动皮下组织一起运动，不能在体表上有摩擦运动。操作时向下的压力不可太大

3. 按法

操作方法	指按法	以拇指罗纹面着力于施术部位，余四指张开，置于相应位置以支撑助力，腕关节屈曲40°～60°。拇指主动用力，垂直向下按压。当按压力达到所需的力度后，要稍停片刻，然后松劲撤力，再做重复按压，使按压动作既平稳又有节奏性
	掌按法	以单手或双手掌面置于施术部位。以肩关节为支点，利用身体上半部的重量，通过上臂、前臂传至手掌部，垂直向下按压，用力原则同指按法
动作要领	①指按法宜悬腕。当腕关节悬屈40°～60°时，拇指发力，余四指支撑助力。 ②掌按法应以肩关节为支点。身体上半部的重量通过上、前臂传到手掌部，使操作者用力沉稳又着实。 ③按压的用力方向多为垂直向下或与受力面相垂直。 ④用力要由轻到重，稳而持续，使刺激充分达到肌肉组织的深部。 ⑤要有缓慢的节奏性	
术后处理	术后嘱患者平卧休息片刻，观察患者是否出现不适感	
注意事项	①指按法接触面积较小，刺激较强，常在按后施以揉法，有“按一揉三”之说，即重按一下，轻揉三下，形成有规律的按后予揉的连续手法操作。 ②不可突施暴力。不论指按法还是掌按法，其用力原则均是由轻而重，再由重而轻，手法操作忌突发突止，暴起暴落，同时一定要掌握好患者的骨质情况，诊断必须明确，以避免造成骨折	

4. 推法

操作方法	指推法	拇指端推法	以拇指端着力于施术部位或穴位上，余四指置于对侧或相应的位置以固定，腕关节略屈并向尺侧偏斜。拇指及腕部主动施力，向拇指端方向呈短距离单向直线推进
		拇指平推法	以拇指罗纹面着力于施术部位或穴位上，余四指置于其前外方以助力，腕关节略屈曲。拇指及腕部主动施力，向其食指方向呈短距离、单向直线推进。在推进的过程中，拇指罗纹面的着力部分应逐渐偏向桡侧，且随着拇指的推进腕关节应逐渐伸直
		三指推法	食、中、无名指并拢，以指端部着力于施术部位上，腕关节略屈。前臂部主动施力，通过腕关节及掌部使食、中及无名三指向指端方向做单向直线推进
	掌推法		以掌根部着力于施术部位，腕关节略背伸，肘关节伸直。以肩关节为支点，上臂部主动施力，通过肘、前臂、腕，使掌根部向前方做单方向直线推进
	拳推法		手握实拳，以食指、中指、无名指及小指四指的近侧指间关节的突起部着力于施术部位，腕关节挺紧伸直，肘关节略屈，以肘关节为支点，前臂主动施力，向前呈单方向直线推进
	肘推法		屈肘，以肘关节尺骨鹰嘴突起部着力于施术部位，另一侧手臂抬起，以掌部扶握屈肘侧拳顶以固定助力。以肩关节为支点，腰部发力，上臂部主动施力，做较缓慢的单方向直线推进
动作要领	①着力部位要紧贴体表。 ②推进的速度宜缓慢均匀，压力要平稳适中。 ③单向直线推进。 ④拳、肘推法宜参考经络走行以及肌纤维走行方向推进。 ⑤拇指端推法与拇指平推法推动的距离宜短，属推法中特例，其他推法则推动的距离宜长		
术后处理	术后嘱患者平卧休息片刻，观察施术部位有无变化，是否出现皮肤损伤		

注意事项	①推进的速度不可过快，压力不可过重或过轻。 ②不可推破皮肤。为防止推破皮肤，可使用凡士林、冬青膏、滑石粉及红花油等润滑剂。 ③不可歪曲斜推

5. 拿法

操作方法	拿法	以拇指和其余手指的指面相对用力，捏住施术部位肌肤并逐渐收紧、提起，腕关节放松。以拇指同其他手指的对合力轻重交替、连续不断地提捏治疗部位
动作要领	①用拇指和其余手指的指面着力，不能用指端内扣。 ②用力由轻到重，不可突然用力。 ③腕部要放松，使动作柔和灵活，连绵不断，且富有节奏	
术后处理	术后嘱患者休息片刻，观察病情有无变化，是否出现不适感	
注意事项	拿法应注意动作的协调性，不可呆板僵硬。初习者不可用力过久，以防伤及腕部与手指的屈肌肌腱及腱鞘	

6. 抖法

操作方法	抖上肢法（上肢提抖法）	受术者取坐位或站立位，肩臂部放松。术者站在其前外侧，身体略为前倾。用双手握住其腕部，慢慢将被抖动的上肢向前外方抬起至60°左右，然后两前臂微用力做连续的小幅度上下抖动，使抖动所产生的抖动波波浪般地传递到肩部。 或术者以一手按其肩部，另一手握住其腕部，做连续不断的小幅度上下抖动，抖动中可结合被操作肩关节的前后方向活动
	抖下肢法	受术者仰卧位，下肢放松。术者站其足端，用双手分别握住受术者两足踝部，将两下肢抬起，离开床面30cm左右，然后上、前臂同时施力，做连续的小幅度上下抖动，使其下肢及髋部有舒松感。两下肢可同时操作，亦可单侧操作
	抖腰法	抖腰法非单纯性抖法，它是牵引法与短阵性的较大幅度抖法的结合应用。受术者俯卧位，两手拉住床头或由助手固定其两腋部。以两手握住其两足踝部，两臂伸直，身体后仰，与助手相对用力，牵引其腰部。待其腰部放松后，身体前倾，以准备抖动。其后随身体起立之势，瞬间用力，做1～3次较大幅度的抖动，使抖动之力作用于腰部，使其产生较大幅度的波浪状运动
动作要领	①被抖动的肢体要自然伸直，并应使肌肉处于最佳松弛状态。 ②抖动所产生的抖动波应从肢体的远端传向近端。 ③抖动的幅度要小，频率要快。一般抖动幅度控制在2～3cm；上肢部抖动频率在每分钟250次左右，下肢部抖动频率宜稍慢，一般在每分钟100次左右即可。 ④抖腰法属于复合手法，要以拔伸牵引和较大幅度的短阵性抖动相结合，使受术者腰部放松后再行抖动，要掌握好发力时机	
术后处理	术后嘱患者平卧休息，观察受术关节部位是否有不适感	
注意事项	①操作时不可屏气。 ②受术者肩、肘、腕有习惯性脱位者禁用。 ③受术者腰部疼痛较重，活动受限，肌肉不能放松者禁用	

7. 捏脊法

操作方法	拇指前位捏脊法	双手半握空拳状，腕关节略背伸，以食、中、无名和小指的背侧置于脊柱两侧，拇指伸直前按，并对准食指中节处。以拇指的罗纹面和食指的桡侧缘将皮肤捏起，并进行提捻，然后向前推行移动。在向前移动捏脊的过程中，两手拇指要交替前按，同时前臂要主动用力，推动食指桡侧缘前行，两者互为配合，从而交替捏提捻动前行
	拇指后位捏脊法	两手拇指伸直，两指端分置于脊柱两侧，指面向前；两手食、中指前按，腕关节微屈。以两手拇指与食、中指罗纹面将皮肤捏起，并轻轻提捻，然后向前推行移动。在向前移动的捏脊过程中，两手拇指要前推，而食指、中指则交替前按，两者相互配合，从而交替捏提捻动前行

动作要领	①拇指前位捏脊法要以拇指罗纹面同食指桡侧缘捏住皮肤，腕部一定要背伸，以利于前臂施力推动前行。 ②拇指后位捏脊法要以拇指和食、中指的罗纹面捏住皮肤，腕部宜微悬，以利于拇指的推动前移。 ③捏提肌肤多少及用力要适度。捏提肌肤过多则动作呆滞不易向前推动，过少则易滑脱；用力过大易疼痛，过小则刺激量不足。 ④需较大刺激量时，宜用拇指前位捏脊法；需较小或一般刺激量时，宜用拇指后位捏脊法。 ⑤捏脊法包含了捏、捻、提、推等复合动作，动作宜灵活协调。若掌握得法，操作娴熟，在提拉皮肤时，常发出较清晰的"嗒、嗒"声
术后处理	术后嘱患者平卧休息片刻，观察施术部位有无变化，是否出现不适感
注意事项	捏脊时注意要用手指的罗纹面着力，不可用指端挤捏，亦不可将肌肤拧转，以免产生不必要的疼痛。本法一般在空腹时进行，饭后不宜立即捏拿，需1小时后再进行

8. 搓法

操作方法	夹搓法	以双手掌面夹住施术部位，令受术者肢体放松，以肘关节和肩关节为支点，前臂与上臂部主动施力，做相反方向的较快速搓动，并同时做上下往返移动
	推搓法	以单手或双手掌面着力于施术部位。以肘关节为支点，前臂部主动施力，做较快速的推去拉回的搓动
动作要领	①操作时动作要协调、连贯。搓法含有擦、揉、摩、推等多种成分，搓动时掌面在施术部位体表有小幅度位移，受术者有较强的疏松感。 ②搓动的速度应快，而上下移动的速度宜慢。 ③夹搓法双手用力要对称	
术后处理	术后嘱患者平卧休息，观察病情有无变化，是否出现不适感	
注意事项	施力不可过重。夹搓时如夹得太紧或推搓时下压力过大，会造成手法呆滞	

注意：

关于腧穴定位和针灸推拿操作的学习方法：

①先按顺序整体掌握。

②打乱顺序进行自测。目标是看到一个穴位知道位置大概描述，看到一个操作知道大体流程。

③回归知识点总结，掌握记不住的细节。

五、中医问诊

问诊方法	（1）一般病人：①一般情况；②主诉；③现病史（发病情况、病程经过、诊治经过、现在症状）；④既往史；⑤个人生活史（生活经历、精神情志、饮食嗜好、生活起居、婚姻状况、月经生育状况）；⑥家族史；⑦过敏史。 （2）危重病人：抓住主症，扼要询问，重点检查。 （3）复诊、转诊病人：复诊病人重点询问用药后的病情变化；转诊病人重点了解既往检查结果，有过何种诊断，诊断依据，经过何种治疗，治疗效果。 （4）特殊病人：根据病史，适当给予安抚、鼓励、启发、引导等
注意事项	环境适宜，态度和蔼，用语通俗，避免暗示
问诊内容	问寒热、问汗、问疼痛、问头身胸腹不适、问饮食口味、问睡眠、问二便、情绪相关症状（抑郁，情绪高涨，焦虑，恐惧，急躁易怒，烦躁）、问妇女（月经、带下、妊娠、产后）、问男子（阳痿、遗精）、问小儿

答题模板：

1.现病史

①起病（具体发病时间、起病缓急、病因、诱因、先兆症状）。

②主症（部位、性质、程度、持续时间、加重及缓解方式、发作频率）。

③兼症（根据本系统相关情况询问）。

④询问精神、饮食、二便等一般情况，结合“十问歌”不容易遗漏。

一问寒热二问汗，三问头身四问便，

五问饮食六胸腹，七聋八渴俱当辨，

九问旧病十问因，再兼服药参机变，

妇女尤必问经期，迟速闭崩皆可见，

再添片语告儿科，天花麻疹全占验。

⑤诊治经过（相关检查、西医诊断、治疗和用药情况）。

⑥有没有其他不适？

2.相关病史（相关病史尽量问全）

①既往史（类似发作史、手术外伤史、传染病史、慢性病史、服药史）。

②个人生活史（烟酒史、情志变化、饮食嗜好、疫区生活、婚育史、冶游史、女性月经史）。

③家族史及过敏史。

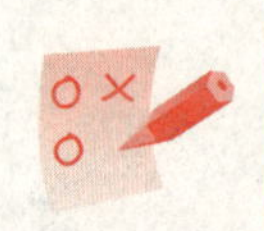

样题1

患者，女性，21岁，恶寒发热、鼻塞流涕1天。

1.现病史
①起病：病因及诱因，有无感受外邪
②主症：恶寒和发热的轻重比较、有先后顺序还是同时并见、发热的体温及变化、流清涕还是流浊涕等

③兼症：有没有咳嗽咳痰、头痛项强、咽痛咽痒、胸闷等症状
④“十问歌”：精神状况、有无汗出、饮食和大小便怎么样、口渴不渴、月经是否正常等
⑤诊治经过：在来就诊前自服过什么药物，做过什么检查和治疗
⑥有没有其他不适？
2.相关病史
①既往史：既往类似发作、手术外伤史、传染病史、慢性病史、服药史
②个人生活史：烟酒史、婚育史、女性月经史
③食物及药物过敏史以及家族病史

样题2

患者，男性，32岁，咳嗽咳痰2周。

1.现病史
①起病：具体发病时间、病因及诱因、起病缓急
②主症：咳嗽的性质（干性还是湿性、有没有发作性顿咳、咳嗽的声音大小）、咳痰的性质（痰液多少、清稀还是黏稠、白色还是黄色）、发病2周的症状程度变化、发作频率、加重或缓解因素（遇冷和转暖有无影响、清晨和夜间的轻重变化）
③兼症：有没有恶寒发热、头痛身痛、咽痒咽痛、鼻塞流涕、胸闷胸痛等症状
④“十问歌”：精神状况、有无汗出、饮食和大小便怎么样、口渴不渴
⑤诊治经过：在来就诊前自服过什么药物，在医院做过的辅助检查和用过的治疗方式
⑥有没有其他不适？
2.相关病史
①既往史：既往类似发作、手术外伤史、传染病史、肺部慢性病史、服药史
②个人生活史：烟酒史、婚育史
③食物及药物过敏史，以及家族病史

样题3

患者，男性，49岁，心悸胸闷伴下肢浮肿1个月。

1.现病史
①起病：具体发病时间、病因及诱因、起病缓急
②主症：心悸胸闷的持续时间、发作频率、诱发和缓解因素，下肢浮肿的具体位置、性质、发病以来的程度变化等
③兼症：有没有胸痛、气短喘息、畏寒肢冷、头晕头痛、身体困重、小便短少等症状
④“十问歌”：精神状况、有无怕冷或发热、有无汗出、饮食和大小便怎么样、口渴不渴、有无腰酸、腹胀等
⑤诊治经过：在来就诊前自服过什么药物，在医院做过的辅助检查和用过的治疗方式
⑥有没有其他不适？
2.相关病史
①既往史：既往类似发作、手术外伤史、传染病史、慢性病史、服药史
②个人生活史：烟酒史、是否嗜饮浓茶和咖啡、婚育史
③食物及药物过敏史，以及家族病史

样题4

患者，女性，47岁，胃脘部疼痛1周。

1.现病史
①起病：具体发病时间、病因及诱因、起病缓急
②主症：胃痛的性质（绞痛、闷痛、胀痛、刺痛等）、程度轻重、间歇性还是持续性、持续时间、诱发和缓解因素（喜热还是喜凉、喜按还是拒按、和情绪有无关系）、发作频率等
③兼症：有没有恶心呕吐、头晕心悸、胸闷脘痞、腹痛腹胀等症状，饮食和大便怎么样
④“十问歌”：精神状况、寒热情况、有无汗出、小便情况、口渴不渴、月经是否正常等
⑤诊治经过：在来就诊前自服过什么药物，在医院做过的辅助检查和用过的治疗方式
⑥有没有其他不适？
2.相关病史
①既往史：既往类似发作、手术外伤史、传染病史、慢性病史、服药史（如抗生素）
②个人生活史：烟酒史、情志变化、饮食嗜好、婚育史、月经史
③食物及药物过敏史，以及家族病史

样题5

患者，男性，67岁，大便秘结难下半个月。

1.现病史
①起病：病因及诱因
②主症：具体排便周期、粪质是否干结、每次排便用时、有无便意、有无虚坐努责，加重和缓解因素等
③兼症：有无腹痛腹胀、口干口臭、嗳气反酸、呃逆呕吐、气短乏力、腰膝疼痛等症状
④“十问歌”：精神状况、有无畏寒怕冷或身体发热、有无汗出、饮食和小便怎么样、口渴不渴、有无头身疼痛
⑤诊治经过：在来就诊前自服过什么药物，在医院做过的辅助检查和用过的治疗方式
⑥有没有其他不适？
2.相关病史
①既往史：既往类似发作、手术外伤史、传染病史、慢性病史、服药史
②个人生活史：饮食嗜好、烟酒史、婚育史
③食物及药物过敏史，以及家族病史

样题6

患者，男性，43岁，全身皮肤巩膜黄染半年。

1.现病史
①起病：具体发病时间、病因及诱因、起病缓急、先兆表现
②主症：黄疸性质（皮肤黄色鲜明还是晦暗）、皮肤黄染的范围波动情况
③兼症：是否伴有发热、食欲减退、恶心呕吐、胁痛腹胀、皮肤瘙痒、口苦等症状，小便和大便的颜色如何
④“十问歌”：精神状况、睡眠情况、寒热情况、有无汗出、饮食怎么样、口渴不渴、有无头身疼痛

⑤诊治经过：在来就诊前自服过什么药物，在医院做过的辅助检查和用过的治疗方式
⑥有没有其他不适？
2. 相关病史
①既往史：既往类似发作、手术外伤史、传染病史、慢性病史、服药史
②个人生活史：烟酒史、疫区生活史、婚育史、冶游史
③食物及药物过敏史，以及家族病史

样题7

患者，男性，32岁，突发昏仆，四肢抽搐20分钟。

1. 现病史
①起病：具体发病时间、病因及诱因、起病缓急、有无先兆症状
②主症：类似发作病史，首次发病的病程，性质、程度、发作持续时间、诱发方式、发作频率
③兼症：平时有无胸闷吐涎、急躁易怒、心烦失眠，或心悸气短、头晕目眩等症状
④“十问歌”：精神状况、寒热情况、有无汗出、饮食和大小便怎么样、口渴不渴、有无头身疼痛
⑤诊治经过：在来就诊前自服过什么药物，在医院做过的辅助检查和用过的治疗方式
⑥有没有其他不适？
2. 相关病史
①既往史：既往类似发作、手术外伤史、传染病史、慢性病史、服药史
②个人生活史：饮食嗜好、情志变化、工作情况、烟酒史、婚育史
③食物及药物过敏史，以及家族病史

样题8

患者，女性，47岁，头部隐痛3年，加重1周。

1. 现病史
①起病：具体发病时间、病因及诱因、起病缓急
②主症：头痛部位、程度、间歇性还是持续性、持续时间、发作频率，发作形式（突然发作还是缓慢起病），缓解及加重的因素（遇劳、天气、情志）等
③兼症：是否伴有眩晕心悸、失眠多梦、神疲乏力，耳鸣等症状
④“十问歌”：精神状况、寒热情况、有无汗出、饮食和大小便怎么样、口渴不渴、有无胸腹部不适
⑤诊治经过：在来就诊前自服过什么药物，在医院做过的辅助检查和用过的治疗方式
⑥有没有其他不适？
2. 相关病史
①既往史：既往类似发作、手术外伤史、传染病史、慢性病史、服药史
②个人生活史：烟酒史、情志变化、饮食嗜好、婚育史、月经史
③食物及药物过敏史，以及家族病史

样题9

患者，男性，61岁，排尿疼痛、尿中夹有砂石1天。

1.现病史
①起病：具体发病时间、病因及诱因、起病缓急
②主症：尿痛的性质、程度、持续时间、发作频率，加重和缓解方式，发病后排尿次数，有无排尿中断，有无尿血，以及砂石的排出情况
③兼症：有无脐腹疼痛，以及疼痛部位、性质，是否伴有恶寒发热、口干口苦、便秘等症状
④“十问歌”：精神状况、寒热情况、有无汗出、饮食怎么样、口渴不渴
⑤诊治经过：在来就诊前自服过什么药物，在医院做过的辅助检查和用过的治疗方式
⑥有没有其他不适？
2.相关病史
①既往史：既往类似发作、手术外伤史、传染病史、慢性病史、服药史
②个人生活史：饮食嗜好、情志变化，烟酒史、婚育史
③食物及药物过敏史，以及家族病史

样题10

患者，男性，45岁，腰部疼痛3天。

1.现病史
①起病：具体发病时间、病因及诱因、起病缓急
②主症：腰痛的具体部位、性质、程度、持续时间、发作频率，诱发和缓解因素（遇冷、遇劳等）
③兼症：有无腿部放射疼痛，是否伴有畏寒肢冷、身体困重等症状
④“十问歌”：精神状况、寒热情况、有无汗出、有无头身疼痛、脘腹不适、饮食及大小便怎么样、口渴不渴等
⑤诊治经过：在来就诊前自服过什么药物，在医院做过的辅助检查和用过的治疗方式
⑥有没有其他不适？
2.相关病史
①既往史：既往类似发作、手术外伤史、传染病史、慢性病史、服药史
②个人生活史：居住地环境、从事的工作、饮食嗜好、婚育史
③食物及药物过敏史，以及家族病史

样题11

患者，女，32岁，乳房肿块伴胀痛半年。

1.现病史
①起病：具体发病时间、病因及诱因、起病缓急
②主症：乳胀的程度、性质、持续时间、发作频率、与情绪和月经周期的关系。肿块的大小、质地、活动度，有无疼痛，与情绪和月经周期的关系

③兼症：是否伴有胁肋部不适、失眠多梦、心烦口苦、腰酸乏力等症状
④“十问歌”：精神状况、寒热情况、有无汗出、有无头身疼痛、饮食及大小便怎么样、口渴不渴、月经是否正常
⑤诊治经过：在来就诊前自服过什么药物，在医院做过的辅助检查和用过的治疗方式
⑥有没有其他不适？
2.相关病史
①既往史：既往类似发作、手术外伤史、传染病史、慢性病史、服药史
②个人生活史：烟酒史、情志变化、工作情况、饮食嗜好、婚育史、月经史
③食物及药物过敏史，以及家族病史

样题12

患者，女，43岁，带下量多，质黏稠3个月。

1.现病史
①起病：具体发病时间、病因及诱因、起病缓急
②主症：带下量多的程度，颜色、质地、气味的异常，症状加重和缓解的因素
③兼症：是否伴有小腹疼痛、阴痒不适、胸闷口腻、身热汗出等症状
④“十问歌”：精神状况、睡眠情况、寒热情况、有无汗出、有无头身疼痛、饮食及大小便怎么样、口渴不渴、月经是否正常
⑤诊治经过：在来就诊前自服过什么药物，在医院做过的辅助检查和用过的治疗方式
⑥有没有其他不适？
2.相关病史
①既往史：既往类似发作、手术外伤史、传染病史、慢性病史、服药史
②个人生活史：烟酒史、饮食嗜好、婚育史、月经史
③食物及药物过敏史，以及家族病史

样题13

患者，女性，28岁，产后3天，寒战高热2小时。

1.现病史
①起病：病因及诱因（有无感受邪毒）
②主症：寒战与高热是否同时出现，热度高低变化，寒战是持续性还是间歇发作以及发作时间、频率等
③兼症：产后是否出血过多、有无乳房肿块，恶露排出情况、小腹疼痛的情况
④“十问歌”：精神状况、有无汗出、有无头身疼痛、饮食及大小便怎么样、口渴不渴等
⑤诊治经过：在来就诊前自服过什么药物，在医院做过的辅助检查和用过的治疗方式

⑥有没有其他不适？
2.相关病史
①既往史：既往类似发作、手术外伤史、传染病史、慢性病史、服药史
②个人生活史：烟酒史、情志变化、饮食嗜好、婚育史、月经史
③食物及药物过敏史，以及家族病史

样题14

患者，女性，7岁，发热3天，丘疱疹1天。

1.现病史
①起病：起病具体时间，病因及诱因，起病缓急，先兆表现
②主症：热势高低及变化，丘疱疹的性质（颜色、疱浆、根盘，密集程度）、出疹部位和出疹顺序，皮肤瘙痒疼痛情况等
③兼症：有无恶寒、鼻塞流涕、头痛咽痛、咳痰喘息、烦躁不安等症状
④“十问歌”：精神状况、睡眠情况、寒热情况、有无汗出、有无胸腹不适、饮食及大小便怎么样、口渴不渴等
⑤诊治经过：在来就诊前自服过什么药物，在医院做过的辅助检查和用过的治疗方式
⑥有没有其他不适？
2.相关病史
①既往史：既往类似发作、手术外伤史、传染病史、疫苗接种史
②个人生活史：生活环境（传染病接触史）、饮食嗜好
③食物及药物过敏史，以及家族病史

样题15

患者，女性，31岁，颈部疼痛，右肩臂放射性疼痛7天。

1.现病史
①起病：起病具体时间，病因及诱因，起病缓急
②主症：疼痛性质、程度、持续时间、加重和缓解方式、发作频率等
③兼症：有无颈部肌肉痉挛，颈部和上肢活动是否受限，有无发作性头痛、眩晕耳鸣、恶心呕吐等症状
④“十问歌”：精神状况、睡眠情况、寒热情况、有无汗出、头身胸腹情况、饮食及大小便怎么样、口渴不渴、月经是否正常
⑤诊治经过：在来就诊前自服过什么药物，在医院做过的辅助检查和用过的治疗方式
⑥有没有其他不适？
2.相关病史
①既往史：既往类似发作、手术外伤史、传染病史、慢性病史、服药史
②个人生活史：烟酒史、饮食嗜好、婚育史、月经史
③食物及药物过敏史，以及家族病史

六、针灸异常情况处理

1. 叙述晕针的处理方式。

①立即停止针刺，并将已刺入之针迅速全部起出
②将患者扶到空气流通之处，让患者头低脚高位平卧，松开衣带，注意保暖
③轻者静卧休息，给饮温开水或糖水，即可恢复正常
④重者在上述处理基础上，可刺人中、素髎、内关、涌泉、足三里等穴，或温灸百会、关元、气海等穴，即可恢复
⑤若仍不省人事，呼吸细微，脉细弱者，要及时配合现代急救处理措施

2. 叙述滞针的处理方式。

1）因病人精神紧张，局部肌肉过度收缩者，应采用： ①适当延长留针时间。 ②在滞针腧穴附近进行循按或叩弹针柄。 ③在附近再刺一针，以宣散气血，缓解肌肉紧张
2）因行针不当，或单向捻转太过所致者，可采用： ①向相反方向将针捻回。 ②配合刮柄、弹柄法或循按法，使缠绕的肌纤维放松，即可消除滞针

3. 叙述弯针的处理方式。

1）出现弯针后，即不得再行提插、捻转等手法
2）根据弯针的程度、原因采取不同的处理方式： ①若针柄轻微弯曲，应慢慢将针起出。 ②若弯曲角度过大时，应轻微摇动针体，并顺着针柄倾斜的方向将针起出。 ③若针体发生多个弯曲，应根据针柄的倾斜方向分段慢慢向外退出，切勿猛力外拔，以免造成断针。 ④若因患者体位改变所致，应使患者慢慢恢复到原来体位，局部肌肉放松后，再将针缓缓起出

4. 叙述断针的处理方式。

1）嘱患者不要惊慌乱动，令其保持原有体位，以免针体向肌肉深部陷入
2）根据针体残端的位置，采用不同的方法将针取出： ①若针体残端尚有部分显露于体外，可用手指或镊子将针起出。 ②若断端与皮肤相平或稍低，尚可见到残端时，可用手向下挤压针孔两旁皮肤，使残端露出体外，再用镊子取出。 ③若断针残端全部没入皮内，但距离皮下不远，而且断针下还有硬组织（如骨骼）时，可由针旁外面向下轻压皮肤，利用该组织将针顶出。 ④若断针下面为软组织，可将该部肌肉捏住，将断针残端向上托出。 ⑤断针完全陷没在皮肤之下，无法取出者，应在X线下定位，手术取出。 ⑥如果断针在重要脏器附近，或患者有不适感觉及功能障碍时，应立即采取外科手术处理

5. 叙述针刺后血肿的处理方式。

①若微量的皮下出血，局部小块青紫时，一般不必处理，可以自行消退
②若局部肿胀疼痛较剧，青紫面积大而且影响到功能活动时，可先做冷敷止血后，再做热敷或在局部轻轻揉按，以促使瘀血消散吸收

6. 叙述艾灸或拔罐后皮肤水疱的处理方式。

①如因施灸过量，拔罐时间过长，局部出现小水疱，只要注意不擦破，可任其自然吸收
②如水疱较大，对局部皮肤严格消毒后，可用消毒的三棱针或粗毫针刺破水疱，放出水液，或用无菌的注射针抽出水液，再涂以烫伤油等，并以纱布包敷，每日更换药膏1次，直至结痂。注意不要擦破疱皮
③如用化脓灸者，在灸疮化脓期间，要注意适当休息，加强营养，保持局部清洁，并可用敷料保护灸疮，以防污染，待其自然愈合
④如处理不当，灸疮脓液呈黄绿色或有渗血现象者，可用消炎药膏或玉红膏涂敷

7. 刺伤内脏

（1）创伤性气胸

1）立即出针，并让患者采取半卧位休息，切勿翻转体位
2）安慰患者以消除其紧张恐惧心理
3）必要时请相关科室会诊
4）根据不同的病情程度采用不同的处理方法： ①漏气量少者，可自行吸收。要密切观察病情，随时对症处理，酌情给予吸氧、镇咳、抗感染等治疗。 ②病情严重者，应及时组织抢救，可采用胸腔闭式引流排气等救治

（2）刺伤其他内脏

1）发现内脏损伤后，要立即出针
2）安慰患者以消除紧张恐惧心理
3）必要时请相关科室会诊
4）根据病情程度不同采取不同的处理方法： ①若损伤轻者，应卧床休息，一段时间后一般即可自愈。 ②若损伤较重，或有持续出血倾向者，应用止血药等对症处理，并密切观察病情及血压变化。 ③若损伤严重，出血较多，出现失血性休克时，则必须迅速进行输血等急救或外科手术治疗

8. 刺伤脑脊髓

1）发现有脑脊髓损伤时，应立即出针
2）安慰患者以消除紧张恐惧心理
3）根据症状轻重不同采用不同的处理方法： ①轻者，需要安静休息，经过一段时间后，可自行恢复。 ②重者，请相关科室会诊及时救治

9. 外周神经损伤

①立即停止针刺，勿继续提插捻转，应缓慢轻柔出针
②损伤严重者，可在相关经络腧穴上进行B族维生素类药物穴位注射；根据病情需要或可应用激素冲击疗法以对症治疗
③可行理疗、局部热敷或中药治疗等

七、常见急症的针灸治疗

1. 偏头痛

针刺	治法：疏泄肝胆，通经止痛。取手足少阳、足厥阴经穴及局部穴为主
	主穴：阿是穴、率谷、风池、外关、足临泣、太冲。（口诀：阿是率林风冲关）
	配穴：肝阳上亢配百会、行间；痰湿偏盛配中脘、丰隆；瘀血阻络配血海、膈俞
	操作：毫针刺，泻法。当偏头痛发作时一般以远端穴为主，用较强刺激

2. 眩晕（助理不考）

针刺	治法：平肝潜阳，化痰定眩。取足少阳、足厥阴经穴及督脉穴为主
	主穴：百会、风池、太冲、内关。[口诀：百风冲关（实在晕）]
	配穴：肝阳上亢配行间、侠溪、太溪；痰湿中阻配头维、中脘、丰隆。高血压配曲池、足三里；颈性眩晕配风府、天柱、颈夹脊
	操作：毫针泻法。针刺风池穴应正确把握针刺的方向、角度和深度，刺激量不宜强。高血压者，太冲朝涌泉方向透刺
头针	取顶中线、枕下旁线，毫针沿头皮刺入，快速捻转，留针30分钟
耳针	取肾上腺、皮质下、枕、神门、额、内耳，每次取3～5穴，毫针刺或用压丸法。血压过高者可在降压沟和耳尖点刺出血
三棱针	取耳尖、印堂、太阳、头维、百会等穴，用三棱针点刺出血3～5滴。适用于眩晕实证者

3. 落枕

针刺	治法：疏经活络，调和气血。取局部阿是穴和手太阳、足少阳经穴为主
	主穴：阿是穴、天柱、外劳宫。（口诀：阿是天宫）
	配穴：病在督脉、太阳经配后溪、昆仑；病在少阳经配外关、肩井。 风寒袭络配风池、合谷；气滞血瘀配内关、合谷。肩痛配肩髃；背痛配天宗
	操作：毫针泻法。先刺远端外劳宫，持续捻转，嘱患者慢慢活动颈部，一般颈项疼痛立即缓解，再针刺局部腧穴。风寒袭络者局部配合艾灸，气滞血瘀者可局部配合三棱针点刺放血
拔罐	取局部压痛点，先施闪罐法，再施留罐法，也可以配合刺络拔罐法
耳针	取颈、颈椎、肩、枕、神门。毫针中等刺激，持续运针，同时令患者慢慢活动颈项部

4. 中风

针刺	中经络	治法：疏通经络，醒脑调神。取督脉、手厥阴及足太阴经穴为主
		主穴：水沟、内关、三阴交、极泉、尺泽、委中。（口诀：关中三尺泉水）

针刺	中经络	配穴：肝阳暴亢配太冲、太溪；风痰阻络配丰隆、风池；痰热腑实配曲池、内庭、丰隆；气虚血瘀配气海、血海、足三里；阴虚风动配太溪、风池。 上肢不遂配肩髃、曲池、手三里、合谷；下肢不遂配环跳、足三里、风市、阳陵泉、悬钟、太冲。 口角㖞斜配地仓、颊车、合谷、太冲；语言謇涩配廉泉、通里、哑门；吞咽困难配廉泉、金津、玉液；复视配风池、睛明；便秘配天枢、丰隆；尿失禁、尿潴留配中极、关元
		操作：水沟向上方斜刺，用雀啄法，以眼球湿润为度；内关用泻法；三阴交用补法；刺极泉时，在标准定位下1寸心经上取穴，避开动脉，直刺进针，用提插泻法，以患者上肢有麻胀感和抽动感为度；尺泽、委中直刺，用提插泻法使肢体有抽动感
	中脏腑	治法：闭证，平肝息风，醒脑开窍，取督脉、手厥阴经穴和十二井穴为主。 脱证，回阳固脱，以任脉经穴为主
		主穴：水沟、百会、内关。（口诀：百会内沟）
		配穴：闭证，十二井穴、太冲、合谷。 脱证，关元、神阙、气海
		操作：十二井穴用三棱针点刺出血；太冲、合谷用泻法；神阙用隔盐灸，关元、气海用大艾炷灸，至四肢转温为止
头针		取顶颞前斜线、顶颞后斜线、顶旁1线及顶旁2线。快速捻转2~3分钟，每次留针30分钟，留针期间反复捻转2~3次，行针时嘱患者活动患侧肢体。此法适用于半身不遂早期
电针		在患侧上、下肢各选一组穴位，采用断续波或疏密波，以肌肉微颤为度，每次通电20~30分钟。此法适用于半身不遂患者

5. 心悸

针刺	治法：宁心安神，定悸止惊。取手少阴、手厥阴经穴及相关脏腑俞募穴为主
	主穴：内关、神门、郄门、心俞、巨阙。（口诀：郄神拒关心）
	配穴：阴虚火旺配太溪、肾俞；痰火扰心配尺泽、丰隆；水气凌心配气海、阴陵泉；心脉瘀阻配膻中、膈俞。易惊配大陵；浮肿配水分
	操作：毫针平补平泻。水气凌心者心俞可加灸法，心脉瘀阻者膈俞可用刺络拔罐法
耳针	取心、交感、神门、皮质下。毫针刺或用埋针法、压丸法

6. 哮喘

针刺	实证	治法：祛邪肃肺，化痰平喘，取手太阴经穴及相应背俞穴为主
		主穴：列缺、尺泽、肺俞、中府、定喘。［口诀：肺中（痰）烈，尺泽定喘］
		配穴：风寒外袭配风门、合谷；痰热阻肺配丰隆、曲池。喘甚者配天突
		操作：毫针刺，泻法。风寒者可酌加艾灸
	虚证	治法：补益肺肾，止哮平喘，取相应背俞穴及手太阴、足少阴经穴为主
		主穴：肺俞、膏肓、肾俞、太渊、太溪、足三里、定喘。（口诀：二太足膏，二叔定喘）
		配穴：肺气虚配气海；肾气虚配关元
		操作：毫针刺，补法。可酌加艾灸或拔罐
皮肤针		取鱼际至尺泽穴手太阴肺经循行部、第1胸椎至第2腰椎旁开1.5寸足太阳膀胱经循行部。循经叩刺，以皮肤潮红或微渗血为度
耳针		取对屏尖、肾上腺、气管、肺、皮质下、交感。每次选用3~5穴，毫针刺法。发作期每日1~2次

7. 呕吐

针刺	治法：和胃理气，降逆止呕。取胃的募穴及足阳明、手厥阴经穴为主
	主穴：中脘、胃俞、足三里、内关。（口诀：中尉三关）
	配穴：寒邪客胃配上脘、公孙；热邪内蕴配商阳、内庭、金津、玉液；饮食停滞配梁门、天枢；肝气犯胃配肝俞、太冲
	操作：毫针刺，平补平泻法。寒邪客胃者可加灸法，热邪内蕴者金津、玉液点刺出血
耳针	胃、贲门、食道、口、神门、交感、皮质下。每次3～4穴，毫针刺，或用压丸法

8. 胃痛（助理不考）

针刺	治法：和胃止痛。取足阳明经穴及胃的募穴为主
	主穴：中脘、足三里、内关。（口诀：三中内）
	配穴：寒邪客胃配胃俞、神阙；饮食停滞配天枢、梁门；肝气犯胃配太冲、阳陵泉。急性胃炎配梁丘；消化性溃疡配公孙
	操作：主穴毫针刺行平补平泻法。疼痛发作时，足三里持续行针1～2分钟，一般疼痛可逐渐缓解。寒气客胃者宜加用灸法
耳针	取胃、交感、神门，毫针刺或用埋针法、压丸法

9. 腹痛（助理不考）

针刺	治法：和胃调肠，缓急止痛。取足阳明、足太阴经穴及相关腑脏募穴为主
	主穴：中脘、天枢、足三里、三阴交。（口诀：三中阴天）
	配穴：寒邪内积配神阙、关元；湿热壅滞配阴陵泉、内庭；饮食停滞配下脘、梁门；气滞血瘀配太冲、血海
	操作：疼痛发作时，足三里持续行针1～2分钟，一般疼痛可逐渐缓解。寒邪内积可配用灸法
耳针	取大肠、小肠、腹、肝、脾、交感、神门。毫针刺或用埋针法、压丸法

10. 泄泻（助理不考）

针刺	治法：除湿导滞，通调腑气。取足阳明、足太阴经穴为主
	主穴：天枢、上巨虚、阴陵泉、水分。（口诀：天上泉水）
	配穴：寒湿内盛配神阙；肠腑湿热配内庭、曲池；食滞肠胃配中脘。泻下脓血配曲池、三阴交、内庭
	操作：神阙穴隔盐灸或隔姜灸，其他腧穴常规针刺。寒湿内盛针灸并用
耳针	取大肠、脾、交感。毫针刺或用埋针法、压丸法

11. 癃闭（助理不考）

针刺	治法：清热利湿，行气活血。以足太阳、足太阴经穴及相关俞募穴为主
	主穴：中极、膀胱俞、秩边、阴陵泉、三阴交。[口诀：膀胱之中二阴（实）]
	配穴：膀胱湿热配委阳；肺热壅盛配尺泽；肝郁气滞配太冲、大敦；浊瘀阻塞配次髎、膈俞
	操作：毫针泻法。秩边穴深刺2.5～3寸，以针感向会阴部放射为度。针刺中极前，应首选检查膀胱的膨胀程度，以决定针刺的方向、角度和深度，膀胱充盈者不能直刺，应向下斜刺、浅刺，使针感到达会阴并引起小腹收缩、抽动为佳

耳针	取肾、膀胱、肺、肝、脾、三焦、交感、神门、皮质下、腰骶椎，每次选3～5穴，毫针中强度刺激，或用埋针法、压丸法
穴位敷贴	取神阙穴。用葱白、冰片、田螺或鲜青蒿、甘草、甘遂各适量，混合捣烂后敷于脐部，外用纱布固定，加热敷

12. 痛经

针刺	治法：行气活血，调经止痛。取任脉、足太阴经穴为主
	主穴：中极、次髎、地机、三阴交、十七椎。（口诀：三次中地十七椎）
	配穴：气滞血瘀配太冲、血海；寒凝血瘀配关元、归来
	操作：毫针泻法，寒凝者加艾灸
耳针	取内分泌、内生殖器、交感、神门、皮质下、肾。每次选2～4穴，毫针刺或用埋针法、压丸法
艾灸	取关元、气海穴，隔附子饼灸3～5壮，隔日1次。适用于虚证和寒凝血瘀证

13. 扭伤

针刺	治法：祛瘀消肿，舒筋通络。取扭伤局部腧穴为主
	主穴：阿是穴、局部腧穴。 ①腰部取阿是穴、大肠俞、腰痛点、委中。（口诀：常委腰痛） ②项部取阿是穴、风池、绝骨、后溪。（口诀：绝骨封侯） ③肩部取阿是穴、肩髃、肩髎、肩贞。（口诀：肩三针） ④肘部取阿是穴、曲池、小海、天井。（口诀：天井小曲） ⑤腕部取阿是穴、阳溪、阳池、阳谷。（口诀：腕背三阳） ⑥髋部取阿是穴、环跳、秩边、居髎。（口诀：居环边） ⑦膝部取阿是穴、膝眼、膝阳关、梁丘。（口诀："儿媳"梁丘） ⑧踝部取阿是穴、申脉、解溪、丘墟。（口诀：姐姐脉虚）
	配穴：①根据病位配合循经远端取穴。急性腰扭伤，督脉病证配水沟或后溪，足太阳病证配昆仑或后溪，手阳明病证配手三里或三间。 ②根据病位在其上下循经邻近取穴。如膝内侧扭伤，病在足太阴脾经，上取血海，下取阴陵泉。 ③根据手足同名经配穴法进行配穴。方法：踝关节与腕关节对应、膝关节与肘关节对应、髋关节与肩关节对应。例如：踝关节外侧昆仑穴、申脉穴处扭伤，病在足太阳经，可在对侧腕关节手太阳经养老、阳谷处寻找最明显的压痛点针刺；再如，膝关节内上方扭伤，病在足太阴经，可在对侧手太阴经尺泽穴处寻找最明显的压痛点针刺；以此类推
	操作：毫针泻法。常先针刺远端穴位，并令患者同时活动患部，常有针入痛止之效
耳针	取对应扭伤部位、神门。中强度刺激，或用埋针法，或用压丸法
刺络拔罐	取阿是穴。以皮肤针叩刺疼痛肿胀局部，微出血后，加拔火罐，适用于新伤局部血肿明显者

14. 牙痛

针刺	治法：祛风泻火，通络止痛。取手、足阳明经穴为主
	主穴：合谷、颊车、下关。（口诀：何故下车）
	配穴：风火牙痛配外关、风池；胃火牙痛配内庭、二间
	操作：毫针泻法，或平补平泻。循经远取可左右交叉刺，合谷持续行针1～2分钟

耳针	取口、颌、牙、神门、胃、肾。每次选用3～5穴，毫针中等强度刺激，或用压丸法
穴位贴敷	将大蒜捣烂，于睡前贴敷双侧阳溪穴，至发疱后取下，用于龋齿疼痛

15. 晕厥

针刺	治法：苏厥醒神。以督脉穴为主
	主穴：水沟、百会、内关、涌泉。（口诀：沟内会涌泉）
	配穴：虚证配气海、关元，实证配合谷、太冲
	操作：毫针虚补实泻法
耳针	取心、脑干、神门、皮质下、肾上腺。选2～4穴，毫针刺，实证用较强刺激，间歇行针，虚证用弱刺激
三棱针	取太阳、十二井穴或十宣。用三棱针点刺出血数滴。适用于实证
指针	取水沟、内关、太冲。用拇指重力掐按，以患者出现疼痛反应并苏醒为度

16. 高热（助理不考）

针刺	治法：清泻热邪。取督脉和手阳明经穴、井穴为主
	主穴：大椎、曲池、合谷、十二井穴或十宣穴。（口诀：何故追取十二井）
	配穴：风热表证配鱼际、尺泽；肺热证配少商、尺泽；气分热盛配内庭、支沟；热入营血配血海、内关；神昏谵语配水沟、内关；抽搐配阳陵泉、太冲
	操作：毫针泻法，大椎、十二井、十宣、曲泽、委中可点刺出血
耳针	取耳尖、耳背静脉、肾上腺、神门。耳尖、耳背静脉点刺放血，余穴毫针强刺激
刮痧	取脊柱两侧和背俞穴。用刮痧板或瓷汤匙蘸食用油或清水刮至皮肤呈红紫色为度

17. 抽搐

针刺	治法：息风止痉，清热开窍。取督脉、手足厥阴经穴为主
	主穴：水沟、内关、合谷、太冲、阳陵泉。（口诀：何故泉水内太冲）
	配穴：热极生风配曲池、大椎；痰热化风配风池、丰隆；血虚生风配血海、足三里；神昏不醒配十宣、涌泉
	操作：毫针泻法。水沟向上斜刺0.5寸，用雀啄法捣刺；大椎刺络拔罐；十宣、中冲可点刺出血
耳针	取皮质下、神门、肝、脾、缘中、心。毫针中等强度刺激

18. 内脏绞痛

针刺	心绞痛	治法：通阳行气，活血止痛。以手厥阴、手少阴经穴为主
		主穴：内关、郄门、阴郄、膻中。（口诀：二戏贪官）
		配穴：气滞血瘀配太冲、血海；寒邪凝滞配神阙、至阳；痰浊阻络配中脘、丰隆；阳气虚衰配心俞、至阳
		操作：毫针泻法。寒证、虚证加艾灸

<table>
<tr><td rowspan="8">针刺</td><td rowspan="4">胆绞痛</td><td>治法：疏肝利胆，行气止痛。以足少阳经穴、胆的俞募穴为主</td></tr>
<tr><td>主穴：胆囊穴、阳陵泉、胆俞、日月。（口诀：二胆凌日月）</td></tr>
<tr><td>配穴：肝胆气滞配太冲、丘墟；肝胆湿热配行间、阴陵泉；蛔虫妄动配迎香透四白</td></tr>
<tr><td>操作：毫针泻法。日月、胆俞注意针刺方向，勿深刺</td></tr>
<tr><td rowspan="4">肾绞痛</td><td>治法：清利湿热，通淋止痛。以足太阴经穴、肾与膀胱的背俞穴及膀胱的募穴为主</td></tr>
<tr><td>主穴：肾俞、膀胱俞、中极、三阴交、京门。（口诀：二叔及三门）</td></tr>
<tr><td>配穴：下焦湿热配委阳、阴陵泉；肾气不足配水分、关元</td></tr>
<tr><td>操作：毫针泻法</td></tr>
<tr><td colspan="2">耳针</td><td>①治疗心绞痛，取心、小肠、交感、神门、内分泌。每次选3～5穴，毫针刺，中等刺激。②治疗胆绞痛，取肝、胰胆、交感、神门、耳迷根。急性发作时采用毫针刺，强刺激，持续捻针。剧痛缓解后行压丸法，两耳交替进行。③治疗肾绞痛，取肾、输尿管、交感、皮质下、三焦。毫针刺，强刺激</td></tr>
</table>

总结：常见急症的针灸治疗这一部分，对于非针推专业同学来说，有一定难度。建议大家主穴可以按照口诀记忆；配穴记住下面的总结表格，可以应对部分考题；治法与内科学相同；其他针法多看几遍，万一抽到，有备无患。

附：辨证配穴总结

肝阳上亢	百会、行间（偏阳亢） 太冲、太溪（偏阴虚）	热邪	曲池、大椎 脏腑荥穴（如胃经荥穴内庭、肝经荥穴行间）
痰湿	丰隆、阴陵泉、中脘	风寒	风池、风门、合谷
痰热	丰隆、曲池	肾虚	太溪、肾俞
瘀血	血海、膈俞	气血虚弱	脾俞、胃俞、足三里、气海、血海
气滞血瘀	太冲、血海	阴虚	太溪、三阴交、肾俞
食滞	中脘、足三里	阳虚	肾俞、命门、关元

八、中医病证

注意：中医答辩题目涉及内容较广，参考近几年考试，60套题中，有25～30套题考察的是中医诊断学和中医临床科目相关知识。此处以题目示例。

1.请说明望面色中的青色主病。

【参考答案】青色主寒证、气滞、血瘀、疼痛、惊风。

2.口述回答惊悸和怔忡的区别。

【参考答案】①惊悸发病，多与情绪因素有关，可由骤遇惊恐、忧思恼怒、悲哀过极或过度紧张而诱发，多为阵发性，病来虽速，病情较轻，实证居多，病势轻浅，可自行缓解，不发时如常人。

②怔忡多由久病体虚，心脏受损所致，无精神等因素亦可发生，常持续心悸，心中惕惕，不能自控，活动后加重，多属虚证，或虚中夹实，病来虽渐，病情较重，不发时亦可兼见脏腑虚损症状。

③惊悸日久不愈，亦可形成怔忡。

3.请说明齿痕舌的临床意义。

【参考答案】齿痕舌多主脾虚、水湿内停证。

4.口述回答中风病的辨证思路。

【参考答案】中风临证，首辨中经络或中脏腑，中脏腑者辨闭证与脱证，闭证应辨阳闭与阴闭，同时应辨当前所处病期。

5.口述回答十二经脉的交接规律。

【参考答案】①相为表里的阴经与阳经在四肢末端交接；②同名手足阳经在头面部交接；③相互衔接的手足阴经在胸中交接。

6.口述回答肾阴虚证的临床表现。

【参考答案】腰膝酸软而痛，头晕，耳鸣，齿松，发脱，男子阳强易举、遗精、早泄，女子经少或经闭、崩漏，失眠，健忘，口咽干燥，形体消瘦，五心烦热，潮热盗汗，骨蒸发热，午后颧红，小便短黄，舌红少津，少苔或无苔，脉细数。

7.患者，男，医院诊断为“肺结核”半年。现症：干咳，咳少量黏痰，痰中夹有血丝，胸部隐痛，手足心热，少量盗汗，皮肤干灼，口干咽燥。舌苔薄白，舌边尖红，脉细数。请说明其临床辨证及选方。

【参考答案】辨证为肺痨之肺阴亏损证；选方月华丸加减。

8.口述回答假神的临床表现及临床意义。

【参考答案】临床表现：久病、重病患者，本已神昏或精神极度萎靡，突然神识清楚，想见亲人，言语不休，但精神烦躁不安；或原本目光无彩，突然目光转亮，但却浮光外露，目睛直视；或久病面色晦暗无华，突然两颧泛红如妆等；或原本身体沉重难移，忽思起床活动，但并不能自己转动；或久病本无食欲，而突然欲进饮食等。

临床意义：提示脏腑精气耗竭殆尽，正气将绝，阴不敛阳，虚阳外越，阴阳即将离绝，属病危。

常见于临终之前，为死亡的预兆。故古人比喻为回光返照、残灯复明。

9. 口述回答谵语和郑声的区别。

【参考答案】谵语指神识不清，语无伦次，声高有力的症状。多属邪热内扰神明所致，属实证，故《伤寒论》谓“实则谵语”。见于外感热病，温邪内入心包或阳明实热证、痰热扰乱心神等。

郑声是指神识不清，语言重复，时断时续，语声低弱模糊的症状。多因久病脏气衰竭，心神散乱所致，属虚证，故《伤寒论》谓“虚则郑声”。见于多种疾病的晚期、危重阶段。

10. 患者喉中哮鸣有声，胸膈烦闷，呼吸急促。喘咳气逆，咳痰不爽，痰黏色黄且伴有烦躁发热，恶寒、无汗、头身疼痛，口干欲饮，舌尖边红，苔白腻，脉弦紧。该患者如何诊断？治宜选方？

【参考答案】诊断为哮病之寒包热哮证，选方为小青龙加石膏汤或厚朴麻黄汤加减。

11. 口述回答“胃以通为补”的原话解释。

【参考答案】胃属于六腑之一，以通为用。若胃气阻滞，胃失和降，不通则痛就会产生胃痛的病理变化，所以说“胃以通为补”。胃痛治则当以理气和胃止痛为主，审证求因，我们从广义的角度去理解和运用“通”法，如散寒、消食、疏肝、泄热、化瘀、养阴、温阳等，总以开其郁滞、调其升降为目的。

12. 口述回答鼓胀逐水法的禁忌证。

【参考答案】鼓胀日久，正虚体弱，或发热，黄疸日渐加深，或有消化道溃疡，曾并发消化道出血，或见出血倾向者，均不宜使用。

13. 口述回答中医痈的主要症状及其对应的西医病名。

【参考答案】痈的主要症状是局部光软无头，红肿疼痛，结块范围在6～9cm，发病迅速，易肿、易脓、易溃、易敛，或伴恶寒、发热、口渴等症状。相当于西医学的皮肤浅表脓肿、急性化脓性淋巴结炎等。

14. 口述回答崩漏的治疗原则及治崩三法的内容。

【参考答案】崩漏的治疗原则：急则治其标，缓则治其本。治崩三法：塞流（止血）、澄源（正本清源）、复旧（固本善后，调理恢复）。

15. 口述回答小儿食指脉络浮红，显于风关的临床意义。

【参考答案】主外感表证，为疾病初起，邪浅病轻。

16. 分别口述回答新病失音及久病失音的临床意义。

【参考答案】新病失音，其临床意义为外感风寒或风热，或痰浊壅滞，肺失宣降——金实不鸣；久病失音，其临床意义为肺肾阴虚，虚火灼肺，津枯肺损——金破不鸣。

17. 口述回答疾脉的临床意义。

【参考答案】疾脉是指脉来急疾，一息七八至；临床意义是阳极阴竭，元气欲脱。

18. 口述回答患者咳逆喘息不得卧，卧则气逆的临床意义。

【参考答案】咳逆喘息不得卧，卧则气逆，多为肺气壅滞，或心阳不足，水气凌心，或肺有伏饮。

19. 口述回答目的脏腑分属。

【参考答案】目内眦及外眦的血络属心，称“血轮”；黑珠属肝，称“风轮”；白睛属肺，称“气轮”；瞳仁属肾，称“水轮”；眼胞属脾，称“肉轮”。

20.口述解释“人中满唇反”的含义及其临床意义。

【参考答案】久病而人中沟变平，口唇翻卷不能覆齿，称“人中满唇反”，其临床意义为脾气将绝，属病危。

21.口述泄泻的治疗大法以及暴泻久泻的注意问题。

【参考答案】泄泻治疗大法：运脾化湿。暴泻不可骤用补涩，以免关门留寇；久泻不可分利太过，以防劫其阴液。

22.试述肩关节疼痛的练功方法。

【参考答案】做上肢外展、上举、内旋、外旋、前屈、后伸、环转等运动，做“内外运旋”“叉手托上”“手拉滑车”“手指爬墙”“体后拉手”等动作。

23.口述回答脉诊的八要素以及诊脉的时间。

【参考答案】脉诊八要素：脉位、脉率（至数）、脉长、脉势（脉力）、脉宽、流利度、紧张度、均匀度。每次诊脉的时间每手应不少于1分钟，两手以3分钟左右为宜。诊脉时应注意每次诊脉的时间应至少在50动。

24.试述光剥苔和花剥苔的特征及临床意义。

【参考答案】光剥苔：舌苔全部退去，以致舌面光洁如镜（又称为光滑舌或镜面舌）。花剥苔：舌苔剥落不全，剥脱处光滑无苔，余处斑斑驳驳地残存舌苔，界限明显。临床意义：观苔之剥落，可了解胃气胃阴之存亡及气血的盛衰，从而判断疾病的预后。

25.试述临床中腹部按诊如何区分水鼓和气鼓。

【参考答案】鼓胀中气鼓和水鼓的鉴别，可以通过以下方法：两手分置于腹部两侧对称位置，一手轻轻叩拍腹壁，另一手若有波动感，按之如囊裹水者为水鼓；一手轻轻叩拍腹壁，另一手无波动感，以手叩击如击鼓之膨膨然者为气鼓。

26.口述回答《素问•刺热》的脏腑面部分区。

【参考答案】《素问•刺热》划分法：左颊候肝，右颊候肺，额候心，鼻候脾，颏候肾。当脏腑有病时，可在面部对应的区域出现色泽的改变，观察面部不同区域的色泽变化，有助于判断病变的具体脏腑定位。

27.口述回答瘿瘤和瘰疬的鉴别要点。

【参考答案】瘿瘤与瘰疬均可在颈项部出现肿块，但二者的具体部位及肿块的性状不同。瘿瘤指颈部结喉处有肿块突起，或大或小或单侧或双侧，可随吞咽而上下移动。瘰疬的病变部位在颈项的两侧或颌下，肿块一般较小，每个约黄豆大，个数多少不等。

28.试述小儿肺炎喘嗽的病因病机。

【参考答案】小儿肺炎喘嗽的发病原因，外因为感受风邪，或由其他疾病传变而来。内因为小儿肺脏娇嫩，卫外不固。病变部位主要在肺，病机关键为肺气郁闭，痰热是其病理产物。外感风邪由口鼻或皮毛而入，侵犯肺卫，致肺失宣降，清肃之令不行，闭郁不宣，化热炼津，炼液成痰，阻于气道，肃降无权，从而出现咳嗽、气促、痰壅、鼻扇、发热等证候，发为本病。

29.如何通过小儿指纹辨别疾病的轻重。

【参考答案】三关测轻重，根据食指络脉显现的部位判别疾病的轻重。达于风关属病轻，达于气关属病重，达于命关属病危。若达于指端，叫“透关射甲”，属病凶险，预后不佳。

30.试述促脉、结脉和代脉的区别和临床意义。

【参考答案】促脉：数而时止，止无定数，见于阳热亢盛，瘀滞、痰食停积，脏气衰败。结脉：缓而时止，止无定数，提示阴盛气结、寒痰血瘀，亦可见于气血虚衰。代脉：脉来一止，止有定数，良久方还，提示脏气衰微、疼痛、惊恐、跌仆损伤。

31.口述回答裂纹舌、颤动舌临床表现及临床意义。

【参考答案】裂纹舌是指舌面上出现深浅不一、形态各异的裂沟，多为阴血亏损不能荣润舌面所致。颤动舌是指舌体震颤抖动，不能自主。轻者仅伸舌时颤动，重者不伸舌时也抖颤，主要为肝风内动的表现，可因热盛、阳亢、阴亏、血虚所致。

32.患者，男，35岁，现症：肢体痿软无力，逐渐肌肉萎缩，口干咽燥，舌质红少苔，脉细数。诊断是什么病？与偏枯如何鉴别，内经中治疗此病的观点主要是哪句话？

【参考答案】以肢体痿软无力，逐渐肌肉萎缩为主症，辨病为痿证。偏枯亦称半身不遂，久则患肢肌肉枯瘦，是中风症状。病见一侧上下肢偏废不用，常伴有语言謇涩、口舌㖞斜，其瘫痪是由于中风而致。内经中治疗痿证提出了“治痿独取阳明”的观点。

练一练

中医技能第二站考生模拟考场测试视频：关注公众号“胖大海医考”并回复关键字“第二站模拟考场”免费领取。

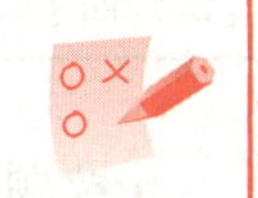

1号题

【试题一】对体检者进行舌诊，叙述并演示操作方法，汇报望诊结果，并说明其特征及临床意义
【试题二】口述并指出尺泽、阴陵泉定位，演示针刺提插泻法的操作
【试题三】患者，男性，16岁，发作性痰鸣气喘2天。围绕以上主诉，口述该患者现病史及相关病史应询问的内容
【试题四】口述回答针刺治疗痛经实证的主穴，以及寒凝血瘀证的艾灸治疗

2号题

【试题一】诊察体检者脉象，叙述并演示操作方法，汇报诊查结果并说明脉象特征及临床意义
【试题二】口述并指出孔最、曲池定位，演示指切进针法的操作
【试题三】患者，女性，79岁，喘息气促3年，再发加重1周。围绕以上主诉，口述该患者现病史及相关病史应询问的内容
【试题四】口述回答促脉与代脉的脉象特征及临床意义

3号题

【试题一】对体检者进行舌诊，叙述并演示操作方法，汇报望诊结果，并说明其特征及临床意义
【试题二】口述并指出合谷、悬钟定位，演示单手进针法的操作
【试题三】患者，男性，32岁，干咳、胸痛、咯血伴身体消瘦1个月。围绕以上主诉，口述该患者现病史及相关病史应询问的内容
【试题四】口述回答如何处理因患者紧张而造成的滞针情况

4号题

【试题一】诊察体检者脉象，叙述并演示操作方法，汇报诊查结果并说明脉象特征及临床意义
【试题二】口述并指出大椎穴、足三里的定位，演示刺络拔罐法的操作
【试题三】患者，女性，43岁，心悸胸闷1周。围绕以上主诉，口述该患者现病史及相关病史应询问的内容
【试题四】请说明望小儿食指络脉的适用年龄，及其临床意义

5号题

【试题一】对体检者进行舌诊，叙述并演示操作方法，汇报望诊结果，并说明其特征及临床意义
【试题二】口述并指出定喘穴、血海穴的定位，演示小鱼际擦法的操作

【试题三】患者，男性，23岁，咳嗽咳黄色黏痰3天。围绕以上主诉，口述该患者现病史及相关病史应询问的内容
【试题四】口述回答针刺治疗偏头痛的主穴，以及痰湿偏盛证的配穴

6号题

【试题一】诊察体检者脉象，叙述并演示操作方法，汇报诊查结果并说明脉象特征及临床意义
【试题二】口述并指出太溪穴、外关穴的定位，演示捻转补法的操作
【试题三】患者，女性，65岁，发作性胸痛半年，再发加重2天。围绕以上主诉，口述该患者现病史及相关病史应询问的内容
【试题四】请说明齿痕舌的临床意义

7号题

【试题一】对体检者进行舌诊，叙述并演示操作方法，汇报望诊结果，并说明其特征及临床意义
【试题二】口述并指出少商穴、环跳穴的定位，并演示三棱针点刺法的操作
【试题三】患者，女性，55岁，心烦不寐，入睡困难1周。围绕以上主诉，口述该患者现病史及相关病史应询问的内容
【试题四】患儿泄泻，大便中夹有未消化食物残渣，大便臭如败卵，腹痛胀满，泄后痛减，嗳气酸馊，不思饮食，舌苔厚腻，脉滑数，指纹滞。请说明其临床证型

8号题

【试题一】诊察体检者脉象，叙述并演示操作方法，汇报诊查结果并说明脉象特征及临床意义
【试题二】口述并指出列缺穴、内关穴的定位，演示夹持进针法的操作
【试题三】患者，男性，23岁，恶心呕吐伴脘腹胀满1天。围绕以上主诉，口述该患者现病史及相关病史应询问的内容
【试题四】患者，男，68岁，咳喘无力，咳痰清稀，少气懒言，语声低怯。动则尤甚。神疲肢倦，面色淡白，自汗恶风，平素易感冒。舌淡苔白，脉弱。请依据脏腑辨证说明其临床诊断

9号题

【试题一】对体检者进行舌诊，叙述并演示操作方法，汇报望诊结果，并说明其特征及临床意义
【试题二】口述并指出手三里、照海的定位，并演示提插法的行针手法
【试题三】患者，女性，45岁，腹部隐痛1个月。围绕以上主诉，口述该患者现病史及相关病史应询问的内容
【试题四】请说明郁证痰气郁结证的治法和方药

10号题

【试题一】诊察体检者脉象，叙述并演示操作方法，汇报诊查结果并说明脉象特征及临床意义
【试题二】口述并指出印堂、太阳穴的定位，演示提捏进针法的操作
【试题三】患者，男性，16岁，泄泻伴肠鸣腹痛1天。围绕以上主诉，口述该患者现病史及相关病史应询问的内容
【试题四】患者，男，医院诊断为“肺结核”半年。现症：干咳，咳少量黏痰，痰中夹有血丝，胸部隐痛，手足心热，少量盗汗，皮肤干灼，口干咽燥。舌苔薄白，舌边尖红，脉细数。请说明其临床辨证及选方

11号题

【试题一】对体检者进行舌诊，叙述并演示操作方法，汇报望诊结果，并说明其特征及临床意义
【试题二】口述并指出中脘穴、膻中穴的定位，并演示舒张进针法的操作手法
【试题三】患者，女性，36岁，腹痛，里急后重，痢下赤白脓血2天。围绕以上主诉，口述该患者现病史及相关病史应询问的内容
【试题四】口述回答天柱穴、养老穴、十宣穴的主治

12号题

【试题一】诊察体检者脉象，叙述并演示操作方法，汇报诊查结果并说明脉象特征及临床意义
【试题二】口述并指出华佗夹脊穴、天宗穴的定位，并演示走罐法的操作
【试题三】患者，男性，34岁，大便干结，腹胀腹痛1周。围绕以上主诉，口述该患者现病史及相关病史应询问的内容
【试题四】患者，男，38岁，胸胁脘腹多处胀闷疼痛，症状时轻时重，部位不固定，疼痛程度随情绪变化而增减。舌红苔薄白，脉弦。请依据气血津液辨证说明其临床诊断

13号题

【试题一】对体检者进行舌诊，叙述并演示操作方法，汇报望诊结果，并说明其特征及临床意义
【试题二】口述并指出胃俞穴、肾俞穴的定位，并演示隔姜灸的操作方法
【试题三】患者，男性，43岁，胁肋部隐痛半年。围绕以上主诉，口述该患者现病史及相关病史应询问的内容
【试题四】口述回答水肿辨证中阳水和阴水的鉴别要点

14号题

【试题一】诊察体检者脉象，叙述并演示操作方法，汇报诊查结果并说明脉象特征及临床意义
【试题二】口述并指出关元穴、少府穴的定位，并演示雀啄灸的操作方法
【试题三】患者，女性，57岁，头目昏眩半年。围绕以上主诉，口述该患者现病史及相关病史应询问的内容
【试题四】患者，女，39岁，经血非时暴下或淋漓不尽，血色深红，质稠，唇红目赤，烦热口渴，大便干结，小便黄，舌红，苔黄腻，脉滑数。请说明其临床证型

15号题

【试题一】对体检者进行舌诊，叙述并演示操作方法，汇报望诊结果，并说明其特征及临床意义
【试题二】口述并指出阳陵泉、申脉的定位，并演示温针灸的操作方法
【试题三】患者，女，54岁，泻下黑色稀便1周。围绕以上主诉，口述该患者现病史及相关病史应询问的内容
【试题四】口述回答针刺治疗风火牙痛的主穴和配穴

16号题

【试题一】诊察体检者脉象，叙述并演示操作方法，汇报诊查结果并说明脉象特征及临床意义
【试题二】口述并指出膈俞穴、涌泉穴的定位，并演示指按法的操作
【试题三】患者，女性，70岁，右侧肢体活动不利半年。围绕以上主诉，口述该患者现病史及相关病史应询问的内容
【试题四】患者，男，40岁，头痛如刺，痛有定处，经久不愈，口渴，但欲漱水不欲咽。面色晦暗，舌质紫暗，脉细涩。请根据脏腑辨证说明其临床诊断

17号题

【试题一】对体检者进行舌诊，叙述并演示操作方法，汇报望诊结果，并说明其特征及临床意义
【试题二】口述并指出三阴交、条口的定位，并演示拿法的操作
【试题三】患者，女性，36岁，突发眼睑、肢体浮肿，恶寒发热1天。围绕以上主诉，口述该患者现病史及相关病史应询问的内容
【试题四】口述回答出针后，患者出现皮下血肿的处理方式

18号题

【试题一】诊察体检者脉象，叙述并演示操作方法，汇报诊查结果并说明脉象特征及临床意义
【试题二】口述并指出地机穴、犊鼻穴的定位，并演示开阖泻法的操作
【试题三】患者，女性，26岁，转移性右下腹疼痛48小时。围绕以上主诉，口述该患者现病史及相关病史应询问的内容
【试题四】口述回答胆绞痛的主穴，以及蛔虫妄动的配穴

19号题

【试题一】对体检者进行舌诊，叙述并演示操作方法，汇报望诊结果，并说明其特征及临床意义
【试题二】口述并指出翳风穴、水沟穴的定位，并演示温和灸的操作手法
【试题三】患者，男性，28岁，小便频急涩痛3天，尿中带血1天。围绕以上主诉，口述该患者现病史及相关病史应询问的内容
【试题四】口述回答针刺治疗落枕太阳经不利的主穴和配穴，以及耳针疗法

20号题

【试题一】诊察体检者脉象，叙述并演示操作方法，汇报诊查结果并说明脉象特征及临床意义
【试题二】口述并指出天柱穴、迎香穴的定位，并演示平补平泻法的操作
【试题三】患者，女性，43岁，间歇性低热3个月。围绕以上主诉，口述该患者现病史及相关病史应询问的内容
【试题四】口述回答肾阴虚证的临床表现

第三站

<table>
<tr><td rowspan="3">第三站</td><td>体格检查</td><td>体格检查</td><td>10分</td><td>实际操作</td><td rowspan="3">20分钟</td></tr>
<tr><td>西医操作</td><td>基本操作</td><td>10分</td><td>实际操作</td></tr>
<tr><td>西医临床答辩
（含临床判读）</td><td>西医常见病、心电图、影像学及实验室检查</td><td>5分</td><td>现场口述</td></tr>
</table>

得分技巧

1.体格检查和西医操作，要求操作+口述。

2.体格检查要求报告检查结果。

3.面对模特或考生互查时，要体现对病人的人文关怀。

4.一般考官提问很少，有的话也不会故意为难考生。

5.西医疾病和辅助检查结果判读都在西医临床答辩中考查，内容很多，但只占5分，大家注意把握复习时间。

一、体格检查

1. 测体温（腋测法），并报告检查结果。

操作方法	①向被检者交代测量体温的目的，以取得配合。 ②测量前让被检者安静休息30分钟，移走附近冷热物体。 ③取出消毒的体温计，确认水银柱读数低于35℃，若高于35℃，应甩到35℃以下。 ④无菌纱布擦干腋窝，将体温计水银头端置于被检者腋窝顶部夹紧，10分钟后读数（可口述）。 ⑤测量完毕，帮助被检者穿好衣袖。 ⑥平视体温计读数后，主动报告考官
报告结果	报告考官：该患者体温为**℃，属于正常体温
考官提问	腋测法体温正常值为36～37℃。 体温分度：37.3～38℃为低热；38.1～39℃为中等度热；高热为39.1～41℃；超高热为41℃以上
题目拓展	（1）口测法：将消过毒的口腔体温计水银端置于舌下，紧闭口唇，不用口腔呼吸，测量5分钟后读数。 （2）肛测法：患者取侧卧位，将直肠温度计水银端涂以润滑剂，徐徐插入肛门，深达肛表的一半为止，5分钟后读数

注意：一般考察腋测法，口测法和肛测法不常考。

2. 脉搏测量，并报告检查结果。

操作方法	①取得患者的配合，搓热双手。 ②考生食指、中指、无名指三指并拢，指腹置于被检者腕部桡动脉处，以适当压力触诊桡动脉搏动。 ③触诊时间为15～30秒钟，注意双侧对比。 ④检查完毕，主动向考官报告检查结果
报告结果	报告考官：该患者脉率为**次/分，节律规整，幅度无异常

3. 测量血压（间接测量法），并报告测量结果。

操作方法	①测量血压前向被检者交代操作目的，让其在安静环境中休息至少5分钟。 ②被检者取坐位或仰卧位，脱去衣袖。肘部与右心房等高（坐位时在第4肋软骨水平，卧位时在腋中线水平）。考生站在被检者右侧。 ③直立放置血压计，读数归于0点。 ④将血压计袖带紧贴皮肤缠于上臂，其下缘在肘窝以上2～3cm，袖带的松紧以能放进一个手指为宜。 ⑤考生在肘窝处触摸肱动脉搏动（肱动脉在肘窝中央偏尺侧1cm），捂热听诊器，将听诊器体件置于肱动脉表面（禁忌塞在袖带下）。 ⑥向袖带内充气，边充气边听诊，待听诊肱动脉搏动消失，再将水银柱升高20～30mmHg，缓慢放气，听到第一声声响的数值为收缩压，声音消失的数值为舒张压。
	⑦松开袖带，放气后间隔1～2分钟再测一次（可口述）。 ⑧操作完毕后帮患者穿好衣服，收拾物品（袖带解下排气，放入血压计盒内，将血压计汞柱向右侧倾斜45°，至水银完全进入水银槽，关闭汞柱开关和血压计）
报告结果	被检者血压为**/**mmHg，属于正常血压。（先报收缩压，后报舒张压）
考官提问	（1）成人血压正常值范围为90～139/60～89mmHg。血压低于90/60mmHg称为低血压。 （2）高血压是指三次非同日血压测量，收缩压≥140mmHg和/或舒张压≥90mmHg。 （3）脉压增大见于主动脉关闭不全、动脉导管未闭；脉压减小见于主动脉狭窄、心包积液等

4. 全身状态检查

发育体型	正常体型：匀称型、瘦长型、矮胖型。 异常体型：脑垂体性侏儒症、巨人症		
营养	前臂屈侧或上臂背侧下1/3处皮下脂肪充实的程度最适合判断营养状态：良好、不良、中等		
意识	判断病人意识状态多采用问诊，通过交谈了解病人的思维、反应、情感、计算及定向力等方面的情况，对较为严重者，应进行痛觉试验、瞳孔反射等检查，以确定病人意识障碍的程度		
面容	急性（热）病容	面色潮红，兴奋不安，呼吸急促，表情痛苦	急性感染性疾病
	慢性病容	面容憔悴，面色晦暗或苍白，双目无神	慢性消耗性疾病
	贫血面容	面白唇淡，表情疲惫	各种原因引起的贫血
	肝病面容	面颊瘦削，面色灰褐	慢性肝病、肝硬化等
	肾病面容	面色苍白，眼睑、颜面浮肿	慢性肾炎、慢性肾盂肾炎、慢性肾衰等
	甲亢面容	眼裂增大，眼球突出，呈惊恐貌	甲状腺功能亢进症
	黏液性水肿面容	睑厚面宽，颜面浮肿，反应迟钝，毛发稀疏	甲状腺功能减退症
	二尖瓣面容	面色晦暗，双颊紫红，口唇发绀	风湿性心瓣膜病、二尖瓣狭窄
	伤寒面容	表情淡漠，反应迟钝，呈无欲状态	伤寒、脑炎等
	苦笑面容	牙关紧闭，面肌痉挛，呈苦笑状	破伤风
	满月面容	面圆如满月，皮肤发红，伴痤疮和小须	库欣综合征及长期应用肾上腺皮质激素
	肢端肥大症面容	头颅增大，脸面变长，下颌增大、向前突出，眉弓及两颧隆起，唇舌肥厚，耳鼻增大	肢端肥大症
	面具面容	面部呆板、无表情，似面具样	帕金森病等
体位	自动体位	身体活动自如，不受限制。见于正常人或轻症	
	被动体位	不能随意变换体位。见于极度衰弱或意识丧失者	
	强迫体位	为减轻疾病所致的痛苦而被迫采取。 ①急性腹膜炎——强迫仰卧位；②一侧胸膜炎及大量胸腔积液——强迫侧卧位；③心、肺功能不全者——强迫坐位；④破伤风及小儿脑膜炎——角弓反张位；⑤胆绞痛、肾绞痛等——辗转体位；⑥脊柱疾病——强迫俯卧位	
步态	痉挛性偏瘫步态	脚尖拖地，向外划半个圆圈并跨前一步	急性脑血管疾病后遗症
	慌张步态	身体前倾，起步动作慢，但越走越快，难以止步	帕金森病
	蹒跚步态（鸭步）	左右摇摆似鸭行	佝偻病、大骨节病、进行性肌营养不良、先天性双髋关节脱位等
	共济失调步态	起步时一脚高抬，骤然垂落，两脚间距很宽	小脑或脊髓后索病变
	剪刀步态	行走时两腿交叉呈剪刀状	脑瘫或截瘫

5. 皮肤检查

皮肤弹性	正常人：皮肤皱褶迅速平复；弹性减弱——慢性消耗性疾病、严重脱水
皮肤颜色	发红、苍白、黄染、发绀、色素沉着、色素脱失等
湿度出汗	出汗增多见于风湿热、结核病、甲亢等；盗汗见于肺结核活动期；冷汗见于休克和虚脱。
皮疹	（1）斑疹：局部皮肤发红，不高出皮肤。见于斑疹伤寒、丹毒等。 （2）玫瑰疹：鲜红色的圆形斑疹，压之退色，松开又现。见于伤寒和副伤寒。 （3）丘疹：直径小于1cm，高出皮肤。见于麻疹、湿疹、药物疹等。 （4）斑丘疹：在丘疹周围合并皮肤发红的底盘。见于风疹、猩红热等。 （5）荨麻疹：苍白或红色高出皮肤的局限性水肿，出现快，消退快，剧烈瘙痒。见于过敏
皮下出血	直径＜2mm为瘀点；3～5mm称紫癜；＞5mm为瘀斑；片状出血伴皮肤隆起者，称血肿
蜘蛛痣	蜘蛛痣多在上腔静脉分布区，如面、颈、手背、上臂、前胸和肩部等处。检查时，观察其形态，另可用火柴杆压迫其中心，周围辐射状小血管随之消退，解除压迫后又复出现。 蜘蛛痣是皮肤小动脉末端分支扩张所形成的血管痣。见于肝硬化和慢性肝炎
皮下结节	检查皮下结节时注意大小、硬度、部位、活动度、有无压痛。常见风湿结节等
水肿	手指按压后，凹陷不能很快恢复者，称凹陷性水肿，见于心源性、肾源性、肝源性水肿等。 指压后无组织凹陷，称非凹陷性水肿，见于黏液性水肿和象皮肿
皮下气肿	外观肿胀，指压可凹陷，去掉压力后很快复原。按压时引起气体在皮下组织内移动，可出现捻发感或握雪感，见于肺部外伤或疾病、产气杆菌感染等

6. 演示头颈部淋巴结触诊检查，口述检查内容和报告检查结果。

操作方法	①检查颈部淋巴结时，考生可站在被检者的前面或后面，搓热双手。 ②嘱被检者稍低头，并偏向检查侧，使该部皮肤和肌肉松弛。考生示指、中指、环指三指并拢，紧贴检查部位，由浅入深进行滑动触诊。 ③头颈部淋巴结的检查顺序：耳前→耳后→乳突区→枕骨下区→颌下→颏下→颈后三角→颈前三角→锁骨上淋巴结
报告结果	报告考官：被检者颈部未触及肿大的淋巴结。若触及，应该注意淋巴结的大小、数目、质地、压痛、活动度，有无粘连，皮肤有无红肿、瘢痕、瘘管

7. 颌下淋巴结检查，口述检查内容和报告检查结果。

操作方法	①取得患者配合。考生站在患者前面。注意搓热双手。 ②检查左颌下淋巴结时，考生用左手扶被检者头部，使头倾向左前下方，右手示中环三指并拢，屈曲掌指及指间关节，沿下颌骨内缘向上滑动触摸。 ③检查右侧时，两手换位。考生右手扶被检者头部，使头倾向右前下方，用左手指并拢触摸。（不可同时进行）
报告结果	报告考官：被检者颌下未触及肿大的淋巴结。若触及，应该注意淋巴结的大小、数目、质地、压痛、活动度，有无粘连，皮肤有无红肿、瘢痕、瘘管

8. 锁骨上淋巴结检查，口述检查内容和报告检查结果。

操作方法	①检查锁骨上淋巴结时，被检者取坐位，考生站在被检者前面，搓热双手。 ②被检者头稍向前屈，考生示指、中指、环指三指并拢，其指腹平放于被检查部位的皮肤上，由浅入深，进行滑动触诊，左手检查右侧淋巴结，右手检查左侧淋巴结
报告结果	报告考官：被检者锁骨上未触及肿大的淋巴结。若触及，应该注意淋巴结的大小、数目、质地、压痛、活动度，有无粘连，皮肤有无红肿、瘢痕、瘘管

9. 腋窝淋巴结检查，口述检查内容和报告检查结果。

操作方法	①被检者取坐位或仰卧位，考生站在被检者的前面或右侧，搓热双手。 ②检查右侧腋窝淋巴结时，考生右手握被检者右手，向上屈肘外展抬高约45°（不要超过头部），考生左手示、中、环三指并拢稍弯曲，按照顺序进行触摸。注意同样方法检查左侧腋窝淋巴结。 ③腋窝淋巴结检查顺序：腋尖群→中央群→胸肌群→肩胛下群→外侧群。（口诀：顶内前后外） ④检查完毕，帮患者穿好衣服
报告结果	报告考官：该被检者腋窝淋巴结无肿大、无压痛、无粘连，皮肤无红肿、皮疹、瘢痕、瘘管
说明	另一种腋窝淋巴结检查顺序：腋窝顶部→腋窝后壁→外侧壁→前壁→内侧壁

10. 演示滑车上淋巴结触诊检查，口述检查内容和报告检查结果。

操作方法	①被检者取坐位，考生面对被检者，注意搓热双手。 ②检查右侧滑车上淋巴结时，考生以右手握被检查者右手腕，屈肘90°，左手掌向上，小指抵在肱骨内上髁上，左手示中环三指并拢，在肱二、三头肌间沟内滑动触诊。 ③同样方法检查左侧的滑车上淋巴结
报告结果	报告考官：被检者滑车上淋巴结无肿大、无压痛、无粘连，皮肤无红肿、皮疹、瘢痕、瘘管

11. 口述并演示浅表淋巴结触诊顺序。

操作方法	①取得被检者配合，搓热双手。 ②考生示中环三指并拢，紧贴检查部位，进行滑动触诊。依次检查头颈部淋巴结（耳前→耳后→乳突区→枕骨下区→颌下→颏下→颈后三角→颈前三角→锁骨上淋巴结），然后是腋窝淋巴结（腋尖群→中央群→胸肌群→肩胛下群→外侧群）→滑车上→腹股沟（上群→下群）→腘窝淋巴结。 ③双侧都要检查（颏下淋巴结不可双侧同时进行）
报告结果	被检者未触及肿大的淋巴结。若触及，应该注意淋巴结的大小、数目、质地、压痛、活动度，有无粘连，皮肤有无红肿、瘢痕、瘘管
说明	腹股沟淋巴结考察较少，稍做了解。 操作时被检者取仰卧位，下肢伸直。先触摸上群（又称水平组），后触摸下群（又称垂直组）

12. 眼球运动检查，须报告检查结果。（助理不考）

操作方法	①被检者取坐位，考生站在被检者前面。 ②考生将左手置于被检查者头顶并固定头部，伸出右手示指，置于被检者眼前30~40cm处。嘱被检者头部不要转动，眼球随医师右手指尖移动方向运动。 ③示指尖按被检者的左侧、左上、左下、右侧、右上、右下6个方向（呈"H型"）的顺序进行移动，观察被检者眼球运动情况
报告结果	被检者眼球运动正常

13. 演示对光反射的检查方法，并报告检查结果。

操作方法	①直接对光反射：用手电筒照射被检者一侧瞳孔，观察该侧瞳孔变化（立即缩小）；快速移开光源后再次观察该侧瞳孔变化（迅速复原）。用上述方法检查另侧瞳孔。 ②间接对光反射：手或遮挡物在被检者鼻梁处遮挡光线，用手电筒照射一侧瞳孔，观察对侧瞳孔变化（立即缩小）；快速移开光源后再次观察对侧瞳孔变化（迅速复原）。用上述方法检查另侧瞳孔
报告结果	报告考官：被检者双侧瞳孔等大等圆，直径约2.5mm（正常瞳孔2~5mm，此处为示例），对光反射灵敏
考官提问	双眼瞳孔对光反射迟钝或消失多见于何种情况？主要见于昏迷的病人

14. 眼集合反射检查，并报告检查结果。（助理不考）

操作方法	嘱被检者注视1米外目标(通常用考生的示指尖)，将目标物缓慢移近距离被检者眼球约10cm处，观察双侧眼球及瞳孔变化情况
报告结果	报告被检者情况。正常反应是被检者双侧瞳孔逐渐缩小（调节反射）、双眼球向内聚合（集合反射）

15. 眼睑、结膜、巩膜检查，须口述检查内容。

操作方法	①告知被检者睁眼、闭眼。 ②检查球结膜时，以拇指和食指将上下眼睑分开，嘱病人向上、下、左、右各方向转动眼球。以同样方式检查对侧。 ③检查下眼睑结膜时，检查者用拇指按压被检者下眼睑，同时嘱被检者向上注视，即可暴露下眼睑结膜。以同样方式检查对侧。 ④检查上眼睑结膜时需要翻转眼睑。检查左眼时，嘱被检者向下看，以右手示指（在上方）和拇指（在下方）捏起上睑中部边缘并轻轻向前下方牵拉，示指向下压睑板上缘，与拇指配合将睑缘向上捻转，暴露上睑结膜。 ⑤检查后，向前下方轻轻牵拉上睑，同时嘱被检者向上看，眼睑即可复位。以同样方式检查对侧
报告结果	该患者眼睑无水肿，上睑无下垂，无倒睫，无闭合障碍，巩膜无黄染，结膜无苍白、充血、水肿、乳头增生及滤泡等
说明	技能真题考查过下睑结膜及球结膜检查，不用翻转眼皮，降低了操作难度。 如果考试时考到上睑结膜检查，不会翻转眼皮的同学也要做好口述和示范动作

16. 扁桃体检查，口述检查内容，并报告检查结果。

操作方法	①被检者取坐位，头略后仰。考生站在被检者前面。 ②嘱被检者口张大并发“啊”音。考生用压舌板在舌的前2/3与1/3交界处迅速下压，此时软腭上抬，在照明配合下，即可见软腭、软腭弓、腭垂、扁桃体、咽后壁等
报告结果	报告考官：该患者软腭、软腭弓无充血水肿，腭垂居中，扁桃体无充血、水肿，无分泌物，无苔片状假膜
考官提问	扁桃体肿大分度： Ⅰ度为扁桃体肿大不超过咽腭弓；Ⅱ度为肿大后超过咽腭弓；Ⅲ度肿大为达到或超过咽后壁中线

17. 口述并演示鼻窦压痛检查，并报告检查结果。

操作方法	①告知被检者检查内容，搓热双手。 ②检查额窦压痛时，一手扶住被检者枕后，另一手拇指置于眼眶上缘内侧，用力向后上方按压，询问被检者有无疼痛，两侧分别进行。 ③检查上颌窦压痛时，双手拇指置于被检者颧部，其余手指分别置于被检者的两侧耳后，固定其头部，双拇指向后方按压，询问被检者有无疼痛。 ④检查筛窦压痛时，双手扶住被检者两侧耳后，双拇指分别置于鼻根部与眼内眦之间，向后方按压，询问被检者有无疼痛
报告结果	报告考官：被检者有（无）鼻窦区压痛

18. 颈部血管的检查，并报告检查结果。

操作方法	①颈静脉检查：被检者取坐位或半坐位（身体呈45°），检查者站在被检者前面或右侧，观察颈静脉有无充盈怒张。 ②颈动脉检查：被检者取坐位或仰卧位，先视诊有无颈动脉搏动；再以拇指置于甲状软骨水平胸锁乳突肌内侧，触摸颈动脉搏动，比较两侧颈动脉搏动有无差别（注意不要同时触摸按压两侧颈动脉）。 ③颈部血管杂音：被检者取坐位，用钟型听诊器听诊双侧颈动脉，时间不少于30秒

报告结果	报告考官：被检者颈静脉无充盈、怒张；颈动脉无异常搏动，颈部血管无杂音

19. 演示甲状腺的检查方法，并报告检查结果。

操作方法	甲状腺视诊：嘱被检者双手放于枕后，头向后仰，再嘱被检者做吞咽动作，观察甲状腺大小、是否对称
	甲状腺触诊： 甲状腺峡部：检查时，被检者取坐位，检查者站立于被检者面前，用拇指从胸骨上切迹向上触摸甲状腺的峡部，然后嘱被检者做吞咽动作，判断峡部的大小和质地。 甲状腺侧叶：①前面触诊：被检者取坐位，检查者站立在被检者面前，检查时，一手拇指将被检者甲状软骨推向对侧，另一手示指、中指在对侧胸锁乳突肌后缘向前推挤甲状腺侧叶，拇指在胸锁乳突肌前缘触诊，同时嘱被检者做吞咽动作，感受甲状腺大小、形态、质地以及有无震颤，最后再以同样方法检查另一侧甲状腺。②后面触诊：检查时，被检者取坐位，检查者站立于被检者后面。一手示指、中指将被检者甲状软骨推向对侧，另一手拇指将胸锁乳突肌后缘向前推挤甲状腺，示指、中指在其前缘触摸甲状腺，同时嘱被检者做吞咽动作，最后以同样方法检查另一侧甲状腺即可
	甲状腺听诊：若触及甲状腺肿大时，用钟型听诊器直接放在肿大的甲状腺上进行听诊
报告结果	报告考官：被检者甲状腺无肿大，无结节，无震颤，听诊无杂音
考官提问	甲状腺肿大分度：①视诊不能见到肿大的甲状腺，但在触诊时感受到甲状腺增大，为Ⅰ度肿大；②甲状腺肿大，但未超过胸锁乳突肌后缘者为Ⅱ度；③甲状腺肿大超过胸锁乳突肌后缘者为Ⅲ度
说明	甲状腺侧叶触诊，题目中若无规定，前面后面可任选一个操作。 也可能单考甲状腺触诊，看清题目要求

20. 口述并演示气管检查的操作方法。

操作方法	①被检者取坐位，颈部处于自然直立状态。 ②考生将右手的示指与环指分别置于被检者两侧胸锁关节上，将中指置于气管之上，观察中指是否在示指与环指中间。 ③或将中指置于气管与两侧胸锁乳突肌之间的间隙，通过感觉两侧间隙的宽度判断气管是否居中
报告结果	报告考官：被检者气管居中，无偏移
考官提问	向健侧移位：常见于大量胸腔积液、气胸等；向患侧移位：常见于肺不张、胸膜粘连等
说明	关于②，之前常规做法是向下滑动触摸：示指与环指分别置于两侧胸锁关节上，以中指自甲状软骨向下移动触摸气管，感觉和观察气管是否居中。但后续教材有变动

21. 胸部视诊检查，须口述检查内容，并报告检查结果。

操作方法	①被检者取坐位或仰卧位，检查者应站立在被检者的前面或右侧，主要观察被检者的胸壁、胸廓以及呼吸运动。 ②胸廓视诊：主要观察胸廓的形状，应注意有无桶状胸、扁平胸，漏斗胸、鸡胸等；同时注意肋间隙是否增宽、两侧胸廓是否对称等。 ③胸壁视诊：主要观察被检者有无皮疹、蜘蛛痣；胸壁静脉有无充盈、曲张；手指轻压或轻叩胸壁，看有无疼痛。 ④呼吸运动视诊：视诊时应注意呼吸频率、节律以及两侧呼吸运动是否对称。正常情况下成人呼吸频率为16～20次/分，呼吸节律均匀平整
报告结果	报告考官：被检者胸壁皮肤无皮疹、蜘蛛痣，胸壁静脉无充盈、曲张；胸骨无疼痛感觉。胸廓形状正常。呼吸频率约为16次/分，节律均匀平整
考官提问	桶状胸见于慢阻肺及支气管哮喘发作时；鸡胸、漏斗胸见于佝偻病
说明	考题可能将胸壁视诊、胸廓视诊、呼吸运动视诊三部分内容分开考查

22. 乳房检查，须报告检查结果。

操作方法	①乳房视诊：考生位于被检者前面或右侧，被检者取坐位或仰卧位，必要时取前倾位，充分暴露胸部。注意观察两侧乳房是否对称，表面有无红肿、溃疡、色素沉着及瘢痕，乳房皮肤有无凹陷，乳头有无回缩及溢液。 ②乳房触诊：被检者取坐位，先两臂下垂，然后双臂高举超过头部或双手叉腰再进行检查。检查时，先检查健侧乳房，再检查患侧。考生以并拢的手指掌面略施压力，以旋转或来回滑动的方式进行触诊，切忌用手指将乳房提起来触摸。检查时由外上象限开始，按外上→外下→内下→内上→中央（乳头、乳晕）的顺序进行，然后检查腋窝及锁骨上、下窝等处淋巴结。注意以同样的顺序触诊对侧。触诊乳房时，应注意有无红肿、肿痛和包块，乳头有无硬结及溢液。如发现乳房包块，应注意其部位、大小、外形、硬度、压痛及活动度
报告结果	报告考官：被检者两侧乳房对称，乳房表面有无红肿、溃疡、瘢痕、色素沉着、橘皮样改变，乳头有无凹陷或回缩
说明	检查顺序：外上→外下→内下→内上→中央（乳头、乳晕）。左侧是顺时针，右侧是逆时针

23. 呼吸运动检查，须报告检查结果。

操作方法	①被检者取坐位或仰卧位，充分暴露前胸部，考生站在被检者前面或右侧。 ②观察被检者的呼吸类型（正常情况下，成年女性为胸式呼吸；儿童及成年男性为腹式呼吸）；呼吸频率、呼吸节律（正常情况下成人呼吸频率为12～20次/分，呼吸与脉搏之比为1：4，深度适中）；两侧呼吸运动是否对称等
报告结果	报告检查结果：被检者为胸（腹）式呼吸，呼吸频率为**次/分，节律规整，幅度无异常

24. 胸廓扩张度检查，须报告检查结果。

操作方法	①被检者取坐位，充分暴露前胸及背部。 ②前胸廓扩张度的检查：考生两手掌置于被检者胸廓前下部对称部位，两拇指分别沿两侧肋缘指向剑突。拇指尖在前正中线两侧对称部位，手掌和伸展的手指置于两侧前胸壁，嘱被检者做深呼吸，观察比较两手的动度是否一致。 ③后胸廓扩张度的检查：考生将两手平置于被检者背部，相当于第10肋骨水平，拇指和中线平行，并将两侧皮肤向中线轻推，嘱被检者进行深呼吸，观察比较两手的动度是否一致。 ④检查完毕，协助患者穿好衣服
报告结果	报告考官：被检者双侧胸廓扩张度对称一致

25. 口述并演示语音震颤检查，须报告检查结果。

操作方法	①被检者取仰卧位，充分暴露前胸部，考生位于被检者右侧，搓热双手。 ②考生左、右手掌的尺侧缘或掌面轻放于被检者两侧胸壁的对称部位，告知被检者用同等强度重复轻发"yi"长音。 ③自上而下，自内到外，两手交叉比较两侧相应部位语音震颤的异同，注意有无增强或减弱。 ④检查完毕，协助患者穿好衣服
报告结果	报告考官：被检者语音震颤正常，无减弱或增强
考官提问	语颤增强：常见于肺实变（如肺炎链球菌肺炎），压迫性肺不张，较浅而大的肺空洞。 语颤减弱：常见于肺气肿及支气管哮喘发作时，阻塞性肺不张，大量胸腔积液、气胸

26. 口述并演示胸膜摩擦感检查，须报告检查结果。

操作方法	①检查胸膜摩擦感时，被检者取仰卧位，充分暴露前胸部，考生位于被检者右前方。 ②考生双手手掌轻贴被检者胸廓的前下侧胸壁，或腋中线第5、6肋间。 ③嘱被检者深慢呼吸，注意呼气相和吸气相时是否触及有如皮革相互摩擦的感觉。 ④嘱被检者屏住呼吸，重复上述检查，如屏住呼吸时，仍能触及摩擦感，则可能为心包摩擦感。 ⑤检查完毕，协助被检者穿好衣服

报告结果	报告考官：被检者未触及胸膜摩擦感
考官提问	胸膜摩擦感常见于各种原因引起的急性胸膜炎

27.口述并演示正常胸部对比叩诊检查。

操作方法	①告知被检者取坐位或仰卧位，充分暴露胸部。 ②采用间接叩诊法，顺序为先检查前胸部，再检查背部，自上而下，左右对比，逐一肋间隙进行叩诊。 ③在叩诊侧胸壁时，是从腋窝开始沿腋中线或腋后线向下叩至肋弓下缘，叩诊时，板指要平行于肋骨。在叩诊背部时，同样是由上至下进行叩诊。但需要注意的是，在肩胛间区叩诊时，板指应平行于后正中线，同时避开肩胛骨；在肩胛下角水平以下区域叩诊时，板指应平行于肋骨叩诊。 ④正常肺野叩诊呈清音。心肺及肝肺交界处叩诊呈浊音，肝脏和心脏部位叩诊呈实音，胃区叩诊呈鼓音。叩诊肺野时若出现浊音、实音、过清音或鼓音，则视为异常叩诊音
报告结果	报告考官：被检者肺部叩诊无异常
考官提问	肺野叩诊呈过清音见于肺气肿、慢阻肺。 鼓音见于浅表肺空洞，如空洞型肺结核。 浊音或实音见于肺炎肺实变

28.演示肺下界检查的叩诊方法，并报告检查结果。（助理不考）

操作方法	①告知被检者取坐位或仰卧位，充分暴露胸部；采用间接叩诊法进行叩诊。 ②在右锁骨中线上，自第2肋间隙向下轻叩，由清音变浊音（常在第5肋间），再向下叩诊变为实音（常在第6肋间），在浊音和实音交界处一般为肺下界（常在第6肋间）。 ③同样的方法，分别在双侧腋中线和肩胛线上叩出肺下界。 ④平静呼吸时正常成人肺下界分别在锁骨中线、腋中线、肩胛线第6、8、10肋骨
报告结果	报告考官：被检者右肺下界在右侧锁骨中线、腋中线及肩胛线分别为第6、8、10肋间
考官提问	双侧肺下界下移见于肺气肿。 双侧肺下界上移见于大量腹水、肝脾肿大、腹腔肿瘤等。 单侧肺下界上移见于肺不张、胸腔积液、气胸等

29.肺部听诊检查，并报告正常呼吸音听诊部位。

操作方法	①被检者取坐位或仰卧位，嘱被检者轻微张口做均匀而平静的呼吸，必要时嘱被检者深呼吸、屏气或咳嗽后听诊。 ②肺部听诊应从肺尖开始，逐个肋间依次进行。 ③听诊时，应注意16字原则，即“肺尖开始，自上而下，左右对比，避开心脏”。 ④分别听诊前胸部、侧胸部及背部，每处至少听诊1～2个呼吸周期，听诊前胸部应沿锁骨中线和腋前线进行，听诊侧胸部应沿腋中线和腋后线进行，听诊背部应在肩胛间区和沿肩胛下线进行。 ⑤听诊时应注意：双肺呼吸音是否清晰，有无增强或减弱，有无异常呼吸音，有无啰音，有无胸膜摩擦音，语音共振有无增强或减弱。 ⑥检查结束后，协助被检者穿好衣服
报告结果	报告考官：被检者双肺听诊正常，无异常呼吸音及啰音
考官提问	正常呼吸音的听诊部位： ①支气管呼吸音：正常人位于喉部、胸骨上窝、背部第6、7颈椎及第1、2胸椎附近。 ②支气管肺泡呼吸音：正常人位于胸骨角附近，肩胛间区第3、4胸椎水平以及右肺尖。 ③肺泡呼吸音：正常人在除支气管呼吸音和支气管肺泡呼吸音的部位外，其余肺部都可听到肺泡呼吸音

30. 口述并演示听觉语音（也称语音共振）的检查方法。

操作方法	①告知被检者取坐位或仰卧位，充分暴露前胸部和背部，考生位于被检者前面或右侧。 ②听诊时嘱被检者按一般说话音调发“一、二、三”，然后用听诊器体件由肺尖开始，从上到下，左右对比进行听诊。 耳语音：嘱被检者用耳语声调发“一、二、三”音，在胸壁上听诊。（其余操作与听觉语音相同）
报告结果	报告考官：被检者听觉语音正常，无增强或减弱
考官提问	语音共振减弱见于支气管阻塞、胸腔积液、胸膜增厚、胸壁水肿、慢阻肺以及过度肥胖的患者。 增强见于肺实变，以及肺部有空洞的患者。 （语音共振的原理与语音震颤相同）

31. 口述并演示胸膜摩擦音的检查方法。（助理不考）

操作方法	①告知被检者取坐位或仰卧位，充分暴露前胸部，考生位于被检者前面或右侧。 ②考生将听诊器体件置于被检者两侧前下胸部进行听诊，嘱被检者深呼吸，注意吸气相和呼气相有无胸膜摩擦的声音，嘱被检者屏气，听诊有无摩擦音
报告结果	报告考官：被检者未闻及胸膜摩擦音
考官提问	胸膜摩擦音临床意义：干性胸膜炎的重要体征，常见于结核性胸膜炎、化脓性胸膜炎、尿毒症性胸膜炎等。（胸膜摩擦音的原理与胸膜摩擦感相同）

32. 叙述并演示心脏视诊检查，报告检查结果。

操作方法	①心脏视诊包括心前区有无隆起、心尖搏动和心前区的异常搏动。 ②体位：心脏视诊时，被检者取仰卧位，充分暴露前胸部，考生位于被检者右侧。 ③侧视：首先侧视观察，看心前区有无隆起和异常搏动，侧视时，应使双眼视线与胸廓等高。 ④俯视：考生取坐位，正俯视整个前胸，观察心尖搏动的位置和范围
报告结果	报告考官：被检者未见心前区隆起，正常心尖搏动位于第五肋间，左锁骨中线内**（正常为0.5～1.0）cm，搏动范围为**（正常为2.0～2.5）cm的区域。未见心前区异常搏动
考官提问	负性心尖搏动见于缩窄性心包炎。 心前区出现抬举样搏动主要见于左心室肥厚的患者。 剑突下搏动见于右心室明显肥大，也见于正常的腹主动脉搏动或腹主动脉瘤。 左心室增大时，心尖搏动向左下移位，心尖搏动增强且范围较大。 右心室增大时，心尖搏动向左移位

33. 叙述并演示心脏触诊检查。

操作方法	①告知被检者取坐位或仰卧位，充分暴露前胸部，考生位于被检者前面或右侧。 ②心尖搏动及心前区搏动：考生先用右手全手掌置于心前区，然后用手掌尺侧（小鱼际），或者示指、中指指腹并拢准确触诊心尖搏动最强点的位置和范围，必要时也可用单指指腹触诊。 ③震颤检查：用手掌尺侧（小鱼际）或者示、中指指腹紧贴于心尖区感受有无异常的震动感，然后触诊肺动脉瓣区，主动脉瓣区，主动脉瓣第二听诊区，最后触诊三尖瓣区。 ④心包摩擦感（助理不考）：用右手小鱼际平贴于心前区或胸骨左缘第3、4肋间进行触诊，多呈收缩期和舒张期双相的粗糙摩擦感，于收缩期、前倾体位和呼气末更明显。若触及摩擦感，嘱被检者屏气后再进行检查，若屏气后摩擦感消失，则为胸膜摩擦感，若屏气后摩擦感不消失，则为心包摩擦感
报告结果	报告考官：心尖搏动的具体位置为……（正常位于第5肋间，左锁骨中线内侧0.5～1.0cm），有（无）增强或减弱。心前区有（无）异常搏动，有（无）触及震颤和心包摩擦感

34. 叙述并演示心脏叩诊检查，并报告心浊音界范围。

<table>
<tr><td>操作方法</td><td>①嘱被检者仰卧位（考生立于被检者右侧）或坐位（考生面对被检者），充分暴露前胸部，考生以左手中指为叩诊板指，板指与肋间平行进行叩诊。
②先叩左界，从心尖搏动最强点外侧2～3cm处（正常为第五肋间）开始，由外向内叩诊，当清音变为浊音时翻转板指，在板指中点相应的胸壁处用记号笔做标记；如此自下向上，叩诊至第2肋间，分别标记。
③叩诊右侧心浊音界时，先从第二肋间开始沿右锁骨中线向下叩诊，当清音变为浊音时为肝上界，然后于其上一肋间（一般为第4肋间）由外向内叩出浊音点，继续向上，分别于第3、第2肋间叩出浊音点并标记。
④叩诊结束后，用直尺测量左锁骨中线与前正中线间的垂直距离，以及左右心界各标记的浊音点距前正中线的垂直距离，并记录</td></tr>
<tr><td>报告结果</td><td>报告考官：被检者心浊音界正常。
正常心浊音界范围为：胸骨右缘第2和第3肋间距前正中线距离为2～3cm，第4肋间为3～4cm；胸骨左侧第2肋间距前正中线距离为2～3cm，第三肋间为3.5～4.5cm，第四肋间为5～6cm，第五肋间为7～9cm。
<table><tr><th>右（cm）</th><th>肋间</th><th>左（cm）</th></tr><tr><td>2～3</td><td>II</td><td>2～3</td></tr><tr><td>2～3</td><td>III</td><td>3.5～4.5</td></tr><tr><td>3～4</td><td>IV</td><td>5～6</td></tr><tr><td>无</td><td>V</td><td>7～9</td></tr></table>（左锁骨中线距前正中线的距离为8～10cm）</td></tr>
<tr><td>考官提问</td><td>心脏浊音区呈靴形，浊音区向左下扩大，心腰部相对内陷：左心室增大，见于主动脉瓣关闭不全、高血压性心脏病。
浊音界向左、右两侧扩大，以向左扩大较为显著：右心室增大，见于肺心病或单纯性二尖瓣狭窄。
心浊音界呈梨形，心腰部膨出：左心房增大伴有肺动脉高压肺动脉扩张，见于二尖瓣狭窄</td></tr>
<tr><td>说明</td><td>考试中可能会拆开考，比如只考心脏左侧浊音界的叩诊</td></tr>
</table>

35. 演示心脏听诊的检查方法，并口述听诊部位。

操作方法	①被检者取坐位（双手自然下垂）或仰卧位，考生位于被检者前面或右侧。 ②听诊时，应按照二尖瓣听诊区（心尖搏动最强处）→肺动脉瓣听诊区（胸骨左缘第2肋间）→主动脉瓣听诊区（胸骨右缘第2肋间）→主动脉瓣第二听诊区（胸骨左缘第3、4肋间）→三尖瓣听诊区（胸骨左缘第4、5肋间）的顺序进行。 ③听诊内容包括：心率、心律、心音强弱以及有无心音改变、心脏杂音、心包摩擦音（助理不考）。 ④每次听诊时应不得少于30秒，若有心律不齐，应至少听诊1分钟
报告结果	报告考官：被检者心脏听诊正常，心率**次/分钟，心律齐，各瓣膜听诊区未闻及病理性杂音

36. 外周血管检查

操作方法	①颈动脉搏动触诊：检查者以拇指置颈动脉搏动处（在甲状软骨水平胸锁乳突肌内侧）触之并比较两侧颈动脉搏动。 ②毛细血管搏动征：用手指轻压被检者指甲末端或以玻片轻压被检者口唇黏膜，可使局部发白，发生有规律的红、白交替改变即为毛细血管搏动征。 ③枪击音和杜氏双重杂音：将听诊器的体件放置肱动脉或股动脉上，稍加压力即可听诊。 枪击音：可闻及与心跳一致短促如射枪的声音。 杜氏双重杂音：可闻及收缩期与舒张期呈吹风样，不连续的杂音。 ④水冲脉：检查者握紧被检者手腕掌面，示指、中指、环指指腹触于桡动脉上，将其前臂高举过头部，有水冲脉者可使检查者明显感知到脉搏骤起骤降，急促而有力，犹如水冲
报告结果	颈动脉搏动正常；毛细血管搏动征阴性；未触及水冲脉；未闻及枪击音和杜氏双重杂音

考官提问	周围血管征包括：点头运动、颈动脉搏动明显、毛细血管搏动征及水冲脉、枪击音和杜氏双重杂音检查，周围血管征阳性常见于主动脉瓣关闭不全、重症贫血及甲状腺功能亢进症等。 其他常见的异常脉搏及其临床意义： ①交替脉：节律正常而强弱交替出现。见于高血压性心脏病、急性心肌梗死或主动脉瓣关闭不全等。 ②重搏脉：正常脉波的降支上可见一切迹（代表主动脉瓣关闭），其后有一重搏脉，一般不能触及，见于伤寒或其他可引起周围血管松弛、周围阻力降低的疾病。 ③奇脉：吸气时脉搏明显减弱或消失的现象，常见于心包积液或缩窄性心包炎

37. 血管杂音检查

操作方法	甲状腺功能亢进症，在肿大的甲状腺上可听到连续性、收缩期较强的血管杂音。 主动脉瘤时，在相应部位可听到收缩期杂音。 动-静脉瘘时，在病变部位可听到连续性杂音。 肾动脉狭窄，可在腰背部及上腹部听到收缩期杂音。 主动脉缩窄，可在背部脊柱左侧听到收缩期杂音
报告结果	被检者是否闻及血管杂音，若闻及，报告部位、时期及性质

38. 叙述并演示腹部视诊的检查方法。

操作方法	①被检者取平仰卧位，充分暴露全腹，检查者站在其右侧。 ②检查者视线与被检者腹平面同水平，自侧面切线方向观察。 ③再提高视线自上而下俯视全腹。 ④主要观察腹部外形有无膨隆或凹陷、呼吸运动、腹壁静脉，以及胃肠型和蠕动波
报告结果	报告考官：被检者腹部平坦，为腹（胸）式呼吸，皮肤无红肿、瘢痕、色素沉着，无腹壁静脉曲张，无胃肠型及蠕动波

39. 叙述并演示腹部触诊的操作方法。

操作方法	①腹部触诊前，被检者应排尿后取低枕仰卧位，双手自然置于身体两侧，双腿屈曲，充分暴露腹部，考生站立于右侧。 ②首先以全手掌放于腹壁上，使被检者适应片刻，可感受被检者腹壁紧张程度，然后以轻柔的动作开始触诊。 ③顺序：一般先从左下腹开始，逆时针方向至右下腹，再至脐部。若有腹部不适，则先触诊健康部位，后检查病灶所在的部位。边触诊边观察被检者的反应与表情。 ④可采用浅部触诊法（指腹部触诊时使腹壁压陷约1cm）检查腹肌紧张度、表浅的压痛、肿块等；以及深部触诊法（指腹部触诊时使腹壁压陷至少2cm以上）了解腹腔脏器情况，检查压痛、反跳痛和肿物等。 ⑤若在触诊过程中，被检者出现疼痛，称为压痛。考生将手指稍停片刻，然后突然抬起，此时如被检者感腹痛骤然加剧，并有痛苦表情，称为反跳痛
报告结果	报告考官：被检者腹壁柔软，无压痛、反跳痛

40. 叙述并演示麦氏点压痛及反跳痛的检查方法

操作方法	①嘱被检者应取仰卧位，双腿屈曲，充分暴露腹部，检查者站立于右侧。 ②阑尾点，又称麦氏点，位于右髂前上棘与脐连线外1/3与中1/3交界处。 ③检查者以食指、中指、无名指置于患者麦氏点向深进行按压，并询问患者是否感觉到疼痛。 ④如果感觉到疼痛，检查者将三指稍停片刻，使疼痛趋于稳定后，然后将手突然抬起，如果被检者感腹痛加剧，并有痛苦表情，称反跳痛
报告结果	报告考官：被检者有无麦氏点压痛及反跳痛
考官提问	麦氏点压痛提示急性阑尾炎；如有反跳痛，提示炎症累及腹膜壁层

41. 叙述并演示腹部包块的检查方法，并报告检查结果

操作方法	①被检者取仰卧位，双腿屈曲，腹部放松，做腹式呼吸，检查者位于被检者右侧。 ②被检者搓热双手，右手四指并拢平放在被检者腹壁上，将腹壁压陷至少2cm以上，进行深部滑行触诊，然后，指端逐渐触向腹部包块，并做滑行触摸，滑动方向应与包块长轴垂直
报告结果	被检者腹部未触及包块。若触及包块应该注意包块的大小、数目、质地、压痛、活动度，有无粘连

42. 叙述并演示肝脏单手触诊的检查方法，报告检查结果。

操作方法	①告知被检者取仰卧位，双腿屈曲，暴露腹部，腹部放松，做腹式呼吸，考生站在被检者右侧。 ②考生将右手四指并拢，掌指关节伸直，用食指、中指指端对着肋缘，自髂前上棘连线水平，分别沿右锁骨中线、前正中线自下而上触诊。 ③嘱被检者进行腹式呼吸，当呼气时，手指压向腹深部，吸气时，右手随腹壁的隆起抬高，向前迎触下移的肝缘（注意上抬速度应慢于腹壁的隆起）。如此反复进行，逐渐向肋缘方向滑动，直至触及肝缘或右肋缘
报告结果	报告考官：被检者肝脏肋下未触及。若触及，应注意其大小、硬度、表面情况、压痛、边缘情况、搏动、摩擦感及震颤等

43. 叙述并演示肝脏双手触诊的检查方法，报告检查结果。

操作方法	①告知被检者取仰卧位，双腿屈曲，暴露腹部，腹部放松，做腹式呼吸，考生站在被检者右侧。 ②考生将右手四指并拢，掌指关节伸直，用食指、中指指端对着肋缘，自髂前上棘连线水平，分别沿右锁骨中线、前正中线自下而上触诊；同时左手托住被检者右腰部，拇指张开置于右肋缘。 ③触诊时左手向上推，使肝下缘紧贴前腹壁。嘱被检者进行腹式呼吸，当呼气时，右手手指压向腹深部，吸气时，手指上抬，向前迎触下移的肝缘。如此反复进行，逐渐向肋缘方向滑动，直至触及肝缘或右肋缘
报告结果	报告考官：被检者肝脏肋下未触及。若触及，应注意其大小、硬度、表面情况、压痛、边缘情况、搏动、摩擦感及震颤等

44. 叙述并演示脾脏双手触诊（仰卧位）的检查方法，报告检查结果。

操作方法	①告知被检者取仰卧位，双腿屈曲，暴露腹部，腹部放松，做腹式呼吸，考生站在被检者右侧。 ②考生左手掌置于被检者左腰部第9～11肋处，将其脾脏从后向前托起。右手掌平放于脐部，与肋弓呈垂直方向，从脐水平开始，配合被检者的腹式呼吸，即呼气时下压，吸气时手指向前迎触脾尖，直至触及脾缘或左肋缘
报告结果	报告考官：脾脏肋下未触及。若触到脾脏，注意其大小、硬度、表面情况、压痛、摩擦感，并测量脾脏大小
题目拓展	脾脏轻度肿大而仰卧位不易触及时，可采取脾脏双手触诊（侧卧位）的检查方法。 ①嘱被检者取右侧卧位，右下肢伸直，左下肢屈髋、屈膝。 ②同“仰卧位”的检查方法
考官提问	脾肿大的分度：脾大分为轻、中、高三度。 轻度肿大：深吸气时，脾脏在肋下不超过2cm。 中度肿大：超过肋下2cm，但在脐水平线以上。 高度肿大：脾脏超过脐水平线或前正中线，即巨脾

45. 叙述并演示脾脏单手触诊的检查方法，报告检查结果。

操作方法	①嘱被检者取右侧卧位，右下肢伸直，左下肢屈髋、屈膝。 ②检查者右手掌平放于脐部，与左肋弓大致成垂直方向。同时嘱被检者做深大的腹式呼吸，呼气时下压，吸气时手指上抬向前迎触下移的脾尖，直至触及脾缘或左肋缘

报告结果	报告考官：脾脏肋下未触及。若触到脾脏，注意其大小、硬度、表面情况、压痛、摩擦感，并测量脾脏大小
说明	当脾脏明显肿大且位置较表浅时，用单手浅部触诊即可触及。如肿大的脾脏位置较深，则用双手触诊法进行检查

46.叙述并演示墨菲征的检查方法。

操作方法	①被检者仰卧，两腿屈曲，检查者站在被检者的右侧。 ②检查者左手掌平放于右肋下部，拇指放在腹直肌外缘与肋弓交界处，让被检者缓慢深吸气，询问被检者是否感觉到疼痛。 ③若发炎的胆囊碰到拇指，出现剧烈疼痛，被检者表现为突然终止呼吸，表情痛苦，为墨菲征阳性
报告结果	报告考官：被检者墨菲征阴性
考官提问	墨菲征阳性，主要见于急性胆囊炎的患者。 若触诊中能够触及肿大的胆囊，但无明显压痛，称为库瓦西耶征阳性，常见于胰头癌的患者

47.叙述并演示液波震颤的检查方法。

操作方法	①被检者取仰卧位，双腿屈曲，充分暴露腹部，考生位于被检者右侧。 ②嘱被检者将右手掌尺侧缘压于腹中线上协助检查。 ③考生以左手掌面贴于被检者右侧腹壁。右手四指并拢稍屈曲，用指端叩击被检者左侧腹壁
报告结果	报告考官：被检者液波震颤阴性
考官提问	液波震颤见于大量腹水，腹水量常在3000～4000mL及以上的患者

48.叙述并演示腹部叩诊的检查方法。

操作方法	①告知被检者取仰卧位，暴露胸部、上腹部，平静呼吸，考生位于被检者右侧。 ②从左下腹开始，沿逆时针方向叩至右下腹部，最后到脐部结束
报告结果	报告考官：被检者腹部叩诊为鼓音

49.叙述并演示在右锁骨中线上进行肝浊音区叩诊的检查方法，并测量肝上下径。

操作方法	①叩诊前，被检者取仰卧位，双腿屈曲，充分暴露腹部，检查者站立于右侧。 ②肝上界叩诊时，沿右锁骨中线自第2肋间开始，由上向下，逐一肋间进行叩诊，当叩诊音由清音变为浊音时，即为肝上界，标记位置。 ③肝下界叩诊时：沿右锁骨中线自脐水平，由下向上叩诊，当叩诊音由鼓音变为浊音时为肝下界，标记位置。 ④肝脏上下界叩诊后，应用直尺测量上界与下界的距离
报告结果	报告考官：被检者肝上界位于右锁骨中线第5肋间，肝下界位于右季肋下缘；肝上、下界的距离为**cm（正常情况下肝上下界的垂直距离为9～11cm）
考官提问	肝上界的正常值：肝上界在右锁骨中线位于第5肋间，右腋中线上位于第7肋间，右肩胛线第10肋间
题目拓展	叩诊肝上界时，可以沿右锁骨中线、右腋中线、右肩胛线进行，由肺区往下叩，清音转浊音时即是。 叩诊肝上界时，可以沿右锁骨中线或前正中线进行，自腹部鼓音区向上叩，鼓音转浊音处即是

50.叙述并演示移动性浊音的检查。

操作方法	①被检者取仰卧位，双腿屈曲，充分暴露腹部，检查者站立于右侧。 ②先由脐部开始向左侧叩诊，当叩诊音由鼓音变为浊音时，叩诊板指不离开腹壁，嘱被检查者右侧卧位，再度叩诊，如呈鼓音，则表明“浊音移动”。 ③以同样方法向右侧叩诊，先为鼓音，当叩得浊音时，嘱被检者改左侧卧位，继续叩诊，核实是否呈鼓音。这种因体位不同而出现的浊音区变动现象称移动性浊音阳性

报告结果	报告考官：被检者移动性浊音阳性
考官提问	移动性浊音阳性，可提示腹腔存在游离液体，且液体量超过1000mL

51. 叙述并演示肾区叩击痛的检查方法。

操作方法	①检查时被检者采取坐位，考生站于被检者后方。 ②考生用左手掌平放在被检者肾区（肋脊角）处，右手握拳由轻到中等的力量叩击左手背，询问对方是否感到疼痛。 ③以同样的方式检查对侧
报告结果	正常情况下，肋脊角无叩击痛
考官提问	叩击痛阳性见于肾炎、肾盂肾炎、肾结石、肾结核、肾周围炎的患者

52. 叙述并演示膀胱叩诊的检查方法。（助理不考）

操作方法	①嘱被检者取仰卧位，双腿屈曲，充分暴露腹部，检查者站立于右侧。 ②首先视诊耻骨联合上方腹部有无膨隆，以右手自脐部向耻骨联合方向触诊下腹部有无饱满感。 ③在腹中线上，自脐部开始，逐渐向耻骨联合上方叩诊，板指与腹中线垂直，当叩诊音由鼓音变为浊音时，即为膀胱上界。最后再以同样的方法叩诊下腹部的左右两侧。若膀胱充盈时该区叩诊呈圆形浊音区
报告结果	报告考官：被检者膀胱叩诊正常，无尿潴留。（膀胱空虚时，叩诊呈鼓音，叩不出膀胱轮廓）
考官提问	膀胱叩诊的主要目的是检查尿潴留。 膀胱区叩诊的浊音区，常需要与巨大卵巢囊肿的浊音区鉴别，如需鉴别应做“尺压试验”

53. 叙述并演示肠鸣音听诊的检查方法。

操作方法	①嘱被检者取仰卧位，双腿屈曲，充分暴露腹部，考生站在被检者右侧。 ②考生将听诊器体件放在脐周或右下腹进行听诊，一般听诊时间不少于1分钟。如1分钟内未闻及肠鸣音，可持续听诊3～5分钟
报告结果	报告考官：被检者肠鸣音4次/分（正常情况下肠鸣音为每分钟4～5次）
考官提问	肠鸣音活跃：每分钟10次以上，但音调并不响亮，见于急性胃肠炎，服用泻剂或胃肠道大出血。 肠鸣音亢进：次数多，且肠鸣音响亮，高亢甚至呈金属调，见于机械性肠梗阻。 肠鸣音减弱：次数明显减少，数分钟一次，声音较弱，见于老年性便秘、腹膜炎、低血钾。 肠鸣音消失：持续3～5分钟未听到肠鸣音，见于急性腹膜炎或麻痹性肠梗阻的患者

54. 叙述并演示振水音的检查方法。

操作方法	①被检者取仰卧位，双腿屈曲，充分暴露腹部，考生位于被检者右侧。 ②考生以一耳凑近上腹部或将听诊器体件放在此处，同时右手四指并拢于上腹部腹壁向下冲击振动胃部，如果在空腹情况下听到气、液撞击的声音，为振水音阳性
报告结果	报告考官：被检者未闻及振水音
考官提问	正常人振水音可见于餐后或饮多量液体时，如果清晨空腹或者餐后6～8小时仍有此音提示幽门梗阻或胃扩张

55. 叙述并演示腹壁静脉曲张血流方向的判断方法。

操作方法	①检查腹壁静脉血流方向时，检查者可在手背静脉或前臂静脉模拟操作。 ②检查时，选取一段没有分支的手背静脉，考生将一手的示指和中指并拢放在曲张的静脉上，然后一只手指紧压静脉向外滑动，挤出该段静脉内血液2～3cm，放松该手指，另一手指紧压不动，看静脉是否充盈，如迅速充盈，则血流方向是从放松的一端流向紧压手指的一端。 ③再用同样的方法，放松另一手指，观察静脉充盈速度，若无明显充盈，则确定上述血流方向的判断
报告结果	报告考官：被检者腹壁静脉曲张的血流方向为**
考官提问	①门静脉高压时，腹壁静脉曲张常以脐为中心，向四周放射状伸展，如水母头状。 ②下腔静脉阻塞时，腹壁静脉血流方向由下向上。 ③上腔静脉阻塞时，腹壁静脉血流方向由上向下

56. 演示脊柱活动度的检查方法。

操作方法	①颈椎活动度检查：考生双手固定被检者双肩，嘱被检者做颈部前屈、后伸、左右侧屈、左右旋转活动，观察被检者颈椎活动度。 ②腰椎活动度检查：考生双手固定被检者骨盆，嘱被检者做腰部前屈、后伸、左右侧屈、左右旋转活动，观察被检者腰椎活动度。 ③对脊柱外伤者或可疑骨折和脱位者，要避免脊柱活动，防止损伤脊髓
报告结果	报告考官：被检者脊柱活动度是否正常
考官提问	颈椎前屈后伸的最大角度是多少？颈椎前屈和后伸的最大角度均为35°～45°。 什么情况下应避免脊柱活动度的检查？脊柱骨折、脊柱关节脱位时应避免做活动度检查

57. 演示脊柱弯曲度的检查方法。

操作方法	①脊柱前后凸：嘱被检者站立，充分暴露躯体，从侧面观察脊柱各部形态，了解有无前后凸畸形。 ②脊柱侧弯度：嘱被检者取立位或坐位，从后面观察脊柱有无侧弯。必要时结合触诊，检查者以食、中指或拇指沿脊柱的棘突以适当的压力由上向下划压，致使被压处的皮肤出现一条红色压痕，以压痕为标准观察脊柱有无侧弯
报告结果	报告考官：脊柱生理弯曲存在且无前后凸及侧弯畸形
考官提问	正常人脊柱四个生理弯曲分别是什么？颈段前凸，胸段后凸，腰椎前凸，骶椎后凸

58. 演示脊柱压痛的检查方法。

操作方法	①嘱被检者处端坐位，身体稍向前倾。 ②考生以右手拇指从枕骨粗隆开始，自上而下逐个按压脊椎棘突和椎旁肌肉，边按压，边询问被检者是否感觉到疼痛
报告结果	报告考官：被检者无脊柱压痛

59. 演示脊柱叩击痛的检查方法。

操作方法	①嘱被检者取坐位。 ②直接叩击法：考生选用叩诊锤逐个垂直叩击胸、腰椎椎体棘突，并询问被检者是否感觉到疼痛。 ③间接叩诊法：检查者用左手手掌置于被检者头部，右手半握拳，以小鱼际肌叩击左手背，并询问被检者是否感觉到疼痛
报告结果	报告考官：被检者无脊柱叩击痛

60. 叙述并演示浮髌试验的检查方法。

操作方法	①嘱被检者取平卧位，下肢伸直放松。 ②检查者一手虎口卡于膝关节髌骨的上极，并施加一定压力，另一手示指按压髌骨并迅速抬起，按压时髌骨与骨面有碰触感，松手时髌骨浮起，即为浮髌试验阳性
报告结果	报告考官：被检者浮髌试验阴性
考官提问	浮髌试验阳性见于风湿性关节炎、结核性关节炎引起的膝关节腔积液。常提示关节积液量大于50mL

61. 四肢关节检查

匙状甲（反甲）	指甲中央凹陷，边缘翘起，指甲变薄，表面粗糙有条纹。见于缺铁性贫血和高原疾病
杵状指	手指或足趾末端增生、肥厚，指甲从根部到末端拱形隆起呈杵状。多见于慢性肺脓肿、支气管扩张和支气管肺癌等
指关节变形	①梭形关节：双侧对称性近端指骨间关节增生、肿胀呈梭形畸形，早期红肿疼痛，晚期强直、活动受限，手腕、手指向尺侧偏斜。见于类风湿关节炎。 ②爪形手：手指关节变形，呈鸟爪样。见于尺神经损伤、脊髓空洞症等
腕关节变形	①腕垂症：肘以上完全性损伤者，不能伸腕、伸拇、伸指及外展拇指，呈垂腕畸形。见于桡神经损伤。 ②猿掌：大鱼际肌萎缩，掌心扁平，拇指不能对掌，食指与中指常伸直不能弯曲，形如猿手。见于正中神经损伤
膝关节变形	①关节腔积液：浮髌试验阳性，见于风湿性关节炎、结核性关节炎引起的膝关节腔积液。 ②关节炎：表现为受累关节对称性、游走性疼痛，并伴有红、肿、热的炎症表现及活动障碍，见于风湿性关节炎活动期
膝内翻、膝外翻	①直立时，两踝并拢而两膝关节远离，双下肢形成“O”状，即“O型腿”，称为膝内翻。 ②如果膝关节并拢时，两踝分离，即“X型腿”，称为膝外翻。见于佝偻病及大关节病
足内翻、足外翻	①足内翻：跟骨内旋，前足内收，足纵弓高度增加，站立时足不能踏平，外侧着地。见于脊髓灰质炎后遗症。 ②足外翻：跟骨外旋，前足外展，足纵弓塌陷，舟骨突出，扁平状，跟腱延长线落在跟骨内侧。常见于胫前胫后肌麻痹
骨折与关节脱位	①骨折：可见局部肿胀、压痛，可有变形或肢体缩短，可触及骨擦感或闻及骨擦音。 ②关节脱位：关节畸形、疼痛、肿胀、瘀斑及关节功能障碍等
肌萎缩	患肢肌肉体积缩小，松弛无力。见于脊髓灰质炎、周围神经损伤等
下肢静脉曲张	多发生在小腿，曲张静脉如蚯蚓状怒张、弯曲，久站加重，重者小腿肿胀、色素沉着、形成溃疡。见于血栓性静脉炎或长期从事站立性工作者
水肿	双下肢凹陷性水肿见于肾病综合征、右心衰竭等；单侧见于静脉或淋巴液回流障碍
痛风性关节炎	关节僵硬、肥大或变形，关节周围可形成结节样痛风石，多发生在手指末节和足趾关节处，其次为踝、腕、肘、膝关节
肢端肥大	肢体末端异常粗大，见于肢端肥大症、巨人症

62. 叙述并演示运动功能的检查方法。

操作方法	①被检者取站位坐位或仰卧位，检查者站在被检者右侧。 ②主动运动：让被检者用自己的力量进行各个关节各方向的运动，观察有无活动受限。 ③被动运动：检查者用外力使被检者的关节运动，观察其活动范围及有无疼痛等
报告结果	报告考官：被检者主动、被动运动正常，无关节活动障碍

考官提问	关节活动障碍主要见于骨折、脱位、炎症、肿瘤、关节退行性变以及肌腱、软组织损伤等

63. 叙述并演示肌力的检查方法。

操作方法	①被检者取坐位或仰卧位，检查者站在被检者的前面或右侧。 ②嘱被检者做肢体伸、屈、内收、外展、旋前、旋后等动作，并从相反方向给予阻力，测试被检者对阻力的克服力量。注意双侧对比检查
报告结果	被检者肌力正常
考官提问	肌力测定： 0级：完全瘫痪，无肌肉收缩。 1级：仅有肌肉收缩，但无肢体活动。 2级：肢体在床面上能水平移动，但不能抬离床面。 3级：肢体能抬离床面，但不能抗阻力。 4级：能做抗阻力动作，但较正常偏弱。 5级：正常肌力
	单瘫：单一肢体瘫痪，多见于脊髓灰质炎。 偏瘫：一侧肢体（上下肢）瘫痪，见于颅内病变或脑卒中。 交叉性偏瘫：一侧肢体瘫痪及对侧脑神经损害，多见于脑干病变。 截瘫：双侧下肢瘫痪，是脊髓横贯性损伤的表现，见于脊髓外伤、炎症等

64. 叙述并演示肌张力的检查方法。

操作方法	①被检者取坐位或仰卧位，检查者站在被检者的前面或右侧。 ②嘱被检者肌肉放松，而后持其肢体以不同的速度、幅度进行各个关节的被动运动，两侧对比检查
报告结果	被检者肌张力正常，无增高或降低
考官提问	肌张力增高：阻力大。见于锥体束损害（折刀现象）、锥体外系损害（铅管样强直）。 肌张力降低：阻力小。见于周围神经炎、脊髓前角灰质炎、小脑病变

65. 叙述并演示指鼻试验的检查方法。（助理不考）

操作方法	①检查者站于被检查者前0.5m，嘱被检者用食指触及医师伸出的食指，再以食指触自己的鼻尖，由慢到快，先睁眼、后闭眼，反复进行，观察被检者动作是否稳准。 ③以同样的方法检查对侧
报告结果	报告考官：被检者指鼻试验阴性

66. 叙述并演示跟-膝-胫试验的检查方法。（助理不考）

操作方法	①医师嘱被检者仰卧，上抬一侧下肢，将足跟置于对侧下肢膝盖下端，再沿胫骨前缘向下移动，先睁眼、后闭眼，反复进行，观察被检者动作是否稳准。 ②以同样的方法检查对侧
报告结果	报告考官：被检者跟-膝-胫试验阴性

67. 叙述并演示快速轮替动作的检查方法。（助理不考）

操作方法	医师嘱被检者伸直手掌，做快速旋前、旋后动作，先睁眼、后闭眼，反复进行，观察动作的协调性
报告结果	报告考官：被检者快速轮替动作阴性

68. 叙述并演示闭目难立试验的检查方法。(助理不考)

操作方法	医师嘱被检者双足并拢站立，闭目，双手向前平伸，观察其身体有无摇晃或倾斜，若出现身体摇晃或倾斜则为阳性
报告结果	报告考官：被检者闭目难立试验阴性

69. 叙述并演示对指试验的检查方法。(助理不考)

操作方法	医师嘱被检者两上肢向外展开，伸直两手食指，由远而近使指尖相碰，先睁眼、后闭眼，反复进行，观察动作是否稳准
报告结果	报告考官：被检者对指试验阴性
考官提问	小脑性共济失调：共济运动不协调。可见于小脑肿瘤、小脑炎等。 感觉性共济失调：睁眼时不明显，闭眼时明显。见于多发性神经炎、脊髓空洞症及脑部病变等。 前庭性共济失调：平衡障碍为主。见于梅尼埃病、脑桥小脑角综合征等

(注意：以上五个均为共济运动的检查方法)

70. 演示角膜反射的检查方法。

操作方法	①嘱被检者眼睛注视内上方，检查者用细棉絮轻触被检者角膜外缘，健康人该侧眼睑迅速闭合，称为直接角膜反射，对侧眼睑也同时闭合称为间接角膜反射。 ②以同样的方式检查对侧
报告结果	报告考官：被检者角膜反射正常
考官提问	直接角膜反射存在，间接角膜反射消失，说明受刺激对侧的面神经瘫痪。 直接角膜反射消失，间接角膜反射存在，说明受刺激侧的面神经瘫痪。 直接、间接角膜反射均消失，说明受刺激侧三叉神经病变，深昏迷患者角膜反射也消失

71. 演示腹壁反射的检查方法。

<table>
<tr><td>操作方法</td><td colspan="2">①检查腹壁反射时，被检者取仰卧位，双上肢自然伸直置于躯干两旁，双下肢屈曲，使腹壁放松，考生位于被检者右侧。
②考生用钝头竹签分别沿左右两侧肋缘下、脐水平及腹股沟上方的平行方向，由外向内轻划腹壁皮肤，分别称为上、中、下腹壁反射，正常反应是受刺激部位出现腹肌收缩。
③两侧对比进行检查</td></tr>
<tr><td>报告结果</td><td colspan="2">报告考官：被检者腹壁反射正常</td></tr>
<tr><td rowspan="5">考官提问</td><td colspan="2">上、中或下腹壁反射消失，分别见于同平面胸髓病损。</td></tr>
<tr><td>肋缘下腹壁反射中枢</td><td>胸髓的第7～8节</td></tr>
<tr><td>脐水平反射中枢</td><td>胸髓的第9～10节</td></tr>
<tr><td>下腹壁反射中枢</td><td>胸髓的第11～12节</td></tr>
<tr><td colspan="2">双侧上中下部腹壁反射消失，见于昏迷和急性腹膜炎患者。
一侧上中下腹壁反射消失，见于同侧锥体束病损</td></tr>
</table>

72. 演示提睾反射的检查方法。

操作方法	①被检者仰卧位，双下肢伸直，检查者站在被检者右侧。 ②检查者用钝头竹签，从下向上分别轻划两侧大腿内侧皮肤，正常时可出现同侧提睾肌收缩，睾丸上提
报告结果	报告考官：被检者提睾反射正常

考官提问	双侧反射减弱或消失，见于腰髓1～2节和脊神经病损。 一侧反应减弱或消失，见于锥体束损害

73. 演示肱二头肌反射的检查方法。

操作方法	①被检者取坐位，检查者站在被检者右侧。 ②检查者左手托起被检者肘部并使被检者屈肘，前臂稍内旋置于检查者前臂上，检查者左手拇指置于被检者肘部肱二头肌肌腱上，然后右手持叩诊锤叩击检查者拇指末端指节，被检者出现肱二头肌收缩，引出前臂屈曲动作。 ③两侧要对比检查
报告结果	报告考官：被检者肱二头肌反射正常
考官提问	肱二头肌反射中枢在颈髓5～6节

74. 演示肱三头肌反射的检查方法。

操作方法	①嘱被检者取坐位，半屈肘关节，上臂稍外展。 ②检查者以左手托其肘部，右手用叩诊锤直接叩击尺骨鹰嘴突上方的肱三头肌肌腱附着处。正常反应是肱三头肌收缩，出现前臂伸展。 ③两侧要对比检查
报告结果	报告考官：被检者肱三头肌反射正常
考官提问	肱三头肌反射中枢在颈髓6～7节

75. 演示桡骨骨膜反射的检查方法。

操作方法	①被检者取坐位，双上肢自然悬垂于躯干两侧，检查者站在被检者右侧。 ②检查者以左手托住被检者腕部，并使腕关节自然下垂，用叩诊锤轻叩桡骨茎突。正常反应是肱桡肌收缩，出现屈肘和前臂旋前。 ③两侧要对比检查
报告结果	桡骨骨膜反射是否正常
考官提问	桡骨骨膜反射中枢在颈髓5～6节

76. 演示膝反射的检查方法。

操作方法	①嘱被检者取坐位，小腿完全松弛下垂。或让被检者取仰卧位，检查者在其腘窝处托起下肢，使得髋、膝关节屈曲。 ②用叩诊锤叩击髌骨和胫骨粗隆之间的股四头肌腱附着点。观察股四头肌收缩引起膝关节背伸。正常反应是出现小腿伸展。 ③两侧要对比检查
报告结果	报告考官：被检者膝反射正常
考官提问	膝反射中枢在腰髓2～4节

77. 演示跟腱反射的检查方法。

操作方法	①被检者取仰卧位，下肢外展，屈髋，屈膝，检查者位于被检者右侧。 ②检查者左手将被检者足部背曲成直角，右手用叩诊锤叩击跟腱。正常反应为腓肠肌收缩，足向趾面屈曲。 ③两侧应对比检查

报告结果	报告考官：被检者踝反射正常
考官提问	踝反射中枢在骶髓1～2节

（注意：以上肱二头肌反射、膝反射、踝反射均为深反射，其共同的临床意义在于：减弱和消失说明脊髓节段或所属脊神经出现病变；亢进见于锥体束病变。）

78. 演示髌阵挛的检查方法。

操作方法	①被检者取仰卧位，双下肢伸直，检查者站在被检者的右侧。 ②检查者用拇指与食指持住髌骨上缘，用力向下快速推动数次，保持一定的推力。阳性反应为股四头肌节律性收缩使髌骨上下运动
报告结果	报告考官：被检者髌阵挛阴性

79. 演示踝阵挛的检查方法。

操作方法	①被检者取仰卧位，双下肢伸直，检查者站在被检者的右侧。 ②检查者用左手托住腘窝，使髋、膝关节稍屈曲，右手持其足掌前端，迅速用力将其足推向背屈，并保持适度的推力，阳性表现为腓肠肌节律性、连续性收缩使足出现交替性屈伸运动
报告结果	报告考官：被检者踝阵挛阴性
考官提问	深反射减弱或消失：常见于末梢神经炎、神经根炎、脊髓灰质炎等。 深反射亢进：见于锥体束病变，如急性脑血管病、急性脊髓炎休克期过后等

80. 演示巴宾斯基征的检查方法。

操作方法	①嘱被检者仰卧，髋、膝关节伸直。 ②检查者左手握其踝部，右手用叩诊锤柄部末端钝尖部，在足底外侧从后向前快速划至小趾根部，再转向拇指侧。 ③正常反应是足趾向趾面屈曲，称为巴宾斯基征阴性；阳性反应是拇指背伸，其余四指扇形张开。 ④同法检查另一侧
报告结果	报告考官：被检者巴宾斯基征阴性

81. 演示奥本海姆征的检查方法。

操作方法	①嘱被检者仰卧，髋、膝关节伸直。 ②检查者用拇指和食指沿被检者胫骨前缘用力由上而下滑压。 ③阳性反应为拇指背伸，其余四指扇形张开。 ④同法检查另一侧
报告结果	报告考官：被检者奥本海姆征阴性

82. 演示戈登征的检查方法。

操作方法	①嘱被检者仰卧，髋、膝关节伸直。 ②检查者用手以适当的力量握腓肠肌。 ③阳性反应为拇指背伸，其余四指扇形张开。 ④同法检查另一侧
报告结果	报告考官：被检者戈登征阴性

83. 演示查多克征的检查方法。

操作方法	①嘱被检者仰卧，髋、膝关节伸直。 ②检查者用叩诊锤柄部末端钝尖部在被检者外踝下方由后向前轻划至趾趾关节处止。 ③阳性反应为拇指背伸，其余四指扇形张开。 ④同法检查另一侧
报告结果	报告考官：被检查多克征阴性

84. 演示霍夫曼征的检查方法。

操作方法	①检查者用左手托住被检者腕部，用右手食指和中指夹持被检者中指，稍向上提，使其腕部处于轻度过伸位，用拇指快速弹刮被检者中指指甲，观察被检者手指反应。 ②阳性反应是其余四指出现轻度掌屈。 ③同法检查另一侧
报告结果	报告考官：被检者霍夫曼征阴性

85. 演示颈强直的检查方法。

操作方法	①嘱被检者去枕仰卧，下肢伸直。 ②检查者先左右转动其头部，以了解是否有颈部肌肉和椎体病变。 ③然后左手托被检者枕部，右手置于胸前左手做被动屈颈动作，感觉颈部有无抵抗感。 ④阳性表现为被动屈颈时抵抗力增强
报告结果	报告考官：被检者颈强直阴性

86. 演示凯尔尼格征的检查方法。

操作方法	①嘱被检者仰卧，双下肢伸直。 ②检查者先将其一侧髋关节屈曲成直角，然后将小腿抬高伸膝。 ③正常人膝关节可伸达135° 以上。如伸膝受阻且伴疼痛与屈肌痉挛为阳性。 ④同法检查另一侧
报告结果	报告考官：被检者凯尔尼格征阴性

87. 演示布鲁津斯基征的检查方法。

操作方法	①嘱被检者仰卧，双下肢自然伸直。 ②检查者右手置于被检者胸部，左手托持被检者枕部做屈颈动作。 ③阳性表现为两侧膝关节和髋关节屈曲
报告结果	报告考官：被检者布鲁津斯基征阴性
考官提问	颈强直、凯尔尼格征、布鲁津斯基征同属脑膜刺激征，其阳性反应见于脑膜炎，蛛网膜下腔出血等。颈强直也可见于颈部疾病，如颈椎病，颈椎结核等；凯尔尼格征也可见于坐骨神经痛、腰骶神经根炎等

88. 演示拉赛格征的检查方法。

操作方法	①嘱被检者取仰卧位，两下肢伸直。 ②检查者一手压在被检者一侧膝关节上，使下肢保持伸直，另一手将该下肢抬起，正常可抬高70° 以上。如不到30° 即出现由上而下的放射性疼痛为阳性。 ③同样的方法再检查另一侧
报告结果	报告考官：被检者拉赛格征阴性
考官提问	拉赛格征阳性见于坐骨神经痛、腰椎间盘突出或腰骶神经根炎等

二、西医基本操作

1. 叙述并演示外科手消毒的操作。

操作方法	（一）洗手 ①用流动水冲洗双手、前臂和上臂下1/3。 ②取适量抗菌洗手液（约3mL）涂满双手、前臂、上臂至肘关节10cm处。按七步洗手法清洗双手、前臂、上臂至肘关节10cm处。两侧在同一水平交替上升，不得回搓。 ③用流动水冲洗清洗剂，水从指尖到双手、前臂、上臂，使水从肘下流走，沿一个方向冲洗，不可让水倒流，彻底冲洗干净。 ④再取适量抗菌洗手液（约3mL）揉搓双手，按照七步洗手法第二次清洗双手及前臂至肘关节以上10cm。 ⑤用流动水冲洗清洗剂，水从指尖到双手、前臂、上臂，使水从肘下流走，沿一个方向冲洗，不可让水倒流，彻底冲洗干净。 ⑥抓取无菌小毛巾中心部位，先擦干双手，然后将无菌小毛巾对折呈三角形，底边置于腕部，直角部位向指端，以另手拉住两侧对角，边转动边顺势向上移动至肘关节以上10cm处，擦干经过部位水迹，不得回擦；翻转毛巾，用毛巾的另一面以相同方法擦干另一手臂。操作完毕将擦手巾弃于指定容器内。 ⑦保持手指朝上，将双手悬空举在胸前，自然晾干手及手臂。 （二）手消毒 ①取适量外科手消毒液（约3mL）于一手的掌心，将另一手指尖在消毒液内浸泡约5秒，搓揉双手，然后将消毒液环形涂抹于前臂直至肘上约10cm处，确保覆盖到所有皮肤。 ②以同样的方法消毒另一侧手、前臂至肘关节以上10cm处。 ③取外科手消毒液（约3mL），涂抹双手所有皮肤，按七步洗手法揉搓双手，直至消毒剂干燥。 ④整个涂抹揉搓过程约3分钟。 ⑤保持手指朝上，将双手悬空举在胸前，待外科手消毒液自行挥发至彻底干燥
注意事项	①七步洗手法：手掌相对→手掌对手背→双手十指交叉→双手互握→揉搓拇指→指尖→手腕、前臂至肘关节以上10cm处。（口诀：内外夹弓大立腕） ②操作前检查物品，按要求戴好口罩、帽子。 ③外科手消毒应遵循先洗手、后消毒的顺序，洗手后需待双手干燥后才可进行手消毒。 ④冲洗的整个过程始终保持双手位于胸前并高于肘部，保持手尖朝上，使水由手部流向肘部，避免倒流

2. 叙述并演示戴无菌手套的操作。

操作方法	①穿无菌手术衣、戴口罩完毕后，选取合适手套号码，并核对灭菌日期。 ②撕开无菌手套外包装，取出内包装平放在操作台上。 ③左手捏住两只手套翻折部分，提出手套，使两只手套拇指相对，右手先插入手套内，再用带好手套的右手2～5指插入左手手套的翻折部内，帮助左手插入手套内，然后将手套翻折部翻回盖住手术衣袖口。 ④在手术或操作开始前，应将双手举于胸前，切勿任意下垂或高举
注意事项	①未戴手套的手只能接触手套套口的向外翻折部分；已戴好手套的手只能接触手套外面。 ②手术开始前，双手应放于胸前

3. 叙述并演示穿、脱手术衣的操作。（助理不考）

操作方法	①在穿手术衣之前戴好口罩、帽子，完成外科手消毒。查看无菌手术衣的类型、号码是否合适、无菌有效期。 ②从已打开的无菌衣包内取出无菌手术衣一件，环视四周，选择较大的空间穿衣。 ③提起手术衣两肩及衣领折叠处，将衣领展开，内面朝向自己，正面向外，轻轻将手术衣抖开。 ④将手术衣略向上抛起，顺势双手同时插入袖筒，手自袖口伸出。巡回护士在后面协助穿衣，使双手伸出袖口。

操作方法	⑤巡回护士在身后系好领部、背部系带。 ⑥戴无菌手套，然后一手提起腰带，传递给巡回护士，协助将腰带绕过后背至前侧部，并将手术衣的后面衣服完全包盖住后背部，由本人自行系好腰带。 ⑦手术结束，先自行解开腰带，然后由巡回护士协助解开领部及背部的系带，用左手抓住手术衣的右肩部自上向下拉下手术衣，使衣袖由里向外翻，以同样的方法拉下左侧衣袖，脱下手术衣，确保手术衣里面外翻。 ⑧脱手术衣时要保护手臂及洗手衣裤不被手术衣正面污染，将手术衣内面向外掷于指定的污染袋内
注意事项	穿手术衣顺序为： 包背式手术衣：穿手术衣→戴手套→系腰带。 对开式手术衣：穿手术衣→系腰带→戴手套

4. 叙述并演示急性阑尾炎手术的手术区消毒操作。

操作方法	①操作者准备：操作者更换手术室拖鞋，穿洗手衣；戴好帽子、口罩（头发、鼻孔不外露）；完成术前刷手三遍，步入手术室。 ②物品准备：卵圆钳、碘伏消毒液、治疗碗、无菌纱布/棉球。 ③操作者一手端盛有碘伏棉球的消毒碗，另一手持卵圆钳，站立于患者右侧。消毒过程中，应始终保持卵圆钳前端低于握持端。 ④首先将消毒液倒入肚脐少许，然后由阑尾切口开始，自上而下，自内向外，左右交换进行涂擦，涂擦至脐部时注意绕过脐部。原则上消毒范围应包括手术切口半径周围15cm的区域，但我们会按照上至两乳头连线水平，下至大腿上中1/3交界处，左侧至腋中线，右侧至腋后线的范围进行。 ⑤第一遍消毒完毕后，更换消毒棉球，做第二和第三遍消毒，第二和第三遍消毒时，都不能超出上一遍的范围；三遍消毒完毕，翻过卵圆钳用棉球的另一侧将肚脐内的消毒液蘸干。 ⑥注意：从上到下只涂擦一遍，不能反复来回涂擦。每一次涂擦过程不留空白区域（如有空白，需更换消毒棉球补充空白区消毒）。
题目拓展	本题示范为下腹部手术的消毒操作，如果考到了其他手术的手术区消毒操作，注意两点即可： （1）几种常见手术的手术区消毒范围： ①上腹部手术消毒范围应达到：上至两乳头连线，下至耻骨联合，两侧至腋中线的区域。常见手术有：胃癌、胃大部切除术等。 ②下腹部手术消毒范围应达到：上自剑突水平或两乳头连线水平，下至大腿上、中1/3交界处，两侧达腋中线的区域。常见手术有：急性阑尾炎、肠梗阻等。 （注意：腹部手术如果手术切口偏向腹部某侧，该侧则需要消毒至腋后线） ③腹股沟手术消毒范围应达到：上至脐部水平，下至大腿上、中1/3交界处，两侧至腋中线的区域。常见手术是：疝修补术。 ④颈部手术消毒范围需要达到：上至下口唇线，下至两乳头连线，两侧至斜方肌前缘的区域。常见手术为：甲状腺手术。 ⑤会阴部手术消毒范围：包括耻骨联合、肛门周围及臀、大腿上1/3内侧的区域。常见手术为：痔疮手术。 （2）一般情况下消毒的顺序是由内向外进行；若考试病例中已明确局部皮肤感染或特殊部位的手术，例如胆瘘、脓肿、肛门、会阴部的手术，消毒的顺序应改为由外向内进行

5. 叙述并演示穿非一次性隔离衣（进入感染区）的操作。

操作方法	①穿隔离衣前要口述戴好帽子、口罩、卷袖过肘、洗手。 ②手持衣领，取下隔离衣，清洁面朝向自己；将衣领两端向外平齐对折并对齐肩缝，露出袖子内口。 ③右手抓住衣领，左手伸入袖内；右手将衣领往上拉，使左手伸出袖口。 ④换左手抓住衣领，右手伸入袖内；左手将衣领往上拉，使右手伸出袖口。 ⑤两手持衣领，由领子中央顺着边缘向后将领扣扣好，再扎好袖口（此时手已经污染）。 ⑥松开腰带活结，将隔离衣一边约在腰下5cm处渐向前拉，直到见边缘后捏住；同法捏住另一侧边缘，注意手勿触及隔离衣内面。然后双手在背后将边缘对齐，向一侧折叠，一手按住折叠处，另一手将腰带拉至背后，压住折叠处，将腰带在背后交叉，回到前面系好
注意事项	顺序：扣衣领→扎袖口→系腰带（如考场隔离衣袖口为皮筋则要口述扎袖口）

题目补充	叙述并演示穿一次性隔离衣（进入感染区）的操作。 ①戴好帽子及口罩，取下手表，卷袖过肘，洗手。 ②打开一次性隔离衣外包装，取出隔离衣。 ③选择不会碰触到周围物品的较大的空间，将隔离衣完全抖开。 ④抓住衣领部位分别将手插进两侧衣袖内，露出双手，整理隔离衣后先系好领部系带，然后将隔离衣两侧边襟互相叠压，自上而下分别系好后背的系带。 ⑤双手拎住两侧腰部系带在后背交叉，绕回到前面系好

6. 叙述并演示脱非一次性隔离衣（进入感染区）的操作。

操作方法	①解开腰带，在前面打一活结。 ②解开两袖口，在肘部将部分袖子套塞入袖内，暴露出双手及双手腕部，清洗、消毒双手。 ③消毒双手后，解开领扣，右手伸入左手腕部的衣袖内，抓住衣袖内面将衣袖拉下；用遮盖着衣袖的左手抓住右手隔离衣袖子的外面，将右侧袖子拉下，使双手从袖管中退出。 ④用左手自隔离衣内面抓住肩缝处协助将右手退出，再用右手抓住衣领外面，协助将左手退出。 ⑤左手抓住隔离衣衣领，右手将隔离衣两边对齐，用夹子夹住衣领，挂在衣钩上。 ⑥若挂在非污染区，隔离衣的清洁面（内面）向外，若挂在污染区，则污染面（正面）朝外
注意事项	顺序：解腰带→解袖口→消毒双手→解领口
题目补充	叙述并演示脱一次性隔离衣（进入感染区）的操作。 ①解开腰带，在前面将腰带打结收起。 ②抓起肘部的衣袖将部分袖子向上向内套塞入袖内，暴露出双手及手腕部，清洗、消毒双手。 ③消毒双手后，解开领扣，右手伸入左手腕部的衣袖内，抓住衣袖内面将衣袖拉下；用遮盖着衣袖的左手抓住右手隔离衣袖子的外面，将右侧袖子拉下，使双手从袖管中退出。 ④用左手自隔离衣内面抓住肩缝处协助将右手退出，再用右手抓住衣领外面，协助将左手退出。 ⑤脱下隔离衣后将隔离衣污染面（正面）向内折叠打卷后，掷于指定的污物桶内

7. 叙述并演示穿非一次性隔离衣（进入防污染区）的操作。

操作方法	①穿隔离衣前要口述戴好帽子、口罩、卷袖过肘、洗手。 ②手持衣领，取下隔离衣，内侧面朝向自己；将衣领两端向外平齐对折并对齐肩缝，露出袖子内口。 ③右手抓住衣领，左手伸入袖内；右手将衣领往上拉，使左手伸出袖口。 ④换左手抓住衣领，右手伸入袖内；左手将衣领往上拉，使右手伸出袖口。 ⑤两手持衣领，由领子中央顺着边缘向后将领子整理好并扣好领扣。 ⑥根据需要戴一次性无菌手套，然后分别扎好袖口。 ⑦松开腰带活结，将隔离衣一边约在腰下5cm处渐向前拉，直到见边缘后捏住；同法捏住另一侧边缘，注意手勿触及隔离衣内面。然后双手在背后将边缘对齐，向一侧折叠，一手按住折叠处，另一手将腰带拉至背后，压住折叠处，将腰带在背后交叉，回到前面系好
注意事项	①有腰带的一面是隔离衣的外侧面，对于进入感染区来说，外侧面为污染面，内侧面为清洁面；对于进入防污染区来说，外侧面为清洁面，内侧面为污染面。 ②进入防污染区，应在指定场所穿隔离衣，不可过早穿好隔离衣
题目补充	叙述并演示穿一次性隔离衣（进入防污染区）的操作。 ①戴好帽子及口罩，取下手表，卷袖过肘，严格清洗、消毒双手。 ②助手协助打开一次性隔离衣外包装，取出隔离衣（手不可碰触到外包装袋）。 ③选择不会碰触到周围物品的较大的空间，将隔离衣完全抖开。 ④抓住衣领部位分别将手插进两侧衣袖内，露出双手。 ⑤根据需要戴一次性无菌手套，整理隔离衣后先系好领部系带，然后将隔离衣两侧边襟互相叠压，自上而下分别系好后背的系带。操作过程中严禁手碰触隔离衣内面及操作者自己的衣服。 ⑥双手拎住两侧腰部系带在后背交叉，绕回到前面系好

8. 叙述并演示脱非一次性隔离衣（进入防污染区）的操作。

操作方法	①解开腰带，在前面打一活结。 ②脱下一次性手套，掷于指定容器内。 ③分别解开衣领处、后背部系带，抓起衣袖分别将衣袖拉下，然后脱下隔离衣。 ④左手抓住隔离衣衣领，右手将隔离衣两边对齐内面向外翻折，确保隔离衣清洁面（正面）完全被内面包裹住，防止发生清洁面污染，用夹子夹住衣领，挂在指定的安全位置
题目补充	叙述并演示脱一次性隔离衣（进入防污染区）的操作。 ①解开腰带，在前面打一活结收起腰带。 ②脱下一次性手套，掷于指定容器内。 ③分别解开衣领处、后背部系带，抓起衣袖分别将衣袖拉下，然后脱下隔离衣。 ④将脱下的隔离衣折叠打卷后，掷于指定的容器内

9. 叙述并演示前臂出血屈曲加垫止血法的操作。

操作方法	在患者肘窝垫以棉垫卷或绷带卷，将患者肘关节尽力屈曲，借衬垫物压住动脉，并用绷带或三角巾将肢体固定于屈曲位。以阻断关节远端的血流
题目拓展	屈曲加垫止血法主要用于肘膝关节远端肢体受伤出血。 若题目考到前臂出血：衬垫放在肘窝，将肘关节屈曲固定。 若题目考查的是小腿出血：衬垫放在腘窝，将膝关节屈曲固定
说明	最近几年考试，基本操作的题目都带有场景的描述。比如患者左手掌割裂，要求考生进行左前臂屈曲加垫止血

10. 叙述并演示下肢出血止血带止血法的操作。

操作方法	①上止血带前，先将患侧肢体抬高2～3分钟，以增加回心血量；止血带的位置扎在大腿中下1/3处。 ②绕扎止血带时，先在绕扎处放置棉垫，然后将止血带缠绕患肢2～3圈，松紧程度以控制出血，不能触摸远端的浅表动脉为宜。 ③记录绕扎止血带的时间并标记在垫布上，每隔60分钟放松止血带一次，每次放松时间为2~3分钟，松开止血带之前应先用手指压迫出血动脉的近端。持续扎止血带的时间不宜超过3个小时
题目拓展	如题目中考查到其他部位出血的止血带止血法，注意结扎止血带部位即可，其他都一样。 常见部位出血扎止血带部位（止血带的位置应靠近伤口的近心端）： ①上肢在上臂上1/3处。 ②下肢一般在大腿下1/3处。 ③手指在手指根部。 ④前臂和小腿不适宜结扎止血带

11. 叙述并演示头部加压包扎止血法的操作。

操作方法	用无菌敷料盖在伤口部位，再用三角巾加压包扎止血。必要时可以将手掌放在敷料上均匀加压，一般20分钟后均可止血
止血法总结	止血方法包括指压止血法、加压包扎止血法、填塞止血法、止血带止血法和屈曲加垫止血法。 最后两个方法重点掌握

12. 叙述并演示前臂无感染伤口换药的操作。

操作方法	①口述：操作者要戴好帽子、口罩（头发、鼻孔不外露），洗手；嘱患者充分暴露伤口部位，伤口部位尽量避开患者的视线。 ②将一次性换药包打开，并将其他换药物品合理地放置在医用推车上，再一次查验物品是否齐全、能用且够用。另需准备的换药物品：医用剪刀1把，医用胶带、医用绷带等。 ③首先，用手揭开固定的胶布，然后拆除患者敷料，外层敷料是直接用手揭下，然后将敷料的内侧面向上放入到污物碗中；而内层敷料需要用镊子取出，放置到污物碗中时，要内侧面向下放置。 ④拆除患者敷料后，需要口述伤口情况：伤口有无脓性分泌物、红肿、坏死组织等；有无新鲜肉芽组织生长，愈合情况是否良好；伤口内有无活动性出血。 ⑤口述伤口情况后，选用碘伏棉球由内向外消毒伤口，消毒范围为距离伤口周围皮肤3～5cm的区域，一共消毒2～3遍。若伤口有分泌物，可用生理盐水反复清洗。 ⑥消毒完毕，一般创面用消毒凡士林纱布覆盖，污染伤口或易出血伤口根据需要放置引流纱条。 ⑦最后用无菌敷料覆盖并固定，覆盖范围应超过伤口边缘3cm以上，一般8～10层纱布。医用胶带固定，贴胶布方向应与肢体或躯干长轴垂直，长短适宜
注意事项	①在拿换药碗时，双手只能接触碗的外侧面，不能触碰到换药碗的内侧面。 ②在消毒时，一只镊子仅用于传递换药碗中物品，另一镊子专用于接触伤口，两镊不可碰触。 ③特殊伤口，如气性坏疽、破伤风等感染伤口，换药时严格执行隔离技术，用过的物品要专门处理、敷料要焚毁或深埋
题目扩展	如为感染伤口应选用碘伏棉球由外向内消毒伤口部位处。 如感染伤口较深，先用干棉球及生理盐水棉球清除坏死组织，然后按感染伤口方法消毒，引流内分泌物等。 （换药主要包括清洁伤口、感染伤口和特殊感染伤口。历年来以考查清洁伤口换药为主）

13. 叙述并演示胸腰椎损伤患者搬运的操作。

操作方法	①口述：首先需要检查病人的呼吸、意识、心率和脉搏等生命体征，然后以和蔼的态度告知患者搬运、固定的目的，取得患者的配合，缓解焦虑紧张情绪。 ②备齐搬运物品：硬质担架（木板）。 ③首先将伤者两下肢伸直，两手相握放在身前，以便保持脊柱伸直位。 ④三人站立患者同一侧，同时用力平抬患者头颈、躯干及下肢，使伤者保持脊柱平直，平抬平放至担架上。特别注意不要使患者躯干呈屈曲或扭转体位时搬运。 ⑤分别在胸部、腰部及下肢处用固定带将伤者捆绑在硬质担架上，保持脊柱伸直位
注意事项	搬运过程中禁止采用搂抱搬运，或者一人抬患者上身、另一人抬脚的搬运方法。要始终保持脊柱伸直位，严禁歪曲和扭转

14. 叙述并演示颈椎损伤患者搬运的操作。

操作方法	①口述：首先需要检查病人的呼吸、意识、心率和脉搏等生命体征，然后以和蔼的态度告知患者搬运、固定的目的，取得患者的配合，缓解焦虑紧张情绪。 ②备齐搬运物品：硬质担架（木板）和颈托。 ③首先使用颈托固定头部。 ④搬运时应由一人负责扶托下颌和枕骨，沿纵轴略加牵引力，使颈部保持中立位，与躯干长轴一致，其余三人分别蹲在伤者右侧胸部、右侧腰臀部及右下肢旁协同动作，由头侧搬运者发出口令，将伤员平直地抬到担架上，然后在头颈部的两侧用沙袋固定，避免搬运过程中头颈部发生转动或歪曲活动
注意事项	颈椎损伤和胸腰椎损伤患者搬运的区别：①使用颈托固定；②需要一人托住下颌和枕骨，沿纵轴施加牵引力

15. 叙述并演示上臂闭合性骨折固定法的操作。

操作方法	①口述：患者生命体征（脉搏、呼吸、意识）及伤肢情况（伤口有无活动性出血，肢体有无畸形等）。 ②固定前将伤肢放到适当功能位，一般上肢采用肘关节屈曲位。 ③先在伤侧肢体上覆盖医用棉垫，然后将长夹板放置在上臂的外侧，短夹板放置在上臂内侧，并用绷带固定。固定时注意：先固定远折端，再固定近折端，以减少患肢充血水肿。绷带松紧度以能够上下移动1cm为宜。 ④完成上述步骤后，用一条三角巾折叠成"燕尾式"，将前壁屈曲悬吊于胸前，以保持前臂功能位，然后再用另一条三角巾将患肢固定于胸廓，最后在对侧腋下打结固定即可
注意事项	注意口述患者情况，然后开始操作。 选取夹板时应该超过骨折部位上下两个关节

16. 叙述并演示股骨闭合性骨折简易固定法的操作。

操作方法	①口述：患者生命体征平稳，伤肢无开放性伤口，无明显畸形。 ②股骨干骨折外固定有两种方法： 第一种是健肢固定法：固定前，先在膝关节、踝关节及两腿间放置医用棉垫，然后利用绷带或三角巾分别在大腿上部、膝关节上方、脚踝上方三处捆绑，再将患者转运至医院即可。 第二种是夹板固定法：将伤肢放置伸直固定位，首先在患侧肢体上覆盖医用棉垫，然后准备两块夹板，一块夹板长度是由患者的腋下至脚跟处，另一块则是由大腿根部至脚跟处；将两个夹板，分别置于患肢的内、外侧，最后用绷带或三角巾，由远折端开始向近折端捆绑固定即可
注意事项	股骨干骨折外固定有两种，题目中若无明确要求，可任选一种操作即可

17. 叙述并演示前臂闭合性骨折简易固定法的操作。

操作方法	①口述：患者生命体征平稳，伤肢无开放性伤口，无明显畸形。 ②伤肢取肘关节屈曲呈直角位。 ③准备两块夹板，其长度要超过肘关节和手腕。在固定前，先在夹板与伤侧肢体间覆盖医用棉垫，然后将夹板分别置于前臂的屈侧及伸侧面，并用绷带分别固定肘、腕关节。固定时注意：先固定远折端，后固定近折端，以减少患肢充血水肿，绷带松紧度以能够上下移动1cm为宜。 ④完成上述步骤后。用一条三角巾将患肢屈曲悬吊于胸前，用另一条三角巾将伤肢固定于胸廓

18. 叙述并演示胫腓骨闭合性骨折的外固定操作。

操作方法	①口述：患者生命体征平稳，伤肢无开放性伤口，无明显畸形。 ②伤肢取伸直固定位。 ③首先准备两块夹板，其长度应由患者脚踝部至大腿中部为宜。在固定前，先在夹板与伤侧肢体间覆盖医用棉垫，然后将两块夹板分别放置在小腿内、外侧，并用绷带固定；固定时应由踝关节开始，向近心端捆绑，松紧度以绷带可上下移动1cm为宜

19. 患者前臂开放性骨折，伴有活动性出血。叙述并演示简易外固定的操作方法。

操作方法	①口述：患者生命体征平稳，伤口有活动性出血。 ②将患侧肢体抬高2~3分钟，并在上臂上1/3处绕扎止血带。先在绕扎处放置棉垫，然后将止血带缠绕患肢2~3圈，松紧程度以控制出血，不能触摸远端的浅表动脉为宜。并记录绕扎止血带的时间，每隔60分钟放松止血带2~3分钟。 ③准备两块夹板，其长度要超过肘关节和手腕。在固定前，先在夹板与伤侧肢体间覆盖医用棉垫，然后将夹板分别置于前臂的屈侧及伸侧面，并用绷带分别固定肘、腕关节。固定时注意：先固定远折端，后固定近折端，以减少患肢充血水肿，绷带松紧度以能够上下移动1cm为宜。 ④完成上述步骤后。用一条三角巾将患肢屈曲悬吊于胸前，用另一条三角巾将伤肢固定于胸廓

注意事项	长骨骨折简易固定以考查四肢闭合性骨折为主。 如果考查开放性骨折，注意在外固定前要进行抢救生命和创口包扎即可： ①口述患者生命体征平稳，伤口有活动性出血。 ②应在近心端结扎止血带，结扎止血带时，应注意前臂和小腿处不能上止血带，因为前臂与小腿处均为双骨结构，血管走行在两骨之间，因此，绕扎止血带起不到止血的作用

20. 叙述并演示胸外心脏按压的操作。

操作方法	①口述：患者意识丧失，呼吸脉搏停止，现在进行胸外心脏按压的抢救工作。 ②按压部位：两乳头连线中点（胸骨中下1/3处）。 ③按压方法：一手掌根部紧贴患者的胸部并五指翘起，另一手掌根重叠在接触按压部位的手掌根背部，手指紧扣向其掌心部，上半身稍向前倾，双肩位于患者正上方，保持前臂与患者胸骨垂直，双臂伸直，以上半身的力量用力垂直向下按压，放松时要使胸壁充分恢复，但掌根不离开胸壁。 ④按压要求：按压深度，成人胸骨下陷5～6cm，按压频率100～120次/分，压放时间比为1∶1。连续按压30次后可给予2次人工呼吸
注意事项	心肺复苏的步骤近年来常以此种形式分开考查

21. 叙述并演示颈椎无损伤开放气道的操作。

操作方法	颈椎无损伤的病人可采取： ①仰头举颏法，具体操作方法是：操作者将左手小鱼际置于患者前额眉弓上方，下压使其头部后仰，另一手示指和中指置于下颏处，将下颏向前上方抬起，协助头部充分后仰，打开气道。 ②仰头抬颈法，具体操作是：操作者右手置于患者颈项部并抬起颈部，左手小鱼际放在前额眉弓上方向下施压，使头部充分后仰，打开气道
注意事项	题目中可能会给出要求采取何种方式开放气道。如果没有给出，只说颈椎无损伤的病人，可任选一种操作

22. 叙述并演示颈椎损伤后开放气道的操作。

操作方法	颈椎损伤的患者开放气道需要采取双手托颌法，具体操作是： ①病人平卧，抢救者用双手从两侧抓紧病人的双下颌并托起，使头后仰，下颌骨前移，即可打开气道。 ②此法以下颌上提为主，不能将病人的头部后仰及左右转动
注意事项	颈椎损伤后的病人只能采取双手举颌法，并注意操作过程中，不能将病人头部后仰

23. 叙述并演示口对口人工呼吸的操作。

操作方法	①口述：开放病人气道后，行人工呼吸。 ②具体的方法是：在患者口部覆盖无菌纱布或一次性屏障消毒面膜（操作者戴着一次性口罩时不需要覆盖无菌纱布，可直接吹气），操作者将左手掌置于患者的前额，然后将左手拇指、示指捏紧患者鼻孔，使其完全闭合；右手固定患者下颏，打开患者口腔；与此同时，操作者深吸气，然后俯身，用口将患者的口唇完全包住并吹气，同时用余光观察胸廓是否隆起，吹气量应维持在500～600mL，时间应持续1秒以上，频率要求在每分钟10～12次。 ③在吹气的过程中，操作者需要注意观察患者的胸廓是否抬起。 ④在吹气结束后，操作者需要松开捏鼻的手指，并观察患者的胸廓是否恢复，以胸廓的抬起和恢复来判定人工呼吸是否有效；确认无误后再进行下一次人工呼吸。吹气2次后立即实施下一周期的心脏按压，交替进行
注意事项	口对口人工呼吸吹气量不宜过大，吹气时间也不宜过长

24. 叙述并演示口对鼻人工呼吸的操作。

操作方法	①口述：开放病人气道后，行人工呼吸。 ②具体方法是：操作者稍用力抬患者下颏，使口闭合，先深吸一口气，将口罩住患者鼻孔，将气体通过患者鼻腔吹入气道。 ③在吹气的过程中，操作者需要注意观察患者的胸廓是否抬起

注意事项	心肺复苏中对于口唇受伤或牙关紧闭及婴幼儿多采取口对鼻人工呼吸

25.叙述并演示心肺复苏的操作。

操作方法	①环境判断：首先评估现场环境是否安全。 ②意识的判断：用双手轻拍患者双肩，分别对双耳大声呼叫“先生，醒醒”，“你怎么了？”呼喊无反应，确定意识丧失。 ③判断是否有颈动脉搏动，同时检查呼吸：用右手的中指和示指从气管正中环状软骨划向近侧颈动脉搏动处（甲状软骨旁开2～3cm），判断用时不超过5秒，触感动脉有无搏动，同时观察患者胸部起伏判断无呼吸或仅有濒死呼吸。 ④确定患者自主心跳、自主呼吸消失，立即呼救：“求帮我打急救电话，并取除颤仪。” ⑤摆放体位：使患者仰卧于硬板床或与地面呈直线，松解患者衣领及领带，充分暴露患者前胸部。 ⑥胸外心脏按压：按压部位：两乳头连线中点（胸骨中下1/3处）。按压方法：一手掌根部紧贴患者的胸部并五指翘起，另一手掌根重叠在接触按压部位的手掌根背部，手指紧扣向其掌心部，上半身稍向前倾，双肩连线位于患者正上方，保持前臂与患者胸骨垂直，双臂伸直，以上半身的力量用力垂直向下按压，放松时要使胸廓充分弹起，但掌根不离开胸壁。按压要求：按压深度为成人胸骨下陷5～6cm，按压频率100～120次/分，压放时间比为1：1。连续按压30次后可给予2次人工呼吸。 ⑦检查口腔、清除口腔异物及义齿。有右手拇指及示指捏住患者下颏处向下拉，打开口腔，取出义齿并检查有无口腔异物，如有异物需要清除，轻轻将患者头部转向右侧，用右手拇指压住患者的舌，将左手示指弯曲约90°从左侧口角处插入患者口腔内，将异物抠出，清理完毕轻轻将患者头部转回。 ⑧开放气道：采取仰头举颏法，具体操作方法是：操作者将左手小鱼际置于患者前额眉弓上方，下压使其头部后仰，另一手示指和中指置于下颏处，将下颏向前上方抬起，协助头部充分后仰，打开气道。 ⑨人工呼吸：在患者口部覆盖无菌纱布（操作者戴着一次性口罩时不需要覆盖无菌纱布，可直接吹气），操作者将左手掌置于患者的前额，然后将左手拇指、示指捏紧患者鼻孔，使其完全闭合；右手固定患者下颏，打开患者口腔；与此同时，操作者深吸气，然后俯身，用口将患者的口唇完全包住并吹气，同时用余光观察胸廓是否隆起，吹气量应维持在500～600mL，时间应持续1秒以上，频率要求在每分钟10～12次。 ⑩持续2分钟高效率的心肺复苏：以心脏按压：人工呼吸=30：2的比例进行，操作5个周期（心脏按压开始，至送气结束）。 ⑪判断复苏是否有效：成功的标准：触摸到大动脉搏动；有自主呼吸；瞳孔逐渐缩小；面色、口唇、甲床发绀逐渐褪去；出现四肢不自主活动或意识恢复。患者大动脉搏动及自主呼吸恢复，整理患者衣服，如患者意识恢复对患者进行语言安慰，开始进行高级复苏环节
注意事项	近几年虽然没有整体考查心肺复苏，但心肺复苏的全部步骤作为基础还是掌握为好

26.叙述并演示气囊-面罩简易呼吸器使用的操作。

操作方法	①简易呼吸器连接氧气，调整氧流量在8～10L/min。 ②在操作前应使患者去枕仰卧位，用无菌纱布清除患者口鼻分泌物，摘掉假牙，保持呼吸道通畅，然后使用“仰头举颏法”开放患者气道。 ③操作者站于患者头顶处，一手以“CE”手法固定面罩（C法：左手拇指和示指将面罩紧扣于患者口鼻部，固定面罩，保持面罩密闭无漏气。E法：中指、无名指和小指放在病人下颌角处，向前托起下颌，保持气道通畅），另一手用拇指与其余四指的对应力挤压简易呼吸器气囊，使氧气通过“单向气流活瓣”进入病人肺部，每次挤压时间大于1秒，单次通气量成人为500～600mL，频率为每分钟12～16次；按压和放松气囊的时间比为1：（1.5～2）。在操作过程中，要观察患者胸廓是否随捏放气囊而相应有所起伏，以规律的胸廓起伏或由助手做胸部听诊有无呼吸音，来判断简易呼吸器给氧是否有效
注意事项	考场中如果需要自己连接，先将面罩与气囊相接，再组装储氧袋，最后连接氧气管和中央供氧装置（插入式接口）

27. 叙述并演示导尿术（男性）使用的操作。（助理不考）

操作方法	①准备物品，核对患者，向患者解释操作目的，取得配合。 ②口述：戴好帽子、口罩，清洗双手。携带导尿物品至患者床旁，关闭门窗（或用屏风遮挡）以保护患者隐私。 ③协助患者退下对侧（左侧）裤腿盖在近侧（右侧）腿上，将盖被斜盖在对侧（左侧）腿上以保暖。 ④嘱患者取仰卧位，双腿稍屈曲外展，露出外阴，将尿垫垫于臀下。 ⑤打开一次性无菌导尿包，将弯盘放置于患者两腿之间，取消毒棉球1包倒入弯盘内的右侧。 ⑥左手戴手套，右手用镊子夹取消毒棉球，依次擦洗阴阜、阴茎和阴囊。左手以无菌纱布裹住阴茎将包皮向后推暴露尿道口，自尿道口向外向后旋转擦拭尿道口、龟头及冠状沟。用过的棉球放在弯盘内左侧，每个棉球只能用一次。 ⑦消毒完毕，脱下手套放入弯盘内，与治疗碗一并移至床尾。 ⑧将打开的一次性无菌导尿包移至两腿之间，戴无菌手套，铺洞巾，将未使用的弯盘放置于会阴部。 ⑨检查导尿管是否通畅，气囊是否漏气。撕开石蜡油棉球包，用石蜡油棉球润滑导尿管前端18～20cm后放于治疗盘内。撕开消毒棉球包，将消毒棉球倒入弯盘内右侧。 ⑩左手取无菌纱布扶起阴茎使之与腹壁成60°夹角，将包皮后推露出尿道口，进行第二次消毒，由尿道口向外向后旋转擦拭尿道口、龟头及冠状沟，每个棉球只用一次。 ⑪嘱患者放松并张口呼吸，将导尿管尾端置于治疗盘内，右手持卵圆钳夹住导尿管前段轻轻插入尿道口后，缓慢向尿道内插入20～22cm，插入过程中询问有无不适，见尿液流出时，再插入1～2cm，固定导尿管，将尿液引流入治疗盘内。 ⑫导尿结束，缓慢拔除尿管，用纱布擦净外阴。 ⑬如需留置导尿管，用注射器向气囊管内注入无菌水约10mL，牵拉导尿管观察是否已固定，连接一次性尿袋。 ⑭撤去导尿用品，脱下手套后协助患者穿好裤子，盖好被子，告知患者导尿结束，询问有无不适。 ⑮妥善处理导尿用品，记录导尿量、尿液外观特征等，如留有标本及时送检
注意事项	①缓慢分次放出尿液，首次导尿量不应超过1000mL。 ②成年男性尿道长16～22cm，有3个狭窄（尿道内口、尿道膜部、尿道外口）、2个弯曲（耻骨下弯、耻骨前弯）。 ③需要长期留置导尿管的患者，每隔5～7日更换尿管一次

28. 叙述并演示导尿术（女性）使用的操作。（助理不考）

操作方法	①准备物品，核对患者，向患者解释操作目的，取得配合。 ②口述：戴好帽子、口罩，清洗双手。携带导尿物品至患者床旁，关闭门窗（或用屏风遮挡）以保护患者隐私。 ③能自理的患者，嘱其清洗外阴，不能完成的患者，协助其清洗外阴。 ④协助患者退下对侧（左侧）裤腿盖在近侧（右侧）腿上，将盖被斜盖在对侧（左侧）腿上以保暖。嘱患者取仰卧位，双腿稍屈曲外展，露出外阴，将尿垫垫于臀下。 ⑤打开一次性无菌导尿包，将弯盘放置于患者两腿之间，取消毒棉球1包倒入弯盘内的右侧，左手戴手套，右手用镊子夹取消毒棉球，进行第一次消毒，自上而下、由外向内消毒阴阜、两侧大小阴唇及尿道口，最后一个棉球从尿道口消毒至肛门。每个棉球只能用一次。 ⑥第一次消毒完毕，脱下手套放入弯盘里，与治疗碗一并移至床尾。 ⑦将打开的一次性无菌导尿包移至两腿之间，双手戴无菌手套，铺洞巾，将未使用的弯盘放置于会阴部。 ⑧检查导尿管是否通畅，气囊是否漏气。撕开石蜡油棉球包，用石蜡油棉球润滑导尿管前端18～20cm后放于治疗盘内，将消毒棉球倒入弯盘内右侧。 ⑨以左手拇、示指分开并固定小阴唇，右手持镊子夹住消毒棉球进行第二次消毒，顺序是尿道口→两侧小阴唇→尿道口，每个部位用一个消毒棉球，每个棉球只用一次。 ⑩嘱患者放松并张口呼吸，左手固定小阴唇，将导尿管尾端置于治疗盘内，右手持卵圆钳夹住导尿管轻轻插入尿道内4～6cm，插入过程中询问有无不适，见尿液流出后再插入1～2cm，固定导尿管，将尿液引流入治疗盘内。 ⑪导尿结束，缓慢拔除尿管，用纱布擦净外阴。 ⑫如需留置导尿管，用注射器向气囊管内注入无菌水约10mL，牵拉导尿管观察是否已固定，连接一次性尿袋。 ⑬撤去导尿用品，脱下手套后协助患者穿好裤子，盖好被子，告知患者导尿结束，询问有无不适。 ⑭妥善处理导尿用品，记录导尿量、尿液外观特征等，如留有标本及时送检
注意事项	①尿道口长3～5cm，尿道短、宽、直。 ②插入尿道内4～6cm，见尿液流出后再插入1～2cm

29. 叙述并演示胸膜腔穿刺术使用的操作。(助理不考)

操作方法	①准备物品，再次核对患者，解释操作目的，取得患者配合。 ②口述：戴好帽子、口罩，清洗双手。 ③根据患者病情及穿刺目的，给患者取恰当的体位并确定、标记穿刺点。 ④胸膜腔穿刺抽气者，患者取仰卧半坐位，穿刺点选择在患侧叩诊为鼓音或听诊呼吸音降低最明显的部位，一般位于患侧锁骨中线第2肋间。 ⑤胸膜腔穿刺抽液者，情况良好者，反向骑跨坐于带靠背的椅子上，上肢屈肘交叉置于椅背，前额伏于前臂上，询问患者是否舒适。病情不允许久坐的患者，取仰卧半卧位，充分暴露胸部后外侧。穿刺点应选择在叩诊为实音或听诊呼吸音降低最明显的部位，一般取肩胛线或腋后线第7～8肋间，腋中线第6～7肋间，腋前线第5肋间。 ⑥包裹性积液和局限性积气患者，须结合X线或B超定位穿刺点。 ⑦确定穿刺点后用蘸龙胆紫的棉签在皮肤上做精确的标记，或用拇指指甲在患者皮肤上稍用力掐压出一个“+”字掐痕。 ⑧以穿刺点为中心，消毒皮肤2～3遍，直径至少15cm。 ⑨戴无菌手套，铺无菌洞巾。 ⑩抽取麻醉剂，在穿刺点的下一肋间上缘进针穿入皮下，少量推注后，将注射针直立，自皮肤至胸膜壁层逐层进行局部浸润麻醉。边进针边回抽，直至有突破感并能回抽出积液或积气，用无菌纱布压住进针部位拔出注射器。 ⑪穿刺针连接好胶皮管，用血管钳将胶皮管夹闭。 ⑫一手示指和中指固定穿刺处皮肤，另一手持胸穿针在穿刺点缓慢垂直进针。当穿刺针有落空感时，表明穿入胸膜腔。 ⑬助手将胶皮管末端连接50mL注射器，松开胶皮管血管钳，抽液或抽气，注射器吸满后，先用血管钳夹闭胶皮管，拔出注射器并留取标本。排空注射器后再接上胶皮管松开血管钳继续抽液或抽气。反复操作达到穿刺目的，注意记录。 ⑭抽液结束，先夹闭乳胶管，再拔出穿刺针，按压穿刺点，局部消毒，观察针刺点有无溢液，覆盖无菌纱布，移去洞巾，胶布固定，标本送检。 ⑮协助患者回到病床，整理好衣服，仰卧位休息。术后严密观察患者有无气胸、血胸、肺水肿及胸腔感染等并发症。 ⑯按要求妥善处理穿刺用物品
注意事项	①一次抽液不宜过快、过多。诊断性抽液一般抽取50～100mL；减压抽液，首次不超过600mL，以后每次不超过1000mL，以防一次大量快速抽液后出现复张性肺水肿。 ②穿刺点禁止低于第9肋间，以免刺破膈肌，损伤腹腔脏器。 ③进针部位贴近肋骨上缘，以免损伤肋间血管及神经

30. 叙述并演示腹腔穿刺术使用的操作。(助理不考)

操作方法	①准备物品，再次核对患者，嘱患者排尿，测量腹围，核实腹水情况，解释操作目的，取得患者配合。 ②口述：戴好帽子、口罩，清洗双手。 ③根据患者病情及穿刺目的，给患者取恰当的体位并确定、标记穿刺点。 ④疑为腹腔内出血或腹水量少，进行诊断性腹腔穿刺时，患者取侧卧位，穿刺点选择在贴近床面侧脐水平线与腋前线或腋中线交点处。抽取腹水缓解腹腔压力时，患者取仰卧半卧位或平卧位，穿刺点有两个：脐与左髂前上棘连线的中外1/3交界处；下腹部正中线上脐与耻骨联合上缘连线中点的上1cm，偏左或偏右1～1.5cm处。 ⑤定位后，以穿刺点为中心，自内向外进行画圈式皮肤消毒2～3遍，直径15cm。 ⑥打开一次性无菌腹穿包，戴无菌手套，铺无菌洞巾。 ⑦抽取麻醉剂，一手拇指与示指绷紧穿刺点皮肤，另一手持针斜行刺进穿刺点皮下，注射麻醉剂形成小皮丘后，自皮肤至腹膜壁层逐层注射麻醉。注意回抽有无血液、腹水抽出。 ⑧夹闭穿刺针连接的胶皮管，用左手拇指与示指固定穿刺部分皮肤，右手持腹腔穿刺针在麻醉处先稍倾斜刺进皮下然后垂直刺入腹壁，有明显抵抗感时，提示针尖已穿过腹膜壁层。助手用消毒血管钳在皮肤接近进针处协助固定穿刺针，操作者用50mL注射器抽取腹腔积液，留样送检。 ⑨大量放液时，每次应夹闭胶皮管后再拔出注射器排放腹水，将腹水注入备好的容器中计量，根据需要送检。 ⑩抽液完毕，用无菌纱布压住穿刺部位拔出穿刺针，消毒穿刺点，覆盖无菌纱布，胶布固定。 ⑪操作结束后协助患者平卧位休息，测量腹围、脉搏、血压，检查腹部体征。嘱患者休息，如有不适及时呼叫医护人员。 ⑫详细记录穿刺操作过程及腹水性状、抽取腹水量等
注意事项	①术前嘱患者排空膀胱，以免穿刺时伤及膀胱。 ②放腹水不宜过快、过多。初次放腹水者，一般不要超过3000mL

三、西医常见病

1. 呼吸系统

<table>
<tr><th>病名</th><th colspan="2">相关考点</th></tr>
<tr><td rowspan="3">急性上呼吸道感染</td><td>病因</td><td>鼻病毒、冠状病毒、腺病毒、流感及副流感病毒等，少数由细菌致病</td></tr>
<tr><td>临床类型</td><td>①普通感冒：鼻部症状+咽干、咽痒、咳嗽等。
②急性病毒性咽喉炎：咽痒、声嘶、咽痛。
③急性疱疹性咽峡炎：咽痛+疱疹。
④急性咽结膜炎：咽痛+眼结膜充血。
⑤急性咽扁桃体炎等：高热+咽痛+扁桃体肿大</td></tr>
<tr><td>辅助检查</td><td>外周血淋巴细胞增多提示病毒感染；中性粒细胞增多提示细菌感染。
胸部X线阴性</td></tr>
<tr><td>慢性支气管炎</td><td colspan="2">咳嗽、咳痰或伴有喘息，每年发病超过3个月，连续2年或2年以上。
分期：急性发作期、慢性迁延期、临床缓解期。
治疗：急性加重期——控制感染+止咳祛痰+平喘；缓解期——戒烟+增强体质</td></tr>
<tr><td>慢性阻塞性肺疾病</td><td colspan="2">病因：吸烟为最主要因素，感染是导致COPD急性加重的最常见原因。
诊断：老年患者+慢性咳、痰、喘+桶状胸+过清音+肺功能检查示不完全可逆的气流受限（FEV_1/FVC ＜70%）。
并发症：慢性呼吸衰竭、自发性气胸、慢性肺心病。
治疗：急性加重期首要控制感染；稳定期主要应用支气管扩张剂</td></tr>
<tr><td>慢性肺源性心脏病</td><td colspan="2">病因：COPD最常见。
诊断：肺（慢性呼吸系统病史）+心（右心衰）。
并发症：①肺性脑病（首要死因）；②酸碱平衡失调及电解质紊乱（最常见）；③心律失常；④休克；⑤消化道出血；⑥其他如功能性肾衰等。
治疗：急性加重期——控制感染（关键）、纠正呼衰、控制心衰。
缓解期——呼吸锻炼、增强机体免疫力、氧疗</td></tr>
<tr><td>支气管哮喘</td><td colspan="2">诊断：发作性喘憋+听诊肺部哮鸣音+过敏史（气流受限多为可逆性）。
特殊类型哮喘：咳嗽变异性哮喘、运动性哮喘和药物诱发性哮喘、危重哮喘。
药物治疗：β_2受体激动剂、茶碱类药物、抗胆碱能药物、糖皮质激素、白三烯调节剂</td></tr>
<tr><td rowspan="2">肺炎</td><td colspan="2">肺炎链球菌肺炎：青壮年+受凉+高热+湿啰音+铁锈色痰+X线呈肺叶、肺段密度均匀阴影+病原菌。
治疗：抗感染（首选青霉素G）+对症（降温、止咳、祛痰）</td></tr>
<tr><td colspan="2">肺炎支原体肺炎：儿童+阵发性刺激性咳嗽+头痛、肌痛、耳痛+X线呈节段分布的浸润影+病原菌。
治疗：首选大环内酯类抗生素+对症止咳</td></tr>
<tr><td>肺结核</td><td colspan="2">诊断：咳嗽、咳痰、咯血+结核中毒症状（低热、盗汗、乏力、体重下降）+抗生素治疗不好转+结核菌素试验阳性。
化学药物治疗原则：早期、规律、全程、适量、联合</td></tr>
<tr><td>原发性支气管肺癌</td><td colspan="2">病因：吸烟（最重要原因）、空气污染、职业致癌因子。
分类：按生长部位：中央型和周围型。
按组织病理：非小细胞肺癌（鳞癌、腺癌、大细胞癌、其他肺癌）和小细胞肺癌。
诊断：中老年人+吸烟史+刺激性咳嗽（痰血）+消瘦+X线毛刺（边缘不整齐）。
Horner综合征：肺上沟瘤压迫颈部交感神经而引起。表现为同侧眼睑下垂、眼球内陷、瞳孔缩小等。
非小细胞肺癌分期：Ⅰ期：早期，未转移；Ⅱ期：中期，转移至肺门附近淋巴结；Ⅲ期：中晚期，扩散转移至纵隔或肺外淋巴结；Ⅳ期：晚期，已转移到胸膜腔或发生全身多处部位转移。
小细胞肺癌分期：局限期：肿瘤局限于一侧肺内或转移到附近淋巴结；广泛期：肿瘤已转移到双肺及胸腔或肺以外其他部位。
治疗：手术治疗为非小细胞肺癌的主要治疗方法。小细胞肺癌：化疗、放疗</td></tr>
</table>

慢性呼吸衰竭	老年患者+慢性呼吸系统病史+紫绀+血气指标（PaO_2＜60mmHg，或伴有$PaCO_2$＞50mmHg）。 Ⅰ型：PaO_2＜60mmHg，$PaCO_2$正常或降低。主要机制为换气功能障碍，见于严重肺部感染，急性肺栓塞。 Ⅱ型：PaO_2＜60mmHg，$PaCO_2$＞50mmHg。主要机制为肺泡通气不足，见于COPD等

2. 循环系统

<table>
<tr><th colspan="2">病名</th><th>相关考点</th></tr>
<tr><td rowspan="2">心力衰竭</td><td>慢性心衰</td><td>慢性左心衰：长期心脏病史+肺循环淤血（劳力性、夜间阵发性呼吸困难、端坐呼吸、心源性哮喘）+肺底湿啰音。
慢性右心衰：长期心脏病史+体循环淤血（颈静脉怒张、肝大、肝-颈静脉反流征阳性、双下肢水肿）。
严重程度分级（NYHA分级）：
Ⅰ级：活动不受限制。
Ⅱ级：体力活动轻度受限制，一般活动可引起疲乏、心悸、呼吸困难等。
Ⅲ级：体力活动明显受限制，小于一般活动即引起上述症状。
Ⅳ级：不能从事任何体力活动，休息状态下也有症状</td></tr>
<tr><td>急性左心衰竭</td><td>诊断：突发严重呼吸困难+咳粉红色泡沫痰+大汗、发绀+双肺湿啰音和哮鸣音、舒张期奔马律+血压下降。
治疗：端坐吸氧腿下垂，强心利尿打吗啡，血管扩张硝普钠</td></tr>
<tr><td rowspan="6">心律失常</td><td rowspan="3">过早搏动</td><td>房早：QRS波正常，P波提前到</td></tr>
<tr><td>交界早：QRS波正常，无P波或逆行P波</td></tr>
<tr><td>室早：QRS波宽大畸形，其前无相关P波</td></tr>
<tr><td rowspan="2">阵发性心动过速（助理不考）</td><td>房速：无特异性。治疗：洋地黄中毒引起者停药补钾；非洋地黄引起者用洋地黄、β阻剂</td></tr>
<tr><td>房室交界区相关的折返性心动过速：突发、突止+心率150～250次/分+无P波、逆行P波
治疗：刺激迷走神经→腺苷→维拉帕米或地尔硫䓬</td></tr>
<tr><td>心房颤动</td><td>第一心音强弱不等、心律绝对不齐、脉搏短绌。
心电图：P波消失，f波频率350～600次/分，心室率绝对不齐，QRS波群形态正常。
治疗：纠正原发病+抗凝+转复心率（胺碘酮、电复律）+控制心室率（地高辛、β受体阻滞剂）</td></tr>
<tr><td colspan="2">原发性高血压</td><td>高血压：非同日三次测量血压，收缩压≥140mmHg和（或）舒张压≥90mmHg。
<table><tr><th>分类</th><th>收缩压</th><th></th><th>舒张压</th></tr><tr><td>1级高血压</td><td>140～159</td><td>和（或）</td><td>90～99</td></tr><tr><td>2级高血压</td><td>160～179</td><td>和（或）</td><td>100～109</td></tr><tr><td>3级高血压</td><td>≥180</td><td>和（或）</td><td>≥110</td></tr></table>降压药治疗原则：小剂量+优先选择长效制剂+联合用药+个体化。
降压药分类：①利尿剂：氢氯噻嗪、吲达帕胺；②β受体阻滞剂：美托洛尔；③钙通道阻滞剂（CCB）：氨氯地平、维拉帕米；④血管紧张素转换酶抑制剂（ACEI）：卡托普利；⑤血管紧张素Ⅱ受体阻滞剂（ARB）：厄贝沙坦</td></tr>
<tr><td colspan="2" rowspan="2">冠状动脉粥样硬化性心脏病</td><td>心绞痛：体力劳动、情绪激动、饱食、寒冷等诱发。胸骨中上段疼痛，可放射至肩、左臂内侧，呈压迫感、紧缩感，持续3～5分钟，服用硝酸甘油缓解。心电图示ST段水平下移。
发作时治疗：硝酸甘油0.5mg置于舌下含化</td></tr>
<tr><td>急性ST段抬高型心肌梗死：中老年患者+胸痛＞30分钟+服用硝酸甘油不缓解+ST段弓背抬高。
临床表现：①疼痛：最早出现和最突出的症状，含服硝酸甘油多不能缓解；②心律失常；③低血压和休克；④心力衰竭；⑤胃肠道症状</td></tr>
</table>

病毒性心肌炎	1～3周前病毒感染+头晕、心悸、胸闷+心律失常+心界扩大+心音听诊+心肌损伤标记物（CK-MB、肌钙蛋白T和I）

3. 消化系统

病名	相关考点
慢性胃炎	病因：幽门螺杆菌（Hp）感染、自身免疫、理化因素、十二指肠液反流。 诊断：慢性病程+上腹部不适、嗳气恶心+胃镜下黏膜呈红白相间，以红为主（浅表性胃炎）或黏膜变薄，呈苍白、灰白色（萎缩性胃炎）。 治疗：根除HP+保护胃黏膜+对症处理（胃肠动力药）
消化性溃疡	病因：幽门螺杆菌（Hp）感染、非甾体抗炎药、神经精神因素等。 胃溃疡：慢性、周期性、节律性上腹痛+餐后痛+呕血、黑便。 十二指肠溃疡：慢性、周期性、节律性上腹痛+空腹痛/饥饿痛/夜间痛+黑便并发症：出血、穿孔、幽门梗阻、癌变。 治疗：①根除Hp四联疗法：一种PPI+一种胶体铋剂+2种抗生素。 ②抑制胃酸分泌：碱性药、H_2受体拮抗剂、PPI（奥美拉唑）。 ③保护胃黏膜：硫糖铝、枸橼酸铋钾等
胃癌	诊断：不明原因的上腹不适、食欲不振、体重明显减轻+原有上腹痛近期疼痛性质及节律发生改变，及时胃镜排查。 胃癌分类：早期胃癌（累及黏膜及黏膜下层）；进展期胃癌（侵及肌层及全层）。 转移途径：①直接蔓延；②淋巴结转移；③血行播散；④种植转移。 辅助检查：潜血持续阳性（筛查首选）、钡餐、胃镜+活检（最重要手段）
溃疡性结肠炎	诊断：慢性反复发作腹泻、腹痛、黏液脓血便+结肠镜示黏膜呈细颗粒状。 有疼痛→便意→排便→缓解的规律。 并发症：中毒性巨结肠（易引起急性肠穿孔）、直肠结肠癌变
肝硬化	诊断：中年患者+慢性肝病病史+蜘蛛痣+脾大+移动性浊音阳性。 肝功能减退：①营养不良；②消化吸收不良；③出血及贫血；④内分泌失调；⑤不规则低热。 门脉高压症：脾大、腹水、侧支循环形成。 并发症：急性上消化道出血、肝性脑病、原发性肝癌、感染、肝肾综合征、肝肺综合征
急性胰腺炎	病因：①胆道疾病；②酗酒和暴饮暴食；③胰管阻塞。 诊断：暴饮暴食、慢性胆道病史+骤发剧烈上腹痛+后腰背部放射+腹膜刺激征（重症急性胰腺炎）+WBC↑+血、尿淀粉酶↑ 治疗：禁食+质子泵抑制剂+生长抑素+防治感染+营养支持+外科治疗（内科治疗无效）

4. 泌尿系统

病名	相关考点
慢性肾小球肾炎	血尿+蛋白尿+水肿+高血压。 治疗：优质低蛋白饮食，控制磷的摄入；控制高血压，减少蛋白尿：首选ACEI或ARB类
肾病综合征（助理不考）	大量蛋白尿+低白蛋白血症+水肿+高脂血症。 治疗：正常量的优质蛋白饮食，水肿时应低盐；糖皮质激素、免疫抑制剂。 激素使用原则：①起始足量；②缓慢减药；③长期维持
尿路感染	感染途径：①上行感染：最主要的途径；②血行感染；③直接感染；④淋巴道感染。 尿路梗阻是最重要的易感因素。 ①急性膀胱炎：膀胱刺激征（尿频、尿急、尿痛）+无明显的全身感染症状。 ②急性肾盂肾炎：膀胱刺激征（尿频、尿急、尿痛）+肾区叩击痛+高热寒战+脓尿（白细胞管型）。 ③慢性肾盂肾炎：尿路损伤史（结石）+反复尿频尿急尿痛+肾盂肾盏变形+肾小管损害（多尿、夜尿增多）。 治疗：急性膀胱炎，3天疗法；急性肾盂肾炎，7～14天。 常用抗生素：氟喹诺酮类、半合成青霉素、头孢类等

慢性肾衰竭	慢性肾衰竭：慢性肾脏病史+厌食、恶心呕吐（常为首发症状）+心脏病变（最常见死因）+头痛、意识障碍+贫血、出血+代谢性酸中毒

5.血液系统

病名	相关考点
缺铁性贫血	病因：女性月经过多或消化道肿瘤等慢性失血；特殊人群需铁量增加；胃酸缺乏。 诊断：慢性失血+行为异常（儿童异食癖）+皮肤黏膜苍白、反甲+肝脾淋巴结不肿大+血象示小细胞、低色素性贫血，MCV＜80fL。 贫血分度：轻度贫血：男性Hb 90～120g/L，女性Hb 90～110g/L；中度贫血：Hb 60～90g/L；重度贫血：Hb 30～60g/L；极重度贫血：Hb＜30g/L。 治疗：亚铁+Vit C
再生障碍性贫血	诊断：贫血貌+出血+感染+骨髓三系减少+肝脾淋巴结不肿大。 治疗：雄激素，治疗非重型再障首选；造血生长因子及造血干细胞移植，适用于重型再障
原发免疫性血小板减少症（助理不考）	诊断：皮肤黏膜及内脏出血+血小板计数$<100\times10^9$/L+骨髓巨核细胞增多，成熟障碍。 治疗：糖皮质激素：首选，适用于急性型和慢性型发作期；脾脏切除：适用于慢性型；免疫抑制剂：适用于激素疗效不佳且不愿切脾者，或切脾后疗效不佳者

6.内分泌系统

病名	相关考点
甲状腺功能亢进症	甲亢=女性多见+怕热、多汗、心悸、易激动、手颤+甲状腺肿大+伴或不伴突眼+血清FT_3、FT_4（或TT_3、TT_4）增高并TSH降低。 特殊类型甲亢：①甲状腺危象：高热大汗+上吐下泻+谵妄昏迷。 ②淡漠型甲亢：老年人+消瘦、乏力、淡漠+易发生心绞痛、房颤。 ③亚临床甲亢：无自觉症状+T_3、T_4正常+TSH降低。 治疗：抗甲状腺药物（硫脲类、咪唑类）、放射性^{131}I、手术
甲状腺功能减退症	诊断：畏寒、乏力、表情淡漠、反应迟钝+TSH升高，FT_4、TT_4均降低
糖尿病	1型糖尿病：血糖升高（空腹血糖≥7.0mmol/L或随机血糖≥11.1mmol/L）+三多一少+青少年+发病急+易酮症酸中毒（烂苹果味）
	2型糖尿病：血糖升高（空腹血糖≥7.0mmol/L或随机血糖≥11.1mmol/L）+三多一少常不典型+中老年+发病慢+不易出现酮症酸中毒
	急性并发症：酮症酸中毒、高血糖高渗状态、乳酸性酸中毒等。 慢性并发症：糖尿病肾脏病变、糖尿病视网膜病变、糖尿病性心脏病变、糖尿病性脑血管病变、糖尿病性神经病变、糖尿病足。 双胍类降糖药物：二甲双胍。适应证：2型糖尿病一线用药；肥胖2型糖尿病患者。 磺脲类降糖药物：格列本脲、格列吡嗪等。适应证：饮食与运动控制不理想的非肥胖2型糖尿病患者。 胰岛素使用原则：小剂量开始，用量、用法个体化，及时稳步调整剂量
血脂异常	血脂异常是指血浆中脂质的量和质发生异常，一般指血浆胆固醇（CH）或（和）甘油三酯（TG）升高，或高密度脂蛋白胆固醇（HDL-C）降低，也称为血脂紊乱。 治疗：以生活方式干预为基础+降胆固醇（首选他汀类）+降甘油三酯（贝特类）

7.结缔组织疾病

病名	相关考点
高尿酸血症与痛风	高尿酸血症：日常嘌呤饮食状态下，非同日2次空腹血尿酸水平＞420μmol/L。 痛风：40岁以上男性+急性单关节疼痛（第一跖趾关节多见）+痛风石、痛风性肾病+高尿酸血症。 治疗：痛风急性发作期：秋水仙碱+NSAIDs+激素（前两种药物无效用）；发作间歇期：降尿酸药

类风湿关节炎	诊断：中年女性多见+晨僵+腕、掌指关节，近端指间关节肿痛、畸形、活动障碍+对称性小关节受累+RF阳性。 治疗：非甾体抗炎药物+抗风湿药（氨甲蝶呤）+短效激素+植物药制剂（雷公藤多苷）

8. 神经病学

病名	相关考点
脑梗死	分型：脑血栓形成（病因：脑动脉粥样硬化）、脑栓塞（病因：心源性脑栓塞）。 诊断：中老年患者+高血压、TIA（短暂性脑缺血发作）病史+安静或睡眠时发病+肢体活动障碍+CT低密度灶（24h内CT阴性）
脑出血	病因：高血压性动脉硬化（最常见）。 诊断：中老年患者+高血压病史+活动或情绪激动时急性发病+意识障碍+CT高密度灶
蛛网膜下腔出血（助理不考）	病因：脑底囊性动脉瘤破裂（最常见）、脑动静脉畸形等。 诊断：剧烈头痛+脑膜刺激征阳性+喷射性呕吐+血性脑脊液+CT高密度灶

9. 传染病学

病名	相关考点
病毒性肝炎	甲、戊型肝炎——主要通过粪口途径传播，以急性肝炎多见。 乙、丙、丁型肝炎——主要通过血液传播、母婴传播和性接触传播，易转为慢性肝炎。 急性肝炎：起病急，发热恶寒、乏力、纳差厌油、恶心呕吐，ALT显著增高。 慢性肝炎：病程超过半年。 重性肝炎：黄疸（胆红素每日上升≥17.1μmol/L或血清总胆红素≥171μmol/L）、出血（PTA≤40%）、肝性脑病。 淤胆型肝炎：黄疸持续3周以上，有肝内梗阻表现。 肝炎肝硬化：肝功能损害+门静脉高压

10. 外科学

病名	相关考点
乳腺增生病	中青年女性（30～50岁）+乳房胀痛伴肿块（与情绪及月经周期相关）+X线钼靶+B超
急性阑尾炎	转移性右下腹痛+麦氏点压痛+发热、恶心呕吐+白细胞、中性粒细胞升高
肠梗阻（助理不考）	痛、呕、胀、闭+腹平片示“阶梯状”气液平面
胆石症	胆囊结石症=进食油腻食物+阵发性右上腹绞痛+墨菲征阳性+B超示胆囊强回声团后伴声影。 肝外胆管结石症=一般无症状，合并胆道感染时，出现夏柯（Charcot）三联征（腹痛、寒战高热和黄疸）。B超见扩张的肝内、外胆管及结石影像。 肝内胆管结石=肝区深而持续性疼痛、有叩击痛，合并感染出现寒战、高热和腹痛及黄疸。肝内可见结石影像
良性前列腺增生症	诊断：老年男性+尿频+夜尿增多+进行性排尿困难+直肠指检触及前列腺增大、中央沟变浅+最大尿流率（MFR）减小。 治疗：药物（5α还原酶抑制剂+α受体阻滞剂）+手术
下肢动脉硬化性闭塞症（助理不考）	诊断：下肢发凉、麻木，间歇性跛行，静息痛+皮色苍白或潮红发绀+B超下肢血流减少+DSA见斑块。 治疗：药物（降血脂+扩血管+抗凝抗血小板聚集）+手术

11. 妇产科学

病名	相关考点		
排卵障碍性异常子宫出血	多由黄体功能不足引起，患者有排卵，但不易受孕或妊娠早期流产。 诊断：子宫不规则出血（经期延长、经量过多、周期不规则等）+基础体温呈双相型（有排卵）。 治疗原则：止血、调整周期		
绝经综合征	诊断：月经紊乱+潮热+自主神经功能失调（心悸、眩晕、头痛、失眠）+骨质疏松+辅助检查阴性。 治疗：缓解症状+有效预防骨质疏松症		
阴道炎	细菌性阴道病	阴道分泌物增多，呈灰白色，均匀、稀薄，有鱼腥味，阴道涂片见线索细胞（金标准）	甲硝唑
	念珠菌性阴道炎	白带增多，呈凝乳或豆腐渣样，阴道奇痒，表皮破损伴灼痛	咪康唑栓剂，酮康唑
	滴虫性阴道炎	白带增多，呈灰黄色或黄绿色稀薄脓性，带泡沫，有臭味	甲硝唑
	老年性阴道炎	老年女性，阴道分泌物增多，黄色浆液状，甚则血性脓样，外阴瘙痒	补充雌激素
	幼女性阴道炎	婴幼儿+阴道脓性分泌物增多伴外阴瘙痒	合理选择抗生素
先兆流产	诊断：妊娠＜28周+腹痛及阴道流血+宫口闭+子宫与孕周大小相符。 治疗：休息、保胎（黄体酮、维E、甲状腺片）		
异位妊娠	受精卵在子宫体腔以外着床称为异位妊娠，俗称为宫外孕，输卵管妊娠最多见（壶腹部）。 诊断：停经史、早孕反应+剧烈腹痛+腹部包块+阴道出血+宫颈举痛+hCG（+）+晕厥或休克+B超示宫内无胚胎		
产褥感染（助理不考）	诊断：产褥期发热+下腹疼痛+恶露异常+B超、CT、磁共振可检查出炎性包块及静脉血栓		

12. 儿科学

病名	相关考点		
小儿肺炎	支气管肺炎	主要表现为发热、咳嗽、气促、肺部固定的中细湿啰音	
	呼吸道合胞病毒肺炎	最常见的病毒性肺炎，1岁儿童多见发热、憋喘及三凹征	
	腺病毒肺炎	6个月~2岁儿童，高热、中毒症状重，肺部体征出现晚	
	肺炎链球菌肺炎	5岁以下最常见细菌性肺炎，高热、胸痛、铁锈色痰	
	金黄色葡萄球菌肺炎	发病迅速，中毒症状明显，易形成肺脓肿、脓胸	
	革兰阴性杆菌肺炎	肺炎克雷伯杆菌、铜绿假单胞菌等	
	肺炎支原体肺炎	首选大环内酯类抗生素	
	衣原体肺炎		
小儿腹泻	分类	症状	大便镜检
	轮状病毒肠炎	秋、冬常见，黄色水样便或蛋花样便，无腥臭。	少量白细胞
	产毒性细菌性肠炎	夏季多见。轻症大便次数、性状稍改变。 重症腹泻频繁量多，呈水样或蛋花样混有黏液。	常无白细胞
	侵袭性细菌性肠炎	大便呈黏冻状，带脓血，可出现中毒症状。	大量白细胞和数量不等红细胞

<table>
<tr><td rowspan="3">小儿腹泻</td><td>出血性大肠杆菌肠炎</td><td>大便次数增多，开始为黄色水样便，后转为血水便，有特殊臭味。</td><td>大量红细胞，常无白细胞</td></tr>
<tr><td>抗生素诱发的肠炎</td><td>长期应用抗生素+腹泻</td><td></td></tr>
<tr><td colspan="3">重型小儿腹泻：小儿腹泻+脱水（皮肤黏膜干燥弹性差，眼窝凹陷，泪少尿少）+电解质酸碱平衡失调（代酸、低钾、低氯、低镁）</td></tr>
<tr><td>过敏性紫癜（助理不考）</td><td colspan="3">病因：细菌和病毒感染、食物、药物过敏等。
诊断：①1～3周前呼吸道感染史；②皮肤紫癜（首发）；③关节肿痛；④消化道症状：腹痛、便血、呕血；⑤肾脏损害：血尿、蛋白尿；⑥血小板正常。
治疗：激素及免疫抑制剂+对症治疗</td></tr>
<tr><td>水痘</td><td colspan="3">接触史（水痘-带状疱疹病毒感染）+发热+瘙痒性斑疹、丘疹、疱疹、结痂+皮疹向心性分布。
治疗：皮肤瘙痒可局部应用炉甘石洗剂+抗病毒治疗</td></tr>
<tr><td>流行性腮腺炎</td><td colspan="3">接触史（腮腺炎病毒）+发热+腮腺肿痛+并发症（脑膜脑炎、生殖器并发症、胰腺炎等）。
治疗：对症退热止痛，合并严重并发症（脑膜炎、心肌炎短期氢化可的松治疗）</td></tr>
<tr><td>手足口病</td><td colspan="3">主要由肠道病毒71型和柯萨奇病毒A16型引起。
诊断：发热、口痛、厌食，手足、口腔等部位出现小疱疹或小溃疡（离心性）。
治疗：隔离+对症+抗病毒（发病24～48小时前使用最佳）</td></tr>
</table>

四、辅助检查

（标红为助理不考）

1.心电图	正常心电图	2.X线片	正常胸部正位片	3.CT	原发性肺癌
	心房、心室肥大		阻塞性肺气肿		急性胰腺炎
	急性心肌梗死		气胸		急性硬膜外血肿
	心肌缺血		胸腔积液		急性硬膜下血肿
	过早搏动		肺炎链球菌肺炎		脑梗死
	阵发性室上性心动过速		原发性肺癌		脑出血
	心房颤动		胃溃疡		蛛网膜下腔出血
	室性心动过速		急性胃肠穿孔		
	心室颤动		肠梗阻		
	房室传导阻滞		长骨骨折		
4.实验室检查	①血液一般检查；②尿液检查；③粪便检查；④肝功能；⑤甲、乙、丙型肝炎病毒标志物；⑥肾功能（尿素氮、肌酐、尿酸、内生肌酐清除率）；⑦血糖、糖化血红蛋白、葡萄糖耐量试验、血浆胰岛素、C肽测定；⑧血清总胆固醇、甘油三酯、高密度脂蛋白胆固醇、低密度脂蛋白胆固醇；⑨血清钾、钠、氯、钙；⑩血清淀粉酶；⑪血清心肌标志物（心肌酶、肌钙蛋白）；⑫血浆B型脑钠肽；⑬抗链球菌溶血素“O”；⑭类风湿因子与抗核抗体；⑮浆膜腔积液；⑯动脉血气分析；⑰常用肿瘤标志物（AFP、CEA、CA125）；⑱血、尿hCG；⑲甲状腺功能（FT_3、FT_4、TSH、甲状腺自身抗体）				

（一）心电图

1. 正常心电图

正常心电图	①心率60～100次/分（R-R间期为3～5大格）。 ②心律整齐（间隔相等）。 ③P波Ⅱ导联向上，aVR导联向下，时间≤0.11s，电压＜0.25mV。 ④P-R间期为0.12～0.20s（3～5小格）。 ⑤QRS波时限为0.06～0.10s。 V_1，V_2主波方向向下；V_5，V_6主波方向向上；V_3，V_4呈过渡型。 Q波深度不超过同导联R波的1/4，时间不超过0.04s。 ⑥S-T段在水平线上，下移＜0.05mV。 ⑦T波与QRS波的主波方向一致

2. 心房、心室肥大

心房、心室肥大	左心房肥大	①P波增宽，时限延长（时间≥0.12s）
		②P波常呈双峰，两峰间距≥0.04s
		③多见于二尖瓣狭窄，故又称“二尖瓣型P波”
		（左房肥大两个尖）

心房、心室肥大	右心房肥大	①P波尖而高耸（电压≥0.25mV），以Ⅱ、Ⅲ、aVF导联表现最为突出
		②多见于肺源性心脏病，故又称“肺型P波”
		（右房肥大高而尖）
	双心房肥大	①P波增宽≥0.12s，振幅≥0.25mV
		②V_1导联P波高大双相
	左心室肥大	①QRS波电压增高 Rv_5＞2.5mV，Rv_5+Sv_1＞4.0mV（男性）或＞3.5mV（女性）
		②电轴左偏
		③见于高血压引起的心脏改变
		（左室肥大高电压）
	右心室肥大	①QRS波主波方向改变：V_1主波方向向上；V_5主波方向向下
		②电轴右偏
		（1上5下右室大）
	双心室肥大	既表现为右心室肥大的心电图特征，又有左心室肥大的特征

3. 心肌缺血

心肌缺血	缺血型	心内膜下心肌缺血	出现高大的T波
		心外膜下心肌缺血	出现与正常方向相反的T波向量，面向缺血区的导联出现倒置T波
	损伤型	心内膜下心肌损伤	ST向量背离心外膜面指向心内膜，使位于心外膜面的导联出现ST段压低
		心外膜下心肌损伤	ST向量指向心外膜面导联，引起ST段抬高

4. 急性心肌梗死

心肌梗死	①超急性期：T波高耸，S-T段斜形抬高
	②急性期：S-T段弓背向上抬高，坏死型Q波，直立T波逐渐倒置（最典型，最常考）
	③恢复期：S-T段和T波逐渐恢复，坏死型Q波持续存在
	④陈旧期：只遗留坏死型Q波
	心梗定位： V_1～V_3出现梗死图形——前间壁心梗 V_3～V_5出现梗死图形——前壁心梗 V_1～V_6出现梗死图形——广泛前壁心梗 Ⅱ、Ⅲ、aVF——下壁心梗 Ⅰ、aVL——高侧壁心梗

5. 过早搏动

过早搏动	室性过早搏动（室早）	①提前出现的宽大、畸形QRS波，QRS间期≥0.12s
		②其前无P波，T波与主波方向相反
		③代偿间歇完全
		（QRS波宽大畸形，其前无相关P波）

过早搏动	房性过早搏动（房早）	①P' 波提前出现
		②P'－R间期≥0.12s
		③QRS波群形态正常
		④代偿间歇不完全
		（QRS波正常，P波提前到）
	交界性过早搏动	①提前出现的QRS波，形态同正常
		②其前可无P波或逆行P波
		③代偿间歇完全
		（QRS波正常，无P波或逆行P波）

6. 阵发性室上性心动过速

阵发性室上性心动过速	①心率150～250次/分，节律规则
	②QRS波形态与时限多正常
	③突发突止

7. 心房颤动

心房颤动	①P波消失，代之以大小不等，形状不一、间隔不匀的f波，频率350~600次/分
	②QRS波群形态一般正常
	③R-R间距绝对不匀齐，心室律完全不规则，心室率在100～160次/分

8. 室性心动过速

室性心动过速	①为室性早搏的连续状态（连续3次或3次以上），频率多为140～200次/分，R－R间期大致相等，室律可略有不齐
	②QRS波群宽大畸形，时间＞0.12s
	③可有心室夺获或室性融合波

9. 心室颤动

心室颤动	①最严重的心律失常，是心脏停跳前的征象
	②QRS－T波完全消失，代之以形状大小不等、极不匀齐的低小波，频率200～500次/分

10. 房室传导阻滞

房室传导阻滞	一度房室传导阻滞	①P－R间期延长＞0.20s（正常0.12～0.20s）
		②窦性P波之后均伴有QRS波群
	二度Ⅰ型房室传导阻滞	P－R间期逐渐延长，直到QRS波群脱漏
	二度Ⅱ型房室传导阻滞	P－R间期延长且固定，QRS波群规律脱漏

房室传导阻滞	三度房室传导阻滞	①P波与QRS波群无关，心房跳心房，心室跳心室
		②心房率>心室率，心室率30～40次/分
		③QRS波群正常或宽大畸形

(二)X线片

1. 胸片

正常胸片	①排除法：胸片就考六个病，其他五个都有特征性表现。 ②结合临床表现：患者可能有发热、咳嗽等症状，临床诊断为急性上呼吸道感染。胸片会是正常的
阻塞性肺气肿	①两肺野透亮度增加，肺纹理稀疏。 ②横膈位置低平，胸廓呈桶状胸，心影狭长，肋间隙增宽。 ③结合临床表现：吸烟史+慢性病史+咳、痰、喘+桶状胸+过清音
气胸	①肺组织被压缩，形成无肺纹理的气胸区。 少量气胸时，呈线状或带状；大量气胸时可占据肺野中、外带；张力性气胸时，可将肺完全压缩在肺门区，纵隔向健侧移位，膈肌向下移位。 ②结合临床表现：突发胸痛

胸腔积液	游离性胸腔积液	少量积液：肋膈角变钝、变平
		中等量积液：上缘呈外高内低的弧形状
		大量积液：患侧肺野呈均匀致密阴影
	局限性胸腔积液	包裹性积液：积液局限于胸膜腔的某部位，好发于侧后胸壁
		叶间积液：局限在水平裂或斜裂的叶间裂
	结合临床表现：胸闷	
大叶性肺炎	①充血期：无明显异常表现。 ②实变期：大片状密度均匀的致密影，形态与肺叶或肺段轮廓一致，以叶间裂为界边界清楚，若仅累及肺叶的一部分则边缘模糊。 ③消散期：实变阴影密度减低、范围缩小，呈散在小斑片状致密影。 ④结合临床表现：高热、铁锈色痰	
原发性肺癌	中央型肺癌：早期胸片常无异常，中晚期主要表现为肺门肿块，可伴有阻塞性肺炎或肺不张。 周围型肺癌：表现为肺内结节影，形态不规则，边缘毛糙，常见分叶征和(或)短细毛刺征。 结合临床表现：刺激性咳嗽(痰血)、消瘦	

注意：肺气肿为两侧肺野，气胸和胸腔积液多为单侧病变。

2. 腹平片

胃溃疡	胃直接征象为腔外龛影，形状规则，边缘光滑整齐，密度均匀底部平整。 急性期口部黏膜水肿带(黏膜线、项圈征、狭颈征)，慢性期溃疡瘢痕收缩表现为黏膜纠集。 结合临床表现：慢性、周期性、节律性上腹痛+餐后痛+呕血、黑便
急性胃肠穿孔	①膈下游离气体，表现为双侧膈下线条状或新月状透光影。 ②结合临床表现：消化系统病史+急性剧烈腹痛+腹膜刺激征(压痛、反跳痛、肌紧张)
肠梗阻	①梗阻上段肠管扩张、积气、积液，表现为阶梯状气液平面。 ②结合临床表现：痛、吐、胀、闭

3. 四肢X线片

<table>
<tr><td rowspan="2">长骨骨折</td><td>①骨皮质连续性中断、骨小梁断裂和歪曲，有骨折线（边缘光滑锐利的线状透亮阴影）</td></tr>
<tr><td>②有外伤史</td></tr>
</table>

（三）CT影像诊断

原发性肺癌	中央型肺癌：支气管壁增厚和支气管腔狭窄，肺门处为分叶状或边缘不规则肿块。 周围型肺癌：与X线表现相似，如不规则的分叶，放射状毛刺和偏心性厚壁空洞。 结合临床表现：慢性刺激性咳嗽（痰血）、消瘦
急性胰腺炎	①胰腺肿大，密度正常或略低；出血坏死型合并出血呈高密度，坏死区呈低密度且无强化。 ②结合临床表现：暴饮暴食后出现急性剧烈的上腹部疼痛并向腰背部放射
急性硬膜外血肿	①颅板下见凸透镜样、梭样或半圆形血肿，新鲜血肿呈高密度。 ②结合临床表现：头部外伤史，颅内压增高，中间清醒期
急性硬膜下血肿	①颅骨内板下方新月形高密度区。 ②结合临床表现：头部外伤史
脑梗死	①24h内常无阳性发现，24h后表现为低密度灶，部位和范围与闭塞血管供血区一致。 ②结合临床表现：脑动脉粥样硬化病史，安静状态发病
脑出血	①急性期可见血肿呈边界清晰的肾形、类圆形或不规则形均匀高密度影。 ②结合临床表现：高血压病史，情绪激动或活动时发病
蛛网膜下腔出血	①脑沟、脑池内线样或窄带状高密度影。 ②结合临床表现：剧烈头痛，喷射状呕吐，脑膜刺激征明显

（四）实验室检查

1. 血液一般检查

（1）血红蛋白（Hb）和红细胞（RBC）计数

<table>
<tr><td>参考值</td><td>血红蛋白：
男：120～160g/L；女：110～150g/L；新生儿：100～190g/L。
红细胞计数：
男：（4.0～5.5）$\times 10^{12}$/L；女：（3.5～5.0）$\times 10^{12}$/L；新生儿：（6.0～7.0）$\times 10^{12}$/L</td></tr>
<tr><td>临床意义</td><td>贫血分级及其血红蛋白值
<table>
<tr><td>贫血分级</td><td>血红蛋白（Hb）值</td></tr>
<tr><td>轻度贫血</td><td>90～120g/L（男）90～110g/L（女）</td></tr>
<tr><td>中度贫血</td><td>60～90g/L</td></tr>
<tr><td>重度贫血</td><td>30～60g/L</td></tr>
<tr><td>极重度贫血</td><td>＜30g/L</td></tr>
</table>
减少：各种贫血。
①生成减少：缺铁性贫血、巨幼细胞性贫血、再障、白血病、恶性肿瘤等。
②破坏过多和失血：溶血性贫血、失血性贫血。
增多：严重呕吐、大量出汗、大面积烧伤。
高山居民、肺源性心脏病、真性红细胞增多症</td></tr>
</table>

（2）白细胞（WBC）计数及白细胞分类计数

参考值	白细胞总数： 成人：（4～10）×10^9/L；儿童：（5～12）×10^9/L；新生儿：（15～20）×10^9/L。 中性粒细胞（N）比例：50%～70%。 淋巴细胞（L）比例：20%～40%
临床意义	中性粒细胞增多：化脓性感染最常见、严重组织损伤、急性大出血、中毒、类风湿关节炎等。 中性粒细胞减少：病毒感染最常见、再障、系统性红斑狼疮、脾功能亢进等。 中性粒细胞核象变化：核左移（士兵奋起抗敌，剩下小孩子）：各种感染、大出血、大面积烧伤等。 核右移（骨髓不生育，士兵老龄化）：巨幼细胞贫血、恶性贫血等。 嗜酸性粒细胞增多：变态反应疾病、寄生虫感染、某些血液病。 嗜酸性粒细胞减少：伤寒、副伤寒。 淋巴细胞增多：主要是病毒感染和某些杆菌感染、某些血液病、急性传染病恢复期

（3）血小板（PC或PLT）计数

参考值	（100～300）×10^9/L
临床意义	血小板减少：再障、急性白血病、原发性血小板减少性紫癜、脾功能亢进。 血小板增多：急性大出血及溶血之后、脾切除术后；真性红细胞增多症、原发性血小板增多症等

（4）网织红细胞（Ret）计数

参考值	百分数0.005～0.015（0.5%～1.5%）
临床意义	反映骨髓造血的功能状态，对贫血的鉴别诊断及指导治疗有重要意义。 ①溶血性贫血和急性失血性贫血时网织红细胞显著增多；再生障碍性贫血、白血病网织红细胞减少。 ②贫血治疗的疗效判断指标

（5）红细胞沉降率（ESR）的测定

参考值	成年男性：0～15mm/h。 成年女性：0～20mm/h
临床意义	生理性增快：妇女月经期、妊娠、老年人。 病理性增快：①各种炎症：细菌性急性炎症、风湿热和结核病活动期；②损伤及坏死；③恶性肿瘤；④各种原因导致的高球蛋白血症：如系统性红斑狼疮、慢性肾炎、肝硬化等；⑤贫血

2.尿液检查

（1）一般性状检查

尿量	参考值	1000～2000mL/24h
	临床意义	①尿量超过2500mL/24h者称为多尿，见于糖尿病、尿崩症等。 ②尿量少于400mL/24h（或17mL/h）者称为少尿；尿量少于100mL/24h者，称为无尿。见于肾前性（休克、脱水），肾性（急慢性肾小球肾炎及肾衰），肾后性（尿路梗阻）
颜色及透明度	①血尿见于泌尿系统的炎症、结核、结石、肿瘤及出血性疾病。 ②血红蛋白尿（浓茶色或酱油色）见于蚕豆病、阵发性睡眠性血红蛋白尿、血型不合的输血反应等。 ③胆红素尿见于肝细胞性黄疸及阻塞性黄疸。 ④乳糜尿见于丝虫病。 ⑤脓尿和菌尿见于泌尿系统感染，如肾盂肾炎、膀胱炎	
气味	①烂苹果样气味多为糖尿病酮症酸中毒；②蒜臭味多为有机磷农药中毒	
酸碱反应	参考值	pH 4.5～8.0（平均6.5）
	临床意义	酸度增高见于代酸、痛风；碱性尿见于服用碱性药物、代碱、呕吐等

尿液比密	参考值	1.015～1.025，晨尿比重最高
	临床意义	增高见于急性肾小球肾炎、糖尿病；减低见于尿崩症、慢性肾小球肾炎、急性肾衰竭和肾小管间质疾病等；肾实质严重损害出现等张尿

（2）化学检查

尿蛋白	参考值	定性试验阴性或定量实验0～80mg/L
	临床意义	尿蛋白阳性或定量实验超过150mg/24h 蛋白尿见于肾小球、肾小管病变，如急慢性肾小球肾炎、肾病综合征、肾盂肾炎、糖尿病肾病；以及溶血性贫血、挤压综合征等
尿糖	参考值	定性实验阴性，定量试验0.56～5.0mmol/24h
	临床意义	①血糖增高性糖尿：糖尿病、肢端肥大症、甲亢。 ②血糖正常性糖尿：慢性肾小球肾炎、肾病综合征。 ③暂时性糖尿：生理性、应激性（脑出血、急性心肌梗死）
酮体	参考值	定性实验阴性
	临床意义	糖尿病酮症酸中毒时尿酮体强阳性，妊娠呕吐、重症不能进食时也可升高

（3）显微镜检查

细胞	红细胞	参考值	玻片法平均0～3/HP，定量检查0～5/μL
		临床意义	常见于肾小球肾炎、急性膀胱炎、肾结核、肾结石、肾盂肾炎、狼疮性肾炎、紫癜性肾炎、血液病及肿瘤等
	白细胞和脓细胞	参考值	玻片法平均0～5/HP，定量检查0～10/μL
		临床意义	常见于泌尿系统感染，如肾盂肾炎、膀胱炎、尿道炎及肾结核等
管型	透明管型	偶见于正常人；肾实质病变时，明显增多	
	细胞管型	红细胞管型见于肾小球疾病 白细胞管型见于肾盂肾炎、间质性肾炎 肾小管上皮细胞管型提示肾小管病变	
	颗粒管型	见于慢性肾小球肾炎、肾盂肾炎或药物中毒引起的肾小管损伤	
	脂肪管型	见于肾病综合征、慢性肾小球肾炎急性发作、中毒性肾病	
	蜡样管型	肾小管病变严重，预后较差。见于慢性肾小球肾炎晚期、慢性肾衰竭等	
病原体	清洁中段尿定量细菌培养≥10^5/mL为阳性；＜10^4/mL为污染；在10^4～10^5/mL结合临床判断		

3. 粪便检查

（1）一般性状检查

大便颜色或性状	提示疾病
水样或粥样稀便	各种腹泻，如急性胃肠炎、甲状腺功能亢进症等
米泔样便	霍乱
黏液脓样或黏液脓血便	痢疾、溃疡性结肠炎、直肠癌
鲜血便	肠道下段出血

柏油样便	上消化道出血
白陶土样便	胆管阻塞
细条状便	直肠癌

（2）显微镜检查

白细胞	急性细菌性痢疾、溃疡性结肠炎
红细胞	肠道下段炎症或出血
巨噬细胞	细菌性痢疾、溃疡性结肠炎
寄生虫	肠道寄生虫病

（3）化学检查

主要是隐血试验。正常为阴性。阳性常见于消化性溃疡活动期、胃癌、钩虫病以及消化道炎症、出血性疾病等。对消化道出血的诊断及消化道肿瘤的普查、初筛和监测均有重要意义。

4.肝功能检查

（1）血清总蛋白（STP）和白蛋白/球蛋白（A/G）比值测定

参考值	血清总蛋白：60～80g/L。 白蛋白：40～55g/L。 球蛋白：20～30g/L。 A/G：1.5：1～2.5：1
临床意义	1）肝脏疾病：重度慢性肝炎、肝硬化、肝癌时，白蛋白减少，球蛋白增加，A/G比值减低，严重时A/G比值倒置（A/G＜1）
	2）其他疾病： ①血清总蛋白和白蛋白降低：营养不良；蛋白质丢失过多：肾病综合征、大面积烧伤、急性大出血等；消耗增加：慢性消耗性疾病，如重症结核、甲状腺功能亢进症、恶性肿瘤。 ②血清总蛋白和球蛋白增高：M球蛋白血症：多发性骨髓瘤、淋巴瘤；自身免疫性疾病：系统性红斑狼疮；慢性炎症与慢性感染：结核病、疟疾

（2）血清氨基转移酶测定

参考值	ALT：10～40U/L AST：10～40U/L ALT/AST≤1
临床意义	肝脏疾病： ①病毒性肝炎时，ALT与AST均升高，以ALT升高为主。 ②急性重症肝炎时，AST明显升高；但病情恶化时，黄疸加深，酶活性反而降低，出现“胆酶分离”的现象，提示肝细胞严重坏死，预后不良。 ③慢性病毒性肝炎以及肝硬化转氨酶轻度上升或正常。 ④酒精性肝病AST显著增高。 其他：急性心肌梗死以及骨骼肌疾病、肺梗死、肾梗死等

（3）γ-谷氨酰转移酶（γ-GT）

参考值	γ-GT＜50U/L
临床意义	γ-GT增高见于肝癌、胆囊阻塞、肝脏疾病（急性肝炎γ-GT呈中度升高；γ-GT持续升高，提示病变活动或病情恶化）

（4）胆红素代谢检查

	血清胆红素定量（μmol/L）			尿液		粪便	
	总胆红素	非结合胆红素	结合胆红素	尿胆原	尿胆红素	颜色	粪胆原
健康人	3.4～17.1	1.7～10.2	0～6.8	（-）	（-）	黄褐色	正常
溶血性黄疸	↑↑	↑↑	轻度↑或正常	（++）	（-）	加深	增加
阻塞性黄疸	↑↑	轻度↑或正常	↑↑	（-）	（+）	变浅或灰白色	↓或消失
肝细胞性黄疸	↑↑	↑	↑	（+）或（-）	（+）	变浅或正常	↓或正常

5. 甲、乙、丙型肝炎病毒标志物检测

（1）甲型病毒性肝炎（助理不考）

参考值	正常人抗HAV-IgM阴性
临床意义	阳性提示近期感染HAV，结合临床可作为甲肝的诊断标准

（2）乙型病毒性肝炎

检测项目	临床意义
①HBsAg（表面抗原）	感染HBV的标志，见于HBV携带者或乙肝患者，无传染性
②抗-HBs（表面抗体）	注射过乙肝疫苗或曾感染过HBV，目前HBV已被清除者，是一种保护性抗体
③HBeAg（e抗原）	有HBV复制，传染性强
④抗-HBe（e抗体）	HBV大部分被清除或抑制，传染性降低。
⑤抗-HBc（核心抗体）	曾经或正在感染HBV，是诊断急性乙肝和判断病毒复制的重要指标

大三阳和小三阳的临床意义

大三阳		小三阳	
①HBsAg（表面抗原）	HBV正在大量复制，有较强的传染性	①HBsAg（表面抗原）	实现了e抗原血清学转换，HBV复制减少，传染性降低
③HBeAg（e抗原）		④抗-HBe（e抗体）	
⑤抗-HBc（核心抗体）		⑤抗-HBc（核心抗体）	

（3）丙型病毒性肝炎（助理不考）

参考值	正常人抗HCV抗体阴性、HCV抗原阴性
临床意义	抗HCV监测阳性提示感染过HCV，HCV感染后，可导致慢性肝炎、肝硬化和肝细胞癌等多种肝脏疾病

6. 肾功能检查

（1）内生肌酐清除率（Ccr）测定（助理不考）

参考值	成人80～120mL/min
临床意义	判断肾小球损害的敏感指标。 评估肾功能损害的程度：①肾功能代偿期：Ccr 50～80mL/min；②肾功能失代偿期：Ccr 20～50mL/min；③肾功能衰竭期：Ccr10～20mL/min；④尿毒症期：Ccr＜10mL/min。 指导临床用药：Ccr＜60mL/min应限制蛋白质的摄入；Ccr＜30mL/min，用噻嗪类利尿剂无效，改用袢利尿剂；Ccr≤10mL/min，袢利尿剂无效，应进行肾替代治疗

（2）血肌酐（Cr）测定

参考值	全血肌酐88～177μmol/L。血清或血浆肌酐：男性53～106μmol/L；女性44～97μmol/L
临床意义	①评估肾功能的损害程度。 ②鉴别肾前性和肾实质性少尿。 肾前性少尿：血Cr增高一般≤200μmol／L。 肾实质性少尿：血Cr增高常＞200μmol／L

（3）血清尿素氮（BUN）测定

参考值	成人3.2～7.1mmol/L
临床意义	尿素氮增高见于： ①肾前性因素：肾血流量不足，脱水、心功能不全、休克、水肿、腹水等。 ②肾脏疾病：慢性肾炎、肾动脉硬化症、严重肾盂肾炎等。 ③肾后性因素：尿路梗阻，如尿路结石、前列腺增生、泌尿生殖系统肿瘤等。 ④体内蛋白质分解过剩：急性传染病、脓毒血症、上消化道出血、大面积烧伤等

（4）血清尿酸（UA）测定

参考值	男性268～488μmol/L；女性178～387μmol/L
临床意义	血尿酸增高见于： ①UA生成增加：见于痛风、慢性白血病、多发性骨髓瘤等。 ②UA排泄障碍：急慢性肾炎、肾结石、尿道梗阻等。 ③进食高嘌呤饮食过多或药物影响等。 血清尿酸降低见于：重症肝病、肝豆状核变性等

7. 血糖及其代谢物检查

（1）血糖测定

参考值	空腹血糖（FBG）：3.9～6.1mmol/L
临床意义	血糖升高：糖尿病、甲状腺功能亢进症、嗜铬细胞瘤、应激性高血糖等。 血糖降低：胰岛β细胞肿瘤、胰岛素注射过量；生长激素、肾上腺皮质激素缺乏；严重肝病

（2）口服葡萄糖耐量试验（OGTT）（助理不考）

参考值	空腹血糖≤6.1mmol/L。 口服葡萄糖30～60min达高峰，峰值≤11.1mmol/L。 2小时血糖＜7.8mmol/L。 3小时恢复正常水平
临床意义	正常糖耐量：FBG≤6.1mmol/L且OGTT2h＜7.8mmol/L。 空腹糖耐量受损：FBG介于6.1～7.0mmol/L且OGTT2h＜7.8mmol/L。 糖尿病：FBG≥7.0mmol/L或OGTT2h≥11.1mmol/L或随机血糖≥11.1mmol/L。 糖耐量受损：FBG＜7.0mmol/L且OGTT2h介于7.8～11.1mmol/L。 糖耐量增高：即FBG正常或降低，服糖后血糖上升不明显，耐量曲线平坦，见于甲状腺功能减退症

（3）糖化血红蛋白检测

参考值	HbA_{1C}4%～6%，$HbA_1$5%～8%
临床意义	反映采血前2～3个月血糖的平均水平。 ①评价糖尿病控制；②筛检糖尿病；③鉴别高血糖：区别是否为应激性糖尿病；④预测血管并发症

（4）血浆胰岛素（助理不考）

参考值	CLIA法：空腹4.0～15.6U/L。 ELISA法：空腹17.8～173.0pmol/L
临床意义	胰岛素增高见于：2型糖尿病、胰岛β细胞瘤、脑垂体功能减退症、应激状态。 胰岛素减低见于：1型糖尿病及晚期2型糖尿病、胰腺炎、使用β受体阻滞剂者

（5）C肽（助理不考）

参考值	250.0～600.0pmol/L
临床意义	反应胰岛β细胞的功能，鉴别低血糖的原因，判定胰岛素瘤的切除是否完整或是否转移，及用于胰岛移植手术后的监测

8. 血脂检查

<table>
<tr><td colspan="2">血清总胆固醇（TC）测定</td><td rowspan="3">三者临床意义大致相同，增高常见于冠心病、动脉硬化症、高脂血症等，是心脑血管疾病的危险因素</td></tr>
<tr><td colspan="2">血清甘油三酯（TG）测定</td></tr>
<tr><td rowspan="2">血清脂蛋白测定</td><td>低密度脂蛋白胆固醇（LDL-C）</td></tr>
<tr><td>高密度脂蛋白胆固醇（HDL-C）</td><td>具有抗动脉粥样硬化作用，HDL-C明显降低见于心脑血管疾病</td></tr>
</table>

9. 血清电解质检测

<table>
<tr><td rowspan="2">血钾测定</td><td>参考值</td><td>3.5～5.5mmol/L</td></tr>
<tr><td>临床意义</td><td>高钾血症（血钾＞5.5 mmol/L）见于：
①肾脏排钾减少：急慢性肾功能不全及肾上腺皮质功能减退。
②摄入或注射大量钾盐，超过肾脏的排钾能力。
③严重的溶血或组织损伤。
④组织缺氧或代谢性酸中毒时大量细胞内的钾转移至细胞外。
低钾血症（血钾＜3.5 mmol/L）见于：
①摄入不足：长期低钾饮食、禁食。
②丢失过多：严重呕吐、腹泻、胃肠解压，应用排钾利尿剂及大量应用胰岛素等</td></tr>
<tr><td rowspan="2">血清钠测定</td><td>参考值</td><td>135～145 mmol/L</td></tr>
<tr><td>临床意义</td><td>高钠血症（血钠＞145 mmol/L）见于：
输注大量含钠盐的溶液、肾上腺皮质功能亢进、急性脑血管病等。
低钠血症（血钠＜135 mmol/L）见于：
①胃肠道失钠：呕吐、腹泻、幽门梗阻等。
②尿钠排出过多：严重肾盂肾炎、肾小管严重损害、肾上腺皮质功能不全等。
③皮肤失钠：大量出汗、大面积烧伤。
④抗利尿激素过多：肾病综合征、肝硬化腹水及右心衰竭等</td></tr>
<tr><td rowspan="2">血清氯化物测定</td><td>参考值</td><td>96～106 mmol/L</td></tr>
<tr><td>临床意义</td><td>低钠血症常伴有低氯血症</td></tr>
<tr><td rowspan="2">血清钙测定</td><td>参考值</td><td>成年人2.08～2.60 mmol/L；儿童2.23～2.80 mmol/L</td></tr>
<tr><td>临床意义</td><td>血清钙增高：甲状旁腺功能亢进、维生素D过多症、多发性骨髓瘤、结节病。
血清钙减低：甲状旁腺功能减退、慢性肾炎尿毒症、佝偻病与软骨病、吸收不良性低血钙、大量输入柠檬酸盐抗凝后可引起手足抽搐</td></tr>
</table>

10. 淀粉酶（AMS）测定

参考值	血清800～1800U/L，尿液100～1200U/L
临床意义	活性增高：胰腺炎、胰腺癌、急腹症。 活性降低：慢性胰腺炎、胰腺癌

11. 心肌损伤常用酶检测

血清肌酸激酶（CK）测定	急性心肌梗死；骨骼肌病变与损伤
血清肌酸激酶同工酶测定	CK-MB、CK-MM主要见于急性心肌梗死
乳酸脱氢酶（LDH）测定	肝胆疾病（肝癌，尤其是转移性肝癌，LDH显著升高）；急性心肌梗死
肌钙蛋白T（cTnT）	超过0.5μg/L可诊断为急性心肌梗死。 发病3～6h后开始升高，其敏感性和特异性优于CK-MB和LDH
肌钙蛋白I（cTnI）	诊断临界值为＞1.5μg/L。 发病3～6h后开始升高
肌红蛋白（Mb）	定性检查，可用于急性心肌梗死的早期诊断，特异性较差

12. 血浆B型脑钠肽（心力衰竭标志物）测定（助理不考）

参考值	＜100pg/mL
临床意义	用于心衰的诊断、分级和预后判断，心衰早期BNP即升高，升高水平与心衰程度呈正比。 NT－pro－BNP＞2000pg/mL基本可确定心衰，NT－pro－BNP＜400pg/mL基本可除外心衰

<table>
<tr><td>13. 抗链球菌溶血素“O”（ASO）测定</td><td colspan="2">ASO升高见于A群溶血性链球菌感染及感染后免疫反应所致疾病</td></tr>
<tr><td rowspan="2">14. 类风湿因子与抗核抗体</td><td>类风湿因子（RF）</td><td>主要见于类风湿关节炎（阳性率约为80%），还可见于系统性红斑狼疮、硬皮病、干燥综合征等</td></tr>
<tr><td>抗核抗体（ANA）</td><td>对自身免疫性疾病有诊断价值，特别是风湿性疾病。系统性红斑狼疮、进行性系统性硬化症、类风湿关节炎等</td></tr>
</table>

15. 浆膜腔积液检测

	漏出液	渗出液
原因	非炎症所致	炎症、肿瘤或物理、化学刺激
外观	淡黄、浆液性	不定，可为黄色、脓性、血性、乳糜性
透明度	透明或微浑	多浑浊
比重	＜1.015	＞1.018
凝固	不自凝	能自凝
黏蛋白定性	阴性	阳性
蛋白质定量	25g/L以下	30g/L以上
葡萄糖定量	与血糖相近	常低于血糖水平

细胞计数	常＜100×10^6L	常＞500×10^6L
细胞分类	以淋巴细胞为主	不同病因，分别以中性粒细胞或淋巴细胞为主
细菌检查	阴性	可找到致病菌
乳酸脱氢酶	＜200IU	＞200IU

16. 动脉血气分析(助理不考)

正常值	血红蛋白(Hb)	男性：120～160g/L；女性110～150g/L
	pH值	7.35～7.45
	PaO_2	80～100mmHg
	$PaCO_2$	35～45mmHg
	氧饱和度($SatO_2$)	$SatO_2$：91.9%～99%
	血红蛋白50%氧饱和度时氧分压(P_{50})	P_{50}：26.6mmHg
	二氧化碳总量(TCO_2)	24～32mmol/L
	标准碳酸氢盐(SB)	21.3～24.8mmol/L
	实际碳酸氢盐(AB)	21.4～27.3mmol/L
	缓冲碱(BB)	血浆缓冲碱(BBp)：41～42mmol/L 全血缓冲碱(BBb)：46～50mmol/L
	BE(碱剩余)	-3～+3mmol/L
	阴离子隙(AG)	8～16mmol/L

血气分析三步骤：

第一步	pH值	pH＞7.45(碱中毒)
		pH＜7.35(酸中毒)
		pH 7.35～7.45(酸碱平衡正常、代偿期的酸碱平衡失常、混合型酸碱平衡失常)
第二步	$PaCO_2$	$PaCO_2$＞45(呼酸)
		$PaCO_2$＜35(呼碱)
第三步	SB	SB＞27(代碱)
		SB＜22(代酸)
	BE	BE＞3(代碱)
		BE＜-3(代酸)

17. 常用肿瘤标志物

血清甲胎蛋白(AFP)	参考值	＜20μg/L
	临床意义	①AFP是原发性肝细胞癌最特异的标志物；②病毒性肝炎、肝硬化；③妊娠、胃癌
癌胚抗原(CEA)	参考值	＜5ng/mL
	临床意义	血清CEA＞20ng/mL常提示恶性肿瘤，如结直肠癌、肺癌、胃癌、乳腺癌、胰腺癌等

CA125（助理不考）	参考值	＜35U/mL
	临床意义	适用于浆液性囊腺癌和未分化的卵巢癌

18. 血、尿hCG（助理不考）

参考值	男性与未绝经女性＜5U/L，绝经女性＜10U/L
临床意义	诊断早孕及宫外孕，对先兆流产动态监测及判断预后；对绒癌、恶性葡萄胎等作为辅助诊断、治疗效果与随访的观察指标，也可作为睾丸肿瘤高危人群的筛查试验

19. 甲状腺功能

甲状腺素（TT_4）/游离甲状腺素（FT_4）	增高：甲亢；减低：甲减
促甲状腺激素（TSH）	增高：甲减；降低：甲亢
甲状腺过氧化物酶抗体（anti-TPO）（助理不考）	自身免疫性疾病引起的数种甲状腺炎
甲状腺球蛋白抗体（anti-Tg）（助理不考）	诊断桥本甲状腺炎、Graves病

西医答辩题目演练

1～30题影像学题目（扫码进入）

31.患者，女，32岁，咳嗽、咳黄色黏痰1周，血常规示WBC16.7×10^9/L，中性粒细胞比例82%，请说明其临床意义。

【参考答案】提示该患者有可能为肺部化脓性细菌感染。

32.患者，男，68岁，右上腹不适伴腹胀、双下肢浮肿半个月。AFP 318μg/L，请说明其临床意义。

【参考答案】AFP是目前诊断原发性肝细胞癌最特异的标志物。生殖腺胚胎肿瘤以及胃癌、胰腺癌等，血中AFP也可增高。结合病史，患者可能为原发性肝癌。

33.患者，男，28岁，乙肝两对半检查：HBsAg（+）、HBeAg（+）、抗-HBc（+），请说明其临床意义，该患者是否具有传染性。

【参考答案】患者为乙型病毒性肝炎“大三阳”，传染性强。

34.患者，男，25岁，肝功能检查：ALT 132U/L，AST 56U/L，请说明其临床意义。

【参考答案】患者ALT与AST均升高，以ALT升高为主，提示可能为病毒性肝炎。

35.患者，女，56岁，肝功能检查：γ-GT＜198U/L，请说明其临床意义。

【参考答案】γ-GT增高见于肝癌、胆囊阻塞、肝脏疾病（急性肝炎γ-GT呈中度升高；γ-GT持续升高，提示病变活动或病情恶化）。

36.患者，男，45岁，既往乙肝病史，肝功能检查：白蛋白32g/L，球蛋白56g/L，请说明其临床意义。

【参考答案】患者白蛋白减少，球蛋白增加，A/G比值倒置，提示为严重肝脏疾病，如重度慢性肝炎、肝硬化、肝癌等。

37.患者，女，32岁，多饮多食多尿伴身体消瘦3个月，糖化血红蛋白6.8%，请说明其临床意义。

【参考答案】患者有糖尿病临床表现，且糖化血红蛋白升高，提示过去2～3个月，血糖水平控制不佳。

38.患者，男，65岁，皮肤巩膜黄染，伴皮肤瘙痒1周，总胆红素109μmol/L，非结合胆红素7.1μmol/L，结合胆红素101.9μmol/L。请分析其临床意义。

【参考答案】患者胆红素升高，以结合胆红素为主，结合临床表现，为阻塞性黄疸，提示可能存在胆道梗阻。

39.患者，男，18岁，乙肝两对半：HBsAg（-）、抗-HBs（+）、HBeAg（-）、抗-HBe（-）、抗-HBc（-），请分析其临床意义。

【参考答案】患者乙肝两对半检查仅有表面抗原阳性，提示注射过乙肝疫苗，或曾感染过HBV，目前病毒已被清除，并获得了保护性抗体。

40.患者，女，40岁，血常规：Hb 86g/L，WBC 7.9×10^9/L，N 0.62，PLT 190×10^9/L，请分析其临床意义。

【参考答案】患者血常规检查出现血红蛋白降低，提示中度贫血。

41.患者，女，31岁，尿频尿急、排尿疼痛3天，尿常规检查：白细胞定性（+++）。请分析其临床意义。

【参考答案】患者尿液中白细胞三个加号，且有尿道刺激征的临床表现，提示存在急性泌尿系统感染。

42.患儿，女，3岁，腹泻3天。电解质检查：血清K测定2.8mmol/L。请分析临床意义。

【参考答案】血清钾的正常值为3.5～5.5mmol/L，患者因腹泻，胃肠道失钾，导致低钾血症。

43.患者，女，32岁，抗链球菌溶血素“O”(ASO)升高，请分析其临床意义。

【参考答案】ASO升高见于A群溶血性链球菌感染及感染后免疫反应所致疾病。

44.患者，男，49岁，晨僵进行性加重1年伴双手肿痛3个月，类风湿因子（RF）阳性，请分析其临床意义。

【参考答案】RF阳性主要见于类风湿关节炎（阳性率约为80%），还可见于系统性红斑狼疮、硬皮病、干燥综合征等。结合临床表现，提示患者可能为类风湿关节炎。

45.患者，男，56岁，血清总胆固醇（TC）18.7mmol/L，血清甘油三酯（TG）5.6mmol/L，低密度脂蛋白胆固醇（LDL-C）4.32mmol/L，高密度脂蛋白胆固醇（HDL-C）0.56mmol/L，请说明其临床意义。

【参考答案】患者血脂检查提示其存在高脂血症，是心脑血管疾病发生的高危因素。

46.患者，男，72岁，慢性肾小球肾炎病史5年，肾功能检查：血清尿素氮（BUN）14.2mmol/L，请分析其临床意义。

【参考答案】尿素氮增高见于：①肾前性因素：肾血流量不足：脱水、心功能不全、休克、水肿、腹水等；②肾脏疾病：慢性肾炎、肾动脉硬化症、严重肾盂肾炎等；③肾后性因素：尿路梗阻，如尿路结石、前列腺增生、泌尿生殖系统肿瘤等；④体内蛋白质分解过剩：急性传染病、脓毒血症、上消化道出血、大面积烧伤等。该患者可能因慢性肾炎所致。

47.患者，女，67岁，急性呼吸困难1小时。NT-pro-BNP 4213pg/mL，请分析其临床意义。

【参考答案】提示患者可能存在急性心力衰竭。

48.患者，女，56岁，多饮多食、小便频多半年，FBG 7.2mmol/L，OGTT2h 13.8mmol/L，请分析其临床意义。

【参考答案】该患者空腹血糖和口服葡萄糖耐量试验均出现异常，结合临床表现，可以确诊为糖尿病。

49.患者，女，38岁，月经量多伴皮肤出血点3周。血常规示血小板 26×10^9g/L，请分析其临床意义。

【参考答案】血小板减少主要见于再障、急性白血病、原发性血小板减少性紫癜、脾功能亢进等。

50.患者，女，58岁，既往肝硬化病史，大便隐血试验（+），请分析其临床意义。

【参考答案】肝硬化病人出现大便隐血试验（+），应考虑是否存在食管-胃底静脉曲张破裂出血。

51.试述胰岛素的使用原则。

【参考答案】小剂量开始，用法、用量个体化，及时调整剂量。

52.试述急性左心衰的急诊救治。

【参考答案】①一般治疗：取坐位、腿下垂，减少静脉回流；高流量吸氧。②镇静：吗啡静脉注射镇静。同时扩张外周小血管。③快速利尿：呋塞米静脉注射。④扩张血管：硝普钠、硝酸甘油。⑤洋地黄：毛花苷C静脉给药。

53.试述降压药的分类。

【参考答案】①利尿剂；②β受体阻滞剂：美托洛尔；③钙通道阻滞剂（CCB）：氨氯地平、维拉帕米；④血管紧张素转换酶抑制剂（ACEI）：卡托普利；⑤血管紧张素Ⅱ受体阻滞剂（ARB）：厄贝沙坦。

54.试述慢性胃炎的病因。

【参考答案】①幽门螺杆菌（Hp）感染：最主要的病因。②自身免疫反应。③十二指肠液反流。④理化及其他因素：遗传、年龄、吸烟、饮酒、饮食习惯等因素有关。

55.试述肝硬化的并发症。

【参考答案】①急性上消化道出血：最常见，是主要死因。②肝性脑病。③原发性肝癌。④感染。⑤其他：门脉高压性胃病、肝肾综合征、电解质和酸碱平衡紊乱、肝肺综合征、门静脉血栓形成等。

56.患者，女，32岁。外阴瘙痒。阴道分泌物增多，呈稀薄脓性，自用外阴洗剂无效，该患者需要做什么检查？

【参考答案】阴道分泌物常规检查（白带常规）。包括分泌物的外观特征、细胞学检查、pH值测定，必要时进行病原体检查或致病微生物培养。另外可做血、尿常规检查。

57.患者，男，25岁，昨日外出淋雨后出现高热寒战，咳嗽，胸痛，初步判断什么病？需要进一步做什么辅助检查？

【参考答案】初步考虑为肺炎链球菌肺炎（大叶性肺炎），可进一步做血常规、痰涂片及胸部X线检查。

58.I型糖尿病，如因胰岛素使用不当，引起酮症酸中毒该如何处理？

【参考答案】①静脉补液，常规补充0.9%氯化钠注射液，开始时速度较快；②小剂量（短效）胰岛素治疗方案，每小时每公斤体重给予0.1U胰岛素；③纠酸补钾；④去除诱因及防治并发症。

59.试述慢性阻塞性肺疾病的诊断要点。

【参考答案】①长期吸烟等高危因素；②症状：慢性咳嗽、咳痰、气短及呼吸困难、喘息和胸闷。晚期可出现食欲减退、体重下降等慢性病的表现；③体征：视诊桶状胸、呼吸变浅、频率增快，触诊双肺语颤减弱，叩诊过清音，听诊呼吸音减弱、呼气延长；④肺功能检查示不完全可逆的气流受限，吸入支气管扩张剂后$FEV_1/FVC < 70\%$。

60.高血压的靶器官损害并发症有哪些？

【参考答案】①心脏并发症：高血压心脏病，晚期常发生慢性左心衰竭。并发冠心病时，可出现心绞痛、心梗甚至猝死；②脑卒中：TIA、腔隙性脑梗死、动脉硬化性脑梗死、脑出血等；③慢性肾脏病；④血管并发症：视网膜动脉硬化、主动脉夹层。

61. 试述良性前列腺增生症的临床表现。

【参考答案】①尿频、夜尿次数增多；②进行性排尿困难；③血尿；④尿潴留；⑤直肠指检可触及增生的前列腺，中央沟变浅。

62. 试述脑出血的诊断要点。

【参考答案】①50岁以上多发，有长期高血压病史，尤其血压控制不良，在活动或情绪激动时突然发病；②突然出现剧烈头痛、呕吐，快速出现意识障碍和偏瘫、失语等局灶性神经缺失症状，病程发展迅速；③颅脑CT检查可见脑内高密度区。

63. 试述慢性肾小球肾炎的治疗措施。

【参考答案】①优质低蛋白饮食，控制磷的摄入，适量增加碳水化合物的摄入量；②控制高血压，减少蛋白尿，首选ACEI或ARB，血压不达标时，联用钙拮抗剂、β受体阻剂和利尿剂；③抗血小板聚集：常用双嘧达莫、肠溶阿司匹林；④糖皮质激素和细胞毒药物，不作为常规应用；⑤避免加重肾脏损害的因素。

64. 试述右心衰竭的临床表现。

【参考答案】右心衰竭的症状与体征主要源于体循环淤血，表现为：①食欲不振、腹胀、上腹隐痛等，伴有夜尿增多、轻度气喘等；②身体低垂部位可有压陷性水肿，多由脚踝部开始，逐渐向上进展；③颈静脉搏动增强、充盈、怒张，肝颈静脉反流征阳性；④肝脏肿大伴压痛；⑤三尖瓣关闭不全的反流性杂音；⑥发绀。

65. 试述胆囊结石诊断要点。

【参考答案】①有典型的胆绞痛病史；②胆绞痛，常因高脂肪饮食、暴饮暴食、过度疲劳等诱发，伴恶心呕吐等消化系统症状；③体查可有上腹部压痛及墨菲征阳性；④影像学检查可确诊。

66. 试述典型心绞痛发作的症状特点。

【参考答案】①发作多有诱因，体力劳动、情绪激动、饱食、寒冷等诱发；②疼痛部位位于胸骨体上段或中段之后，可放射至肩、左臂内侧，甚至达无名指和小指，边界模糊，范围约一个手掌大小；③胸痛性质呈压迫感，紧缩感，压榨感，多伴有濒死感；④一般持续3～5分钟，很少超过15分钟；⑤去除诱因或舌下含服硝酸甘油可迅速缓解；⑥发作时常有心率增快、血压升高、皮肤湿冷、出汗等。

67. 试述典型再生障碍型贫血的诊断标准。

【参考答案】①全血细胞减少，网织红细胞百分数<0.01，淋巴细胞比例增高；②一般无肝、脾肿大；③骨髓多部位增生减低，造血细胞减少；④除外引起全血细胞减少的其他疾病，如阵发性睡眠性血红蛋白尿、急性白血病等；⑤一般抗贫血治疗无效。

68. 患者，男，12岁。外出春游时，突发喘息气急，咳嗽，胸闷，听诊闻及双肺哮鸣音。既往有类似发作史。初步诊断为什么病？将患者紧急送往医院，应首选何种检查明确诊断？

【参考答案】初步诊断为支气管哮喘，首选肺功能检查-支气管舒张试验。

69. 请简述冠心病急性心肌梗死的二级预防措施。

【参考答案】二级预防是对已有冠心病和心肌梗死病史者，应预防再次梗死和其他心血管事件。

①抗血小板聚集(阿司匹林或氯吡格雷等)、抗心绞痛治疗(硝酸酯类)。②β受体阻滞剂预防心律失常，减轻心脏负荷，有效控制血压。③控制血脂水平，戒烟。④控制饮食，治疗糖尿病。⑤普及有关冠心病的教育，鼓励有计划的适当的运动锻炼。

70. 试述消化性溃疡的并发症。

【参考答案】出血、穿孔、幽门梗阻、癌变。

练一练

中医技能第三站考生模拟考场测试视频：关注公众号“胖大海医考”并回复关键字“第三站模拟考场”免费领取。

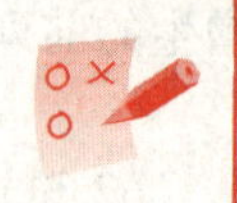

1号题

【试题一】 叙述并演示胸膜摩擦感和心包摩擦感的检查方法，并报告检查结果
【试题二】 叙述并演示胸腰椎损伤患者搬运的操作
【试题三】 I型糖尿病，如因胰岛素使用不当，引起酮症酸中毒该如何处理？

2号题

【试题一】 口述并演示头颈部浅表淋巴的触诊顺序和方法，并报告检查结果
【试题二】 患者，女性，于20分钟前遭遇车祸，判定颈椎轻度损伤，请你叙述并演示搬运的过程
【试题三】 患者，男性，25岁，淋雨后出现高热寒战、咳嗽、咳白色黏液痰，伴有胸痛，初步考虑什么病？需要做哪些辅助检查？

3号题

【试题一】 叙述并演示肠鸣音听诊的检查方法，以及振水音的检查，并报告结果
【试题二】 如果你接诊一个急性阑尾炎患者，需进行急诊手术。请叙述并演示手术区的消毒操作
【试题三】 患者，男，38岁，乙肝两对半：HBsAg（+）、抗-HBs（-）、HBeAg（-）、抗-HBe（+）、抗-HBc（+），请分析其临床意义

4号题

【试题一】 演示心脏听诊的检查方法，并口述听诊部位
【试题二】 叙述并演示下肢出血止血带止血法的操作
【试题三】 患者，女，32岁，多饮多食多尿伴身体消瘦3个月，糖化血红蛋白6.8%，请说明其临床意义

5号题

【试题一】 口述并演示双手触诊法触诊肝脏的方法，并报告检查结果
【试题二】 叙述并演示闭合性前臂骨折简易外固定的操作方法
【试题三】 请简要叙述肝硬化肝功能减退的临床表现

6号题

【试题一】 口述并演示指鼻试验和快速轮替动作的检查方法，并报告检查结果
【试题二】 叙述并演示口对口人工呼吸的操作方法
【试题三】 请简要叙述高血压的靶器官损害并发症有哪些

7号题

【试题一】 叙述并演示测量血压的方法，并报告检查结果
【试题二】 假设你要进入感染区，请口述并演示穿非一次性隔离衣的操作
【试题三】 请口述回答降压药的分类

8号题

【试题一】 叙述并演示语音震颤的检查方法，报告检查结果并说明其临床意义
【试题二】 假设你接诊了一位心脏骤停的病人，请演示胸外心脏按压的操作方法
【试题三】 患者，男，65岁，皮肤巩膜黄染，伴皮肤瘙痒1周，总胆红素109μmol/L，非结合胆红素7.1μmol/L，结合胆红素101.9μmol/L。请分析其临床意义

9号题

【试题一】 叙述并演示脾脏双手触诊的检查方法，报告检查结果
【试题二】 叙述并演示前臂出血屈曲加垫止血法的操作
【试题三】 患者，男，56岁，血清总胆固醇（TC）18.7mmol/L，血清甘油三酯（TG）5.6mmol/L，低密度脂蛋白胆固醇（LDL-C）4.32mmol/L，高密度脂蛋白胆固醇（HDL-C）0.56mmol/L，请说明其临床意义

10号题

【试题一】
叙述并演示心脏叩诊检查，并报告心浊音界范围

【试题二】
假设你正在ICU值班，病人出现呼吸困难需要吸氧，请叙述并演示简易呼吸器的使用

【试题三】
请口述回答慢性胃炎的主要病因，并且说明常用的检查手段

11号题

【试题一】
叙述并演示脊柱弯曲度与脊柱叩击痛的检查方法，并报告检查结果

【试题二】
假设你要进行一台手术，请完成外科手消毒的全过程

【试题三】
患者，男，12岁。外出春游时，突发喘息气急，咳嗽，胸闷，听诊闻及双肺哮鸣音。既往有类似发作史。初步诊断为什么病？将患者紧急送往医院，应首选何种检查明确诊断？

12号题

【试题一】
口述并演示前面触诊甲状腺的方法，报告检查结果，并说明其肿大分期及临床意义

【试题二】
假设你即将为一位胆囊结石的患者进行胆囊切除术，请叙述并演示手术区的消毒

【试题三】
试述急性左心衰的急诊救治

13号题

【试题一】
叙述并演示指鼻试验、快速轮替动作的检查方法，报告检查结果

【试题二】
叙述并演示穿、脱手术衣的操作

【试题三】
试述慢性阻塞性肺疾病的诊断要点

14号题

【试题一】
叙述并演示角膜反射的检查，须报告检查结果

【试题二】
假设你接诊了一名女性尿潴留患者，请叙述并演示导尿术（女性）使用的操作

【试题三】
患者，女，32岁。外阴瘙痒，阴道分泌物增多，呈稀薄脓性，自用外阴洗剂无效，该患者需要做什么检查

附：更多第三站考题练习（扫码直接进入）